만화를 통해서 할 수 있는 즉석 민간요법

뜸자리 자극요법과 사혈점

박병상 엮음 / 이재선 감수

'경혈(뜸자리) 자극요법 50가지와 사혈점 총 정리'

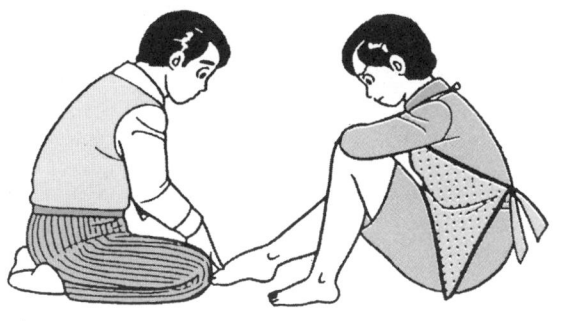

추천사

생체(生體)란 어떠한 것일까?
참으로 이상하고 불가사의한 존재가 생명영위의 힘일 것이다.
생물체란 생리적 자극에 의하여 구성되고 모든 생리적 자극을 감응하고 순응 처리하는 능력을 가진 것이라고 할 것이다.
또한 그 생명유지의 근원이 되는 자극의 양은 과하여도, 부족하여도 상태의 변동을 야기시키는 것이다.
자고로 1침(一針) 2뜸이라는 말이 있다. 이것은 치병의 속함을 이름한 바 첫째로 속함이 침이요, 둘째로 속함이 뜸이란 말일 것이다.
병을 자연의 섭리에 따라 고친다는 것은 특별히 깊은 의학적·과학적 지식이나 전문적인 기술을 항상 필요로 한다는 것이 아니므로 치료의 요령만 습득하면 가정에서도 간단히 응급 처치할 수도 있을 것이다.

따라서 이 방법을 알기 쉽게 만화로 작화한 책을 만나 여러분께 소개하오니 유념하시어 사용하시면 가정의 건강 생활에 많은 보탬이 될 줄 안다.

삼의한의원장 엄원섭

엮은이의 말

동양권(東洋圈), 즉 우리나라를 비롯한 중국·일본 등지에서는 아주 오랜 옛날부터 건강생활의 방편으로 한방(韓方)과 함께 민간요법(民間療法)을 이용하여 왔음은 주지의 사실이다.

또 이러한 한방(韓方)과 함께 민간요법은 요즈음에 와서 다시 주목되고 있는 바, 특히 유럽 및 미주에서는 원인 분석의 활발한 연구와 동시에 치료에 다각도로 채택되고 있어 퍽 고무적이다.

따라서 동양의 재래적인 민간요법은 이렇듯 옛 것으로만 그치는 게 아니라 현대에서도 널리 이용되고 있음을 알 수 있는 것이다.
더욱이 이러한 동양의 민간요법은 양약과 그 치료 방법에서 흔하게 파생되어 여전히 문제로 남는 부작용이 없다는 점에서 충분히 관심을 끌만하다 하겠다.

일례로 얼마 전 중국(中國)의 상해에 있는 한 병원의 침구과에서는 귀의 뜸자리에 침을 꽂을 이침(耳針)요법으로 애연가들의 금연을 유발시켜 화제를 모은 바 있다.
영국의 BBC-TV가 위성중계로 이 요법을 소개했다고 하니까 구체적인 평판의 금연법이라고도 할 수 있겠는데, 아무튼 이 병원에서는 지금까지 900여 명의 금연사례를 치료했다는 것이다.
그 중에는 50년 이상 매일 담배를 50개피씩을 피웠다는 맹렬 애연가도 있었다고 한다.

뜸자리 자극요법은 위급한 사항에 처했을 때나 긴급을 요할 때 우리 주변에서 쉽게 구할 수 있는 이쑤시개·담배불·동전·쌀 등을 이용하여 뜸자리(경혈)를 자극함으로써 치료되는 민간요법을 만화로 엮어 독자들이 쉽게 이해할 수 있도록 꾸몄다.

원안(原案)은 일본이었던 걸로 기억을 할 뿐 유감스럽게도 원본을 분실하여 저자(箸者)에 대한 상세한 소개를 할 수 없는 점을 안타깝게 생각한다. 그러나 이 책자를 재차 엮음은 오래 전에 월간지 건강시대에 연재를 하였던 바, 그 반응이란 이루 말할 수 없었기 때문이다. 그래서 이에 크게 감명받아 좀더 많은 건강생활을 필요로 하는 가정에 이 내용을 알려주고자 하는 바이다.

아무쪼록 이 책은 단순히 읽어버리고 말 그런 부류가 아닌 건강생활의 좋은 지침서라는 걸 고백하지 않을 수 없으니만큼 많은 독자가 이 건강만화를 발견하기 바란다.

또한 국민건강에 관심을 가지고 건강서적 출판에 심혈을 기울이시는 학영사 하성규 사장님께 감사드린다.

탄벌리 글방에서 박병상

<제1장> 뜸자리 자극요법 50가지

한방치료와 체질판단기준 - 10
이 책을 읽기 전에 - 12
피로회복 - 20
어깨결림 - 26
현기증 - 32
눈의 피로 - 37
자율신경실조증 - 42
천식 - 47
설사 - 52
변비 - 56
치질 - 60
위장병 - 66
가슴앓이 - 72
비만 - 77
고혈압 - 81
숨참·동계 - 85
불면증 - 89
염좌 - 94
타박상 - 98
치통 - 102
구강염 - 106
두통증 - 111
등 통증 - 116
허리 삔 데 - 120
무릎관절통 - 126
어깨결림2 - 132

늑간신경통 - 138
좌골신경통 - 142
신경통 - 150
귀울림, 난청 - 162
숙취 - 167
차멀미 - 172
잠꼬대, 이를 갊 - 176
감기 - 181
코골이 - 186
다래끼 - 190
코피 - 194
코막힘 - 198
허리냉증 - 204
무릎냉증 - 209
발바닥냉증 - 214
발바닥 뜨거운데 - 218
방광염 - 222
전립선 비대 - 228
원형탈모증 - 234
여드름·거친 피부 - 240
갱년기 장애 - 246
생리이상 - 252
다한증 - 258
겨드랑이 냄새(액취증) - 264
불감증 - 269
임포텐츠 - 274

<제2장> 사혈점 1~51번까지

사혈 시 주의사항 - 280
신체의 사혈점 부위 - 281
1번 두통혈 - 284
2번 위장혈 - 285
3번 뿌리혈 - 286
4번 감기혈 - 287
5번 협심증혈 - 288
6번 고혈압혈 - 289
7, 43번 견비통혈 - 290
8번 신간혈 - 291
9번 간질병혈 - 292
10번 알통혈 - 293
11번 팔목통혈 - 294
12,13,16,45번 관절염혈 - 295
14, 29번 치질혈 - 296
15번 닭살혈 - 297
16번 관절염혈 - 298
17, 20번 시력혈 - 299
18번 침샘혈 - 300
19번 대머리보조혈 - 301
21번 팔관절혈 - 302
22번 팔기미혈 - 303
23, 24번 발목통혈 - 304
25번 옆쥐통혈 - 305
26, 27번 무좀혈 - 306
28번 양반혈 - 307

30번 급체혈 - 308
31번 중풍혈 - 309
32번 기관지혈 - 310
33, 38번 오금통혈 - 311
34번 신합통혈 - 312
35번 팔굽통혈 - 313
36번 기미혈 - 314
37번 앞근통혈 - 315
39번 풍치혈 - 316
40번 귀울림혈 - 317
41, 42번 골반통혈 - 318
44번 앞쥐통혈 - 319
46번 골프통혈 - 320
47번 축농증혈 - 321
48번 안구건조증혈 - 322
49번 입돌이혈 - 323
50번 앞쥐통보조혈 - 324
51번 생리통혈 - 325

추천사 - 4
엮은이의 말 - 5
차례 - 7

제 1 장

뜸자리 자극요법 50가지

'경혈(뜸자리) 자극요법으로 피로와 통증 치료!'

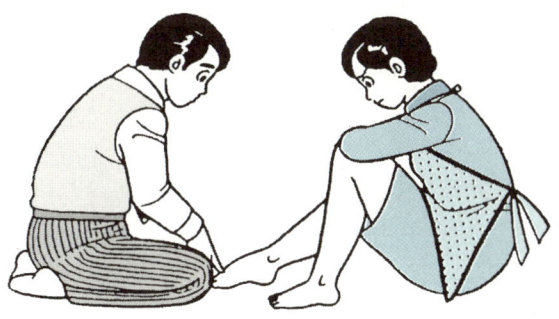

동의보감으로 한방 치료와 체질 판단 기준

한방약을 먹거나 처방전을 쓰려면 우선 어느 한방약이 내 몸에 적당한가를 판단할 수 있어야 할 것이다.

특히 체질과 타입(證)은 한방 처방의 중요한 포인트가 되므로 우선 자신의 체질과 어느 타입인지 자세히 알아야 할 것이다.

한방 처방의 근거가 되는 체질과 세 가지 타입

한방에서는 우선 시각적으로 사람의 체질을 세 가지 타입으로 구분해서 생각할 수 있다.

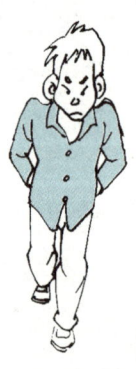
허증 체질 타입

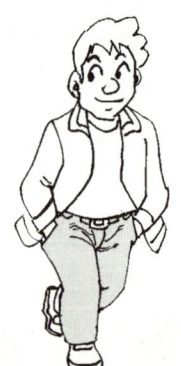
허실 중간 체질 타입

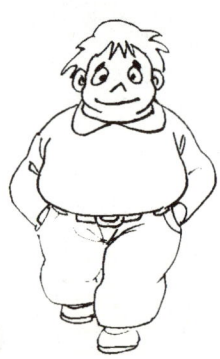
실증 체질 타입

첫째 - 허증 체질 타입 : 여의고 허약한 사람
둘째 - 실증 체질 타입 : 체력과 체력이 좋은 사람
셋째 - 허실 중간 체질 타입 : 1과 2의 중간 체격과 키나 체력을 지닌 사람

허증 실증 중간 체질 타입은?

허증도 아니고 실증도 아니며 중간 타입으로 허증에 가까운 사람도 있으며 실증에 가까운 사람도 있다. 이렇게 허증과 실증이 반반인 경우에는 중간 타입으로 처방하고 그 다음 증상의 회복에 따라 다른 처방을 하여야 할 것이다.

실증 타입의 건강 체크

1) 식욕이 왕성하다.
2) 위가 튼튼하다.
3) 맵고 짠 자극적인 음식을 좋아한다.
4) 찬 음료를 좋아한다.
5) 자주 상기 되며 목이 자주 마르다.
6) 맥이 힘차고 피로 회복도 빠르다.
7) 뱃가죽이 두툼하며 탄력이 있다.
8) 감기나 잔병에 잘 걸리지 않는다.

허증 타입의 건강 체크

1) 식욕이 없고 위가 약하고 위하수 등 지병이 있다.
2) 싱거운 음식을 좋아하고 따뜻한 음료나 뜨거운 음식을 좋아한다.
3) 저혈압으로 빈혈과 현기증·두통이 자주 생긴다.
4) 몸이 차고 추위를 많이 타며 설사 변비를 반복한다.
5) 불면증인 경우가 많고 잠을 잔 뒤에도 개운하지 않다.
6) 맥이 약하고 하복부에 탄력이 약하다.

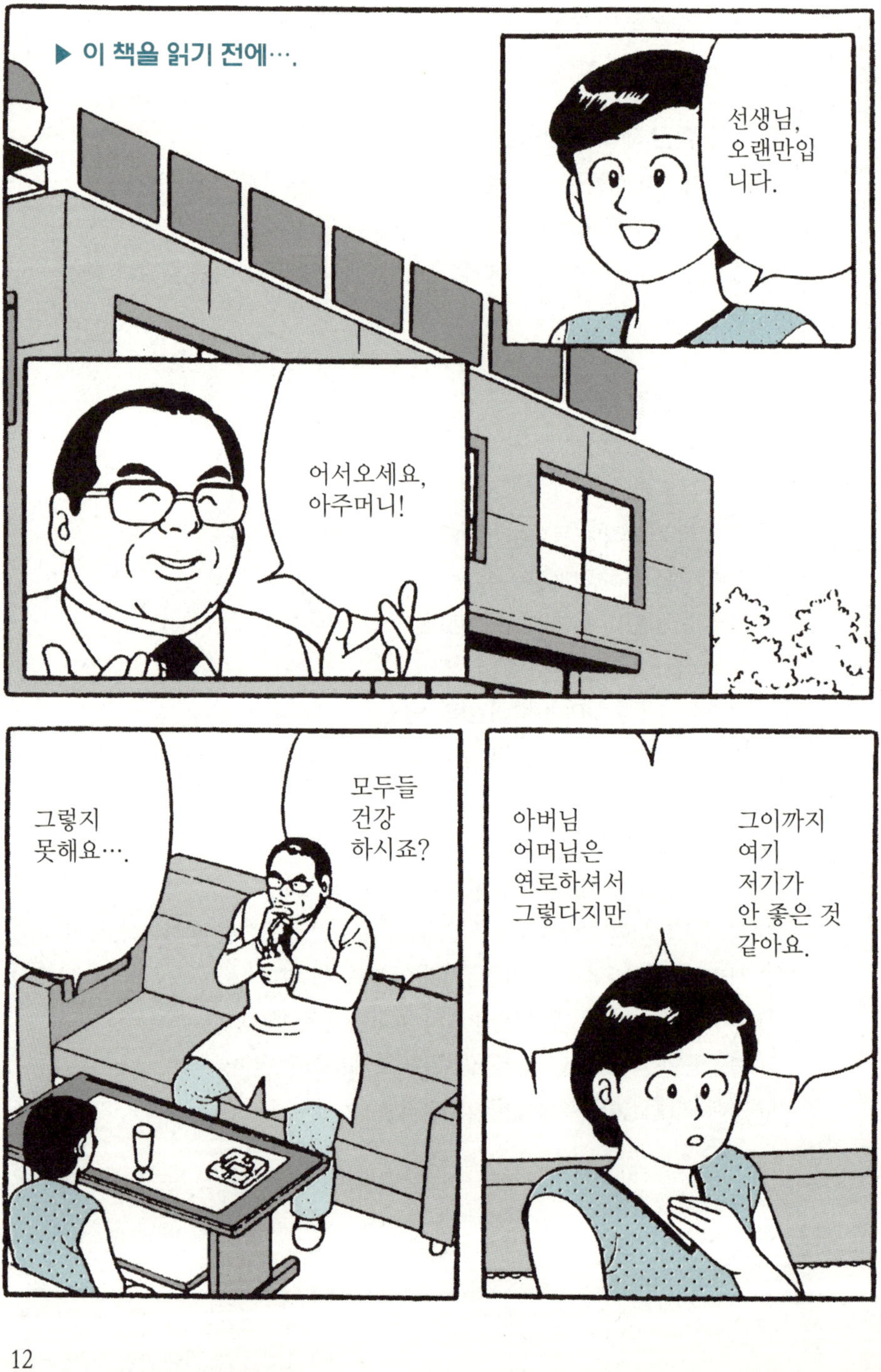

▶ 이 책을 읽기 전에….

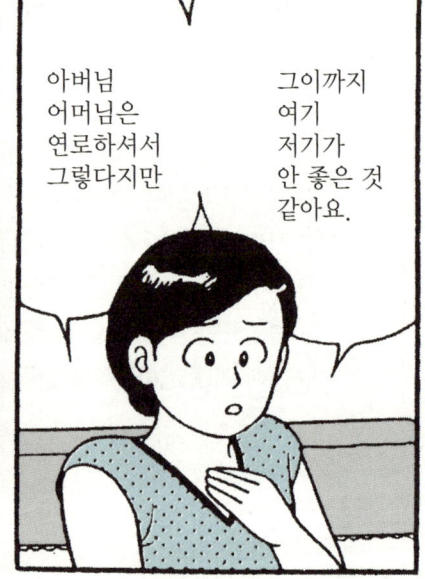

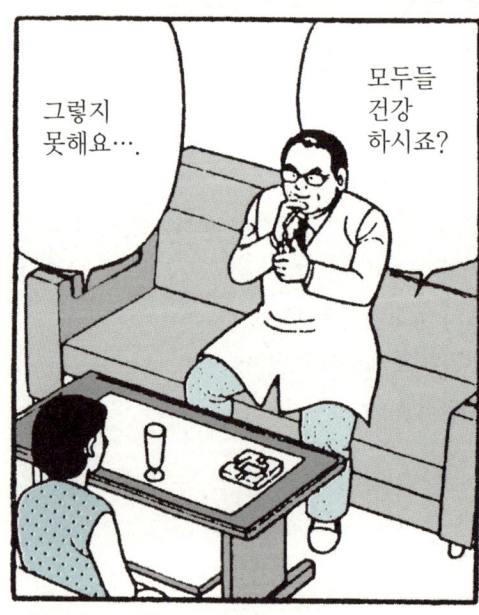

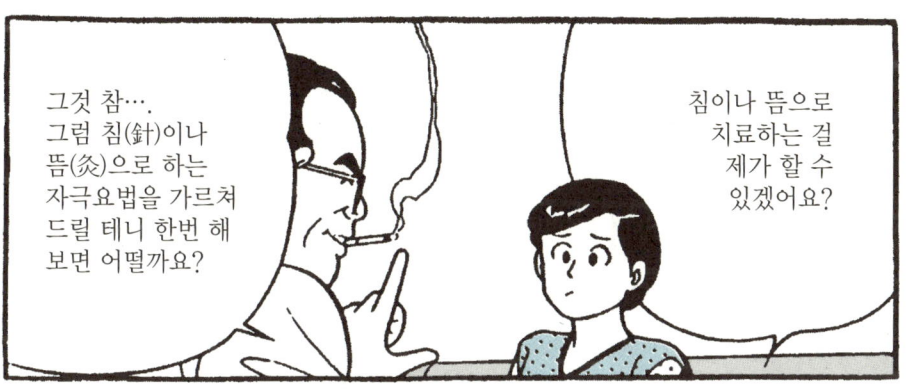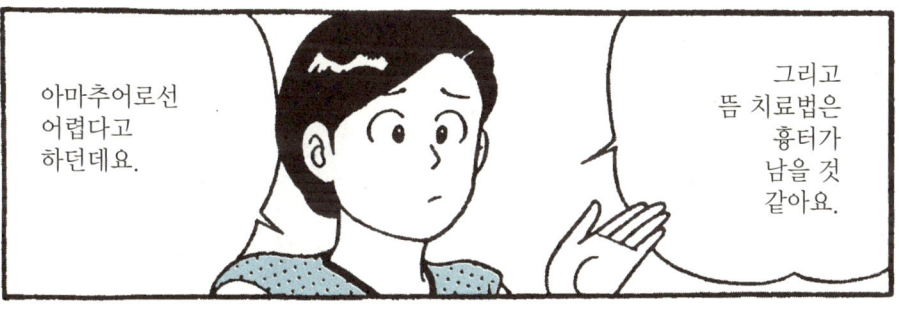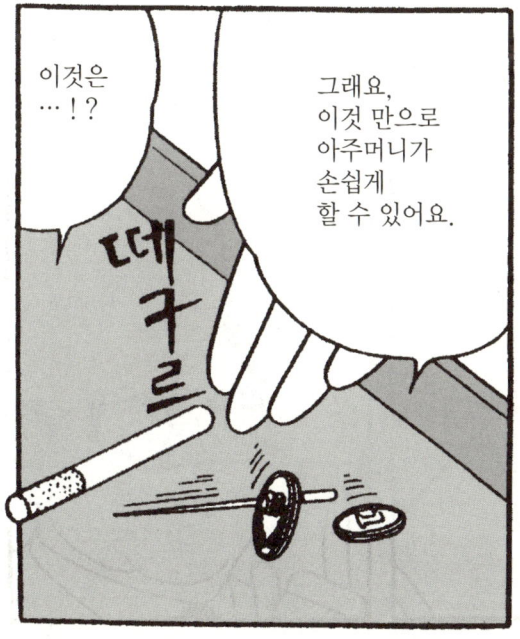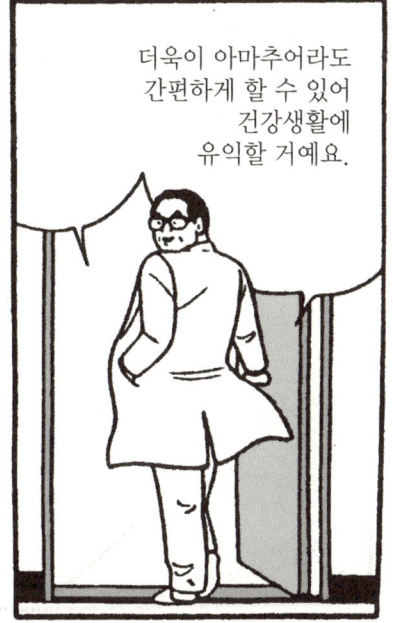

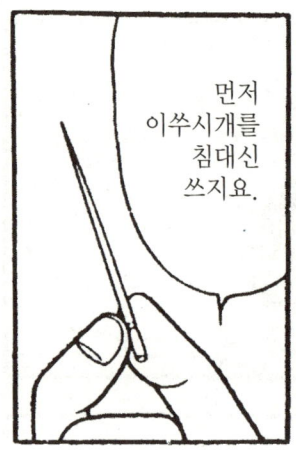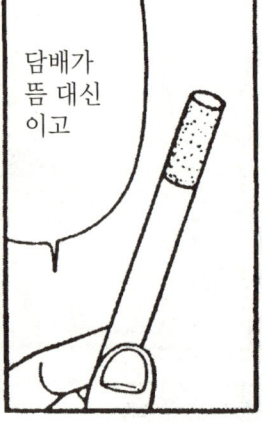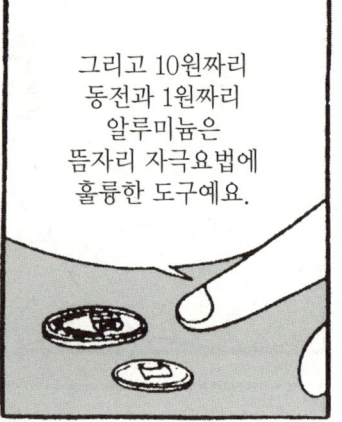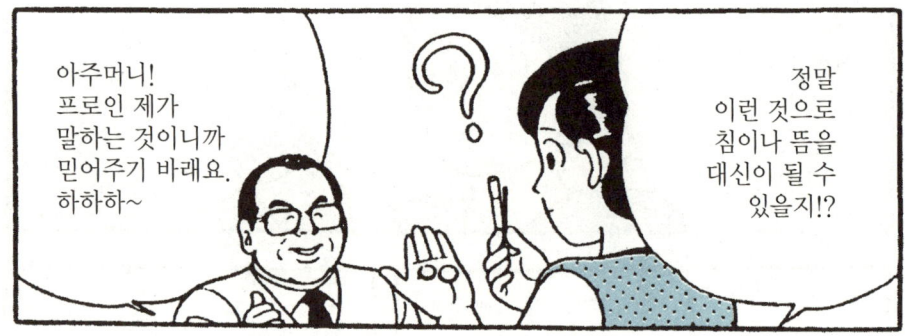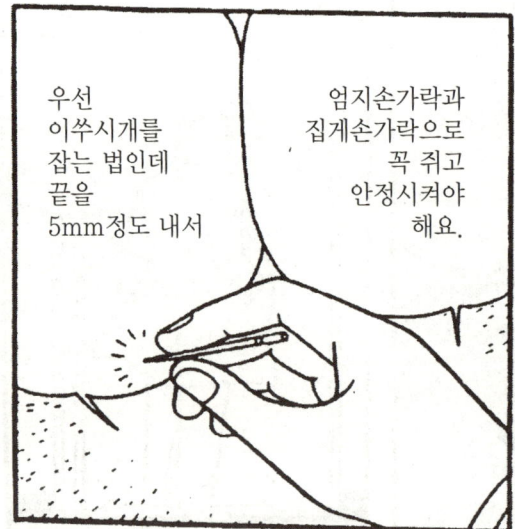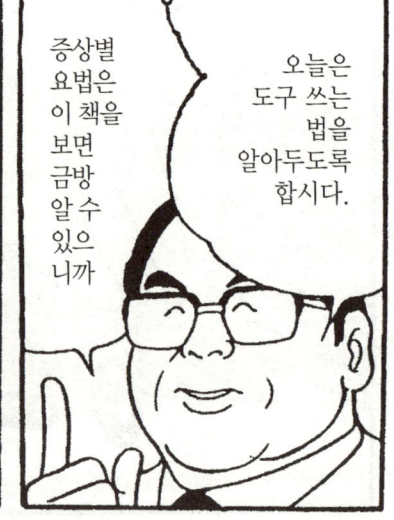

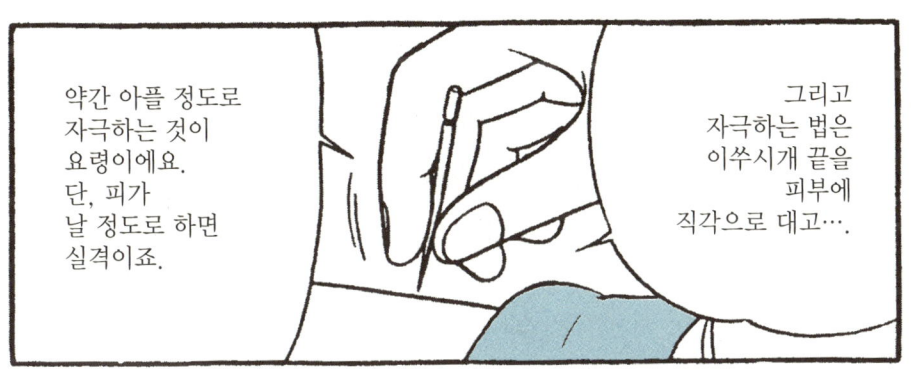

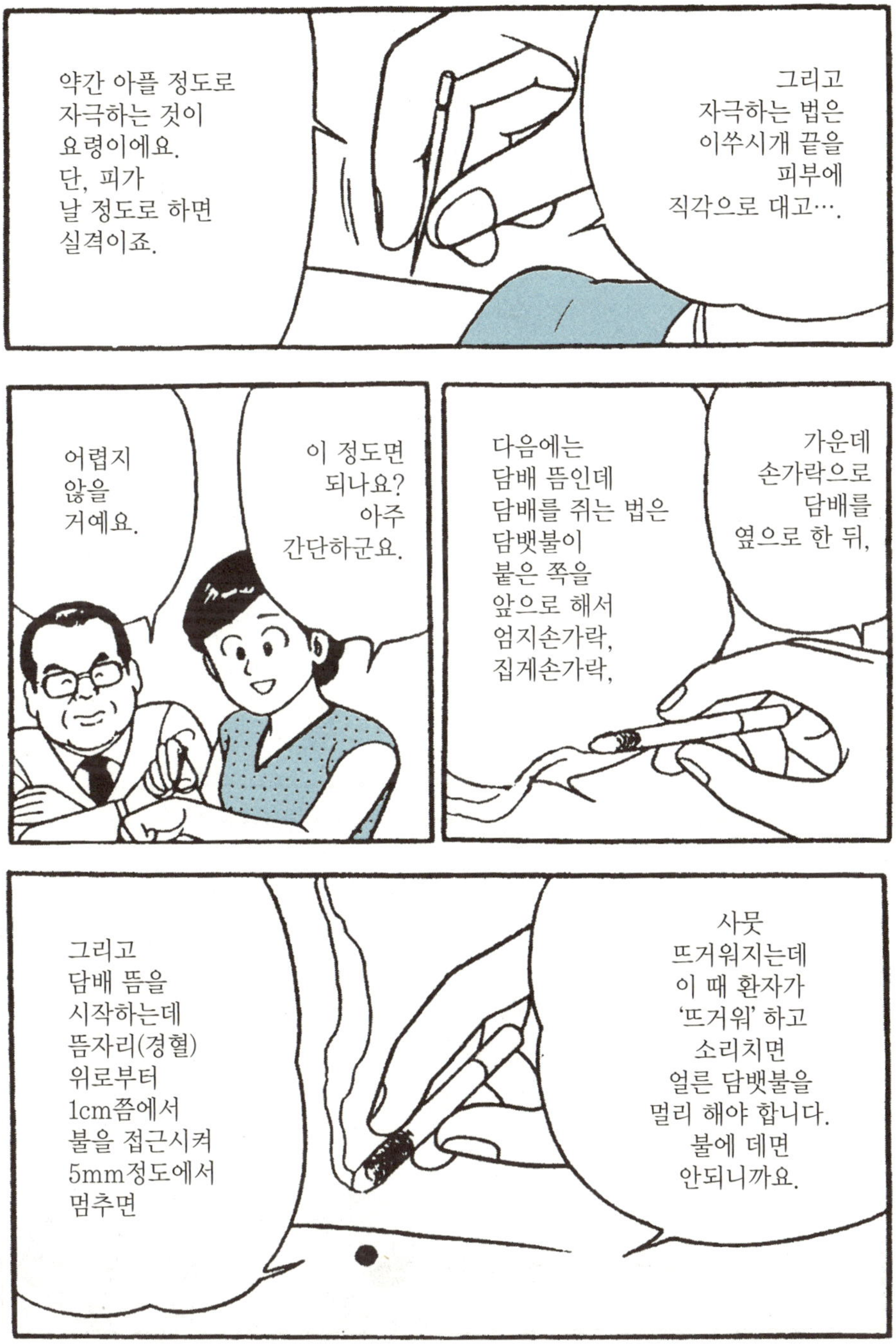

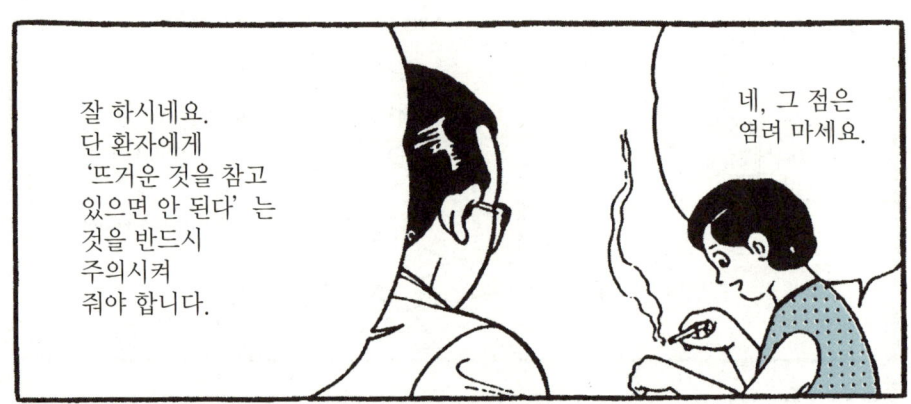

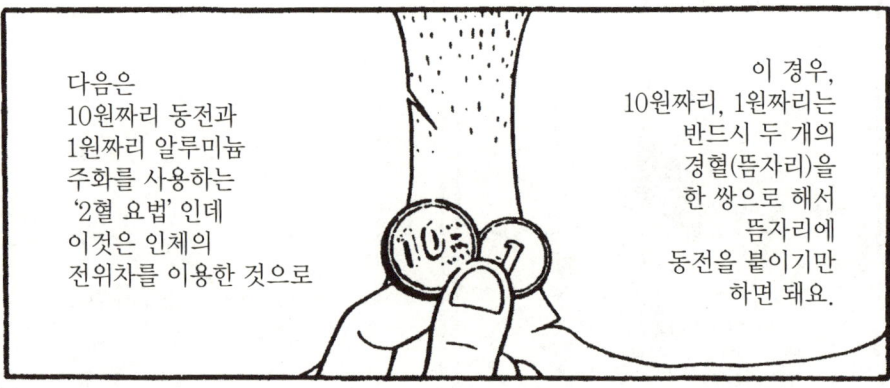

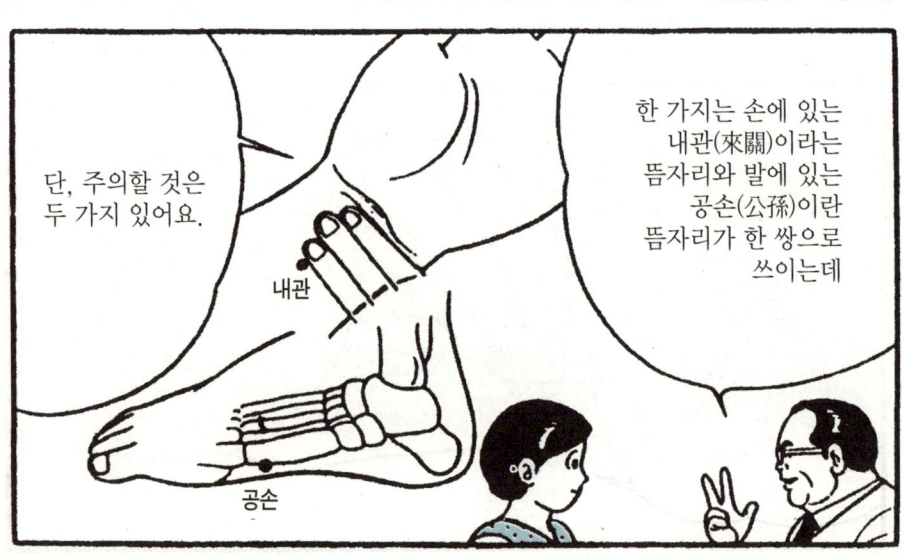

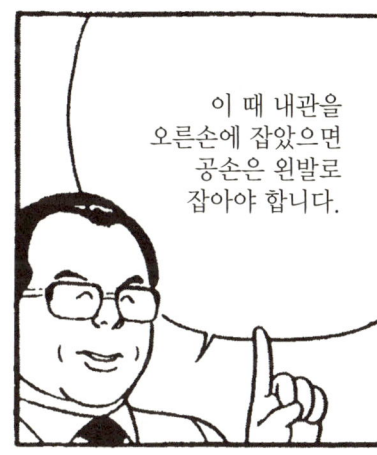
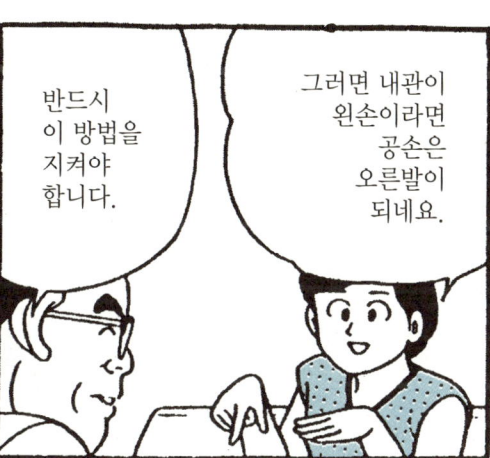
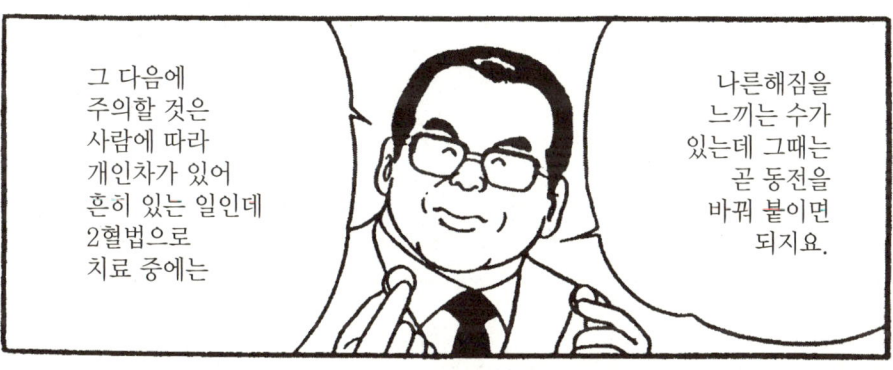
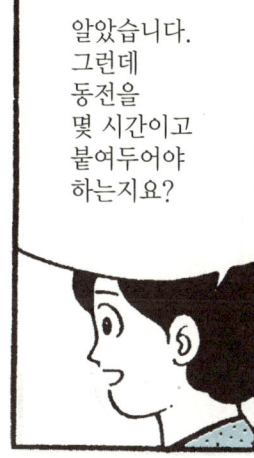
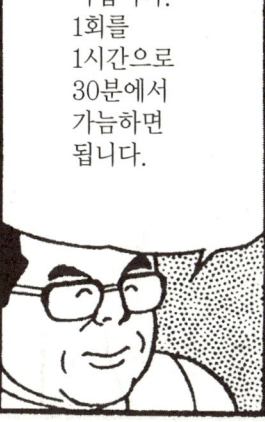
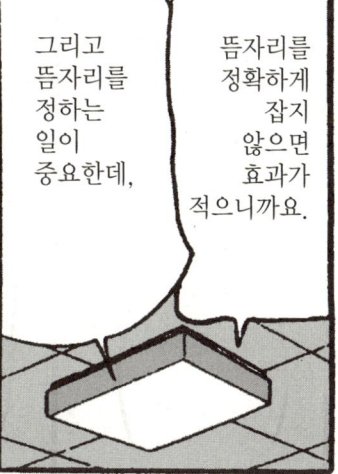

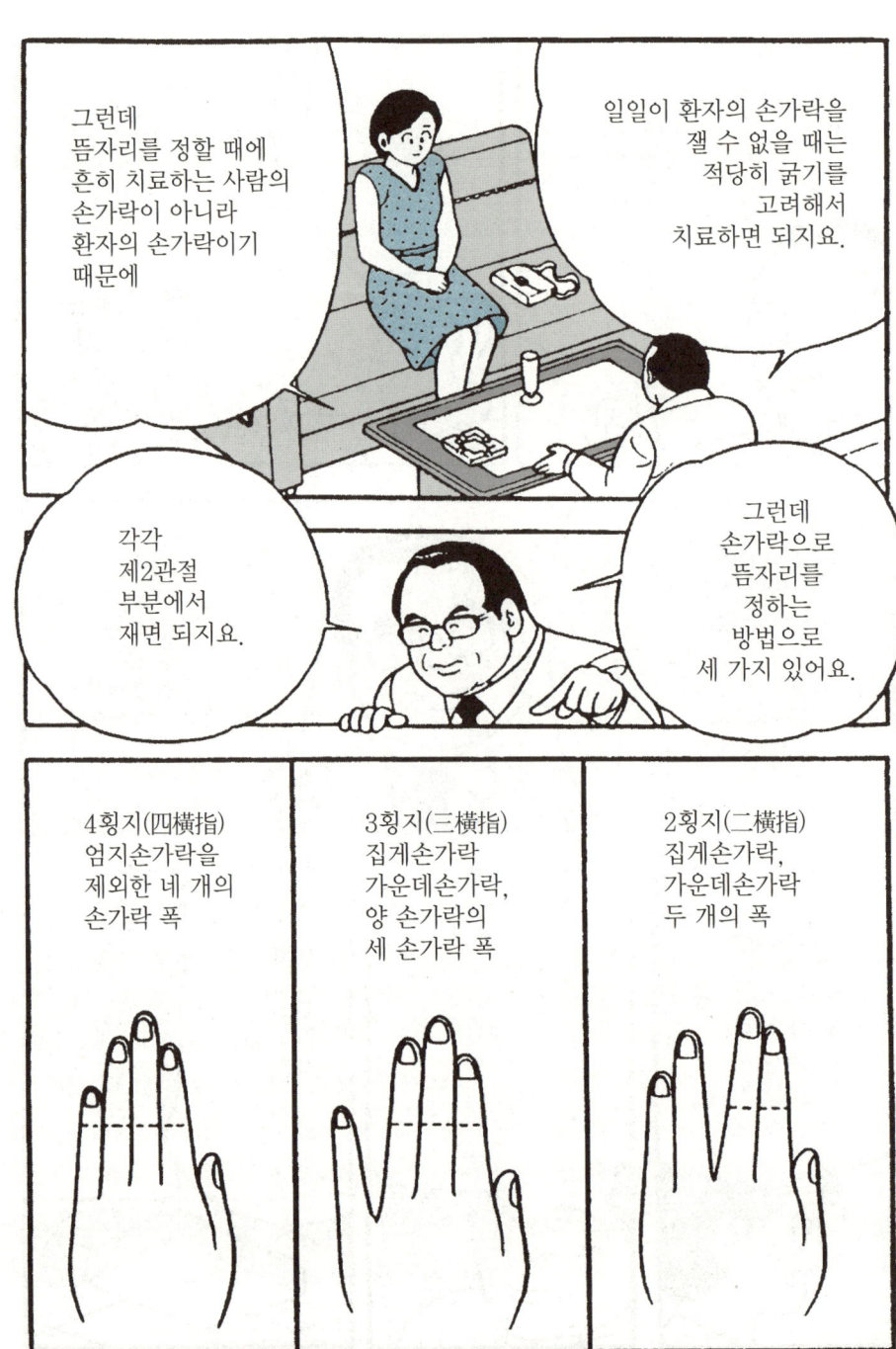

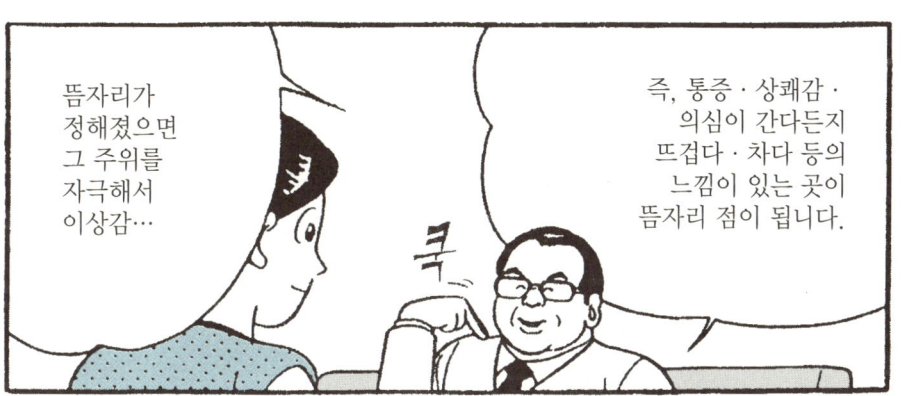

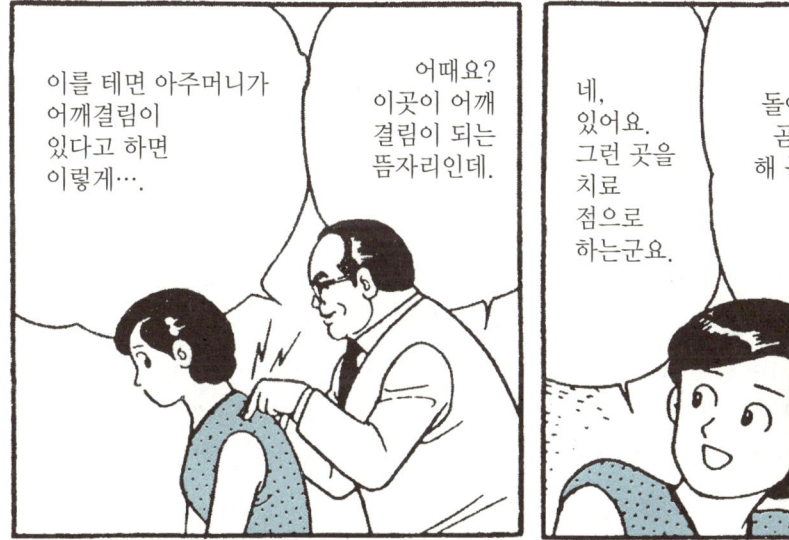

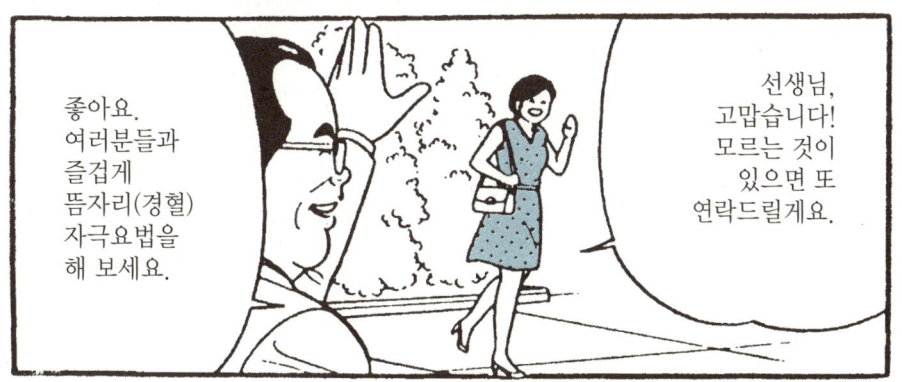

동의보감으로 '피로회복' 치료하기

원인 : 피로회복의 원인 - 만성피로, 갱년기장애, 시력장애
내장질환(위장 · 간기능 장애 · 기타), 악성 종양

알맞은 처방전
대시호탕(大柴胡湯), 소시호탕(小柴胡湯), 인진호탕(茵陣蒿湯),
소건중탕(小建中湯), 진무탕(眞武湯)

증상과 처방
- 대시호탕(실증타입) : 흉협고만(명치에서 양 옆구리까지 압통이 있어 답답한 상태), 어깨결림, 불면, 변비가 있는 사람에게 사용한다.
- 소시호탕(허증 실증타입) : 식욕부진 · 구역질 등의 증상을 겸한 사람에게 사용한다.
- 인진호탕(허증 실증타입) : 가슴이 답답하며 목이 마르고 변비가 있는 사람에게 가용한다.
- 소건중탕(허증타입) : 손발에 힘이 없고 다뇨 · 빈교에 허약 체질에 사용한다.
- 진무탕(허증타입) : 기력 · 활력 없이 설사를 하는 사람에게 사용한다.

증상 뒤 숨겨진 병이 더 위험하다
피로하다, 피곤하다고 스스로 진단하는 것은 매우 위험하다 이 · 비 · 인 · 후병 · 신우염 · 결핵과 같은 병으로 열이 나는 경우가 있으며 원시나 난

시·시력장애·안정피로가 원인인 경우도 있다. 그리고 빈혈·저혈압·갱년기장애·간기능 저하·당뇨병·만성위장병·악성종양(암) 등 큰병이 숨어 있는 경우가 있으니 반드시 전문가의 진단을 받아야 할 것이다.

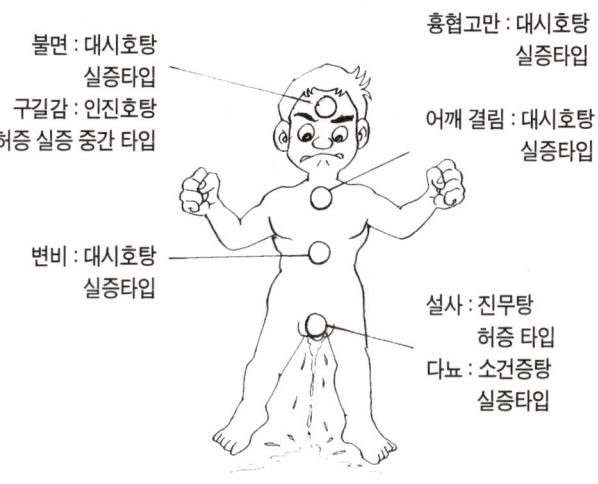

민간요법

식초에 절인 땅콩이 피로회복에 좋다.

식초에 절인 생 땅콩은 피로회복, 정력증감, 혈압안정 등에 뛰어나다. 땅콩의 아스파라긴산, 알기닌, 글루타민산 함유량은 참깨나 호두를 능가한다. 땅콩을 껍질째로 식초에 10일 정도 절여서 먹기 시작한다. 스푼으로 식초와 땅콩을 함께 먹는 게 좋다. 하루 10개 정도 먹는 게 좋으며 당뇨 예방과 치료에 좋으며 변비에도 탁월하며 흰머리도 검어지며 시력도 돌아온다.

동의보감으로 '피로회복' 치료하기

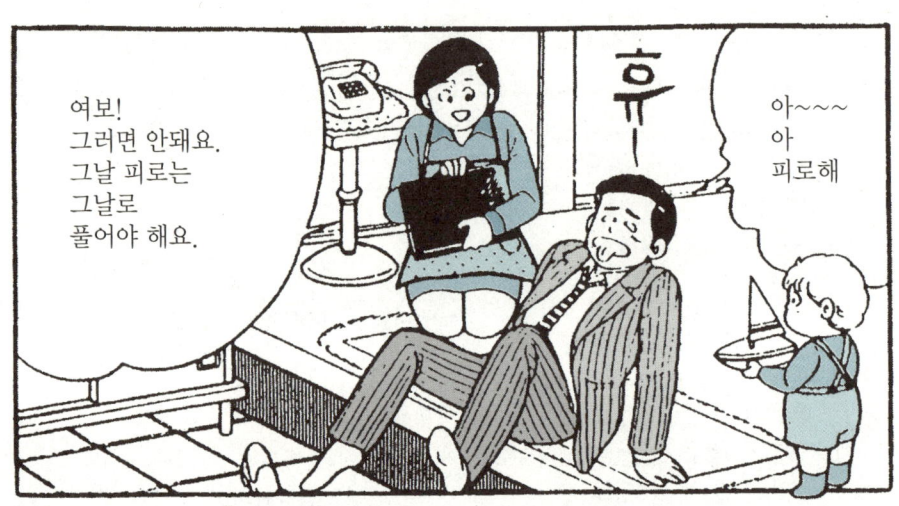

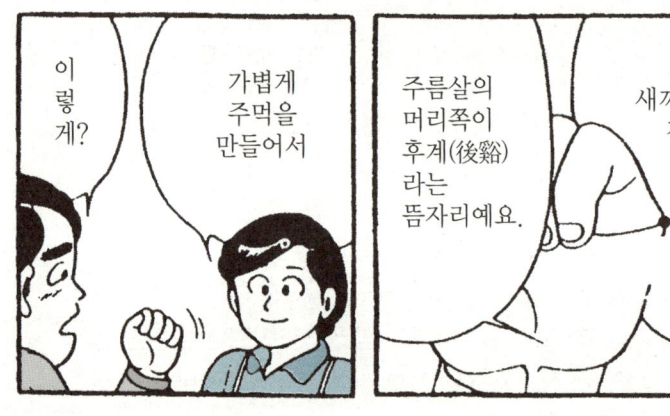

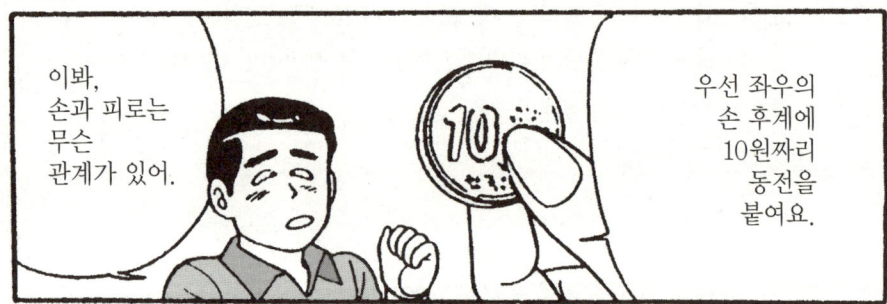

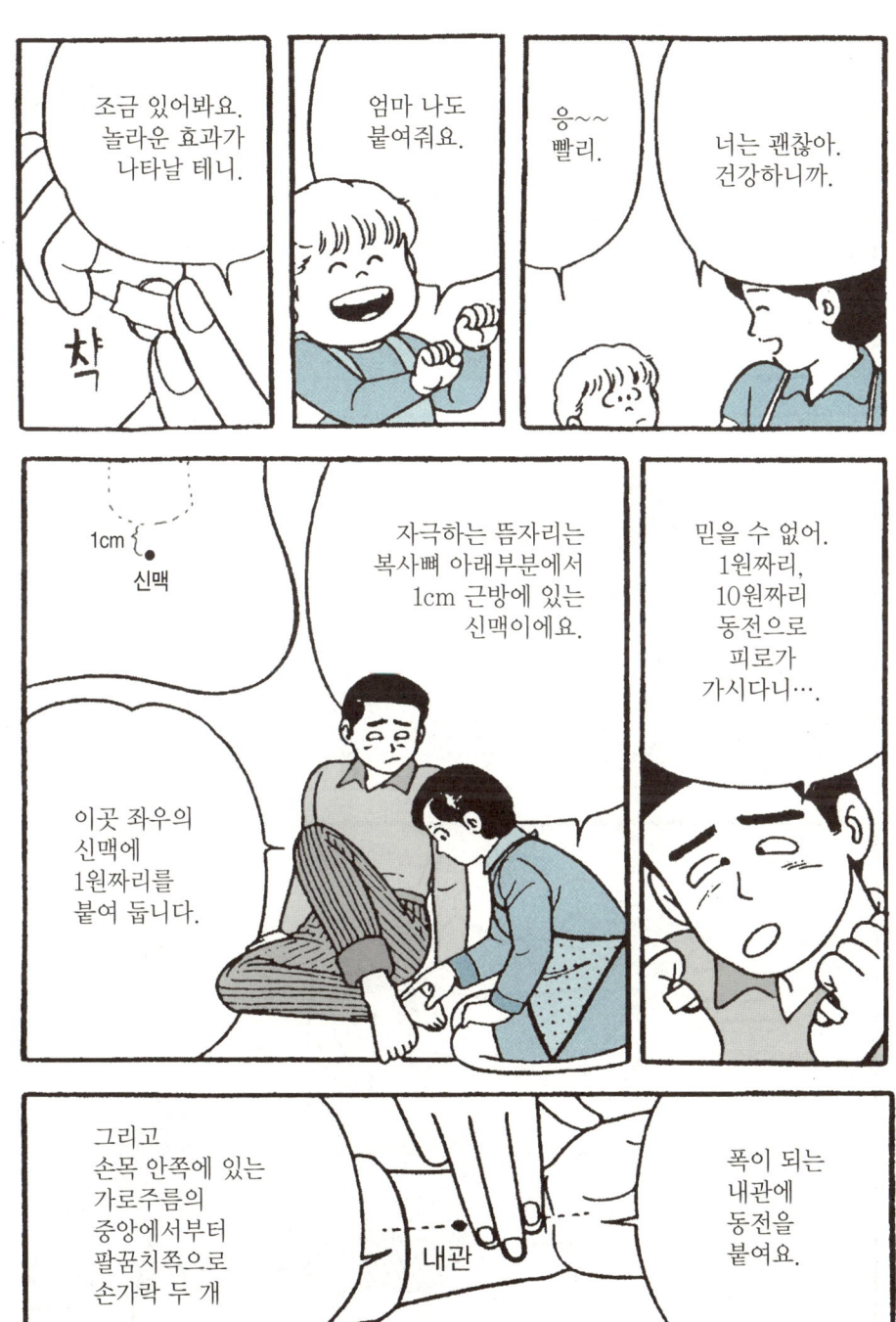

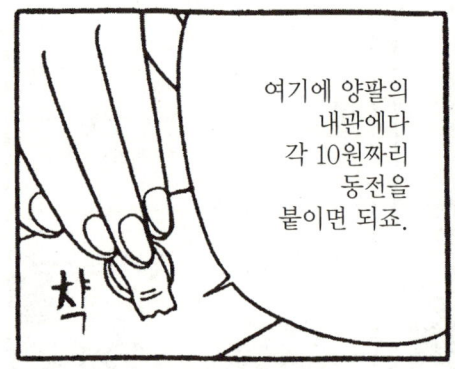
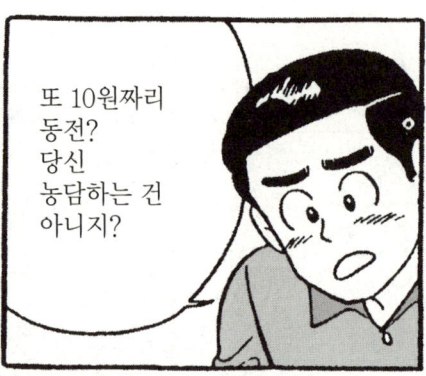
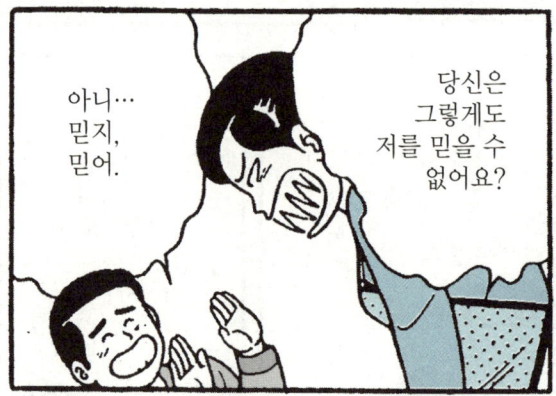
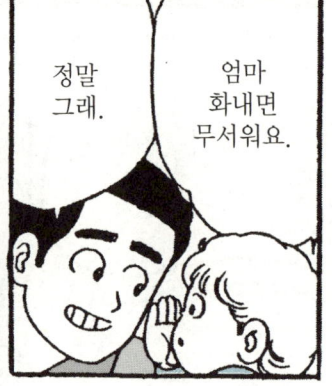
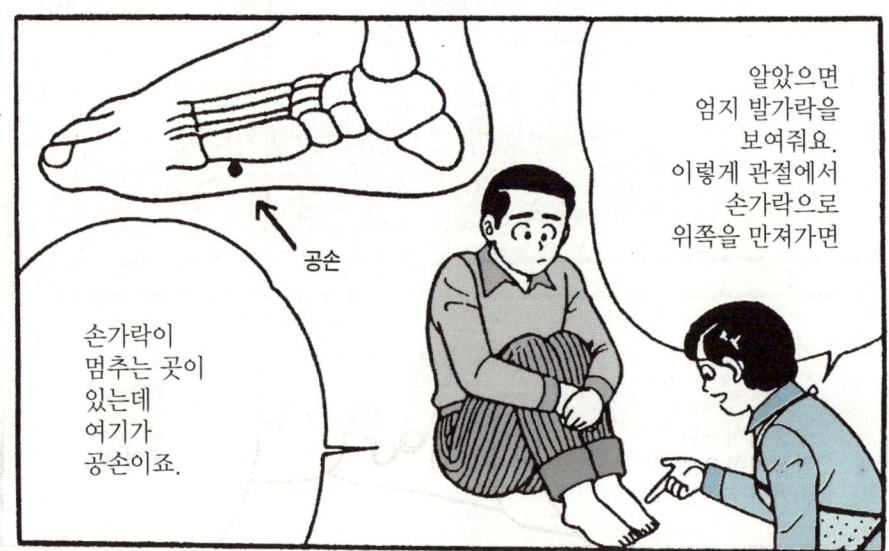

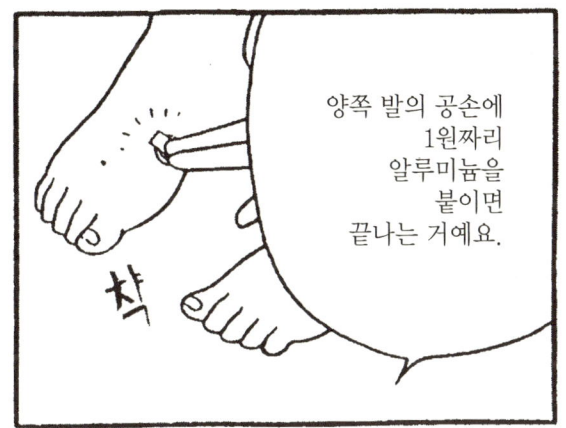
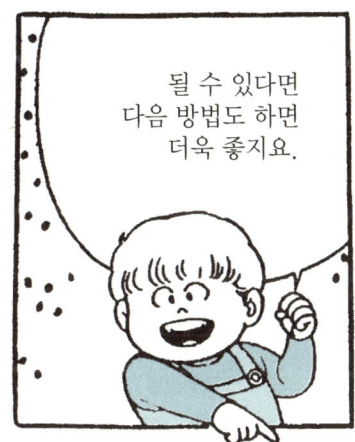
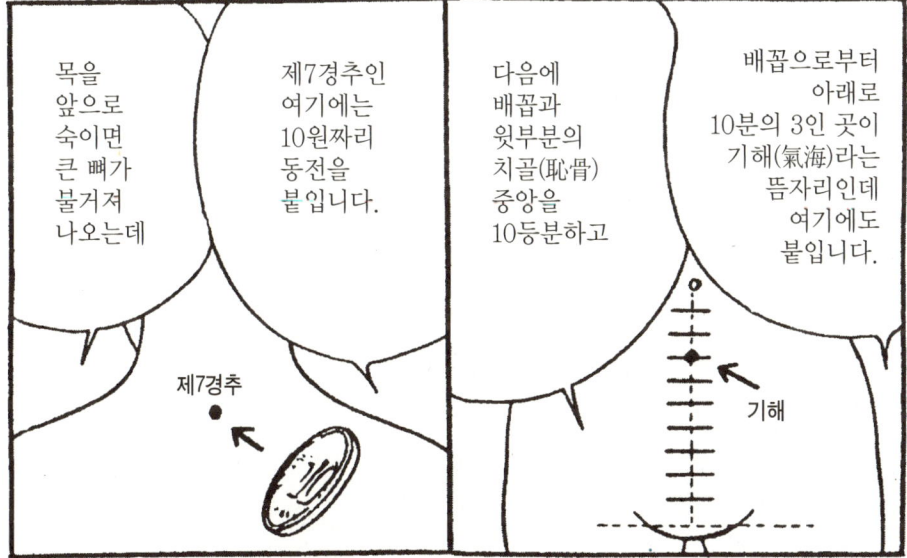
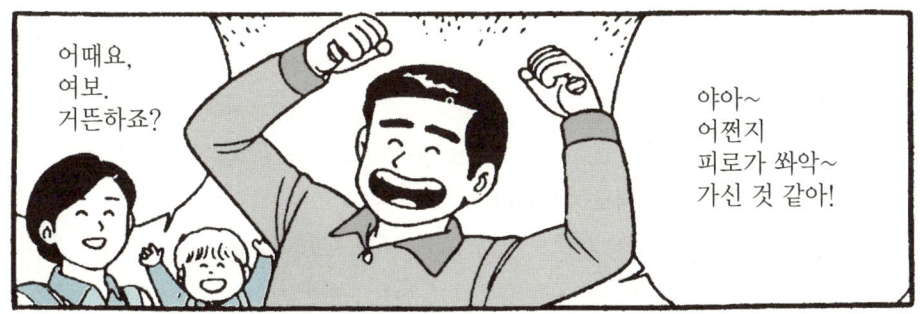

동의보감으로 '어깨결림' 치료하기

원인 : 일시적인 경우는 나쁜 자세와 정신적 스트레스, 만성인 경우는 경추(頸椎)와 척주(脊柱)의 병·저혈압·고혈압·빈혈·충치·위·간장·심장·신장·안정피로(眼精疲勞) 등의 병, 갱년기 장애 등.

증상 : 어깨에서 목 등에 걸쳐 근육이 딱딱해지면서 뻐근하고 욱신욱신 결리는 증상이 나타난다. 등과 견갑골 아래가 결리는 증상은 위나 담낭에 병이 있는 사람에게 많다. 목덜미가 결리고 머리가 무거운 증상은 저혈압·고혈압 등 만성질환이 있는 경우이고, 상기·어지러움·발한 등을 동반하는 것은 갱년기 장애로 인한 경우이다.

치료 : 어깨결림의 원인을 찾아 그것을 없애는 것이 중요하다. 병이 있는 경우 그 병을 치료해야 하고 어깨결림에 대한 약물 요법으로는 근육 이완제의 투여·마취주사가 있으나, 더 효과적인 것은 어깨와 목·팔의 운동과 목·팔의 운동과 마사지 그리고 보온이다.

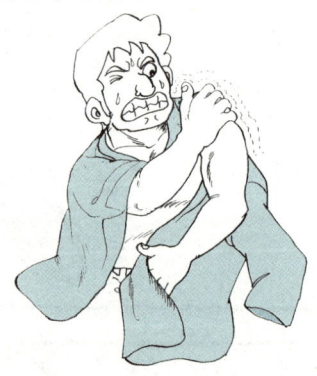

증상과 처방 :
한방에서는 전신적으로 원인을 판단하여 치료하므로 체질이 개선되고 그 결과로 어깨결림도 치료된다.

- 갈근탕(허증 실증타입) : 양독(陽毒)이 몰려 목 뒷덜미로부터 등에 걸쳐 뻐근하게 결리고 맥에 힘이 있으며 땀을 별로 흘리지 않는 사람에게 사용한다. 위장이 약해 설사 기미인 사람에겐 적당하지 않다.
- 갈근황련황금탕(실증타입) : 목덜미가 결리고 습열이 있어 설사를 자주 하며 괜히 땀을 많이 흘리는 사람에게 사용하며 만성 위염이나 고혈압증에도 적당하다.
- 대시호탕(실증타입) : 건장한 체격으로 담이 경맥에 병이 들어 명치에서 늑골 아래에 걸쳐 저항과 압통(흉협고만)이 있고 입 안이 씁쓸하고 변비인 사람에게 사용한다.
- 도인승가탕 (실증타입) : 어혈이 있어 안색이 검붉고 또는 거무스름하고, 상기 · 초조감 · 두통 · 어지러움 · 불면 · 월경이상 · 배꼽 아래 왼쪽으로 비스듬이 2cm 부분에 강한 압통이 있는 사람에게 사용한다.
- 시호가룡골모려탕(실증타입) : 변비 · 입 안에 씁쓸한 느낌 · 불면 · 상기 · 초조감 등 신경 증상이 있는 사람에게 사용한다.

생활의 주의사항 :

적당한 베개와 책상과 의자 높이를 맞추어 자세를 바르게 하고 생활을 규칙적으로 하며, 정신적 스트레스를 발산하고 어깨를 움직이는 운동이나 목 회전 · 체조 · 수영이 효과적이므로 운동을 꾸준히 하는 것이 좋다.

민간요법

국화나 노란감국이 좋다. 꽃봉우리를 채취하여 차로 끓여 마시면 숙취 · 두통 · 어깨결림 · 혈압상승을 예방한다. 혈액 정화에 강해서 작은 상처도 곪기 쉬운 체질이 개선된다. 변비 · 생리불순 여성에게도 좋고, 미용 효과도 뛰어나 여드름도 나지 않는다.

동의보감으로 '어깨결림' 치료하기

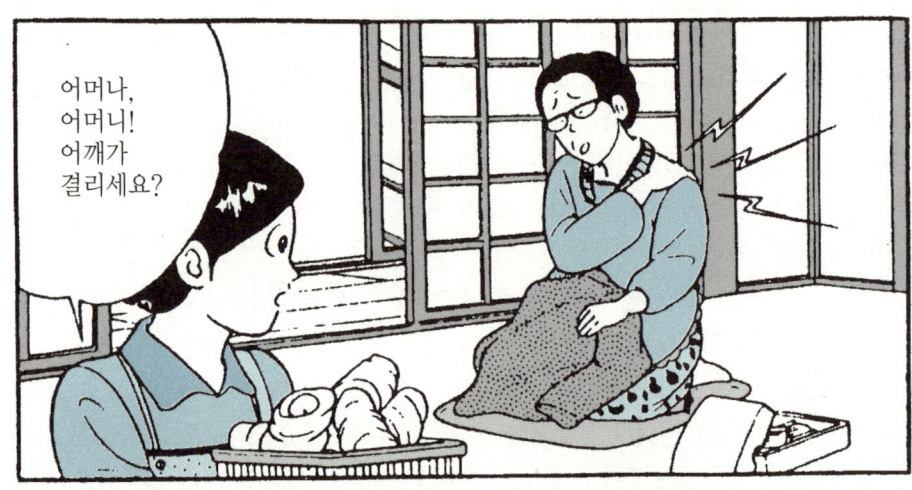

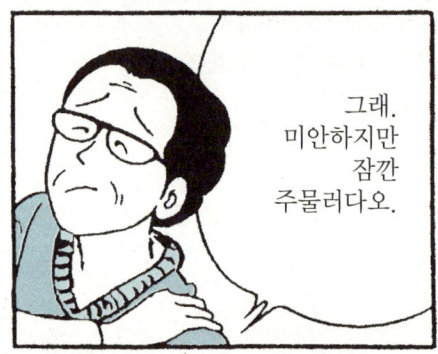

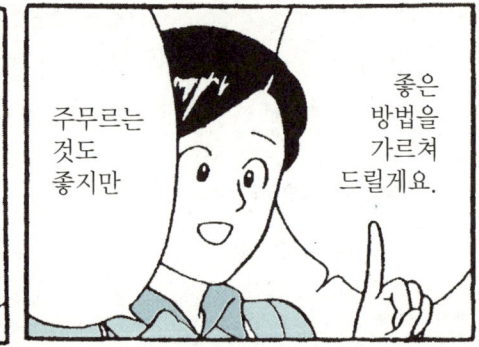

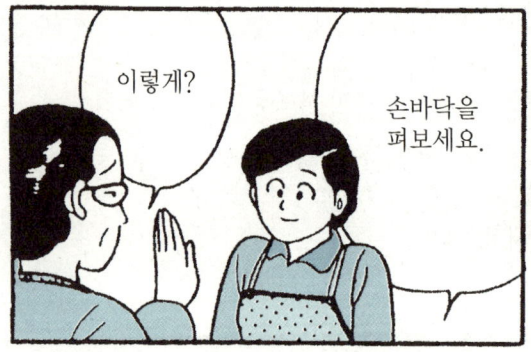

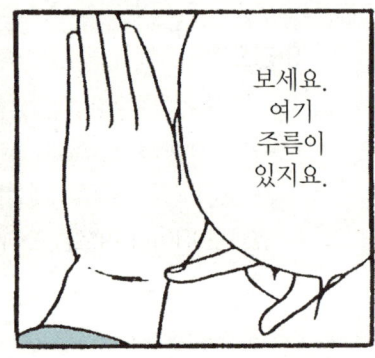

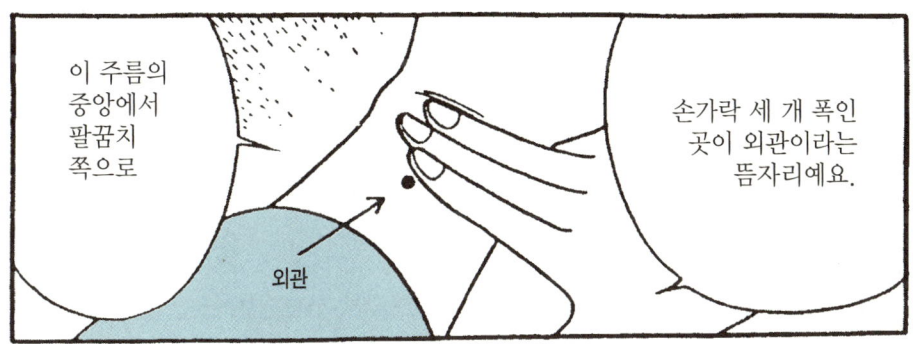
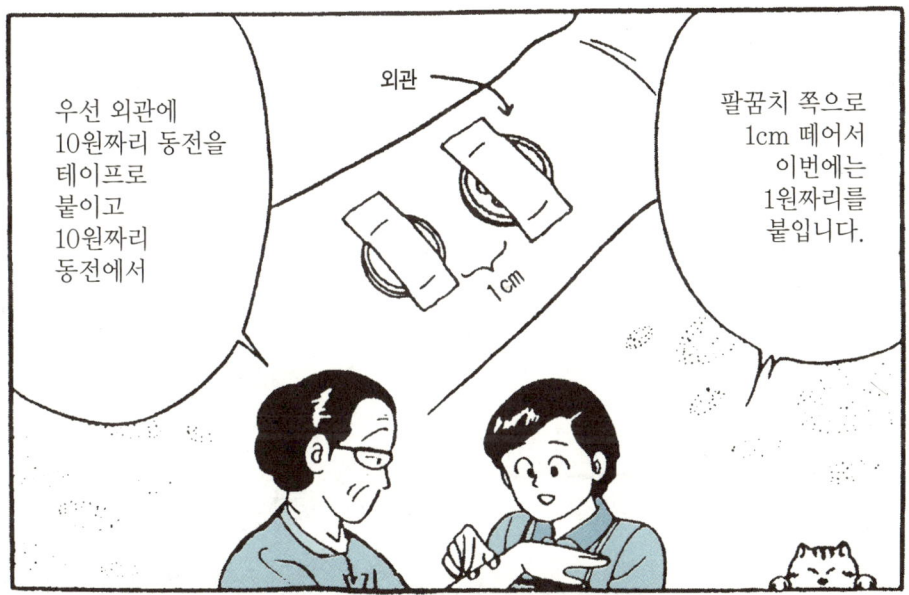
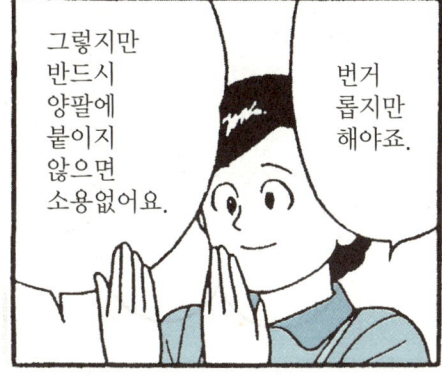
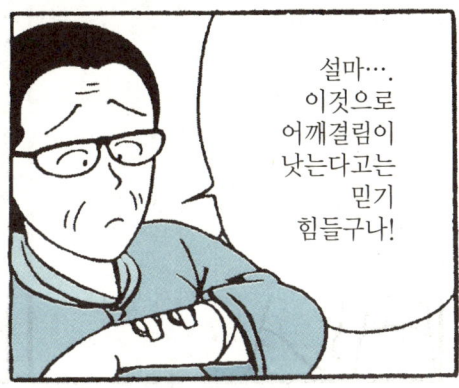

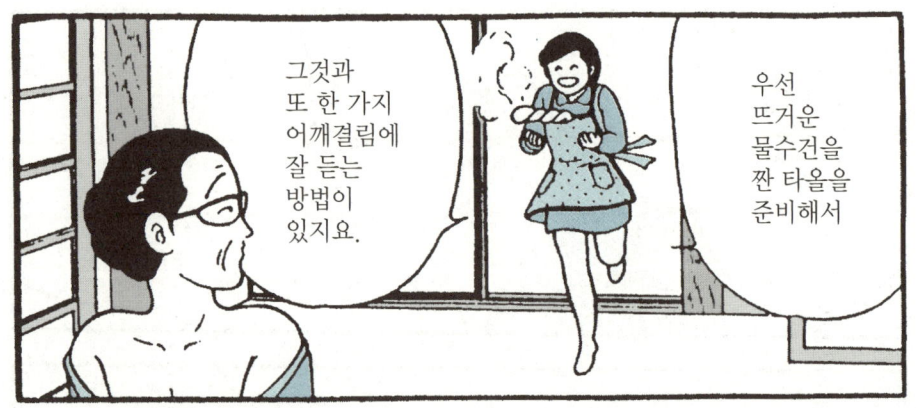
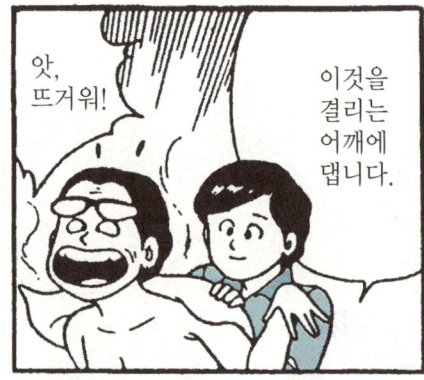
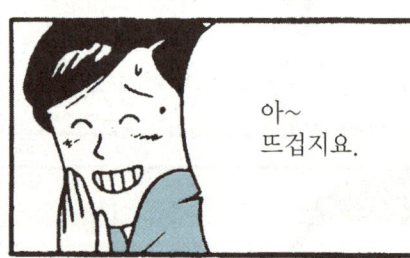
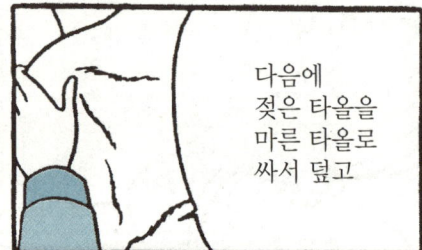
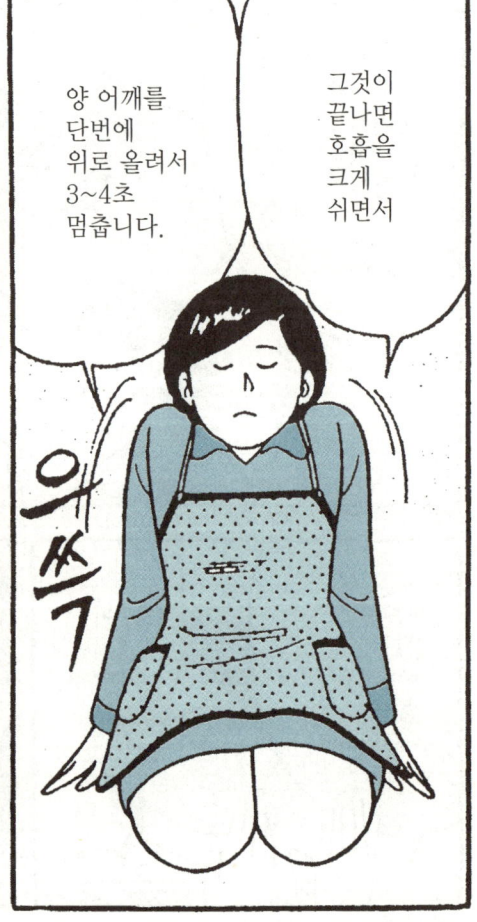

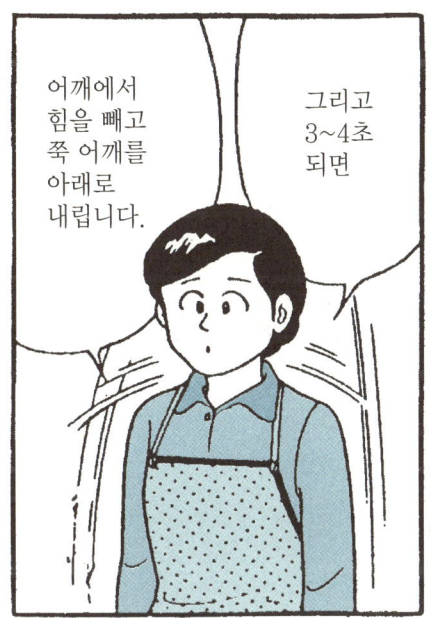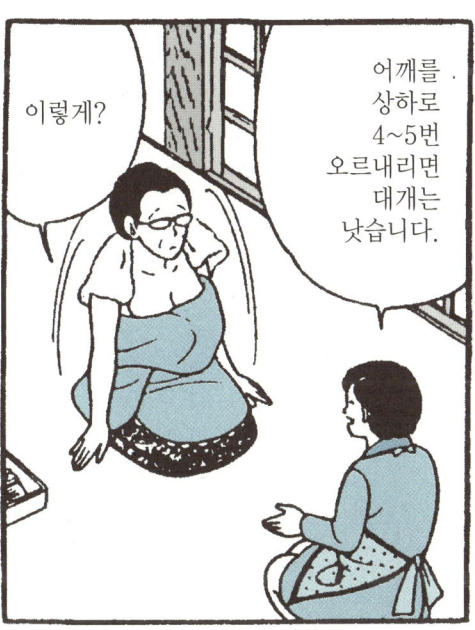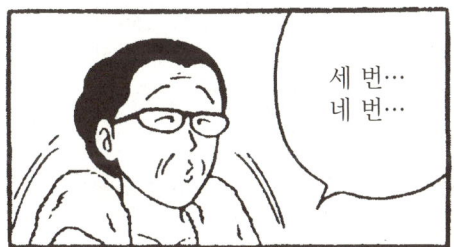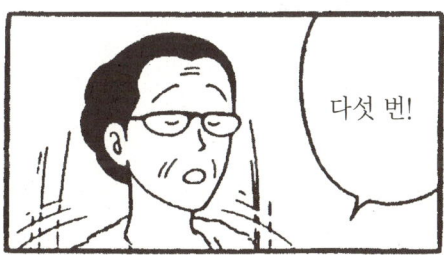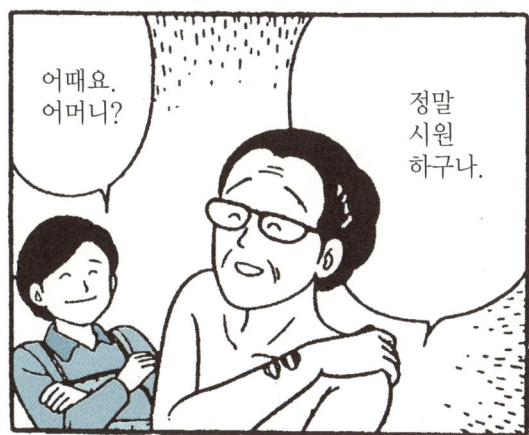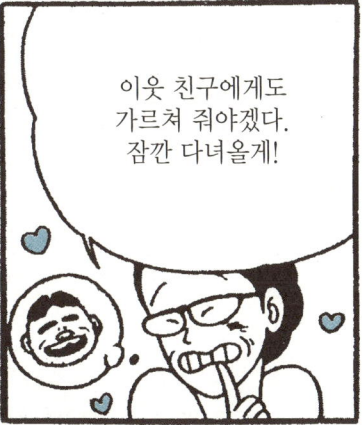

동의보감으로 '현기증' 치료하기

원인 : 회전성 현기증은 속귀의 이상, 부동성 현기증은 빈혈 · 뇌혈관 장애 등

알맞은 처방전
　황련해독탕 (黃連解毒湯), 진무탕(眞武湯), 당귀작약산 (當歸芍藥散),
　반하후박탕 (半夏厚朴湯), 영계출감탕 (苓桂朮甘湯)

증상과 처방
- 황련해독탕(실증타입) : 상기되고 기분이 초조하며 불면증 경향이 있고 현기증이 있는 사람에게 사용한다.
- 진무탕(허증타입) : 혈색이 나쁘고 손발이 차며 체력저하가 뚜렷한 사람에게 사용한다.
- 당귀작약산(허증타입) : 허리와 발이 차고 빈혈증세가 있으며 무기력하고 귀에 소리가 나며 현기증에 사용한다.
- 반하후박탕(허증타입) : 자율신경실조증과 노이로제를 동반한 현기증에 사용한다.
- 영계출감탕(허증 실증타입) : 위내 정수가 있고 상기 · 두통 · 소변량의 감소 등이 있으면서, 일어날 때 현기증이 있는 사람에게 사용한다.

뇌 활동과 현기증의 관계?

부동성 현기증은 뇌빈혈, 고혈압, 저혈압, 뇌동맥경화, 뇌종양 등 뇌혈관 장애가 원인이 되어 일어난다.

한방에서는 수독(水毒)에 의해 현기증이 생긴다고 여겨, 체내의 수분을 조절하는 이 수제를 주원료로 처방하는데 다만 현기증은 스스로 진단하는 것은 매우 위험하므로 반드시 전문가의 진단을 받아야 한다.

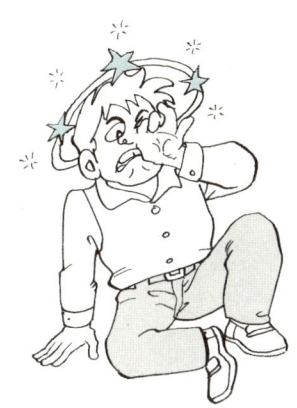

민간요법

무 생즙을 내어 코 속에 2~3방울을 하루 두 차례 4~5일간 계속하면 효과가 있으며 또한 깨끗이 말린 방풍뿌리 3.75g을 3홉의 물에 넣고 2홉 정도 될 때까지 달인 다음 12일 분으로 나눠 하루에 세 번 복용하면 효과가 있다. 그리고 국화·백작약·별·오등 등을 달여서 1회에 반 컵씩 4~5일간 계속 복용하면 좋은 효과를 볼 수 있다.

산조자의 열매를 말려서 볶은 다음 하루 2~3차례 복용하면 효과가 있다. 천궁 7.5g을 5홉의 물에 넣고 3홉 정도 될 때까지 달인 다음 차와 같이 수시로 마신다. 지속적으로 복용하면 효능이 있다.

동의보감으로 '현기증' 치료하기

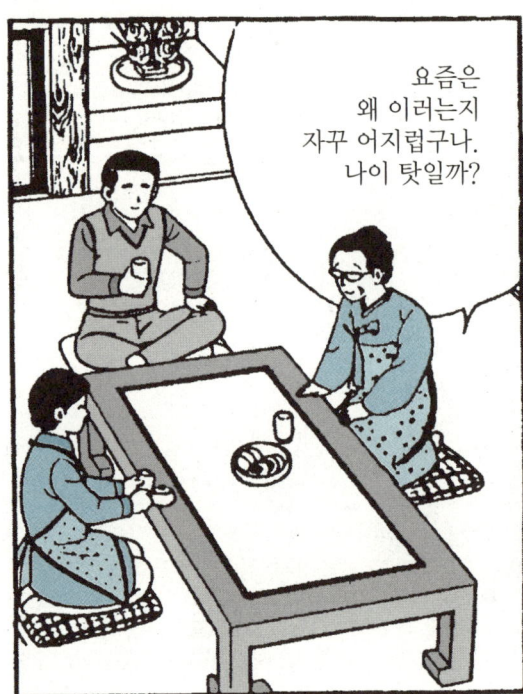
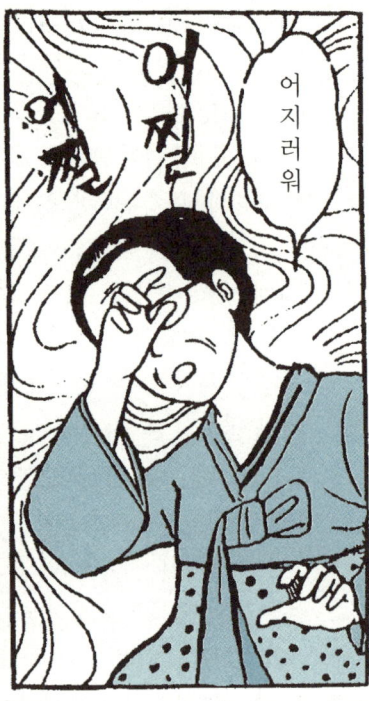
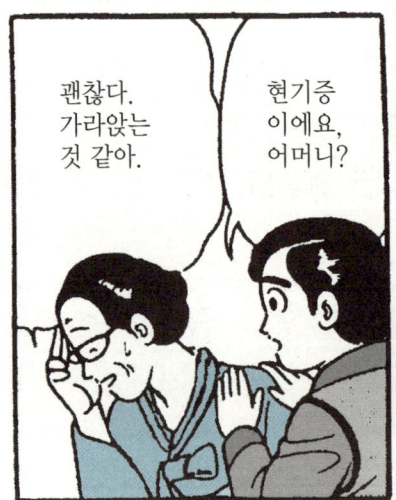
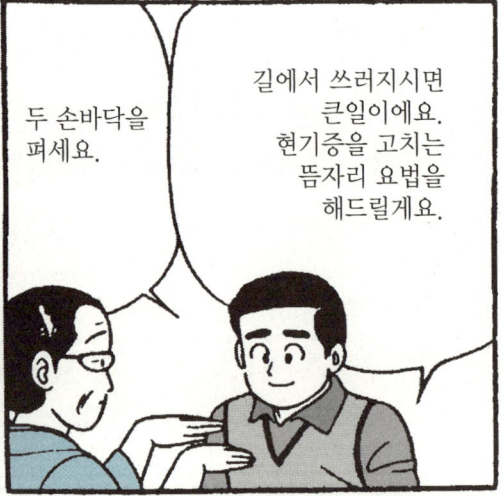

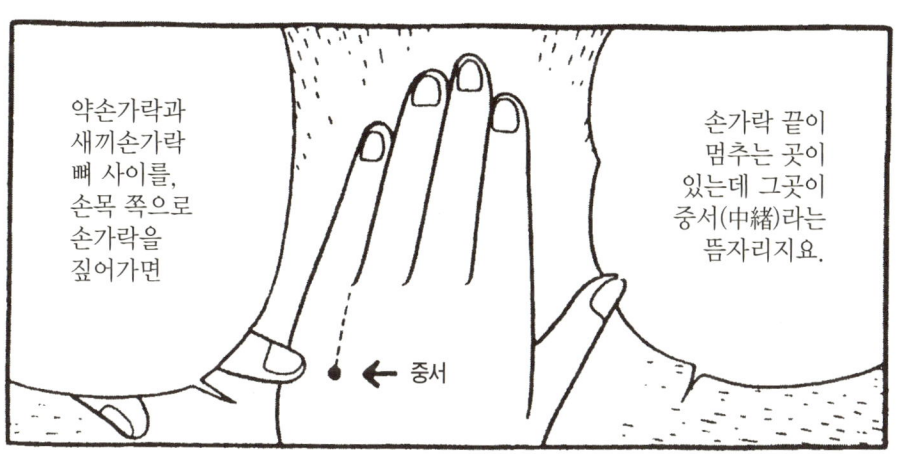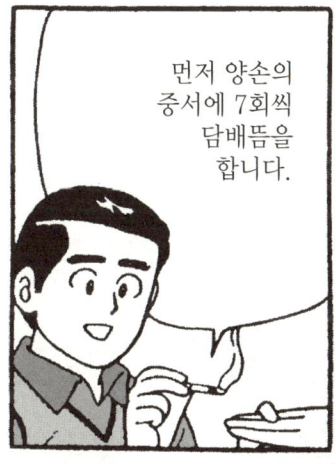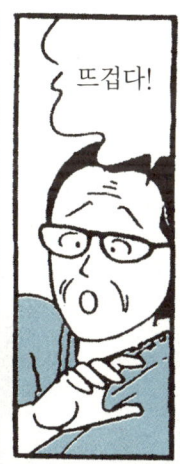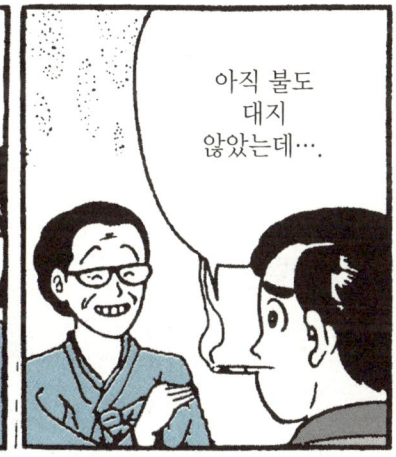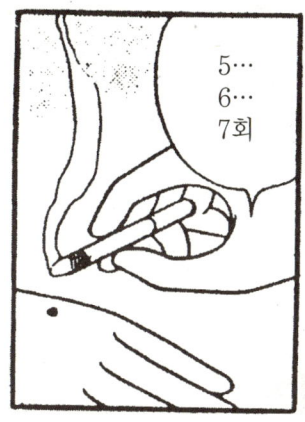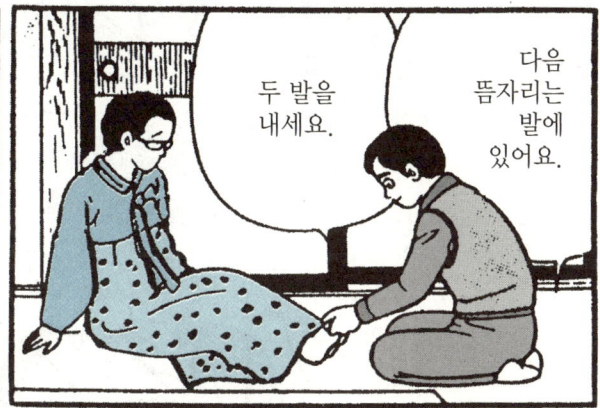

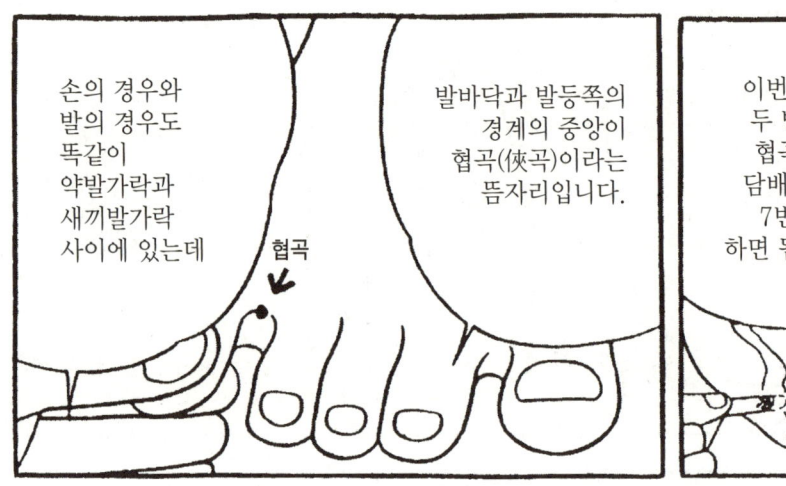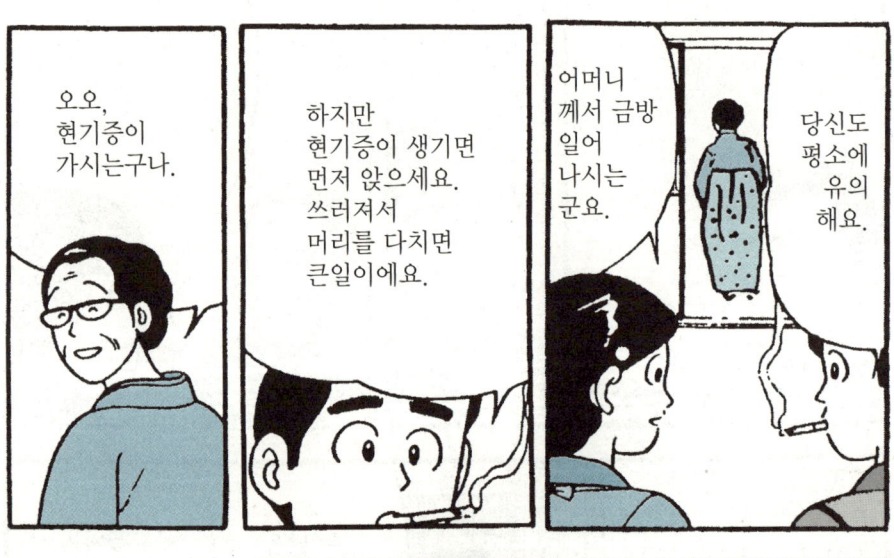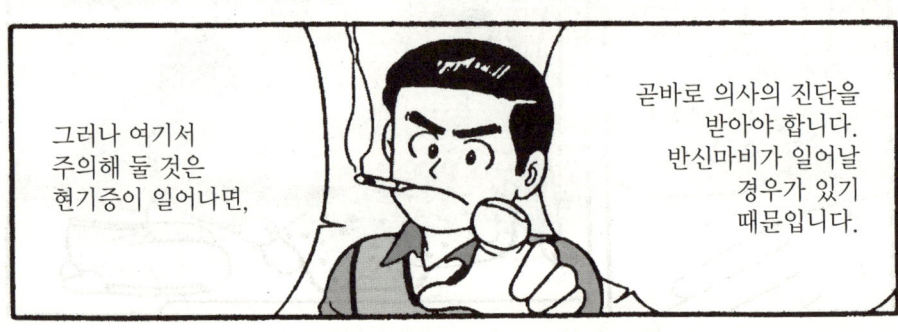

동의보감으로 '눈의 피로' 치료하기

원인 : 눈의 피로, 굴절 이상에 의한 시력의 저하, 고혈압, 단순 녹내장, 노인성 백내장 등.

알맞은 처방전
가미소요산(加味逍遙散), 영계출감탕(苓桂朮甘湯), 인삼탕(人參湯), 시호계지건강탕(柴胡桂枝乾薑湯), 팔미환(八味丸)

증상과 처방
- 가미소요산(허증 실증타입) : 어깨와 목이 결리고, 상기·손발에 냉증이 있는 사람이 눈이 피로할 경우에 사용한다.
- 영계출감탕(허증 실증타입) : 위장이 약하고 위내정수가 있으며 시력이 저하되어 눈이 피로하고 눈물이 나는 사람에게 사용한다.
- 인삼탕(허증타입) : 배에 힘이 없고 손발이 차고 식욕이 없으며 눈이 침침한 사람에게 사용한다.
- 시호계지건강탕(허증타입) : 체력이 서서히 떨어지고 자주 피곤하며 아침에 일어나면 입 안이 터부룩하며 고개나 얼굴 등에 땀이 나는 사람의 눈의 피로에 쓴다.
- 팔미환(허증타입) : 피로와 나른함을 호소하는 중년 이후의 사람으로 배뇨량이 적고 밤에 소변이 자주 마렵고 눈이 침침하며 노인성 백내장·녹내장에 사용한다.

스트레스와 눈의 피로

눈의 피로가 심해지면 눈을 자주 감았다 떴다 해도 풀리지 않고 갑자기 흐릿하게 보인다. 그리고 이마와 눈 깊숙이 아프고 눈꺼풀이 떨린다. '산 혼성 눈병'과 비슷하며 마음의 스트레스가 주요 원인이다.

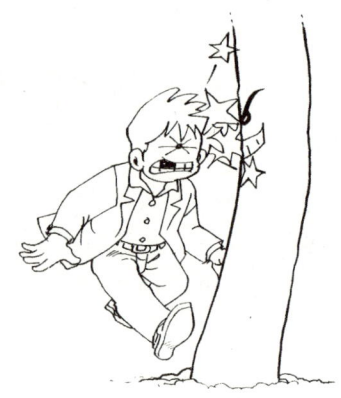

민간요법

눈의 피로에는 산초나무 열매를 설탕 조림이나 소금에 절임으로 해서, 식사 때나 술안주로 먹으면 강정작용 해독역이 강하므로 아주 좋다. 이것이 없으면 당근 주스로 대용해도 좋다. 당근에는 비타민 A와 비타민 C 카로틴의 함유가 아주 많으므로 효과가 있다.

그러나 주스 등 날 것으로 사용할 때는 다른 채소나 과일과 섞지 않는 게 좋다. 당근에는 비타민을 파괴하는 효소가 들어 있기 때문이다. 그리고 일상생활에서 보양식으로 간이 좋다.

특히 닭의 간은 중국인은 오향분과 함께 삶아서 눈의 치료제로 쓴다.
닭의 간에는 비타민 A와 미네랄 함유량이 풍부하여 간요리를 즐겨 먹으면 눈을 튼튼하게 할 수 있다.

동의보감으로 '눈의 피로' 치료하기

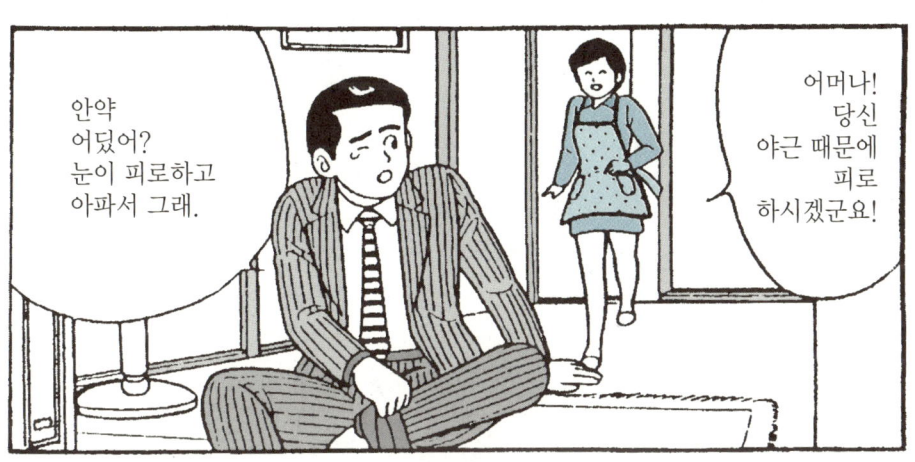

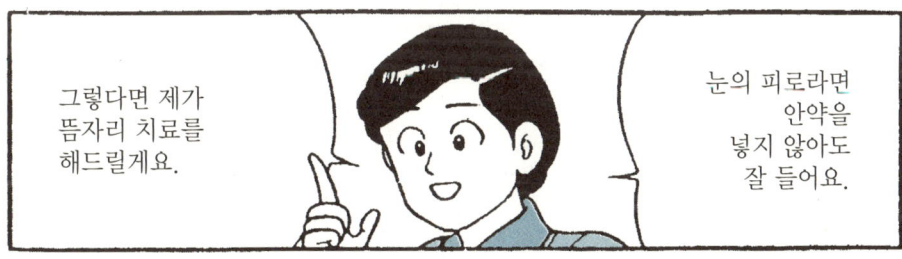

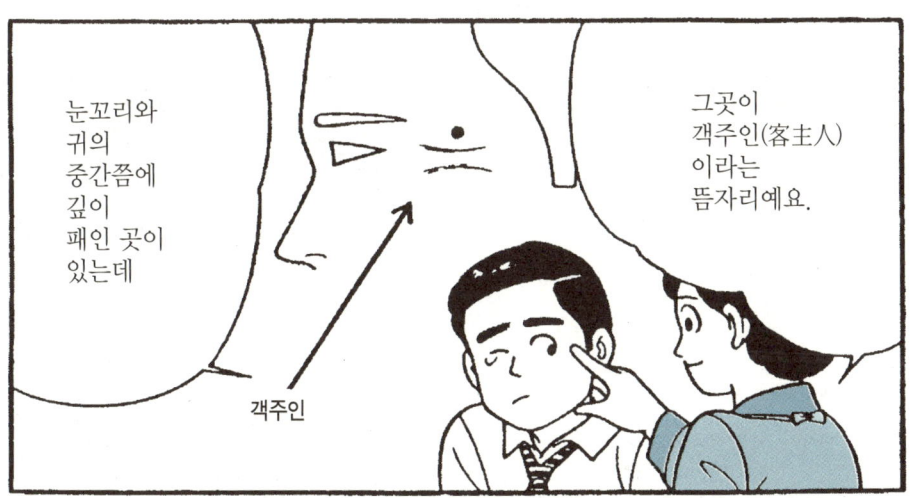

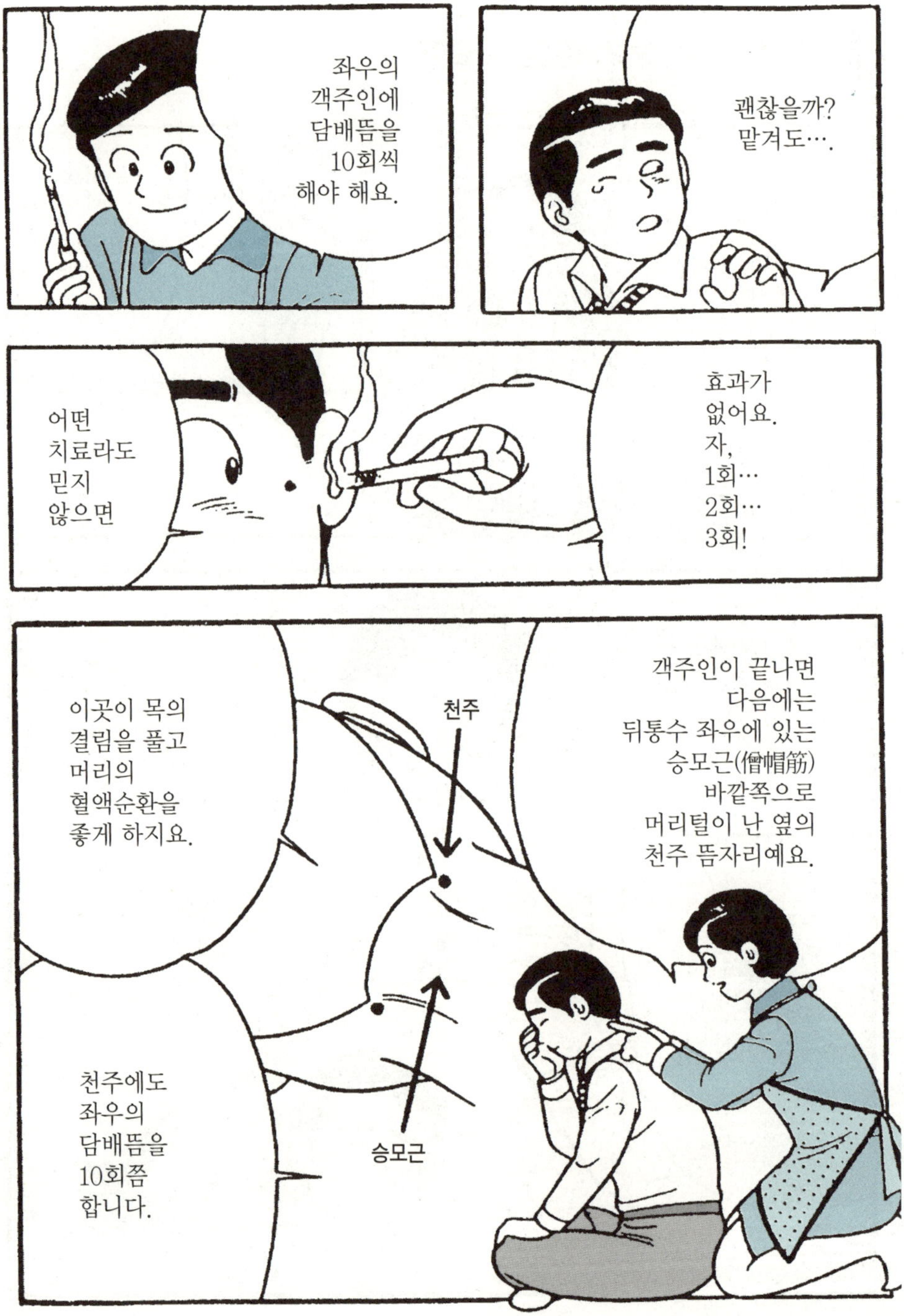

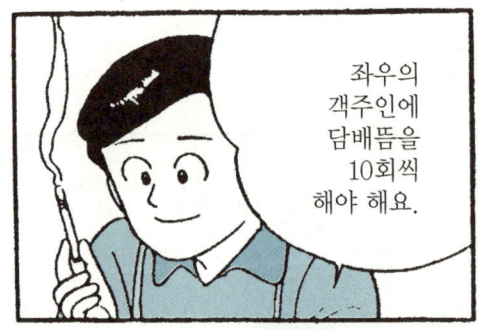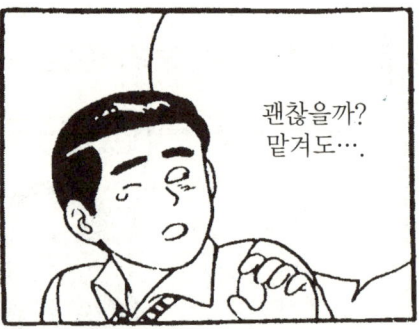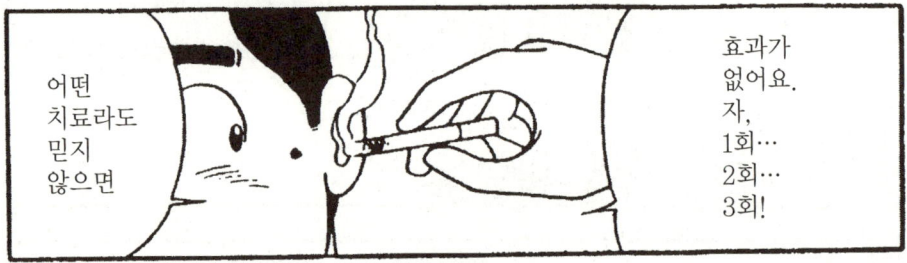

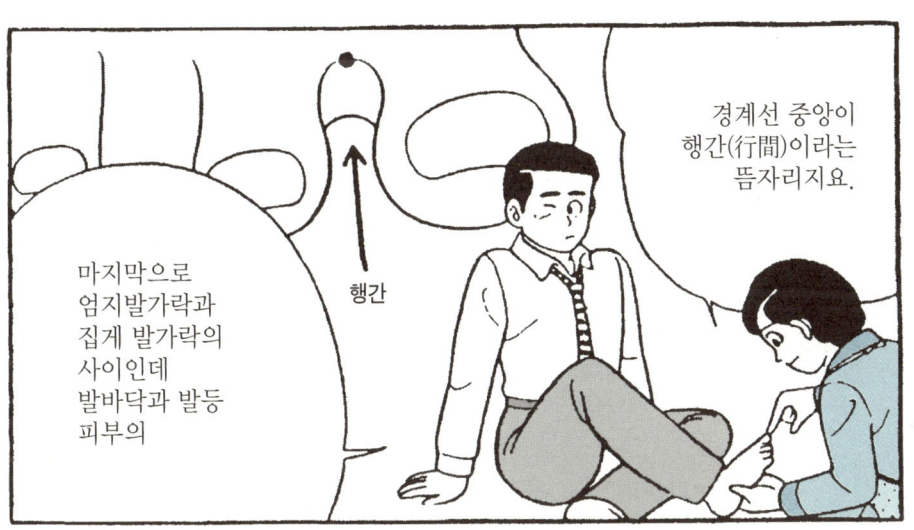
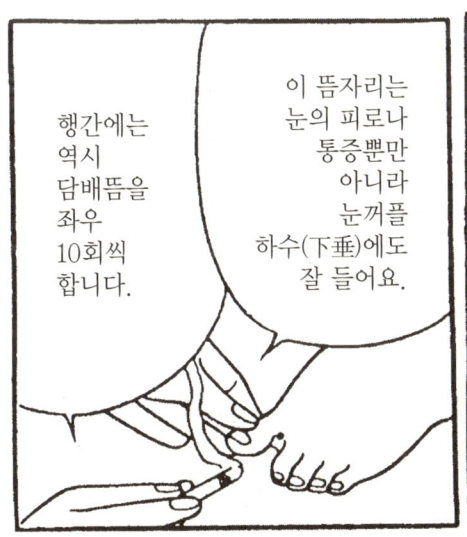
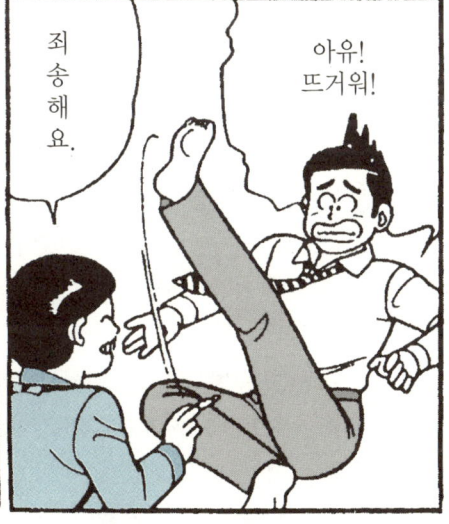
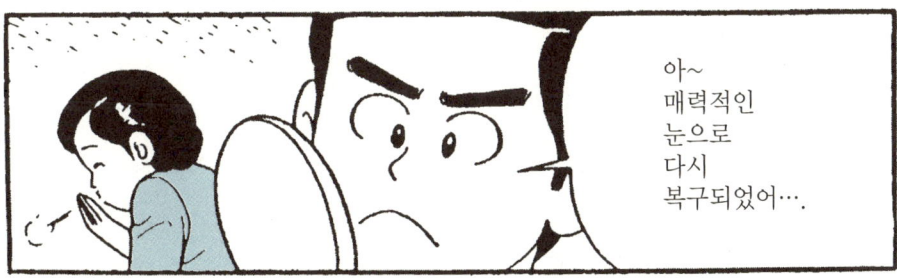

동의보감으로 '자율신경실조증' 치료하기

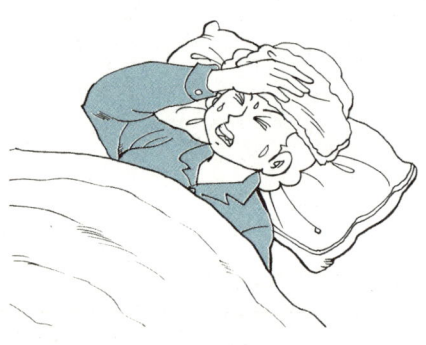

원인 :
지속적으로 나타나는 두통, 현기증, 실신, 온도감각의 이상, 타액·위액·눈물의 분비이상, 발한, 두드러기, 심장부의 압박감, 맥박, 혈압의 동요성, 수족의 떨림이 있고 권태감, 긴장감, 압박감 등이 있으며 설사, 변비, 멀미, 비만, 불면증, 성기능 장애 등 오전에 심하고 오후에 가벼워지며 밤엔 좋아진다.

증세와 진단 치료
내장의 질병을 의심하는 증세가 있는데도 검사를 해 보면 아무 변화가 보이지 않는다. 중추 또는 말초 자율신경의 인해 일어나지만 정신이나 육체의 피로·영양·기후의 변화·각종 급성 및 만성전염병·사회적 요인이 있다. 진단으로는 임상증세 외에 자율신경기능검사로 판정한다. 치료는 원인을 제거하고 유인을 피하고 기상·취침·식사 등의 생활환경 개선 정신요법을 하고 각종의 중추신경안정제나 자율신경차단제 등을 증세에 따라 처방해야 한다.

알맞은 처방전
시호계지탕(柴胡桂枝湯), 가미귀비탕(加味歸脾湯), 산조인탕(酸棗仁湯), 반하후박탕(半夏厚朴湯), 황기건중탕(黃芪建中湯), 계지탕(桂枝湯)

증상과 처방

- 시호계지탕(허증타입) : 자주 상기되고 얼굴과 머리에 식은 땀을 흘리는 사람과 흉부질환으로 식은 땀을 흘리는 사람에게 사용한다.
- 가미귀비탕(실증타입) : 신경과민으로 정신적 피로가 많고 빈혈기가 있는 사람에게 효능이 있다.
- 산조인탕(허증타입) : 허약체질이라 심신이 약하여 낮에 피곤하고 밤에 잠이 오지 않는 사람에게 쓴다.
- 반하후박탕(허증타입) : 자율신경실조증과 노이로제를 동반한 현기증에 사용한다.
- 황기건증탕(허증타입) : 허증인 사람, 피로로 인해 식은 땀을 흘리는 실증인 사람에게 사용한다.
- 계지탕(허증타입) : 감기에 걸려 추위를 타고 몸에서 식은 땀을 흘리는 경우에 사용하면 효과가 있다.

민간요법

자율신경실조증은 안절부절하고 긴장되며 불안 초조한 증상에는 백합뿌리 100g을 잘 씻어서 적당한 크기로 자르고, 꿀을 3~4스푼을 넣은 다음 찜통에 넣고 백합 뿌리가 부드러워질 때까지 쪄서 잠들기 전에 적당량을 먹으면 좋으며, 정신적으로 긴장감을 느낄 때와 인후가 답답한 신경증에는 부추 안산 차에 우유를 타 마시면 효과가 있다. 연근 90g, 배 3분의 1, 생강 10g을 갈아서 즙으로 마시면 효과가 있다.

동의보감으로 '자율신경실조증' 치료하기

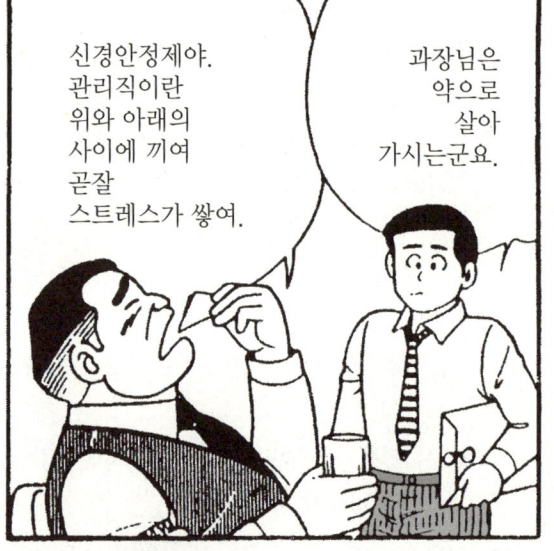

자율신경실조증이란 정신적, 육체적 스트레스에 의해 자율신경의 활동이 흩어져 여러 가지 불쾌감이 생긴다. 권태감·식은땀·미열·불면·현기증·수족마비·어깨 결림·요통·두통·동계·부종·구토·변비·설사·울렁거림 등.

신경안정제야. 관리직이란 위와 아래의 사이에 끼여 곧잘 스트레스가 쌓여.

과장님은 약으로 살아가시는군요.

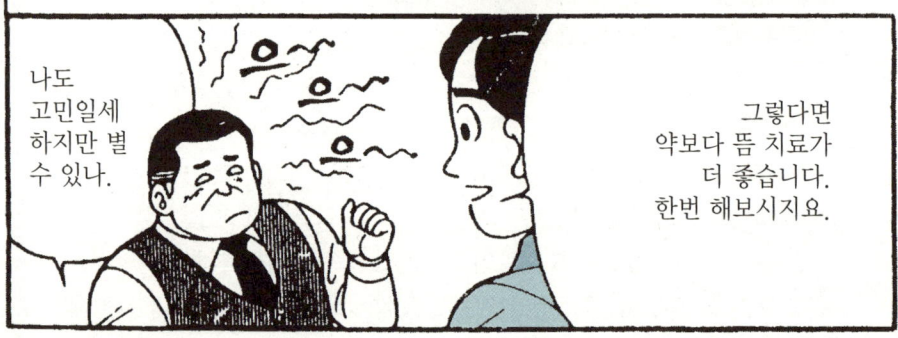

나도 고민일세 하지만 별 수 있나.

그렇다면 약보다 뜸 치료가 더 좋습니다. 한번 해보시지요.

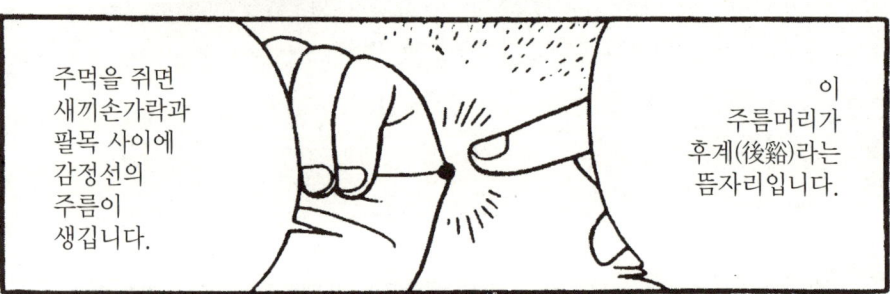

주먹을 쥐면 새끼손가락과 팔목 사이에 감정선의 주름이 생깁니다.

이 주름머리가 후계(後谿)라는 뜸자리입니다.

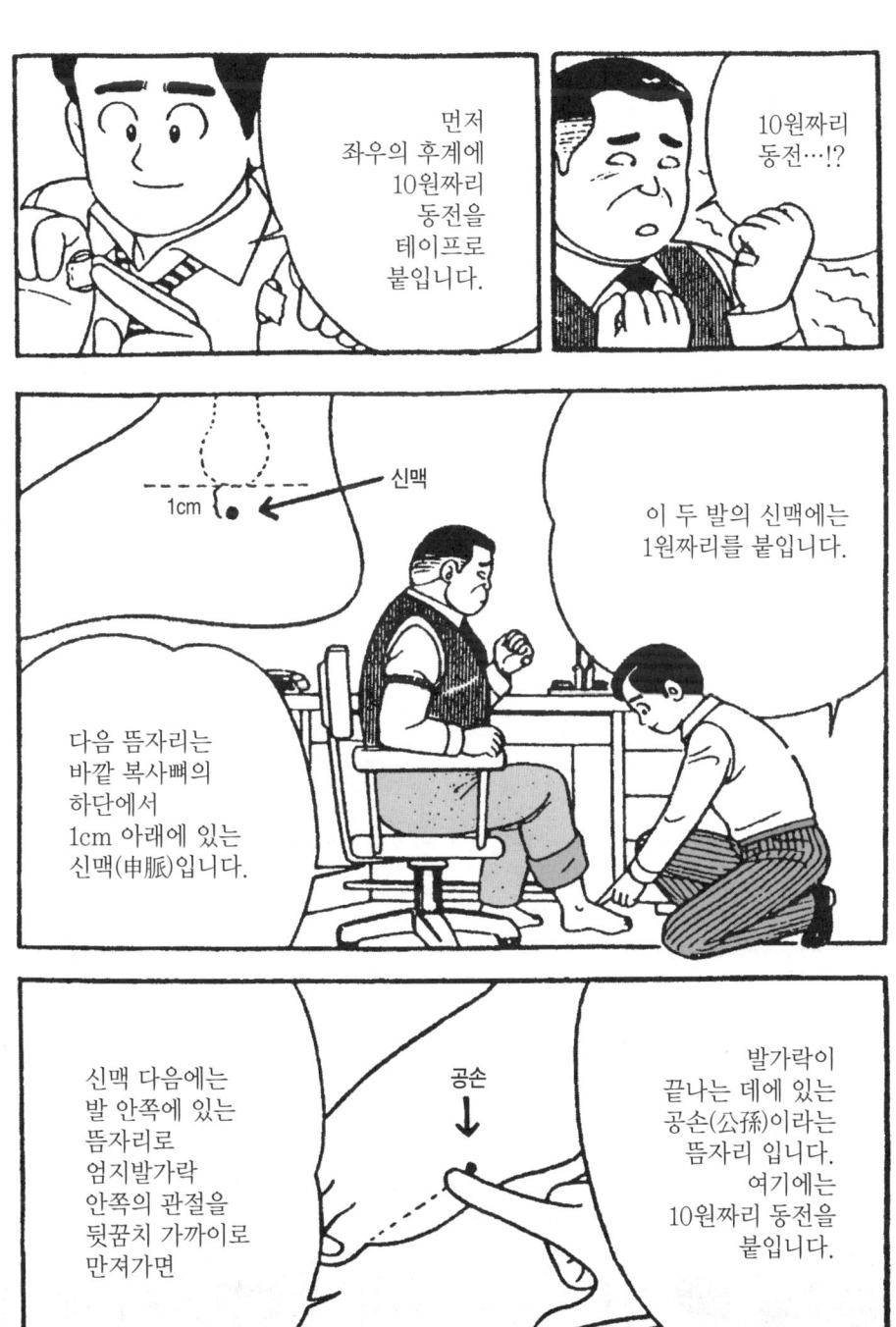

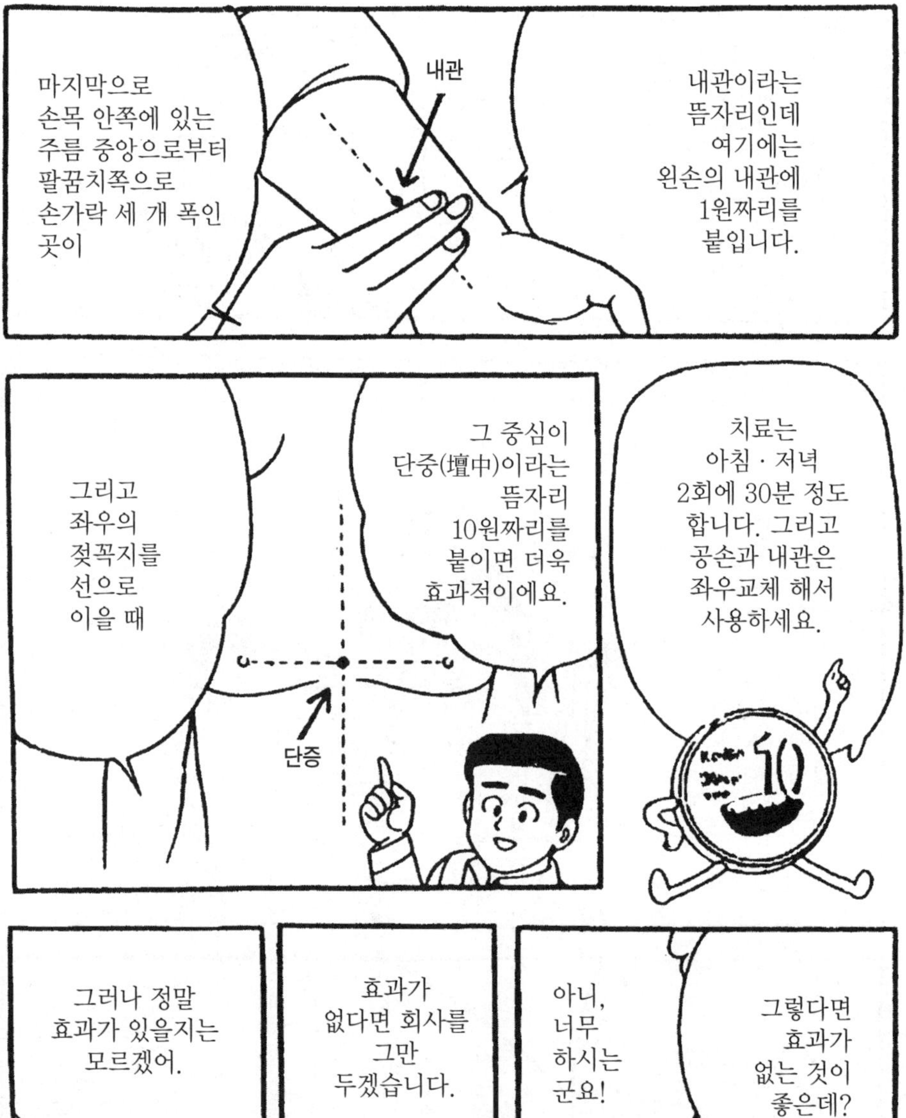

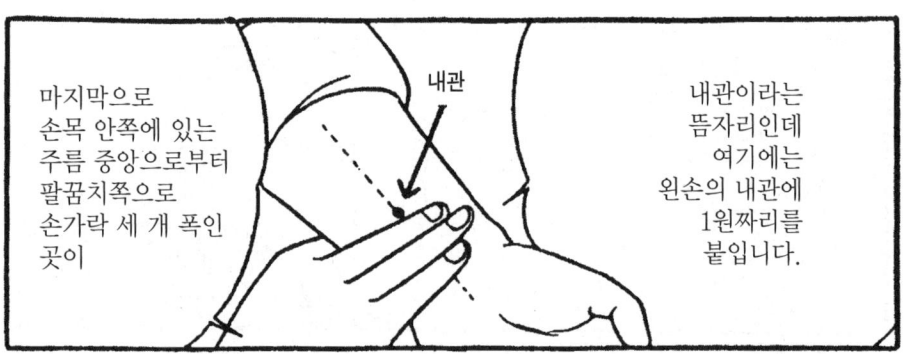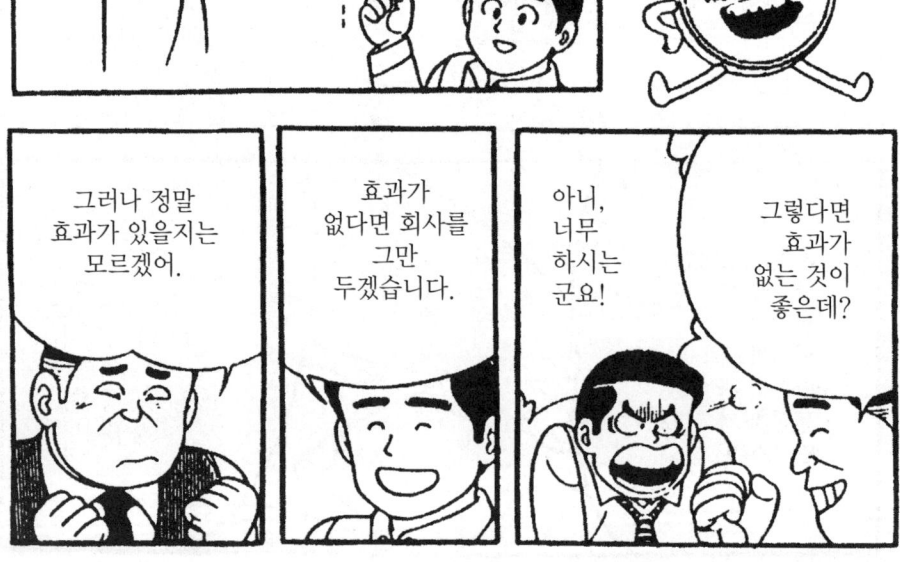

동의보감으로 '천식' 치료하기

원인 : 원인이 확실하게 밝혀지지 않았지만 부모로부터 체질 유전이나 선천성 알레르기, 기도 감염 등 공해와 같은 대기오염도 발병의 원인.

증상

기관지 천식은 계절의 변화와 과로·과식·수면부족·스트레스 등으로도 발생한다. 한 번 발작이 일어나면 숨쉬기가 어렵고 천명(목에서 가랑거리는 소리)이 나는 것은 과민상태의 기도가 염증이나 경련이 일어나기 때문인 것으로 알려져 있다. 발작은 밤중이나 아침 일찍 일어나며 몇 십 분에서 몇 시간씩 천 명이 계속되기도 한다.
또한 알레르기성 비염, 습진, 두드러기, 기관지 확장증, 폐기종 등의 합병증을 일으킬 수 있으므로 주의해야 한다.

증상과 처방

한방에서는 현대 의학과 달리 천식 발작은 체질에서 일어난다고 보고 체질을 개선시키기 위한 원인요법으로 하는 치료법이다. 증상의 경과를 보면서 발작을 진정시키는 대중요법이므로 효과적인 치료가 가능하다.
- 대시호탕합반하후박탕(大柴胡湯合半夏厚朴湯) 실증타입 : 명치에서 옆구리에 걸쳐 압통이 있고, 어깨 결림·숨이 가쁨·변비 등의 증상이 있는, 체격이 있는 비만 타입에게 사용한다.
- 소시호탕합반하후박탕(小柴胡湯合半夏厚朴湯) 허증 실증타입 : 명치에서 옆구리까지 걸쳐 가벼운 압통이 있고 위장과 간장은 약하지만 변비가

없고 체격과 체력은 중간 정도이며 키도 중간 정도인 사람에게 쓴다.
- 시박탕(柴朴湯) 허증 실증타입 : 명치에서 옆구리에 걸쳐 가벼운 압통이 있고 목이 매이고 천명과 어지러움을 동반한 기침을 하는 체력이 중간 정도인 사람에게 쓰인다.
- 소자강기탕(蘇子降氣湯) 허증타입 : 냉증, 빈혈, 기미로 자주 피곤하고 평소 위장이 약하여 위아토니나 위수경향이 있으며 마르고 체력이 없고 가래가 끓고 호흡 곤란을 호소하는 천식 발작에 사용한다.

일상생활의 주의

천식은 발작이 일어나지 않을 때는 건강한 사람과 같으므로 과로하지 말고 충분한 수면을 취하며 규칙적인 생활을 하도록 해야 한다. 우유, 달걀, 새우, 청어, 가지, 게, 죽순 등 알레르기원이 되기 쉬운 것은 피하도록 하고 술 담배는 줄이거나 끊도록 해야 한다.

민간요법

그늘에 말린 질경이를 하루 15g씩 500cc의 물로 절반이 될 때까지 졸여 복용한다. 질경이의 주성분인 '프랜타긴'은 부작용이 없는 기침약으로 알려져 있다. 또한 혈행을 촉진시키는 마늘이 좋다.

마늘 한 쪽을 갈아 오블라트로 싸서 먹는다.

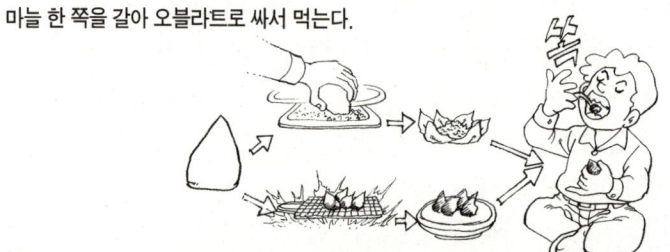

마늘 2~3쪽을 껍질째 약한 불로 구워서 그대로 먹으면 기침에 좋다.
마늘 성분인 아린이나 비타민 B1이 증강되어 혈행을 촉진시키기 때문이다.

동의보감으로 '천식' 치료하기

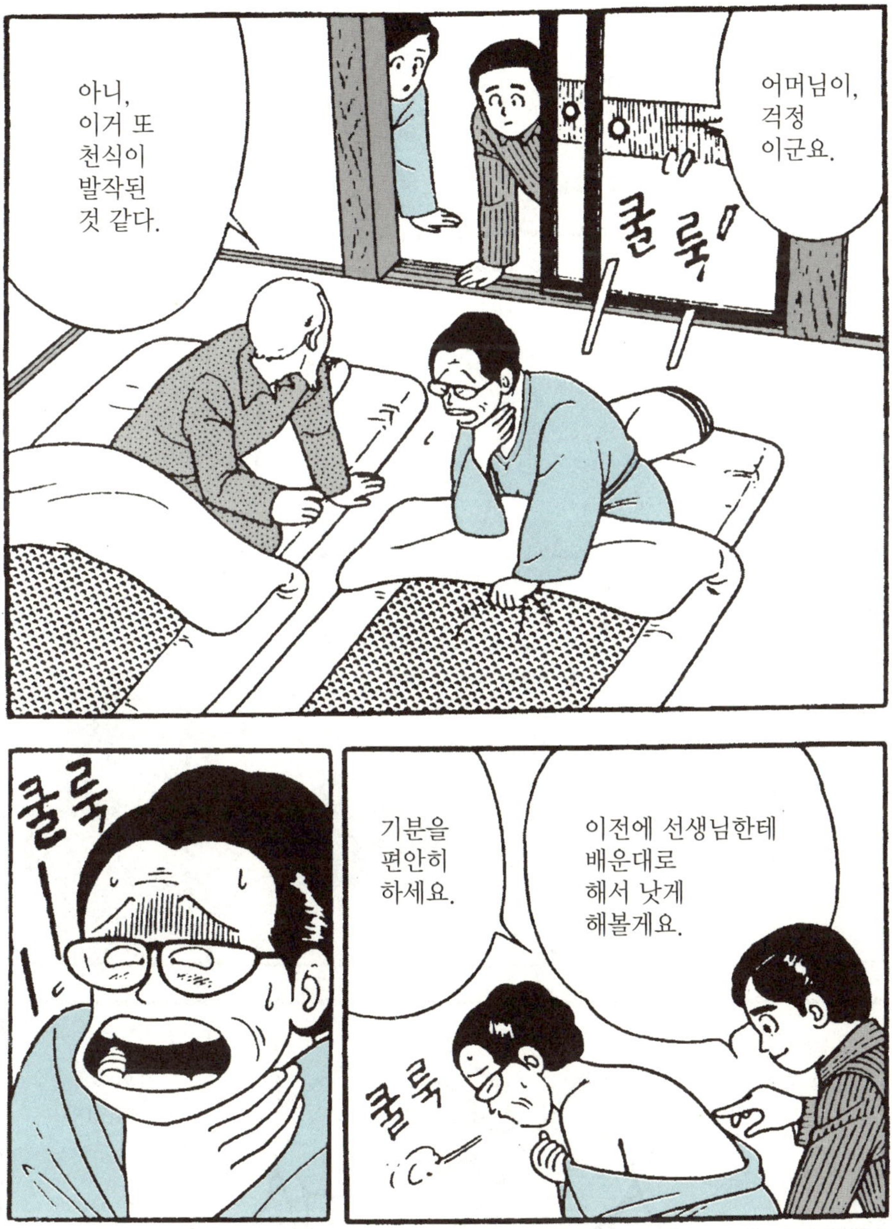

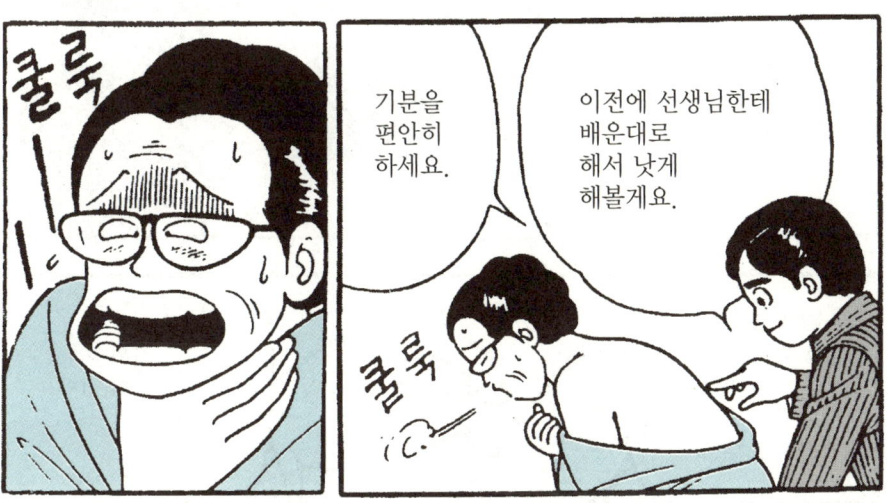

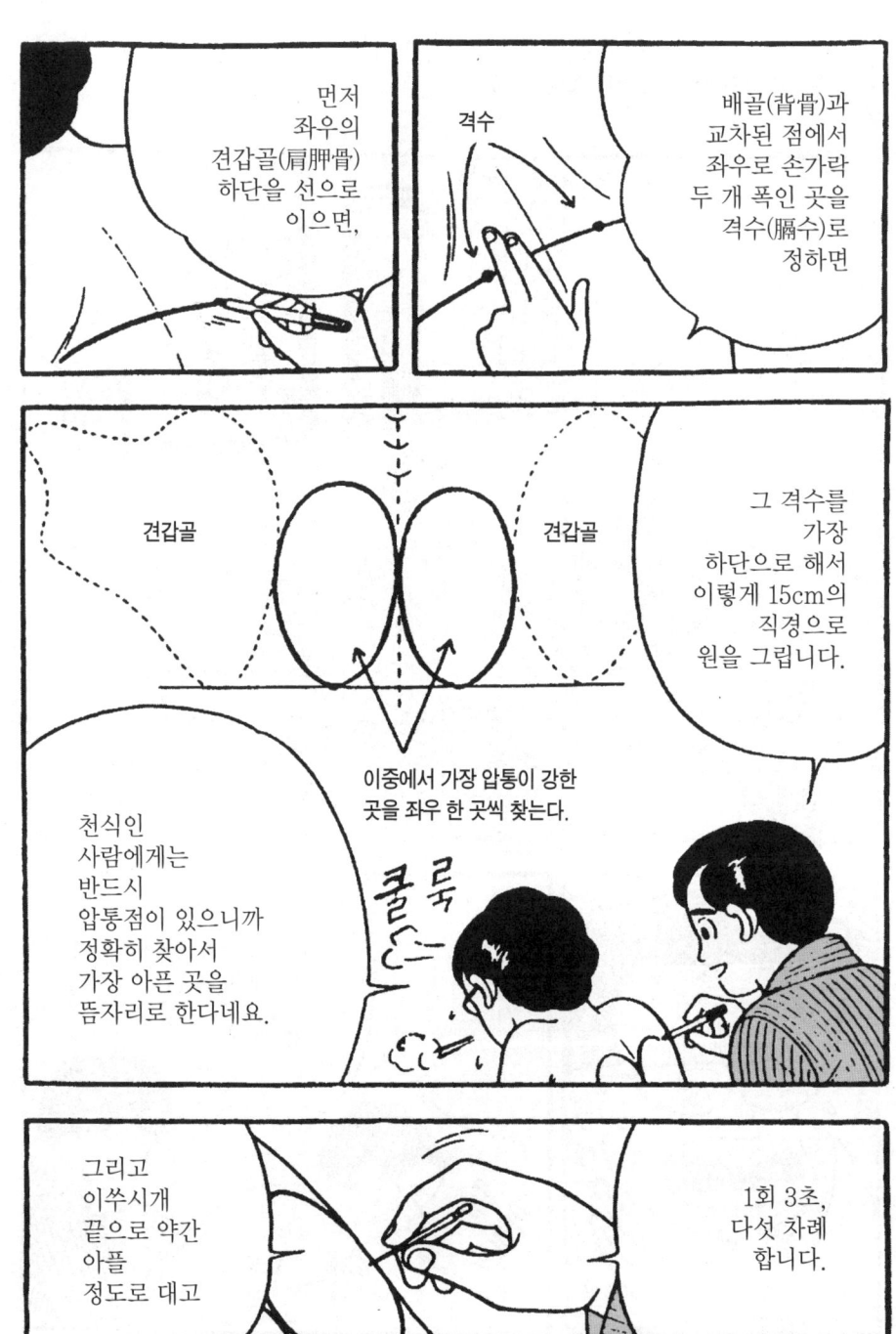

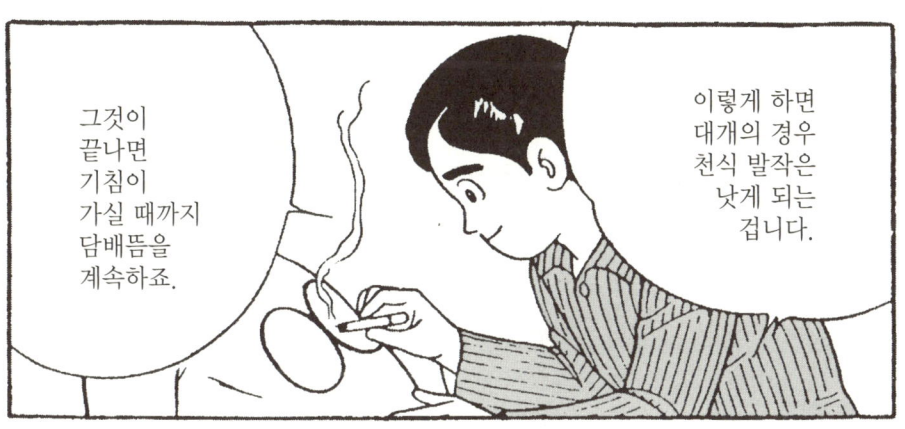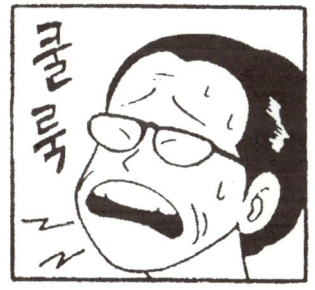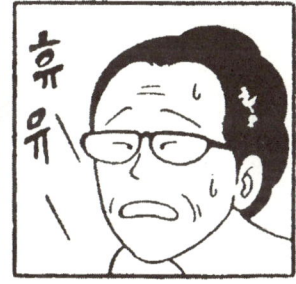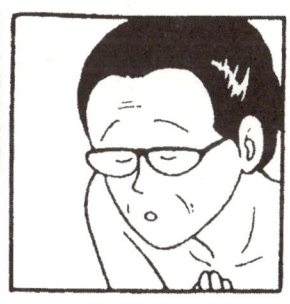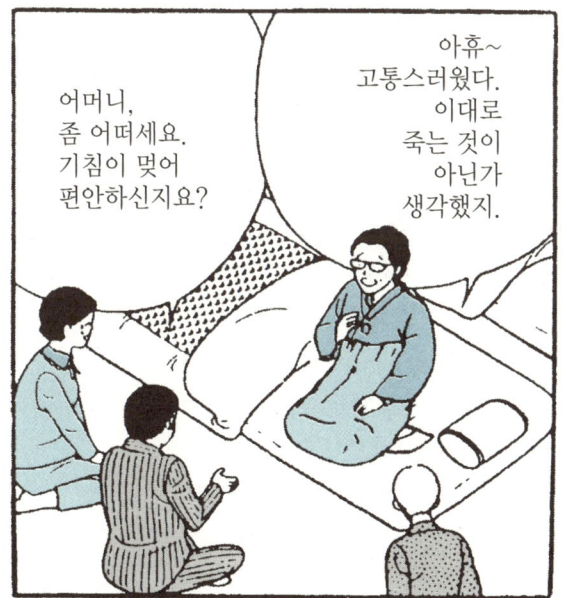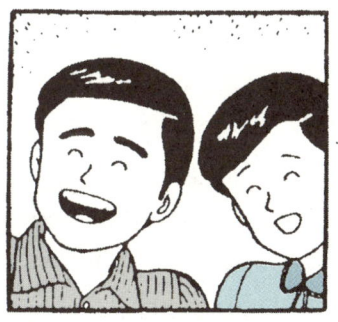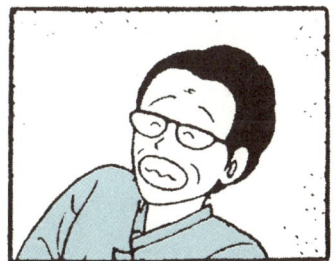

동의보감으로 '설사' 치료하기

원인 : 생리적 설사(과음·과식·추운 데서 잠을 잔 경우), 알레르기성 설사(우유·달걀 등을 섭취한 경우), 신경성 설사(과민성 대장증세) 감염성 설사(세균·바이러스감염 식중독 등), 장의 기질적 장애 등

알맞은 처방전

계지가작약탕(桂枝加芍藥湯), 오령산(五苓散), 위풍탕(胃風湯),
시호계지탕(柴胡桂枝湯), 육군자탕(六君子湯), 반하사심탕(半夏瀉心湯)

증상과 처방

- 계지가작약탕(허증타입) : 복통이 있고 변이 마렵지만 조금밖에 누지 못하며 아직 남아있는 것 같은 느낌이 드는 가벼운 대장염 환자로서 설사를 하는 사람에게 쓴다.
- 오령산(허증 실증타입) : 찬 음식을 많이 먹었거나 아이들이 차게 잤을 때 등, 배를 차게 한 것이 원인이 되어 물과 같은 설사를 하고 자주 목이 마르고 소변량이 적은 사람에게 사용한다.
- 위풍탕(허증타입) : 진무탕 적용 증상이나 대장이나 직장에 염증이 있어서 끈적하고 피가 섞인 설사를 계속하며 배가 무지근한 증상이 있는 사람에게 사용한다.
- 시호계지탕(허증 실증타입) : 명치 부위가 단단하고 당기며 복통과 함께 설사를 하고 배가 묵직한 사람에게 사용한다.
- 육군자탕(허증타입) : 만성위염 때문에 설사와 변비가 교대로 반복되는

사람에게 사용한다.
- 반하사심탕(허증 실증타입) : 명치가 단단하고 결리며, 식욕부진·트림·구역질·구토 등의 증상이 있고 배에서 소리가 나면서 설사를 하는 사람에게 효능이 있다.

설사는 생체 방어본능이다

몸에 나쁜 것을 먹었거나 체내에 세균이 침입했을 때에 생기는 설사는 일종의 생체 방어 반응이다. 그리고 설사가 계속되면 체력이 소모되고 몸의 수분 부족이 생기므로, 어린 아이나 체력이 쇠약한 병자들은 설사를 서둘러 멈추게 하는 것이 우선이다.

그리고 설사와 변비는 상반된 현상이지만 장이 제대로 활동하지 못하는 게 공통적인 원인이다. 고구마나 무청으로 장의 정상 활동을 촉진시킴으로써 양쪽을 해결할 수 있다.

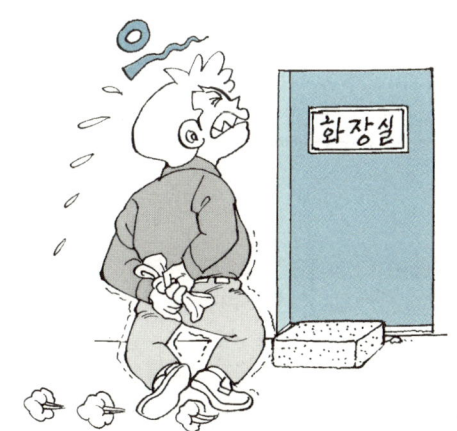

민간요법

날고구마를 자르면 그 벤 자리에서 점액이 나오는데 변비를 막는 효과가 있고, 섬유질은 장을 자극하여 배변을 촉진시키며 무청은 설사도 변비도 낫게 한다. 한 개분의 무청을 하루 한 번 5일 정도 먹으면 깨끗이 낫는다. 무청에 포함된 비타민군·무기질군은 인체의 불쾌증상을 해소하기 때문이다.

동의보감으로 '설사' 치료하기

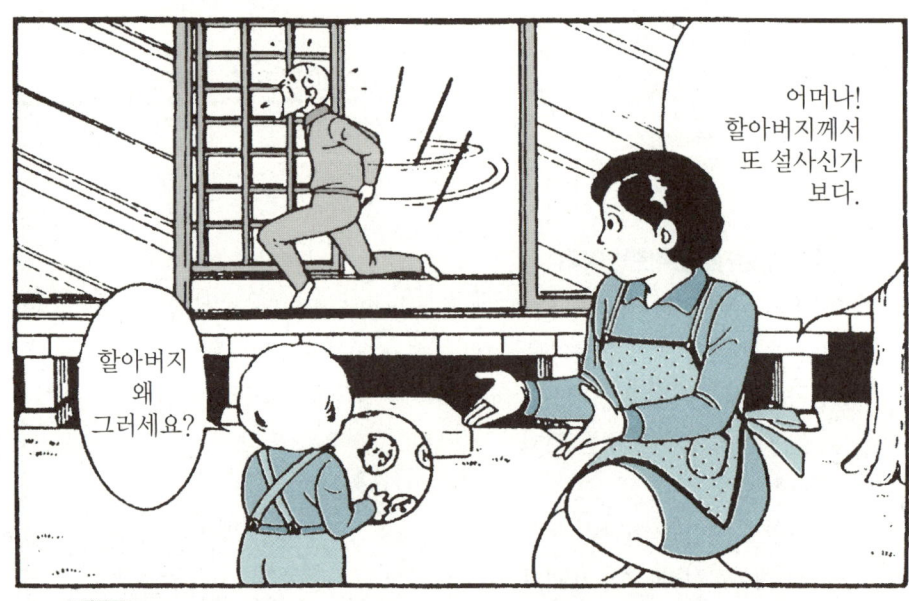

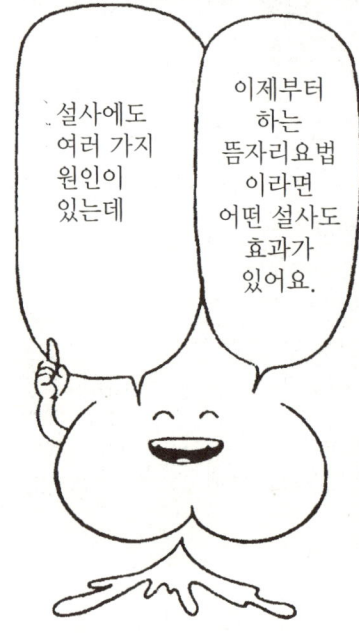

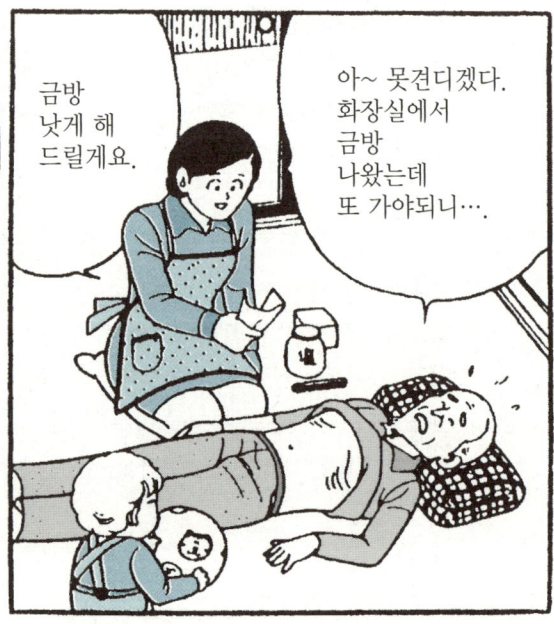

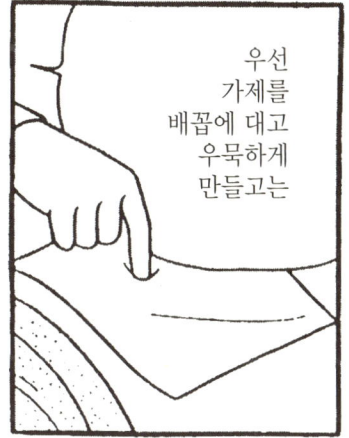
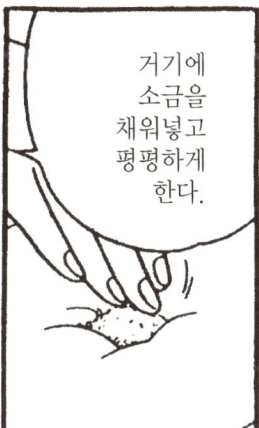
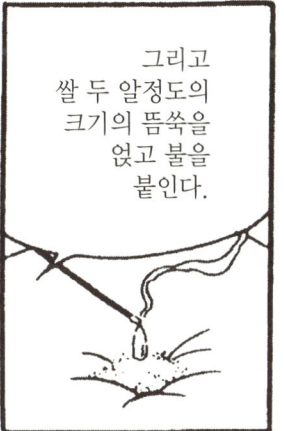
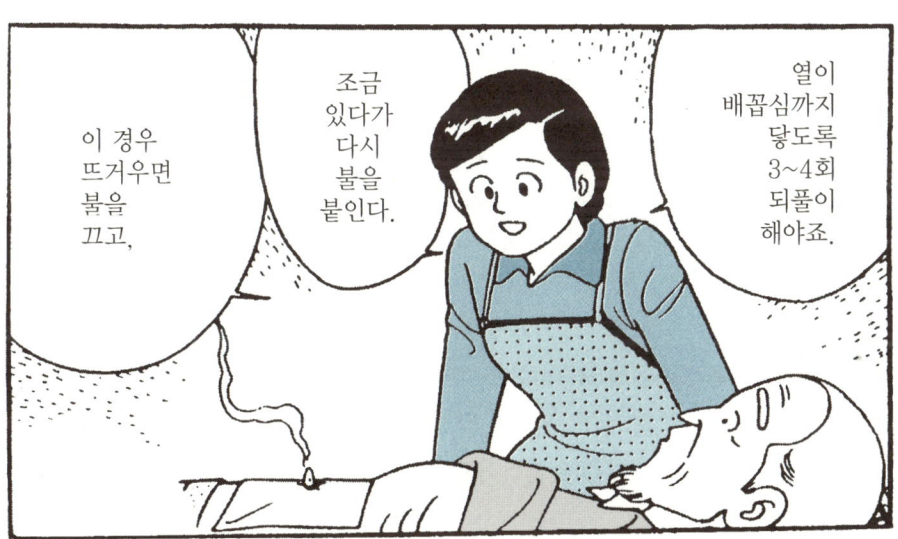
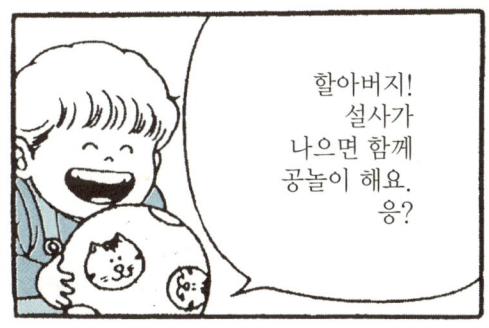
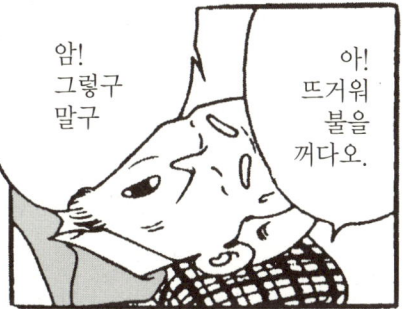

동의보감으로 '변비' 치료하기

원인 : 현대인은 덩치만 크지 체질이 허약하다. 인스턴트 시대의 특색이며 숨이 차고 쉽게 피로해지고 하는 것은 모든 병의 근원인 변비가 원인일 수 있다. 식사성 변비, 기능성 변비(경련성 변비, 이완성 변비), 기질성 변비 등이 있다.

알맞은 처방전
대승기탕(大承氣湯), 삼황사심탕(三黃瀉心湯), 방풍통성산(防風通聖散) 가미소요산(加味消遙), 부자이중탕(附子理中湯), 마자인환(痲子仁丸)

증상과 처방
- 대승기탕(실증타입) : 배가 꽉 차서 탱탱하고 탄력이 있으며 맥도 힘있게 뛰는 사람의 변비에 사용한다.
- 삼황사심탕(실증타입) : 상기가 잘 되어 얼굴이 붉게 달아오르며 마음이 초조하며 머리가 무겁고 불면이며 명치의 뻐근함을 호소하는 사람에게 사용한다.
- 방풍통성산(실증타입) : 흉협고만이나 명치가 결리고 증상은 없고 배꼽을 중심으로 배가 충만하고 탄력이 있으며 몸 전체가 부드럽고 뚱뚱한 사람에게 효능이 좋다.
- 가미소요산(허증 실증타입) : 어깨 결림·두통이 있으며, 몸이 나른하고 현기증·두근거림·빈뇨 증상이 있는 갱년기 여성으로, 소화제를 먹으면 배가 아픈 사람에게 사용한다.

- 부자이중탕(허증타입) : 신진대사가 잘 되지 않아 혈색이 나쁘고 생기가 없으며 손발이 차고 무기력한 체질인 사람의 변비에 사용한다.
- 마자인환(허증타입) : 소변량과 횟수가 많고 몸에 수분이 적어 피부나 점막에 습기가 없는 노인, 병후에 몸이 약해진 사람의 변비에 사용한다.

병적인 변비와 습관성 변비

변비는 수분이나 섬유질이 부족해서 생기는 식사성 변비는 식사나 운동 생활습관을 바꿔서 개선시킬 수 있다. 그러나 스트레스로 인한 장경련(과민성 대장증상)변비나 고령자에게 많은 이완성 변비 그리고 장 협착증 및 풀림 직장, 결장암으로 인한 기질성 변비증도 있으므로 '만병의 근원'인 변비를 간단히 생각하면 안 된다.

민간요법

보리밥은 성인병을 억제하는 기초 건강식품이다. 믿지 못한다면 한 달만 보리밥을 먹어 보면 변비는 물론 설사도 치료된다. 그리고 변비를 낫게 하는 바다표범 체조는 강장·강정의 효과도 있으며 누구나 할 수 있다.

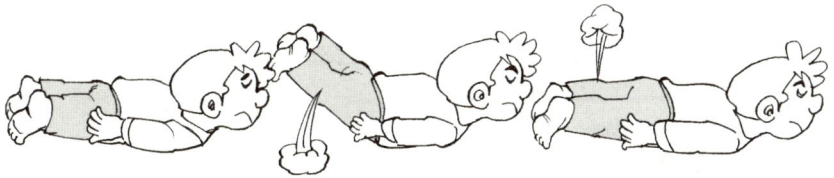

엎드려 양팔을 뻗어 허벅지에 붙이고 턱에 힘을 뺀다.

숨을 들여 마시며 허벅지를 붙이고 발을 위로 올린다.

발은 높게 올리고 장시간 멈췄다가 내렸다 올렸다 한다. 이때 숨은 멈춘다.

동의보감으로 '변비' 치료하기

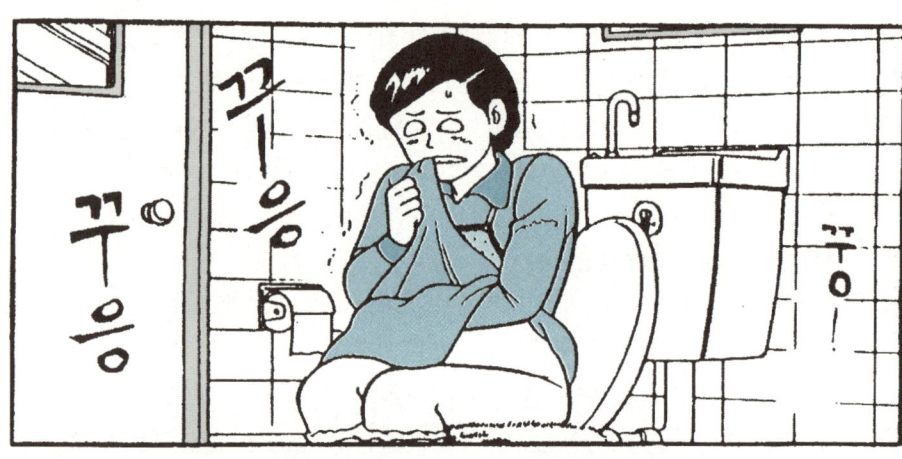

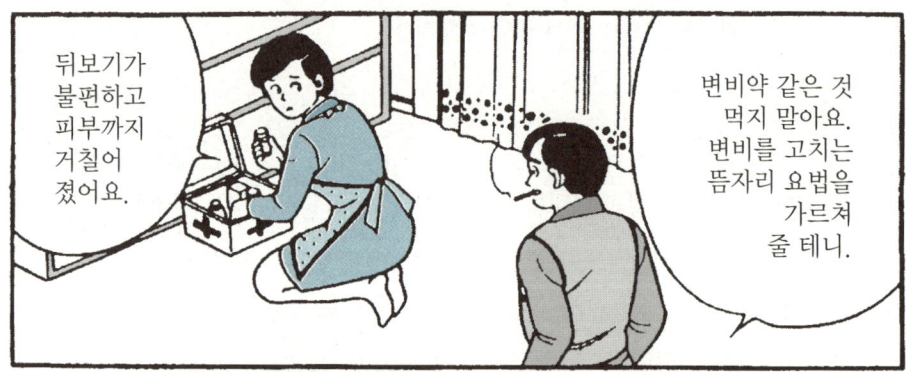

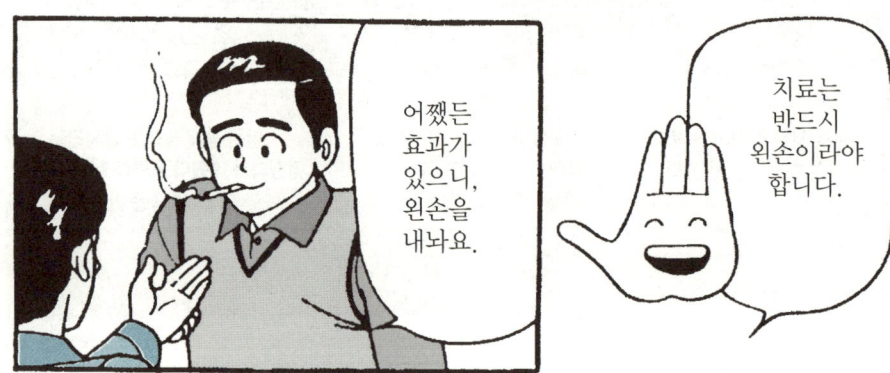

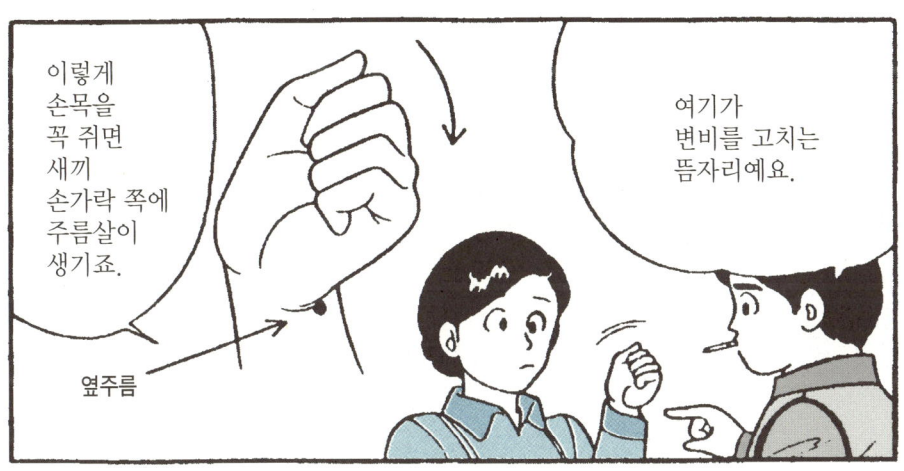
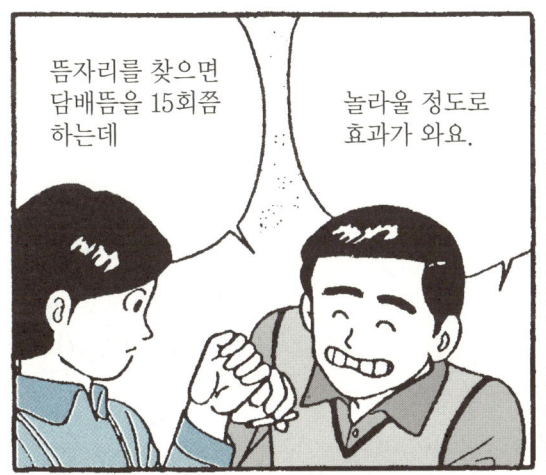
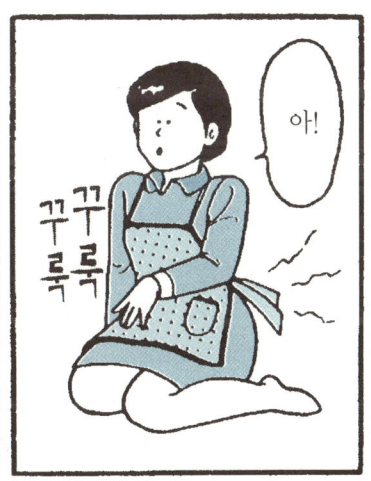
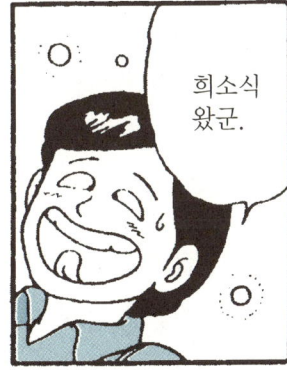
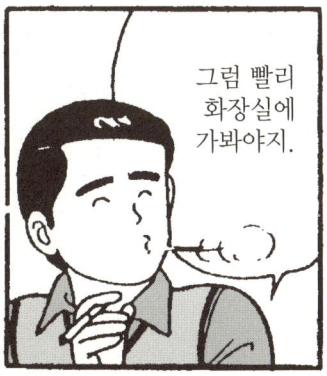
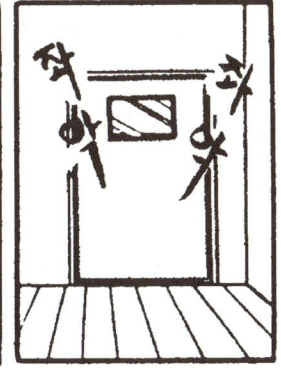

동의보감으로 '**치질**' 치료하기

원인 : 치핵은 항문 부정맥의 울혈과 확장으로 생긴 정맥 때문에 생긴다. 치열은 배변으로 인한 항문부의 균열, 치루는 항문이나 항문 주위의 농양에서 농이 나오는 병이다. 탈항은 치핵이 진행되어 생기는 것, 고령 때문에 항문부 근육이 헐거워져 생기는 것, 선천적인 것, 출산으로 인한 것 등.

증상

치핵(痔核)의 주된 증상은 배변시의 출혈이다. 치핵이 생긴 장소에 따라 통증이 있는 것과 없는 것이다. 장기간 걷는 것도 어려워진다. 이것이 점차 고질병이 되어 가는 것도 치핵의 특징이다.

치열(痔裂)은 여성에게 많은데 증상은 배변시 격통에 피가 나오며 하면 궤양처럼 아프고 고통스럽다. 치루(痔瘻)는 별로 아프지 않으나 항문이나 항문 주위에서 고름이 나온다. 탈항(脫肛)은 배변시 항문에서 빠져 나오거나 피도 나며 초기에는 손가락으로 누르면 제자리로 들어가지만 커지면 들어가지 않고 걷는 것도 힘들어진다.

치료

치핵의 치료에는 약물요법으로 낫지 않아 수술로 치핵 부분을 절제하는 방법이 있다. 심하면 괄약근을 강화시키는 수술을 하기도 하며 예방으로 규칙적인 배변을 해야 한다. 어린이 탈항은 자연히 낫는 게 대부분이지만 어른의 경우 심해지기 쉬우므로 주의해야 한다.

증상과 처방

- 을자탕(乙字湯) 허증 실증타입 : 변비 기미인 사람의 가벼운 치질로 배변 시 출혈과 통증이 있고 탈항으로 고통스러운 사람에게 쓴다.
- 대황목단탕(大黃牧丹湯) 실증타입 : 오른쪽 허리뼈와 배꼽 사이에 저항과 압통이 있고 배꼽 왼쪽 비스듬히 2cm 부분에 강한 저항과 압통이 있는 사람의 치질에 사용한다.
- 삼황사심탕(三黃瀉心湯) 실증타입 : 체력이 중간인 사람으로 열이 심해, 상기·얼굴 화끈거림·초조감과 배변 시 피가 많이 나오며 변비인 사람에게 사용한다.
- 교애탕(膠艾湯) 허증 실증타입 : 만성적인 출혈로 빈혈이 생기고 쉽게 지쳐 버리는 여성에게 사용한다.
- 천금내탁산(千金內托散) 허증 실증타입 : 치루에서 고름이 나와 잘 낫지 않고 몸이 쇠약한 사람에게 효능이 있다.

민간요법

- 호박 : 꼭지 3개와 율무 120g을 달여 며칠 동안 마신다. 탈항에 좋다.
- 팥 : 팥을 담궈 두면 싹이 나오는데 그 싹을 따 말려 가루낸 다음, 분말 30g 당귀분말 1g을 하루 3회 복용하면 출혈에 효과적이다.
- 쑥 : 그늘에 말린 경엽을 달여 마시면 출혈에 효과적이다. 또 가제로 만든 자루에 넣어 목욕물에 담궈 쑥 찜질을 해도 좋다.

동의보감으로 '치질' 치료하기

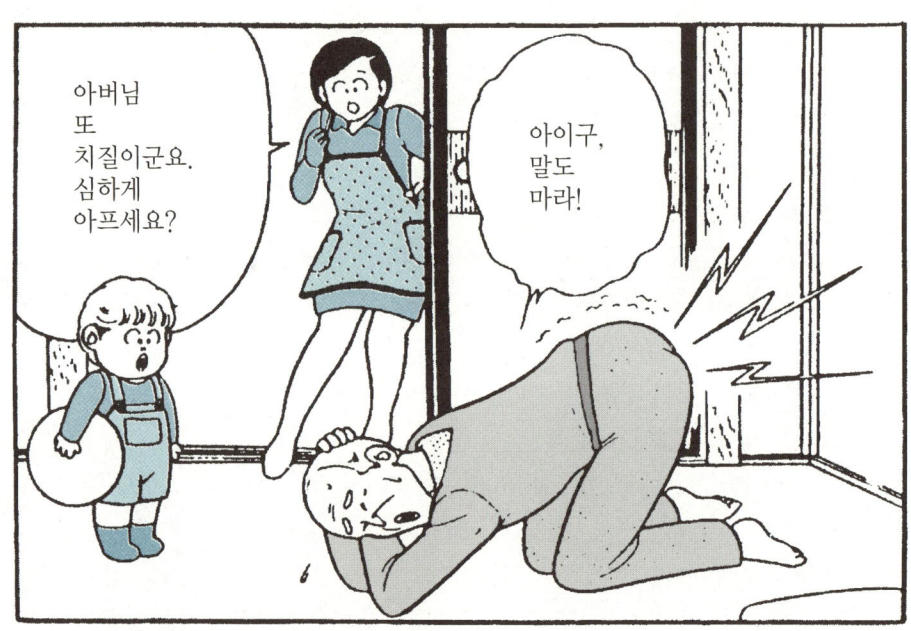
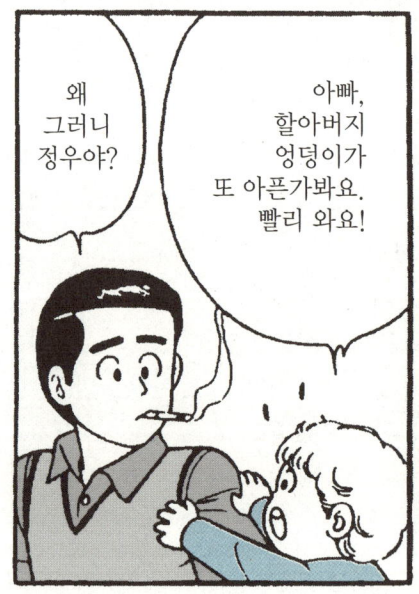
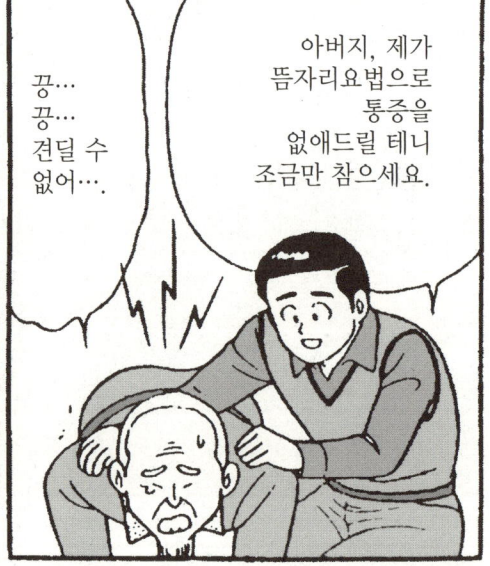

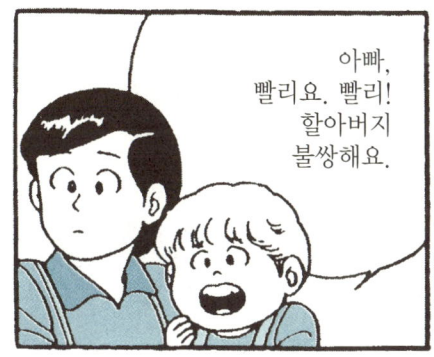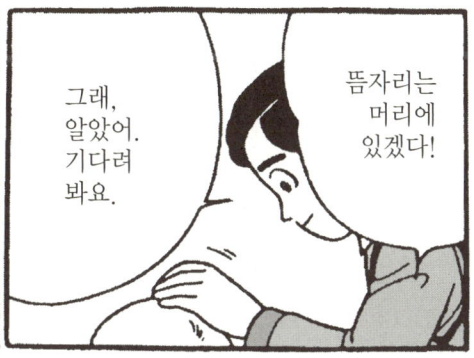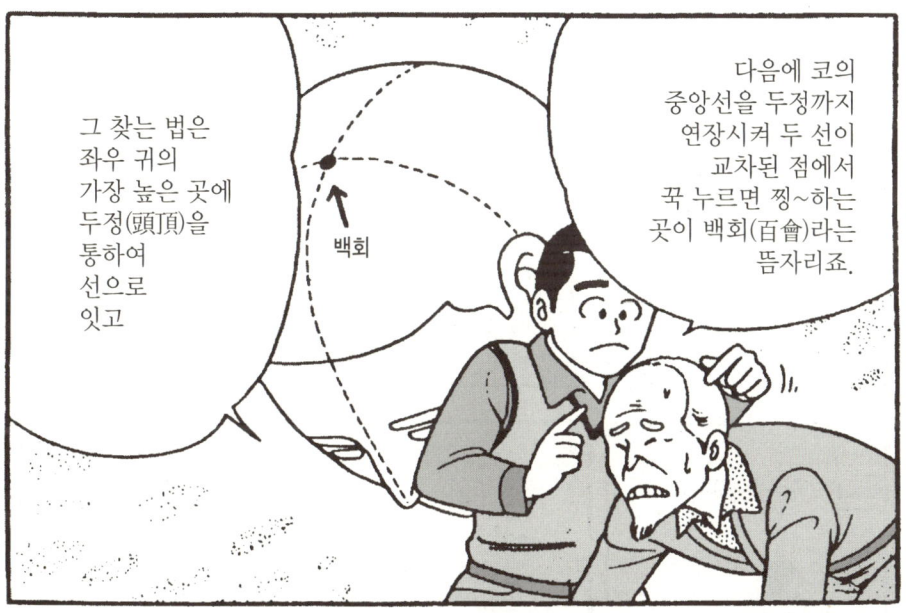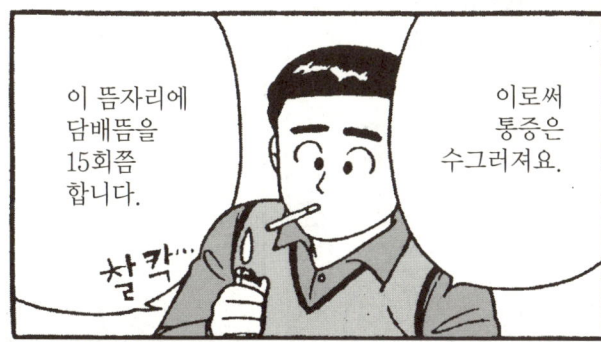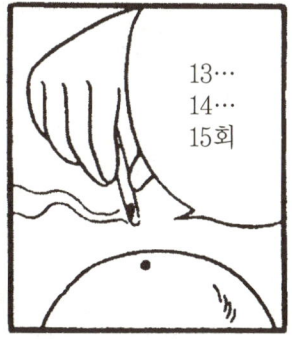

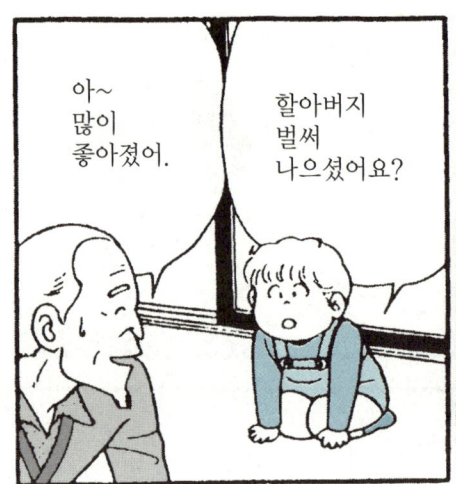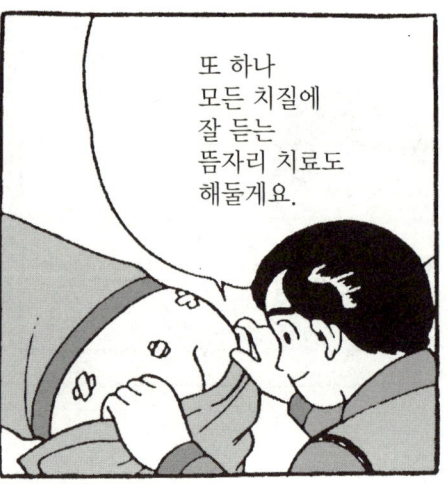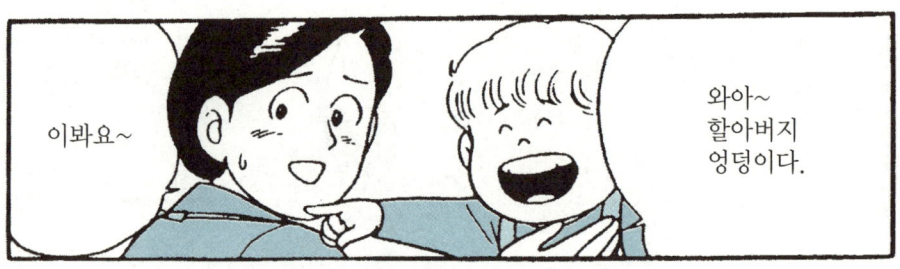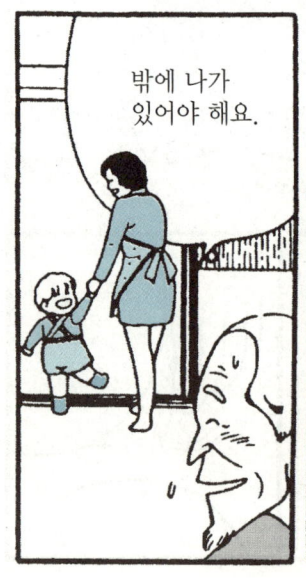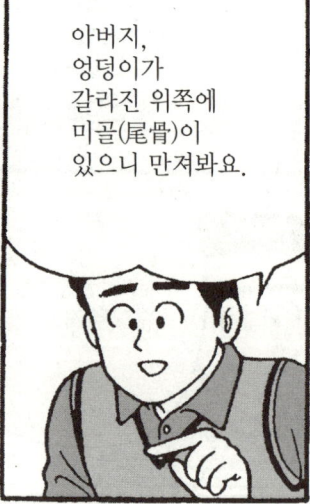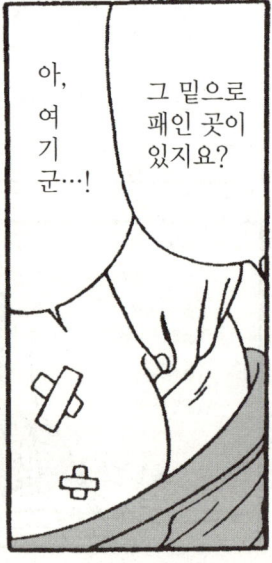

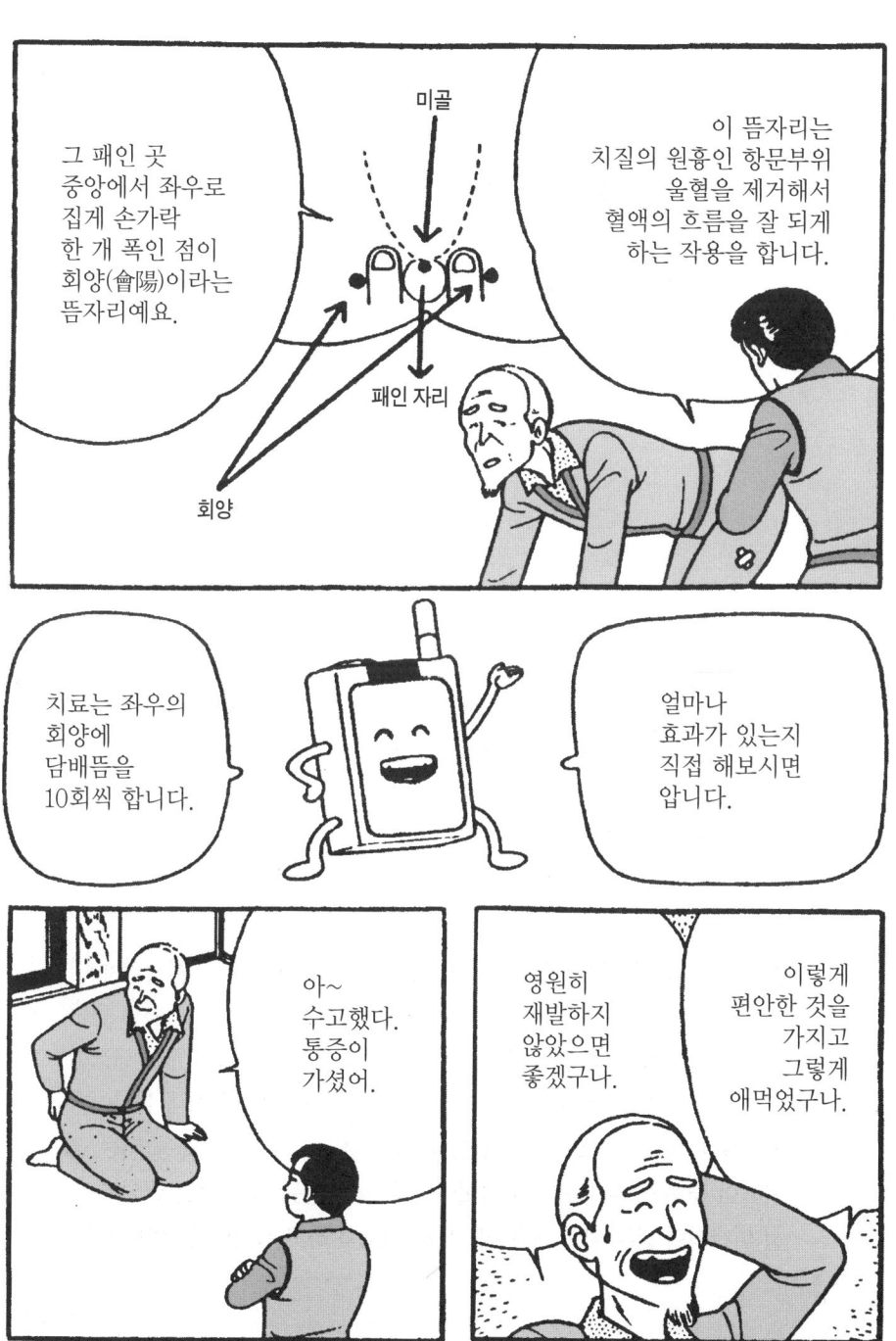

동의보감으로 '위장병' 치료하기

원인 : 급성 위장염에서 발전되는 만성 위장염이 있다. 하지만 전혀 다른 병으로 취급된다. 만성 위염에 걸리는 원인은 밝혀지지 않았지만 고령이 될수록 늘어나므로 노화현상이라는 견해도 있다.

증상

급성위염이라 해도 식중독이 원인이 되어 발생하는 위염은 '급성 외인성 위염'이라 하고, 폐렴이나 홍역 등에 감염되어 발생하는 위염을 '급성 내인성 위염'이라 하며, 몸에 맞지 않는 생선을 먹거나 호르몬의 불균형이 원인이 되어 발생하면 '알레르기성 위염'이라 한다.

만성위염은 위의 불쾌감·압박감·가슴앓이·트림·위의 트릿함·명치 부분이 쑤시는 듯한 통증 등 만성적인 여러 가지 증상이 나타난다. 때로는 출혈을 하기 때문에 위궤양으로 혼동하기도 한다.

치료

급성 외인성 위장염의 경우 하루쯤 굶어 위를 쉬게 하고 미지근한 물이나 엽차 등을 마시며 증상이 진정되는지 살피고, 구토가 심할 때는 전문의의 진찰을 받아 주사액 같은 치료를 받아야 한다. 급성 내인성 위장염의 경우에는 그 병을 치료하는 게 우선이며 병원에 따라 항생 물질이나 완진을 투여해야 한다. 급성 화농성 위장염의 치료도 세균을 죽이는 생물질의 투여가 주가 되지만 약물이나 독물을 잘못 먹어 생긴 급성 부식성 위장염의 경우 위의 내용물을 토해 내도록 하고 위세척을 해야 한다.

만성 위장염에 걸린 사람은 많지만 치료가 어렵다. 치료는 약물 요법과 식사요법을 병행하는데 중요한 것은 식사 요법이다.

과산성(擖酸性), 저무산성(低無酸性)으로 나누어 가장 효과적인 식단을 짜서 매일 끈기있게 실천해야 한다. 약물요법은 소화제와 위액 분비제, 제산제, 진통제 등이 있다.

증상과 처방

- 평위산(平胃散) 허증 실증타입 : 급성 위장염으로 소화가 잘 안 되어 위 속의 음식물이 내려가지 않고 식욕이 없으며 구토, 복명, 설사 등의 증상이 있을 때 효과가 있다
- 오적산(五積散) 허증 실증타입 : 평소 위장이 약한 사람의 급성 위염에 사용한다.
- 생강사심탕(生薑瀉心湯) 허증타입 : 신트림이 나오는 사람에게 사용하면 좋다. 만성·급성 어느 경우에 사용해도 효과가 있다.
- 안중산(安中散) 허증타입 : 위통, 위내정수가 있으며 냉증으로 배에 탄력이 없다. 마른 허약 체질인 과산성 만성 위장염이나 위경련에 사용한다.

민간요법

위가 약한 사람에게는 알로에 술이 좋다. 소주 1800ml와 알로에 잎 1kg 얼음설탕 500g을 넣어 밀봉한 후 14~15일 정도 묵혔다가 매일 작은 잔으로 한 잔씩 마시면 특효가 있다.

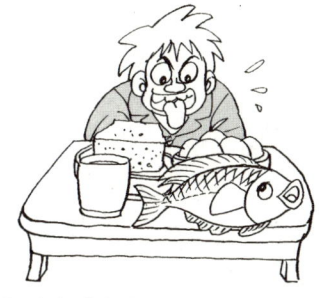

두부, 우유, 달걀, 생선 흰 살 등 소화가 잘 되는 양질의 단백질이 많이 포함된 식품을 섭취한다.

동의보감으로 '위장병' 치료하기

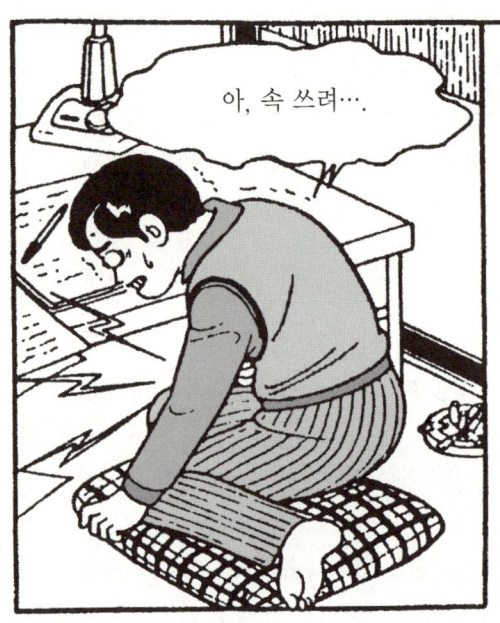

위장염이란:
위장염에는 급성 위장염과 만성 위장염이 있는데, 만성은 급성보다 증상이 심하지는 않다. 위가 팽창되어 괴롭고 아프다. 가슴앓이, 구토증 등이 있다. 만성은 위궤양이나 암이 되는 위험이 있으므로 조기 치료가 바람직하다.

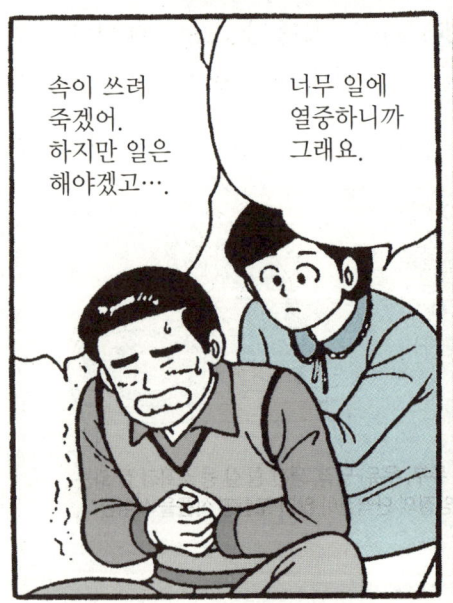

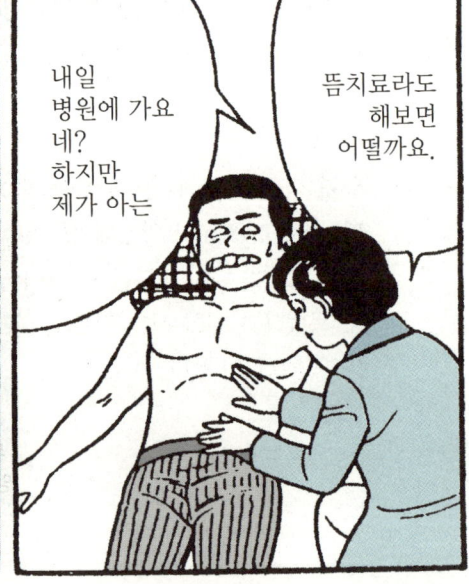

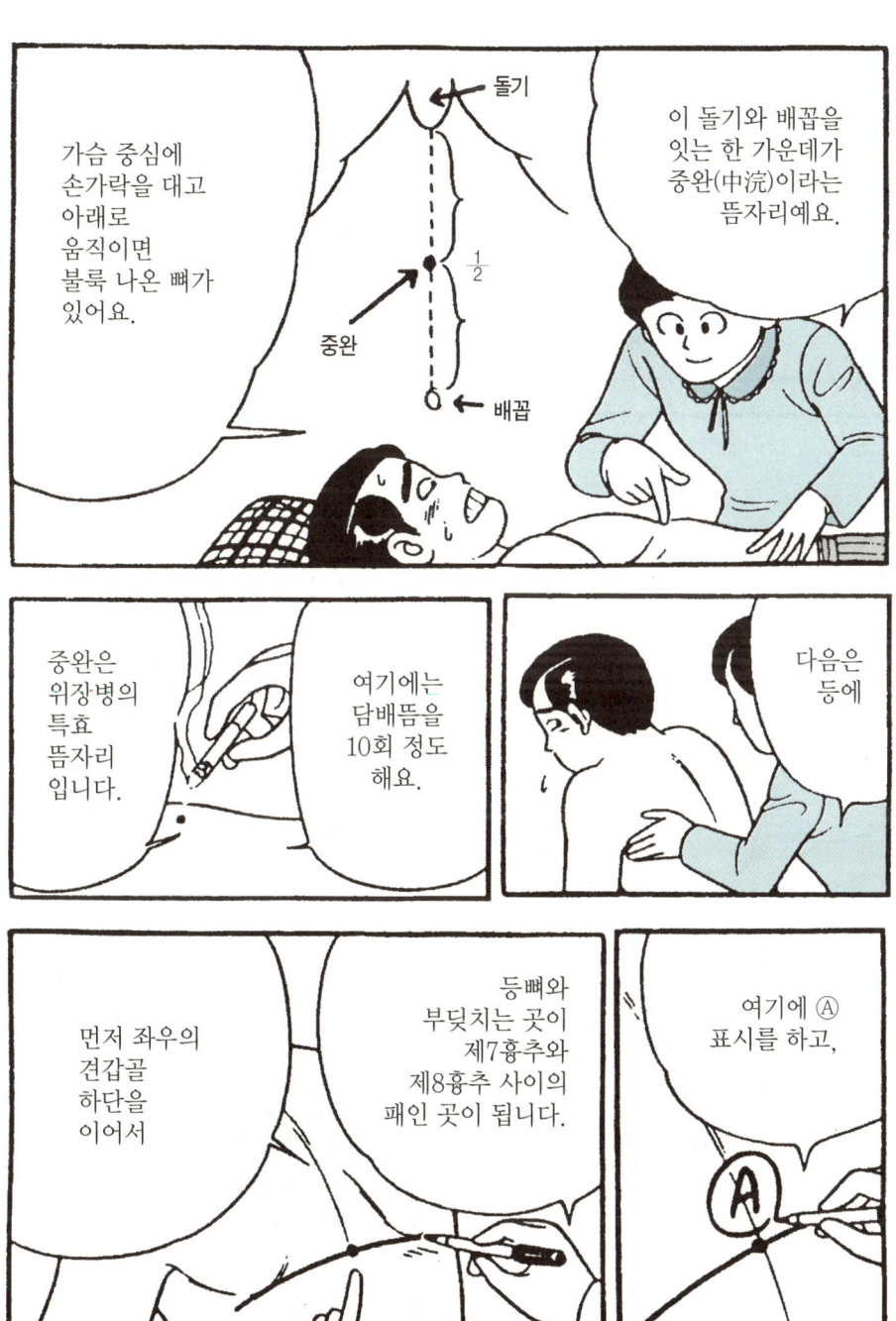

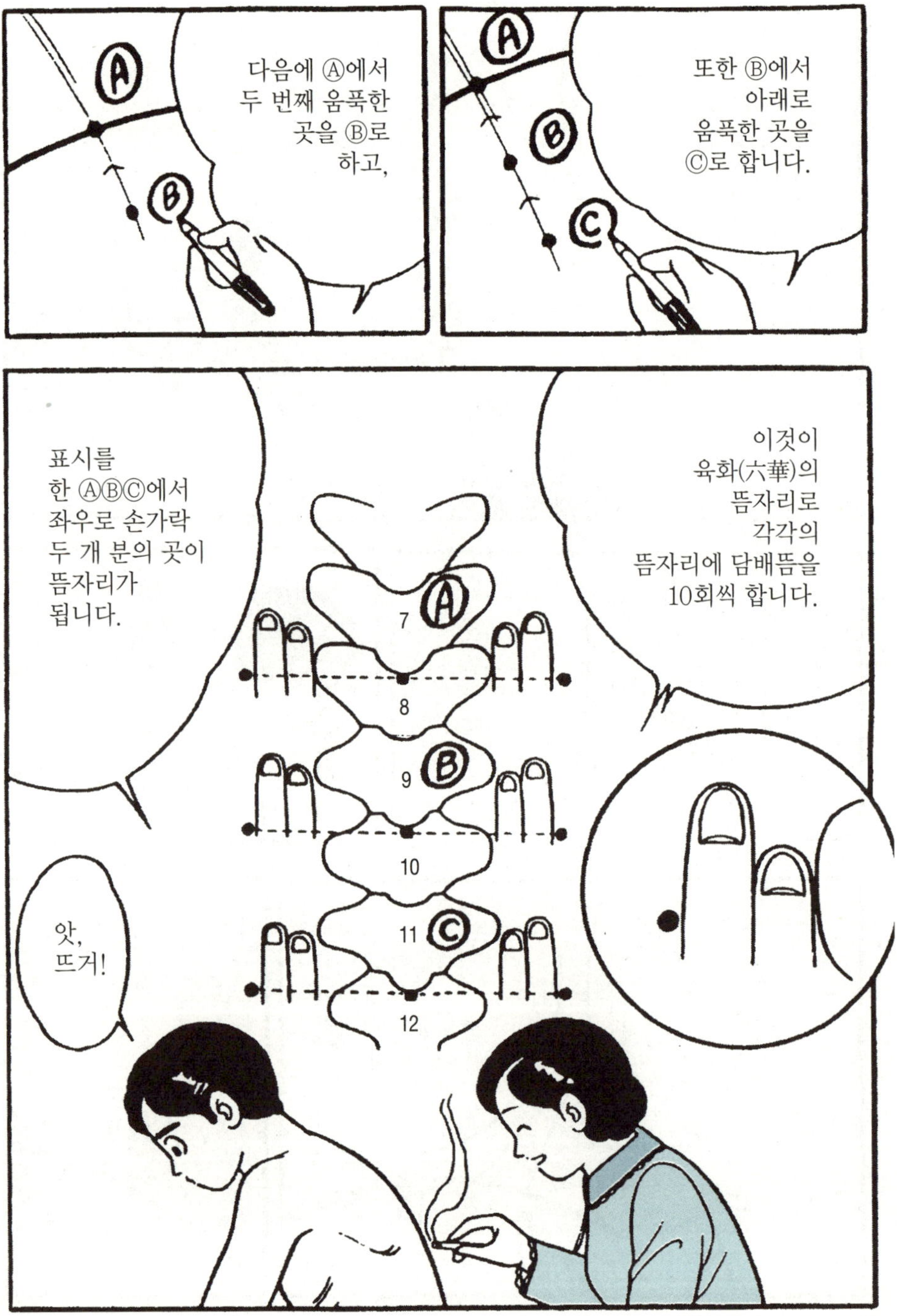

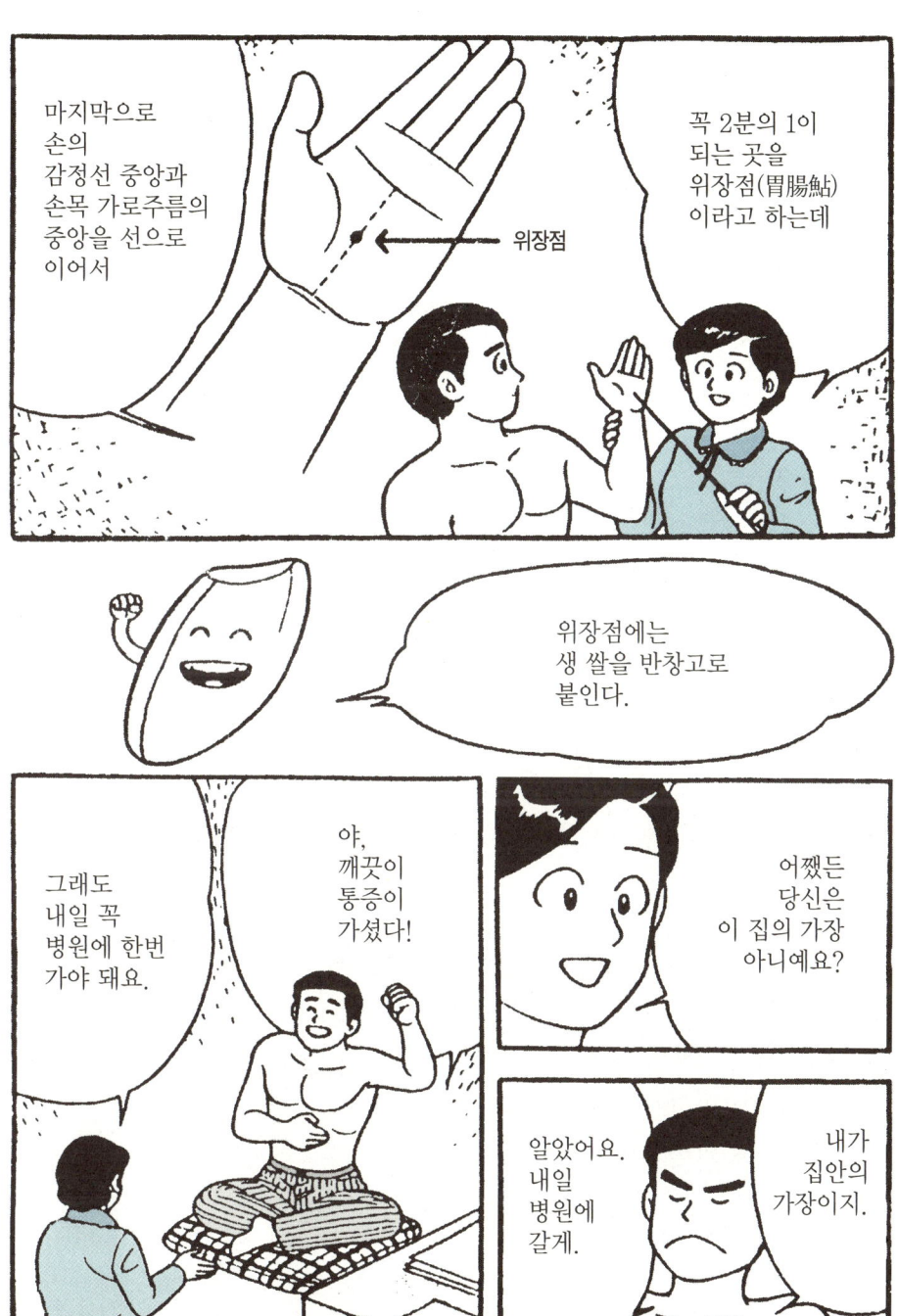

동의보감으로 '가슴앓이' 치료하기

원인 : 기관지염, 흉막염, 늑막염, 늑간 신경염, 심장 신경증, 협심증, 심근경색 등

증상
성인의 경우에는 우선 심장 질환을 의심해야 한다. 명치에서 왼쪽 가슴으로 갑자기 심한 통증이 오거나 숨이 막힐 것처럼 답답해질 때는 협심증(狹心症) 발작이다. 또 가슴에 불타는 듯한 통증이 계속되면 심근경색(心筋梗塞)발작이므로 즉시 조치를 취해야 한다.

알맞은 처방
시호가룡골모려탕(柴胡加龍骨牡蠣湯), 시함탕(柴陷湯),
인삼탕(人參湯), 소청룡탕(小靑龍湯), 방풍통성산(防風通聖散)

증상과 처방
- 시호가룡골모려탕(실증타입) : 흉협고만이 있고 신경과민으로 흥분을 잘 하며 그 때문에 가슴이 아프고 답답한 사람에게 사용한다.
- 시함탕(허증 실증타입) : 열이 나고 기침이나 심호흡을 하면 가슴이 쓰리고 아프며 식욕이 없는 사람의 기관지염, 흉막염 등에 사용한다.
- 인삼탕(허증타입) : 위장이 약하고 손발이 차고 명치가 결려서 답답하고 아픈 사람에게 효과가 있다.
- 소청룡탕(허증 실증타입) : 감기로 기침과 물 같은 가래가 나오고 가슴이

아픈 사람에게 사용한다.
- 방풍통성산(실증타입) : 배가 불룩 튀어나온 비만 체격으로 체력이 좋은 사람이 가슴이 아플 때(늑간 신경통) 사용한다.

민간요법

가슴앓이는 한마디로 복합병이라 할 수 있다. 약한 증상에서부터 답답하고 가슴이 죄어지는 듯 하다가 지금 바로 죽는 것 아닌가 하는 공포감까지 안절부절 못한다. 한밤중에 자다가 갑자기 심장이 답답하고 심하게 두근거리며 얼굴이 창백해지고 손발이 차거워지고 호흡곤란에 빠지며 가슴을 쥐어 뜯기도 한다.

- 난유 만드는 방법
- 난유 : 삶은 달걀노른자 5~10개를 프라이팬에 넣고 휘저으면서 새까맣게 되어 타르 상태의 기름이 나올 때까지 센불로 볶는다. 이 기름을 뜨거울 때 짜서 보관해놓고 매일 물을 담은 잔에 두 세 방울 떨어뜨려 하루 두 번씩 마신다.

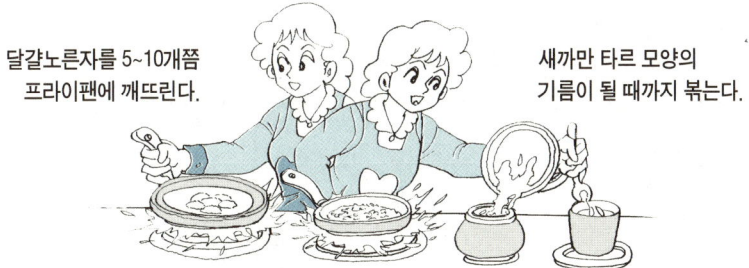

달걀노른자를 5~10개쯤 프라이팬에 깨뜨린다.

새까만 타르 모양의 기름이 될 때까지 볶는다.

기름이 뜨거울 때 짜서 보관한다.

물 컵에 2~3 방울씩 떨어뜨려 마신다.

동의보감으로 '가슴앓이' 치료하기

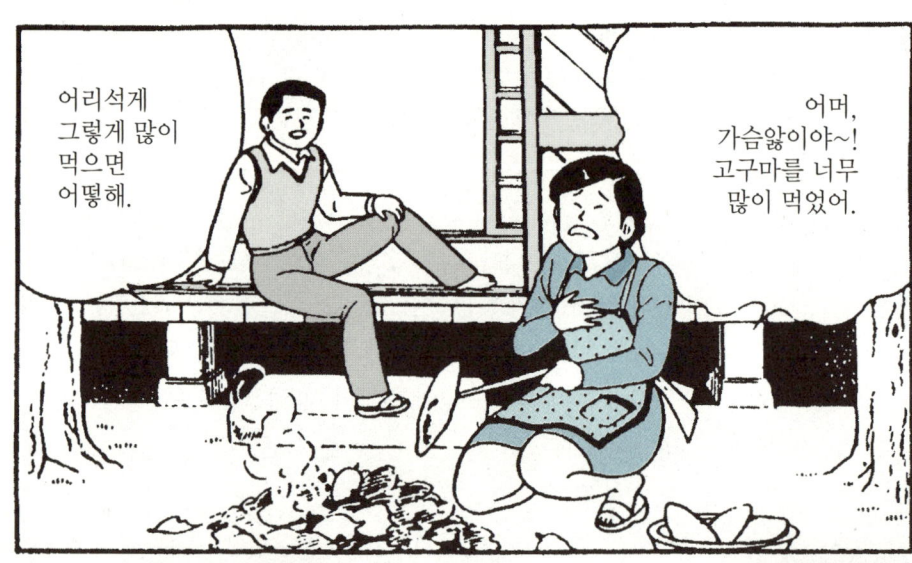

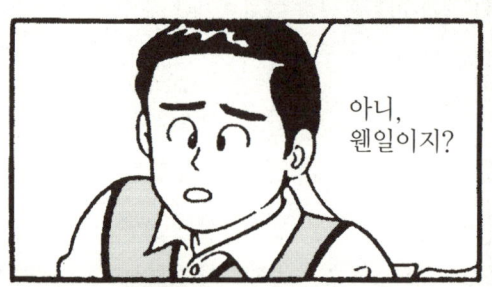

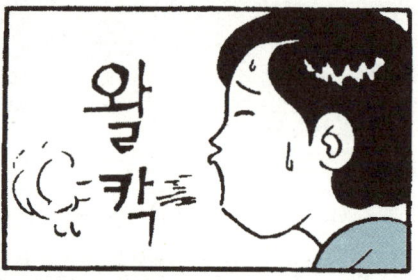

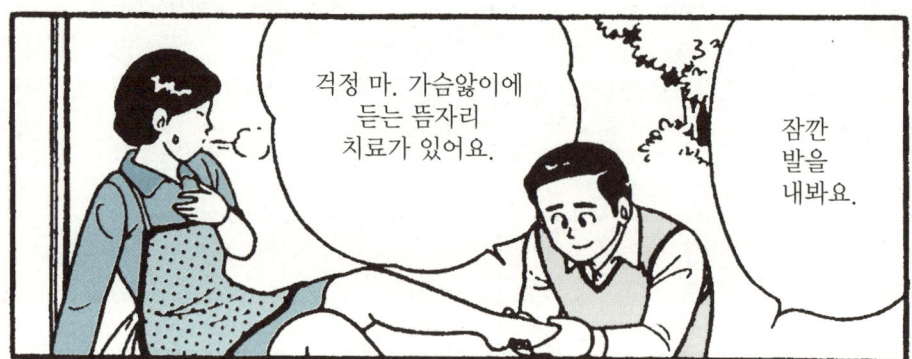

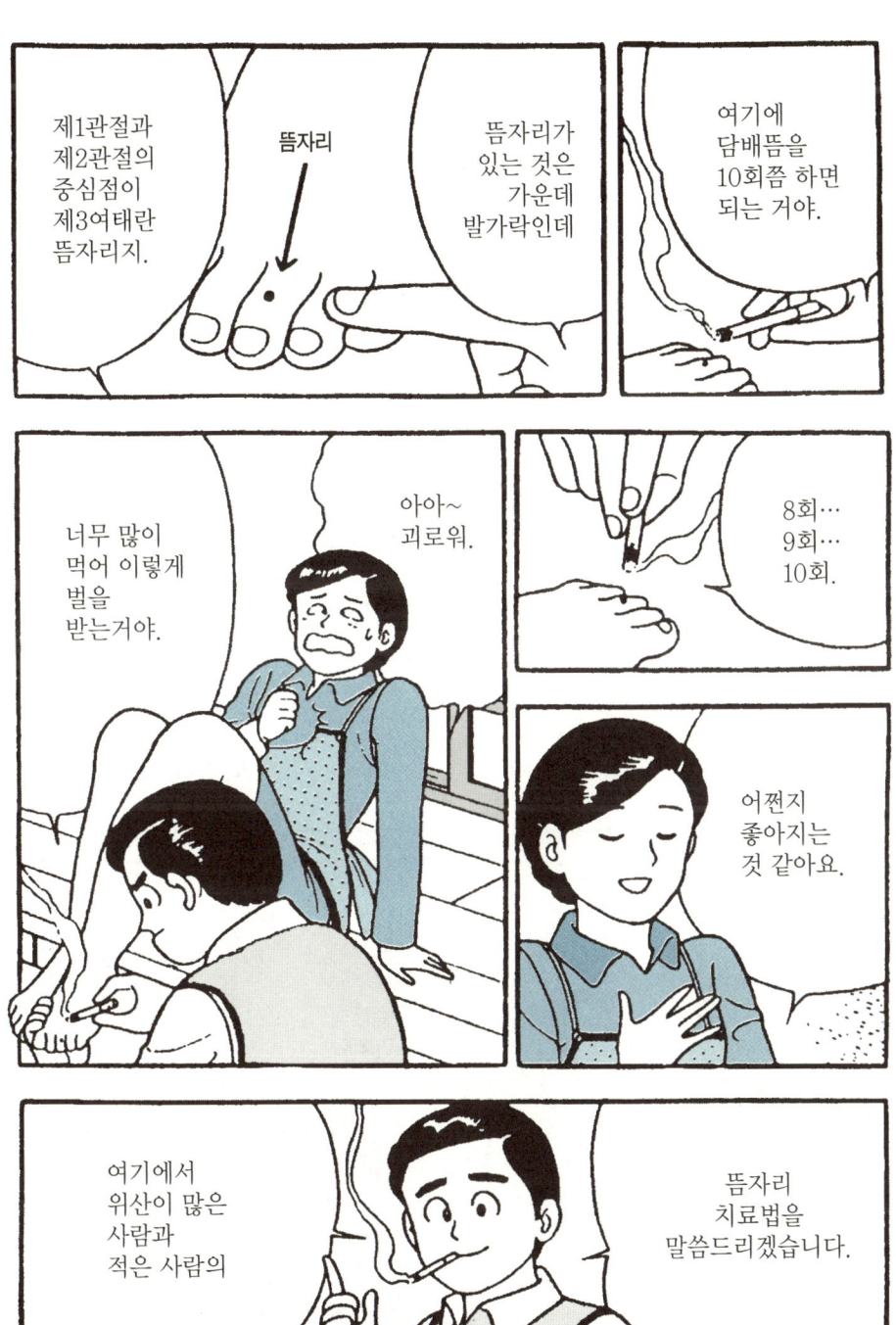

위산이 적은 사람	위산이 많은 사람
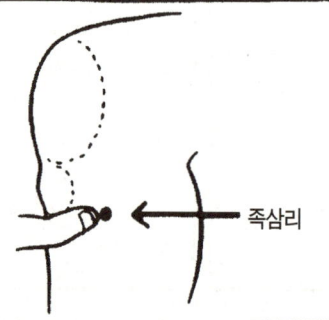 족삼리	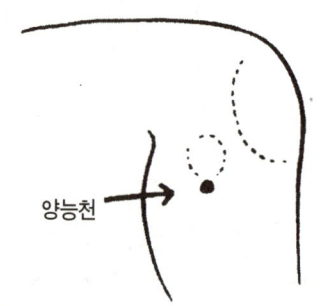 양능천
족삼리 : 정면 정강이에 집게 손가락 끝을 바깥으로 향하게 제1관절에 댄다. 손가락을 눌러봐서 무릎머리 밑에서 멈추고 손가락을 세워서 누르면 아래로 울리는 곳이 '족삼리' 입니다.	**양능천** : 무릎 및 바깥쪽을 만져 내려가면 불룩한 작은 뼈가 배골두자리입니다. 이 뼈의 아래 움푹 패인 곳이 '양능천'이란 뜸자리입니다.

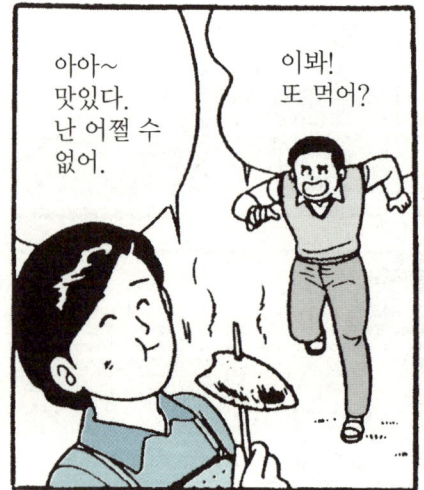

아아~ 맛있다. 난 어쩔 수 없어.

이봐! 또 먹어?

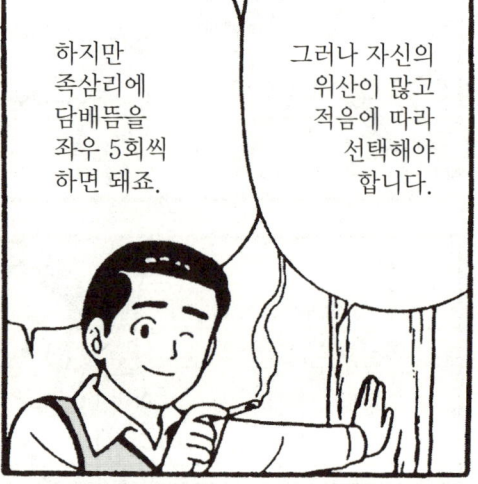

하지만 족삼리에 담배뜸을 좌우 5회씩 하면 돼죠.

그러나 자신의 위산이 많고 적음에 따라 선택해야 합니다.

동의보감으로 '비만' 치료하기

원인 : 과식, 내분비 이상, 대사 이상 등

증상
표준 체중을 2할 정도를 초과한 사람은 비만이라 한다. 표준 체중은 신장에서 100을 뺀 수치에 0.9를 곱한 값이다. 비만이 되면 쉽게 피로해지고 심장병이나 당뇨병, 고혈압, 동맥경화 같은 병에 걸리기 쉽다. 여성의 경우에는 불임증이나 월경 이상 등의 원인이 된다.

증상과 처방
- 대시호탕도인승가탕(大柴胡湯掉仁承氣湯) 실증타입 : 건강한 체격으로 살이 찌고 자주 피곤하며 배꼽 왼쪽 아래 비스듬이 2cm 부분에 저항과 압통이 있고 상기, 불면, 초조감, 신경과민 등의 신경증상과 월경 이상이 있는 사람에게 사용한다.
- 대시호탕합계지복령환(大柴胡湯合桂枝茯苓丸) 실증타입 : 입 안이 씁쓸하고, 변비 기미, 어깨결림이 있으며 발의 냉증과 월경이 있는 사람에게 사용한다.
- 대시호탕합당귀작약산(大柴胡湯合當歸芍藥散) 허증 실증타입 : 두부살이 찌고 근육에 탄력이 없으며 허혈로 인해 자주 피곤하고 손발의 냉증 · 월경 이상이 있는 사람에게 사용한다.
- 방기황탕(防己黃湯) 허증 실증타입 : 물렁물렁 두부살이 찐 사람으로서 쉽게 피곤하고 땀을 많이 흘리며 피부에 광택이 없고 잘 붓는 사람에게

사용한다.
- 대승기탕(大承氣湯) 허증 실증타입 : 속에 열이 쌓여 복부가 몹시 팽만하고 저항과 탄력이 있으며, 심한 변비가 있고, 자주 초조해지는 사람에게 사용한다.

일상생활의 주의

밥을 싱겁게 천천히 잘 씹어서 먹으면 배부른 느낌이 들게 되므로 식사양을 줄일 수 있으니 초조하게 생각하지 말고 칼로리가 적은 해조류, 콩량, 곤약, 버섯, 생채소 등으로 배를 불려 공복감을 이겨내도록 하여야 한다. 이런 식품은 비만의 적인 변비를 해소시키는 데도 효과적이므로 일석이조다.

민간요법

- 팥 : 부드럽게 삶은 팥을 먹으면 변비에 좋다.
- 우엉 : 종자를 볶아 먹으면 부기가 빠진다.
- 뽕나무 : 잘 붓는 사람은 근피를 달여 마시면 좋다.
- 표고버섯 : 체내의 당분 연소를 돕기 때문에 매일 먹으면 좋다.
- 우무(한천) : 공복감이 심할 때 먹으면 두부살인 사람에게 좋다.
- 삼백초 : 달여서 차 대신에 상용하면 변비가 없어지고 동맥경화도 예방된다.

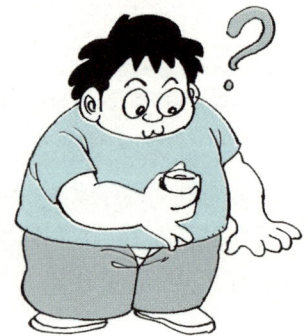

동의보감으로 '비만' 치료하기

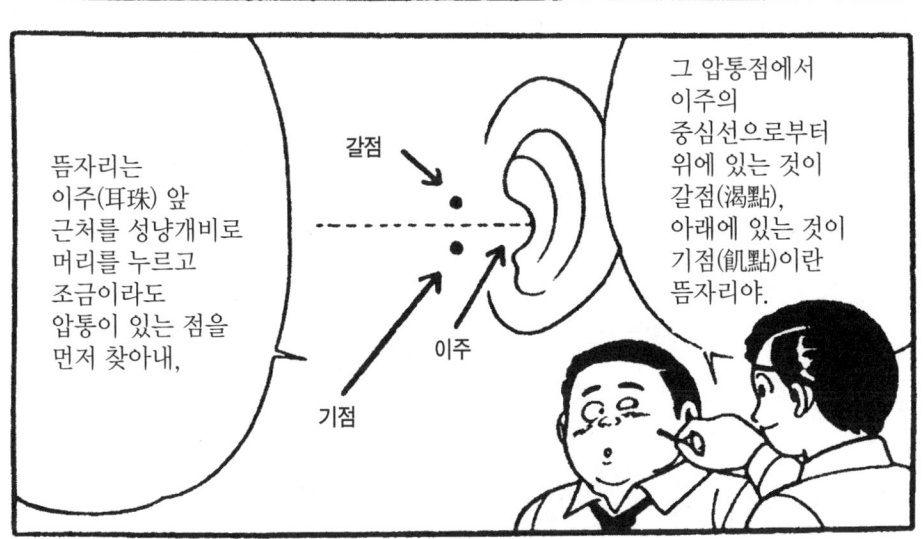

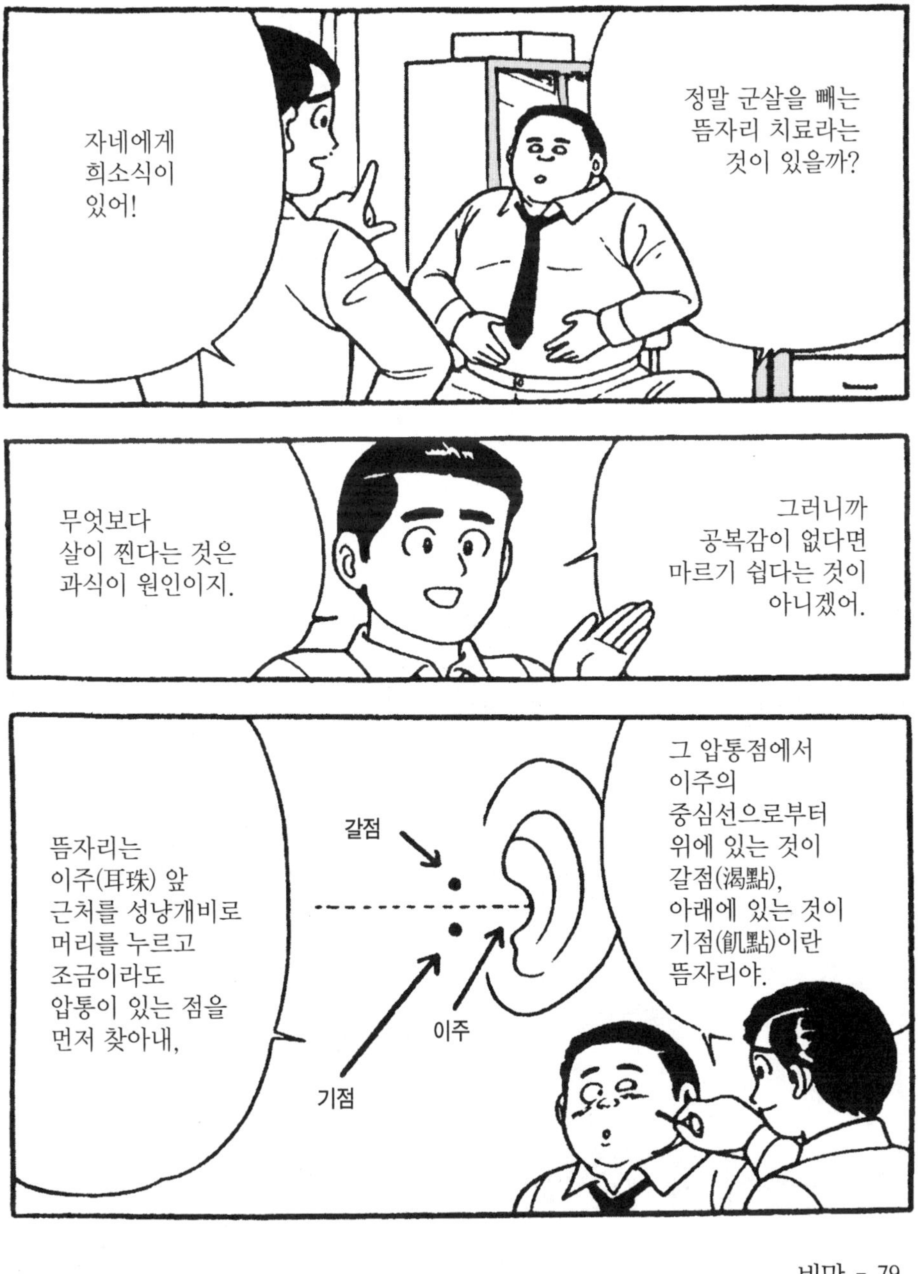

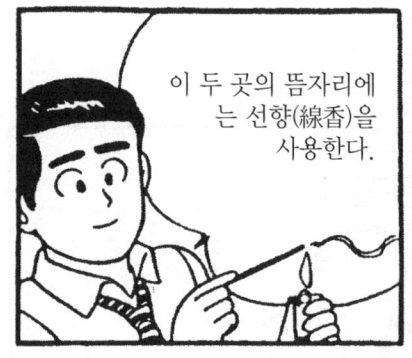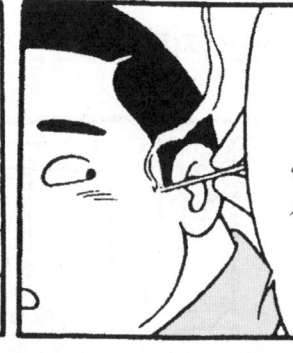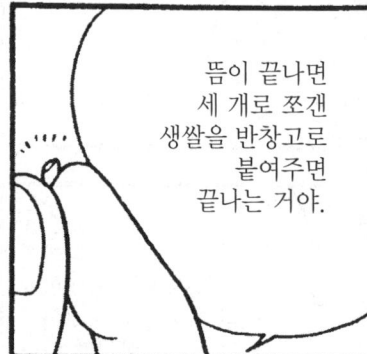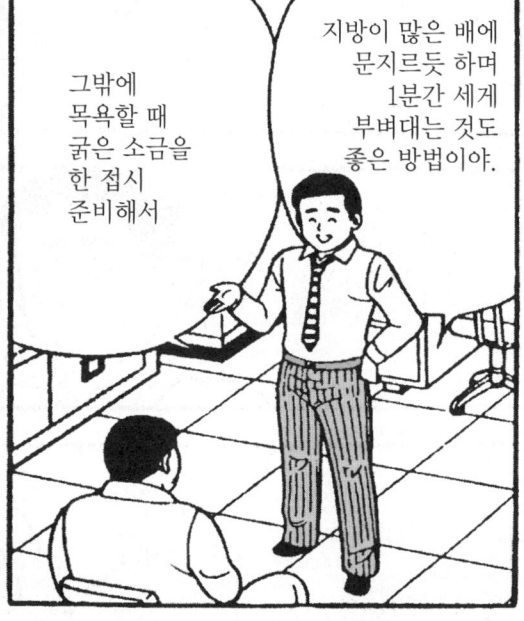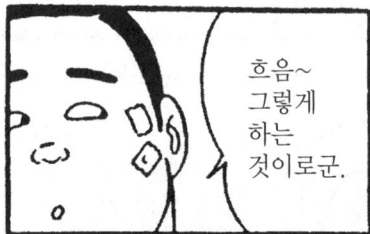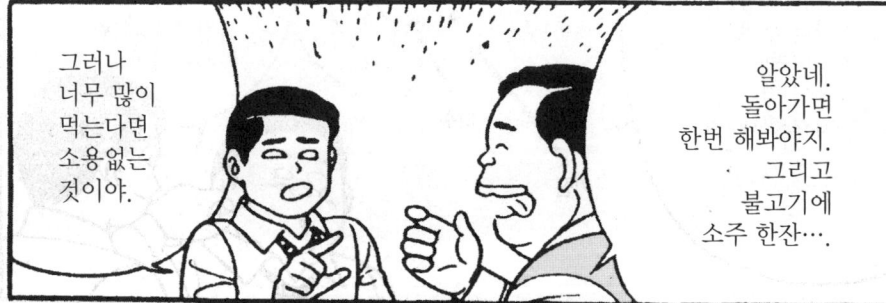

동의보감으로 '고혈압' 치료하기

원인 : 고혈압에는 원인이 확실하지 않은 본태성(1차성) 고혈압과 병이 있어서 생기는 증후성(2차성) 고혈압이 있다. 증후성의 경우 신질환, 호르몬 이상 등이다. 본태성은 원인이 확실하지 않지만 고혈압을 일으키거나 악화시키는 요인은, 유전 체질·한냉식·기호품·비만·정신적 스트레스를 들 수 있다.

증상

만성 고혈압은 자각증상이 없는 것이 보통이지만 고혈압이 진행되어 내장기관이나 동맥경화가 생기면 여러 가지 증상이 나타난다. 고혈압으로 동맥경화가 진행되면 머리가 무겁고, 아프고, 귀울림, 어지러움, 어깨결림, 손발이 저리는 증상이 나타난다. 또 갑자기 혈압이 상승하면 일시적으로 경련이 일어나거나 뇌출혈·뇌경색 등 생명에 관계되는 병이 될 수 있다. 눈도 동맥의 장애를 일으켜 안 보일 수 있으며, 심장의 관동맥경화가 진행되면 협심증이나 심근경색 같은 무서운 병이 생기게 되고, 신장의 동맥경화가 진행되면 소변에 단백이 섞이게 되고, 소화기관의 동맥경화는 변비를 일으킨다. 가장 무서운 것은 예고없이 혈압이 높아져 뇌출혈을 일으키는 것으로 뇌일혈발작(腦溢血發作)이다.

증상과 치료

고혈압에 대한 한방 요법은 혈압을 낮추려는 것이 아니라 전신의 상태를 조정하는데 초점을 두고 치료를 행함으로서 혈압의 안정을 꾀한다.

장기간 복용해도 혈압 강하제처럼 부작용이 생기지 않기 때문에 안심하고 먹을 수 있다. 그러므로 고혈압에 따른 여러 가지 불쾌한 증상의 경감, 개선에 효과가 있다.

증상과 처방
- 대시호탕(大柴胡湯) 실증타입 : 고혈압으로 인해 머리가 무겁고 아프며 어깨 결림, 변비같은 증상과 명치에서 옆구리에 걸쳐 저항과 압통(흉합고만)이 있는 체격이 튼튼한 사람에게 사용한다.
- 진무탕(진무탕) 허증타입 : 혈색이 나쁘고, 어지럽고, 가슴이 두근거리며 배에 탄력이 없어 물렁하며, 설사·복통의 증상이 있는 고혈압에 좋다.
- 조동산(釣瞳散) 허증 실증타입 : 아침에 일찍 일어나면 머리가 무겁고 아프며, 눈의 충혈·어깨결림·건망증과 함께 동맥경화 경향이 있는 사람, 또는 노인에게 사용한다.
- 반하백출천마탕(半夏白朮天痲湯) 허증타입 : 위하수가 있고 머리가 무거우며 현기증, 위내정수, 식욕부진, 발이 찬 증상이 있고 자주 피곤하며 기억력이 없는 환자의 고혈압에 사용한다.

민간요법
- 감 : 비타민 C가 많아서 동맥경화를 예방하며 감즙을 무즙과 섞어 매일 한 잔씩 마시면 효과가 있다.
- 구기자 : 구기자 잎차를 매일 마시면 고혈압은 물론 비만과 피로회복에도 좋다.
- 다시마 : 다시마 줄기 엑기스는 혈압을 낮추는 역할을 한다.

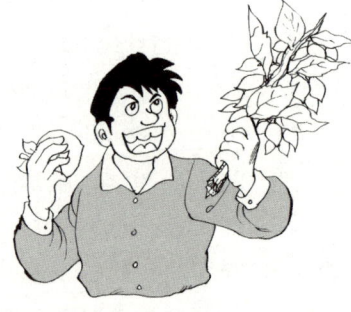

동의보감으로 '고혈압' 치료하기

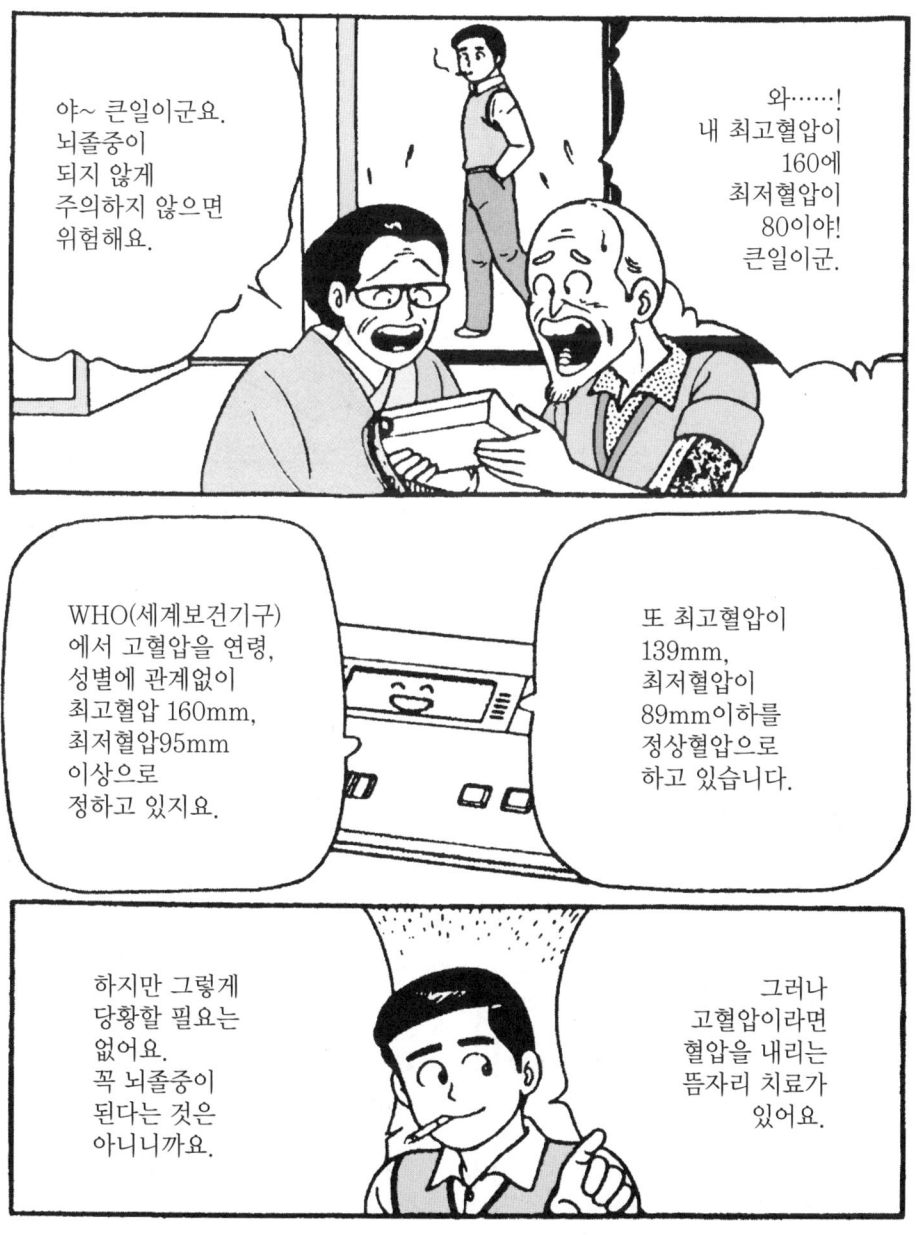

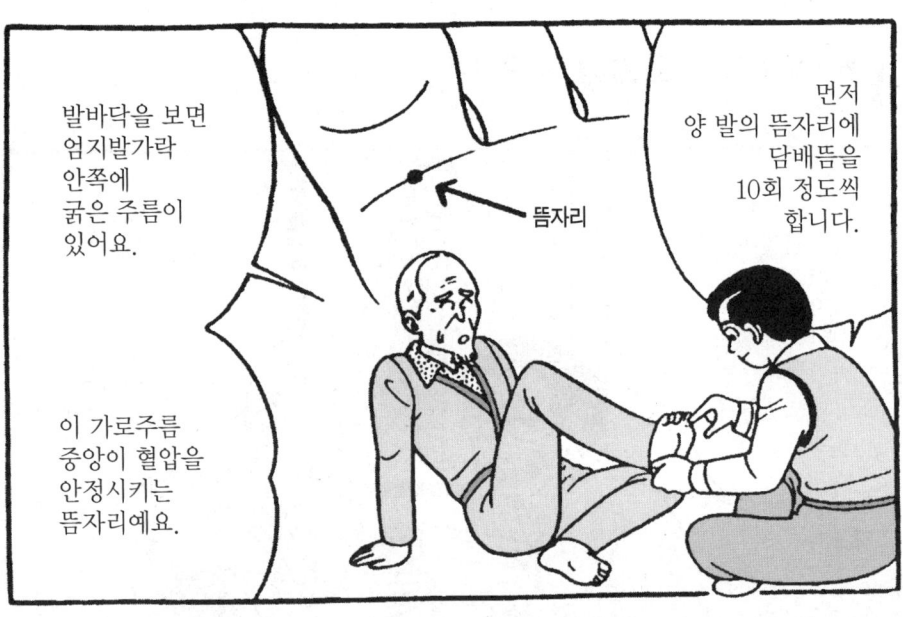

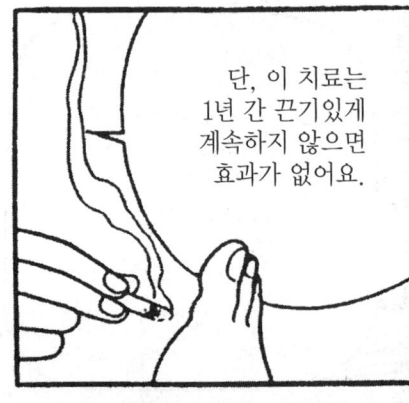

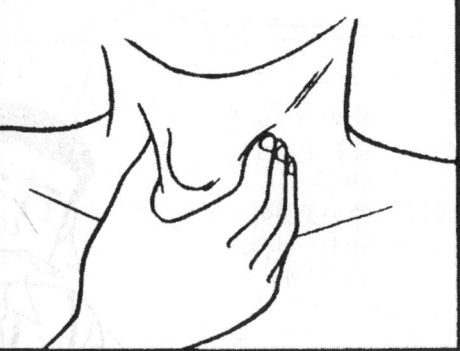

동의보감으로 '숨참·동계' 치료하기

원인 : 숨참의 원인은 동맥경화의 유인(誘因)으로 식생활 때의 지방, 당분의 과잉 섭취, 갑상선 호르몬의 분비이상, 고혈압, 혈관벽의 장애 또는 증상을 악화시키는 인자(因子)로서 지나친 흡연, 비만, 고혈압, 고지혈증, 당뇨병, 유전체질 항목인데 항목이 많을수록 숨참이 생길 확률이 높아지고 병의 진행도 빨라진다.

증상

숨이 차거나, 두근거림, 심장부가 조여드는 듯한 압박감, 부정맥이 나타나는 건 심장의 관동맥 경화이며 그리고 뇌혈관에 강한 동맥경화가 발생하면 고혈압과 뇌졸중(뇌출혈·뇌경색·뇌혈전·뇌연화)등 심장발작처럼 생명에 관계되는 증상이 나타난다.

숨이 차거나 심장이 약한 사람은 달리기는 금물이다. 제2의 심장이라고 불리는 발을 달련시켜 강화하는 것이 좋다.

심장을 강화시키는 보행법

첫째 : 심장에 부담을 주지 않게 상반신은 힘을 빼고 등만 세우고 힘을 주는 곳은 배꼽 밑이다. 상체가 흔들리면 숨이 차므로 심할수록 어깨를 많이 흔들며 걷는 것이 좋다.

둘째 : 발끝을 굽히고 걷는다. 숨이 차지 않고 피로하지도 않으며 엄지와 검지에 집중된 심장 경혈의 자극에 그것도 맨발로 하면 더 좋다.

셋째 : 입으로 호흡하면 숨이 차고 곧 피로하고 심장이 고통스러워진다.

증상과 처방

- 연주음(連珠飮) 허증 실증타입 : 숨차고, 두근거리며, 어지러움, 귀울음, 증상이 나타나고 얼굴이 창백하며, 빈혈 기미가 있는 체력이 중간 정도인 사람에게 사용한다.
- 자감초탕(炙甘草湯) 허증 실증타입 : 숨차고 두근거림, 맥의 결대(結代), 구갈감이 있고 손발이 화끈하며 몸의 피로, 체력의 저하, 땀이 많이 나오는 증세의 사람에게 좋다.
- 목방기탕(木防己湯) 허증 실증타입 : 심장판막증 때문에 대사기능 장애가 있고 상복부가 딱딱하고 결리고 당기며 입이 마르고 배뇨량이 감소 천명과 호흡곤란을 호소하며 얼굴과 입술이 창백한 사람에게 좋다.

민간요법

자극성 식품(겨자, 고추, 후추, 고추냉이, 카레 등)을 피하고 술이나 담배가 지나치지 않도록 하며 증상에 따라서는 금주 금연을 하는 것이 좋다.

- 가루차: 찻숟가락으로 4분의 1정도를 물에 타 마시면 약해진 심장기능과 숨참 회복에 도움을 준다.
- 다시마: 한 두 조각을 물에 넣어두었다가 아침에 일어나 물렁한 다시마 엑기스를 마신다.
- 당근: 갈아서 그 즙을 매일 한 잔씩 마시면 심장기능 회복에 도움을 준다.

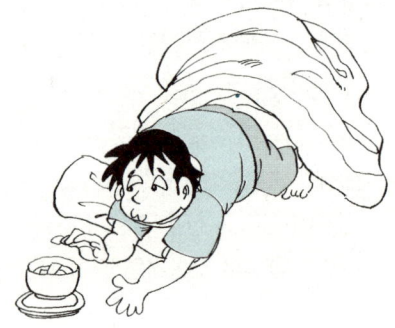

동의보감으로 '숨참·동계' 치료하기

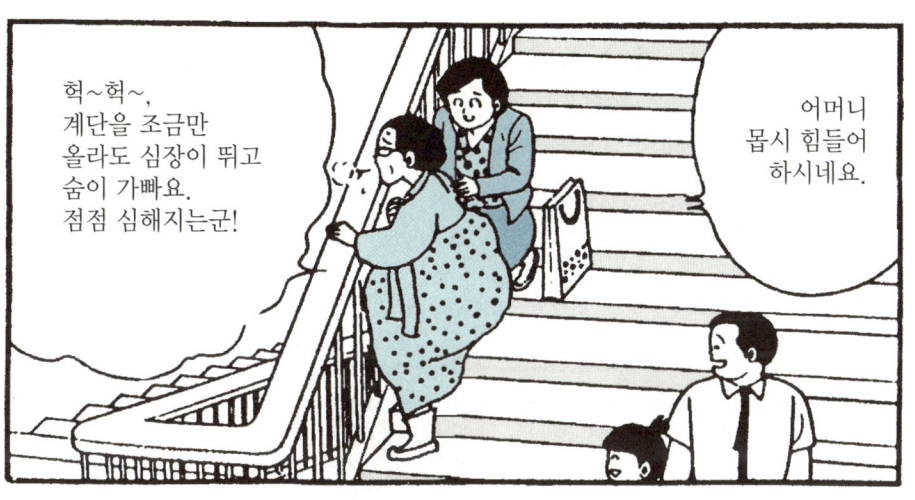

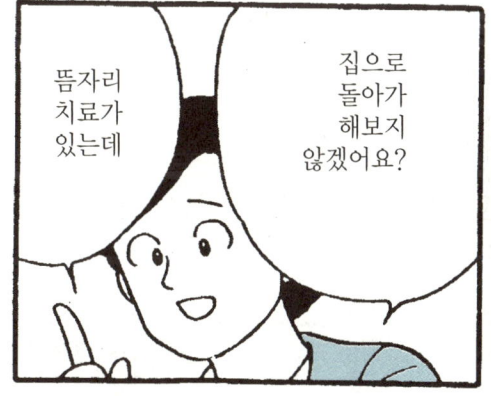

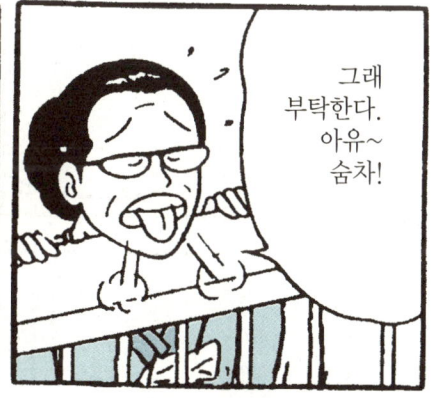

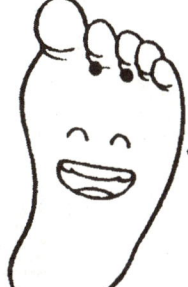

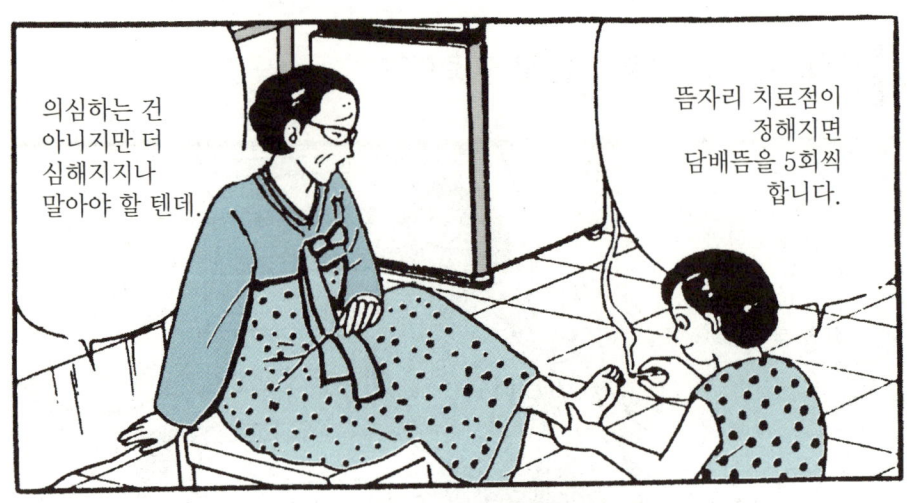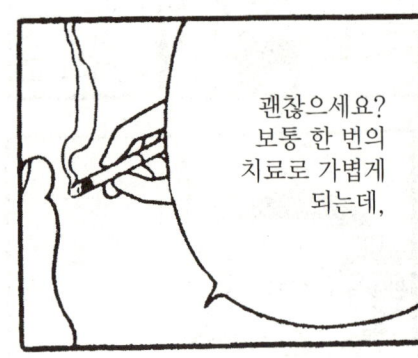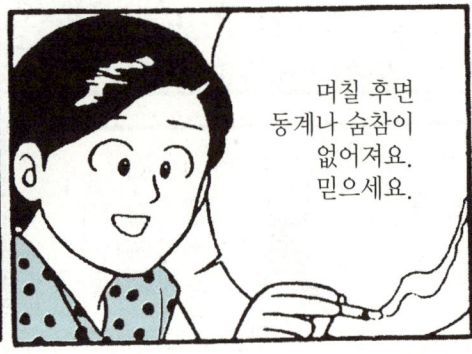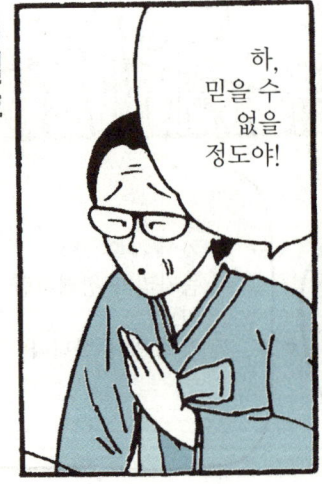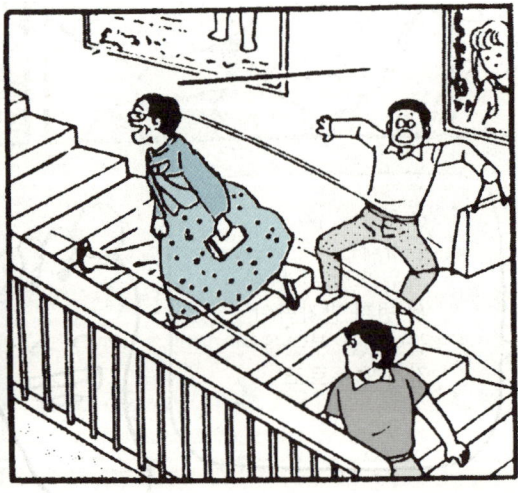

동의보감으로 '불면증' 치료하기

원인 : 정신 분열증이나 우울증, 알콜 중독, 당뇨병, 고혈압, 심장병, 신경질적인 성격 등

증상

불면증이란 만성적으로 잠을 못자는 상태를 말한다. 불면증 타입에는 몸부림이 심하며 자다가 몇 번씩 잠에서 깬다. 일찍 잠에서 깨어 잠을 못자는 경우도 있다. 또 못자는 것이 아닐까 하는 불안이 하루 종일 머리에서 떠나지 않고 밤이 되면서 이 불안이 심하다. 그리고 잠을 자야지 하는 마음으로 조급하게 굴면 더욱 잠을 못자는 악순환에 빠진다.

증상과 처방

- 억간산(抑肝散) 허증 실증타입 : 신경과민이라서 아주 작은 일에도 신경이 날카롭게 흥분되는 사람에게 사용한다.
- 산조이탕(酸棗仁湯) 허증 실증타입 : 혈이 부족하고 또 열이 있어 몸이 약한 사람과 노인 또는 오랫동안 고민이 많아 심신이 지치고 밤이 되어도 잠을 못자는 사람에게 사용한다.
- 삼물황금탕(三物黃芩湯) 허증 실증타입 : 잠자리에 들면 손발이 화끈거려 기분이 나쁘고 그 때문에 잠을 못자는 사람에게 사용한다.
- 온담탕(溫膽湯) 허증타입 : 과로, 습담(濕痰) 등으로 신경과민이 되어 하찮은 일에도 걱정이 많고 기분이 우울하며 놀라고 잠을 못자는 사람에게 효능이 있다.

일상생활의 주의

커피, 홍차, 녹차, 콜라, 초콜릿 등 카페인은 강한 흥분 작용이 있으므로 잠이 안오는 사람에게는 금물이다. 수면에는 렘(REM)수면과 논렘(nonrem)수면이 있는데 어느 한 쪽이 부족하면 몸이 나른해지고 사고력이 둔해지므로 12시 이전에 취침하면 수면을 얻을 수 있다.

민간요법

- 양파 : 양파를 썰어서 베게 밑에 놓아두면 푹 자게 된다. 양파를 그대로 썰어 먹어도 효과가 있다.
- 치자 : 열매를 달여 마시면 마음이 진정되고 잠이 잘 오게 된다. 흥분이 되어 잠을 못자는 사람에게 좋다.
- 자두 : 단단한 열매로 자두주를 만들어 자기 전에 한 잔씩 마신다.

불면에는 대추술이 좋다

잠이 잘 오지 않거나 깊은 잠을 못자서 고생할 때는 잘 익은 대추로 술을 담궈 자기 전에 마시면 잠도 잘 오고 자고 일어났을 때 기분도 상쾌하다.

- 대추술 만드는 방법
  대추씨를 뺀 다음 술 한 되에 얼음설탕 300g 대추 300~400g을 넣어 그늘진 곳에서 숙성시킨다.
  여기에 생강을 얇게 썰어 20~30조각 넣으면 여름에 더위를 쫓는 데도 효과가 있다.

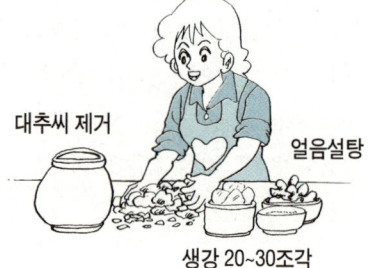

대추씨 제거
얼음설탕
생강 20~30조각

동의보감으로 '불면증' 치료하기

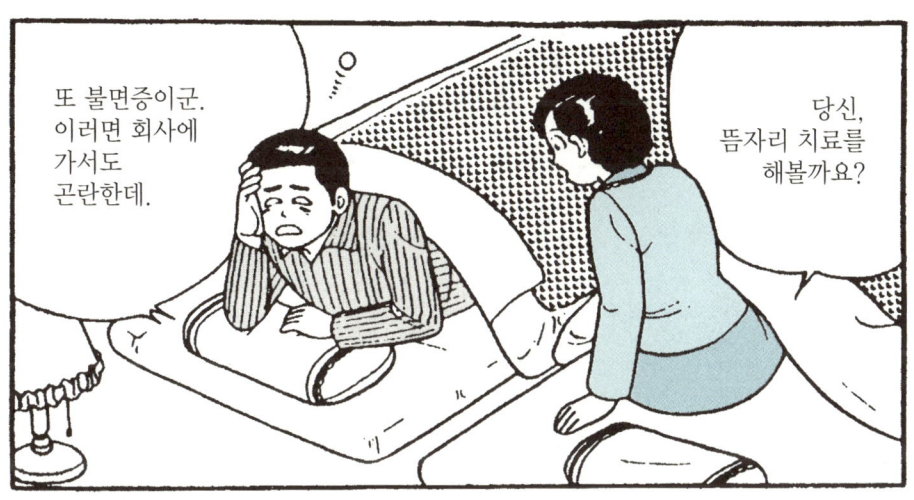

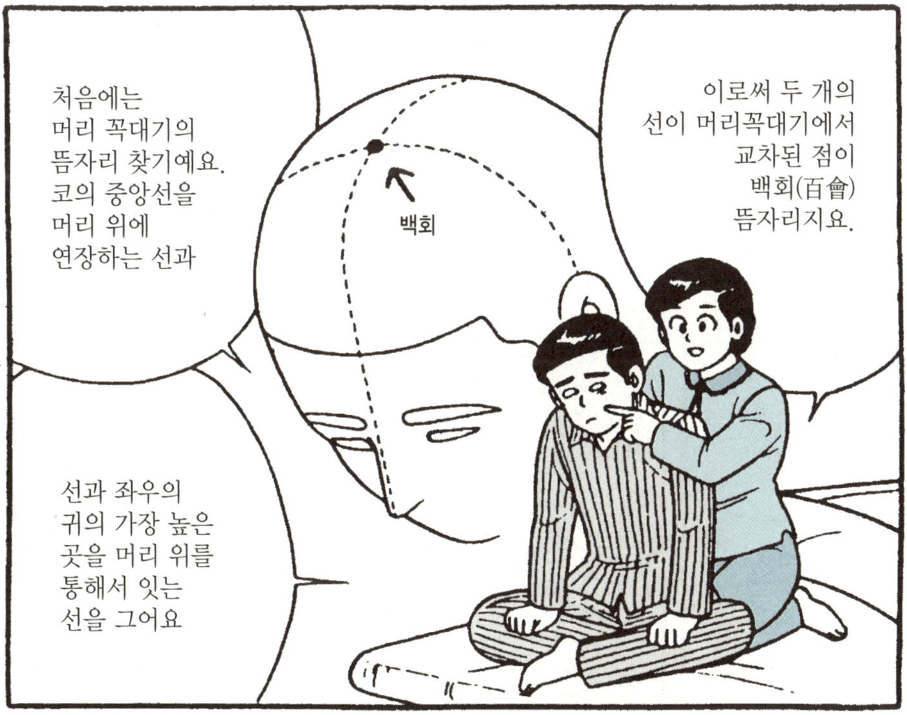

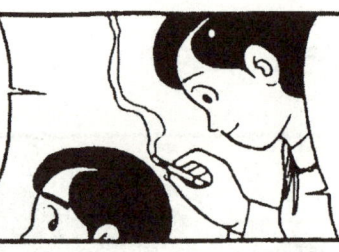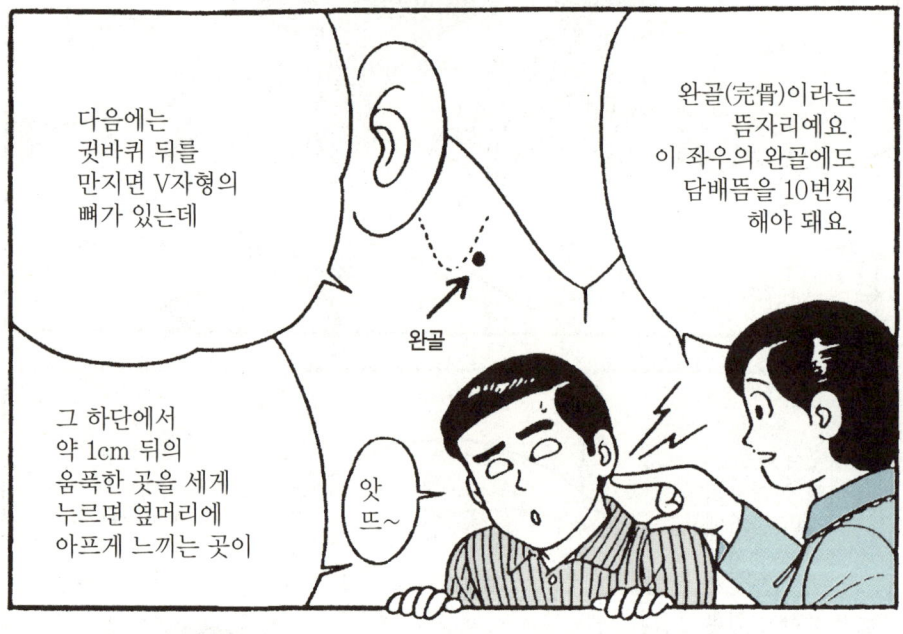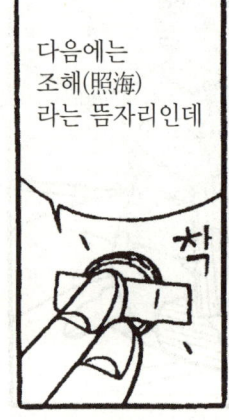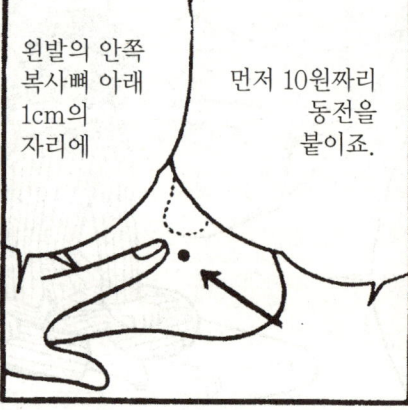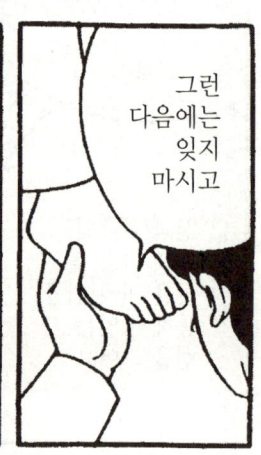

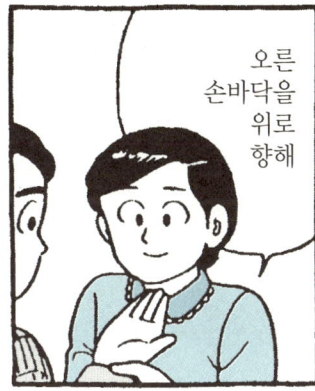
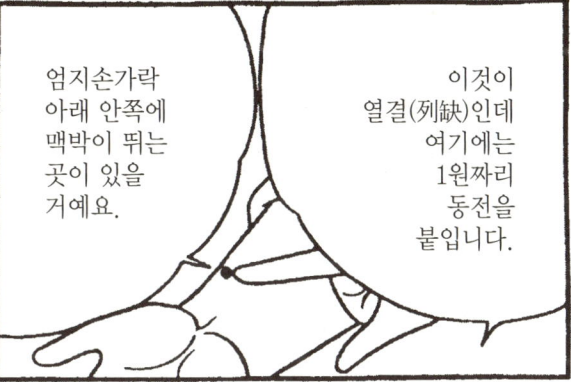
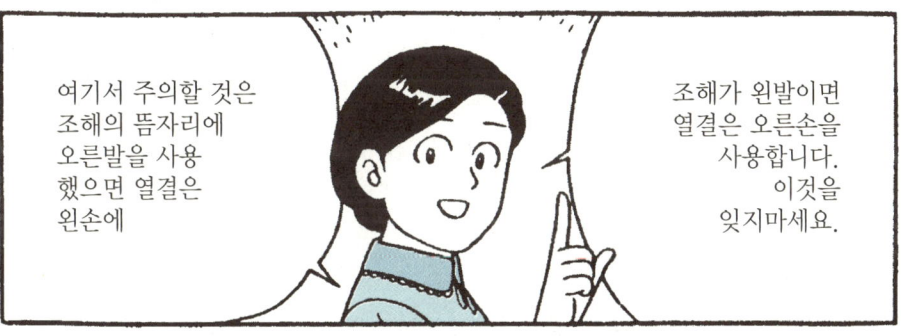
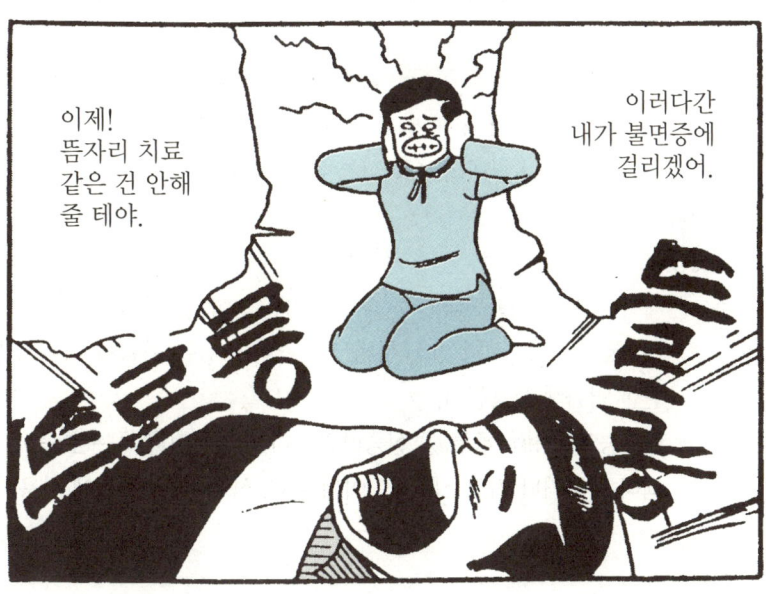

동의보감으로 '염좌' 치료하기

원인 : 관절이 있는 뼈와 뼈를 잇는 인대(인대)의 충격 등 밖으로부터 큰 힘이 가해져 손상됨(즉 삐었을 때).

증상 : 환부가 붓고 피하 출혈이 생겨 움직이면 아파온다. 골절이 동반되는 경우도 있는데 그 경우 가만히 있어도 욱신욱신 쑤시고 아프다.

치료

제일 먼저 환부를 얼음으로 식혀야 한다. 차게 식히는 것이 가장 중요하다. 그리고 포대나 깁스로 고정시킨다. 며칠이 지나 부기가 빠지면 냉습포를 멈추고 혈행이 좋아지도록 온습포를 한다. 적절히 치료하면 가벼운 증상일 경우 약 10일이면 낫게 되지만 방치하면 의외로 오래 끌뿐 아니라 신경통이나 류마티스, 관절염 같은 후유증이 생길 수 있다.

증상과 처방

- 계지복령환(桂枝茯苓丸) 허증 실증타입 : 어혈을 없애므로 염좌에 일반적으로 쓰이는 처방이다. 특히 상기경향이 있는 사람의 피하 출혈을 동반한 염좌에 사용한다.
- 도인승기탕(桃仁承氣湯) 실증타입 : 하초의 어혈을 푸는 효능이 있어 안색이 검붉거나 거므스름하고 어깨 결림, 상기, 심한 염좌에 사용한다.

- 삼황사심탕(三黃瀉心湯) 실증타입 : 열독을 푸는 효능이 있어 돌발 사고로 심한 충격을 받아 속이 울렁거리고 흥분한 사람에게 사용한다.
- 치타박일방(治打撲一方) 허증 실증타입 : 염좌 후 부종과 통증이 좀처럼 가라앉지 않는 사람에게 사용한다.
- 계지가령출부탕(桂枝加苓朮附湯) 실증타입 : 초기에 적절한 치료를 하지 않아서 후유증이 나타나 몹시 아프고 당기는 사람에게 사용한다.

일상생활의 주의

냉습포는 염증을 완화시키기 위해 하는 것이므로 부기가 빠진 후 계속 냉습포를 하면 역효과가 난다. 부기가 빠지면 민간약을 사용하여 온습포를 사용한다.

민간요법

- 고추 찜질이 염좌의 응급조치에 효과가 있다.
  염좌가 되었을 때 응급조치로 밀가루에 계란 노른자 2개와 식초 3잔, 고추 반개를 잘게 다져 섞은 후 환부를 찜질하면 좋다.

- 둥굴레 : 생 뿌리를 갈아서 으깨어 환부에 바른다. 가을에 캐어 건조시킨 근경을 달여 그 액으로 온습포한다.

- 부추 : 잎을 갈아 생강즙 또는 소금을 쳐 환부에 붙인다.

동의보감으로 '염좌' 치료하기

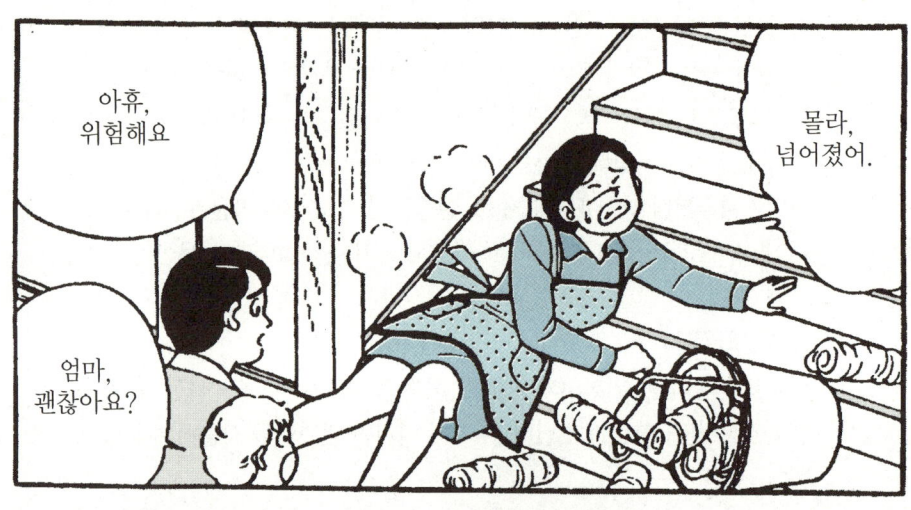

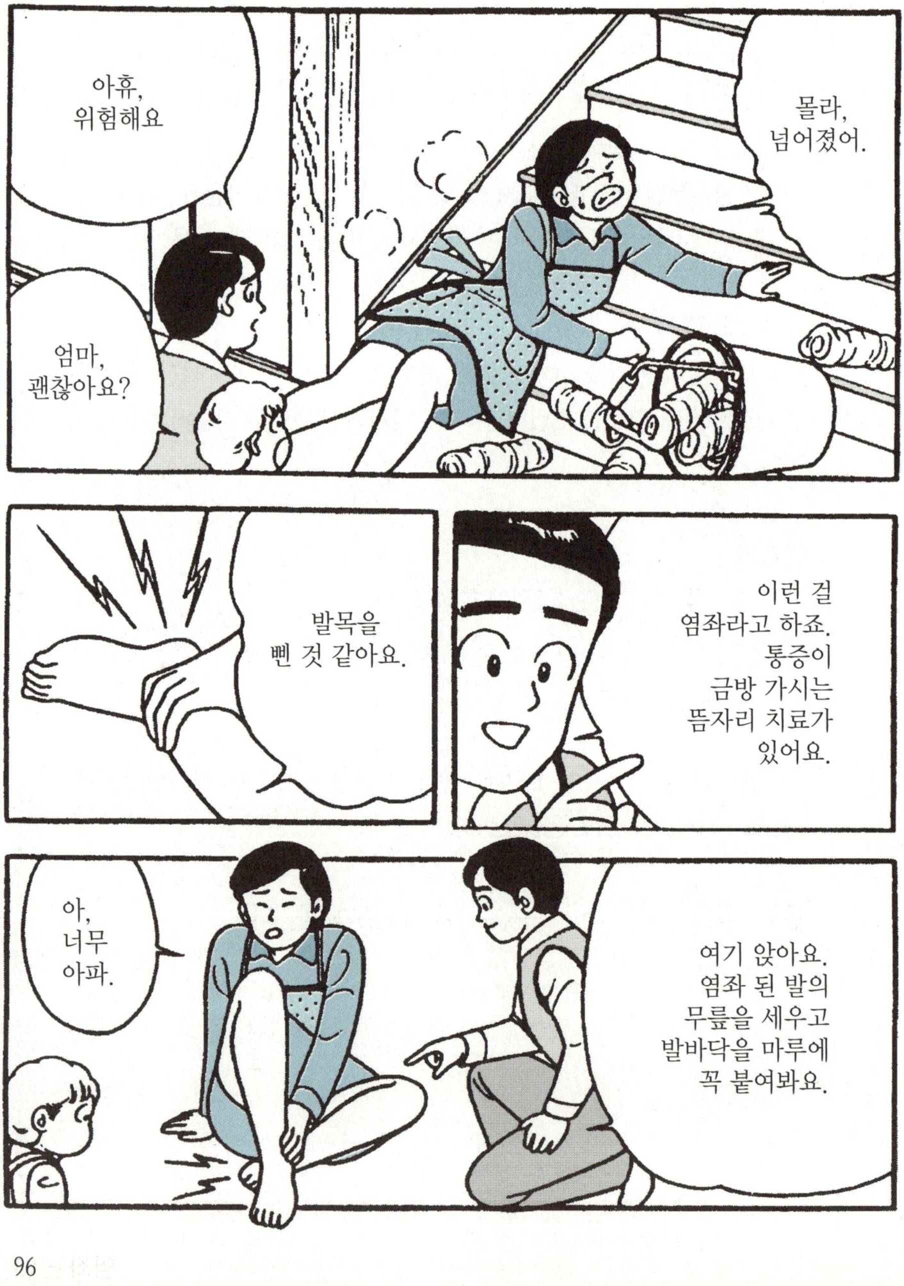

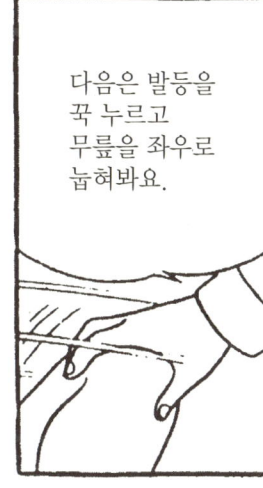
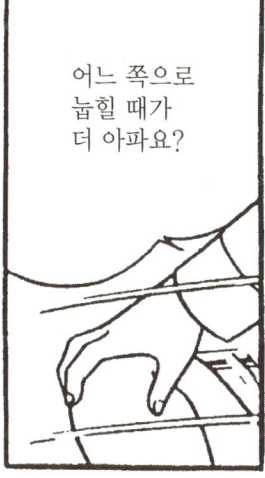
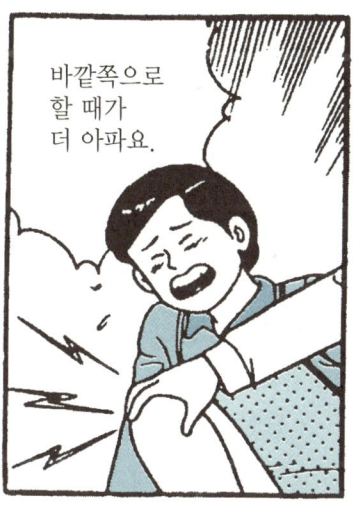
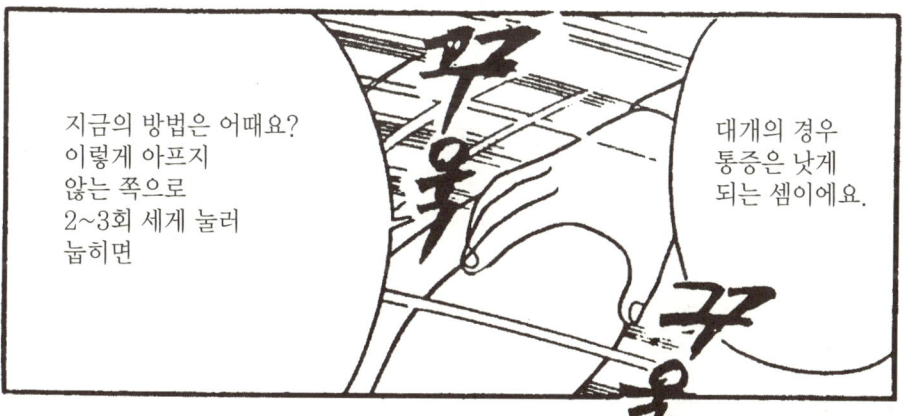
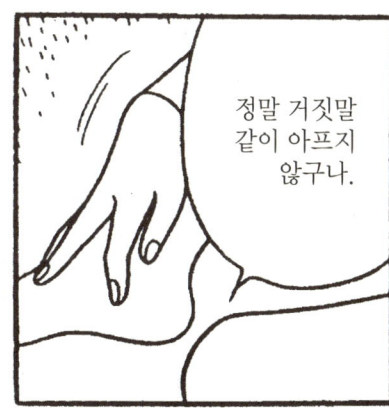
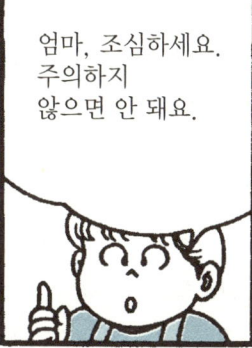
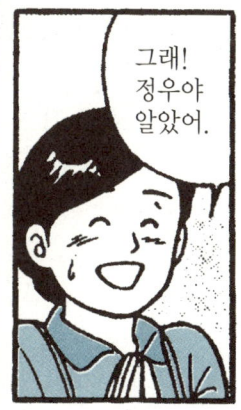

동의보감으로 '**타박상**' 치료하기

원인 : 단단한 것이 몸에 부딪히거나 넘어져 다쳤을 때 또는 교통사고 등.

증상

타박을 받은 곳이 붉어질 정도면 경증인 것이고 조금 심하면 피하에 내출혈이 일어나 멍이 들고 부어 오르며 상당한 통증이 나타난다.
타박상은 그저 멍이든 것으로 보이지만 뼈가 부러졌거나 내장이 파열된 경우도 있으므로 가볍게 생각해서는 안 된다. 부기와 통증이 일 주일 동안 가라앉지 않으면 악화될 수 있으므로 의사의 진찰을 받아야 한다.

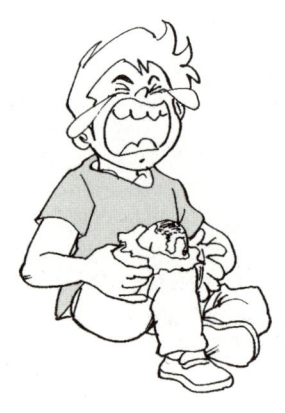

치료

타박상은 완전히 낫게 하지 않으면 나중에 신경통, 류마티스, 관절염 같은 후유증이 생길 수 있다. 치료는 우선 통증과 열감을 완화시키기 위해 환부를 찬 수건으로 식힌다. 며칠 지나면 증상이 가라앉는데 그때는 냉습포 대신 온습포를 실시한다.

증상과 처방

- 계지복령환(桂枝伏笭丸) 허증 실증타입 : 어혈을 없애므로 타박상에 가장 일반적으로 사용한다. 피하 출혈이 광범위하게 퍼져 있고 몹시 아픈 사람에게 사용한다.
- 삼황사심탕(三黃瀉心湯) 실증타입 : 열독을 푸는 작용이 있어 사고로 인한 타박 쇼크로 정신적으로 불안정하고, 흥분·초조감·상기·어지러움 등을 동반하는 사람에게 사용한다.
- 계명산(鷄鳴散) 허증 실증타입 : 부종과 통증이 심하여 가슴이 답답한 사람에게 타박 후 바로 사용한다.
- 치타박일방(治打撲一方) 허증 실증타입 : 부기와 통증이 좀처럼 누그러지지 않는 사람에게 사용한다.

일상생활의 주의

중증의 타박상은 온몸의 충격을 받은 경우가 많으므로 알콜이나 자극성이 강한 음식은 피하고 소화가 잘되는 것을 섭취하면서 안정시키는 것이 중요하다.

민간요법

- 국화 : 꽃을 달인 액으로 온습포하면 통증이 완화된다.
- 호두 : 열매를 잘게 부수어 술에 타먹으면 좋다.
- 치자 : 열매 달인 액에 밀가루와 생강즙을 잘 갠 다음 환부에 붙인다.
- 파 : 물에 끓여 액을 마시고 남은 파는 환부에 붙인다.
- 쑥 : 생 경엽을 두들겨 부드럽게 해서 환부에 바른다.
- 감 : 감물(떫은 감)을 마신다.

동의보감으로 '타박상' 치료하기

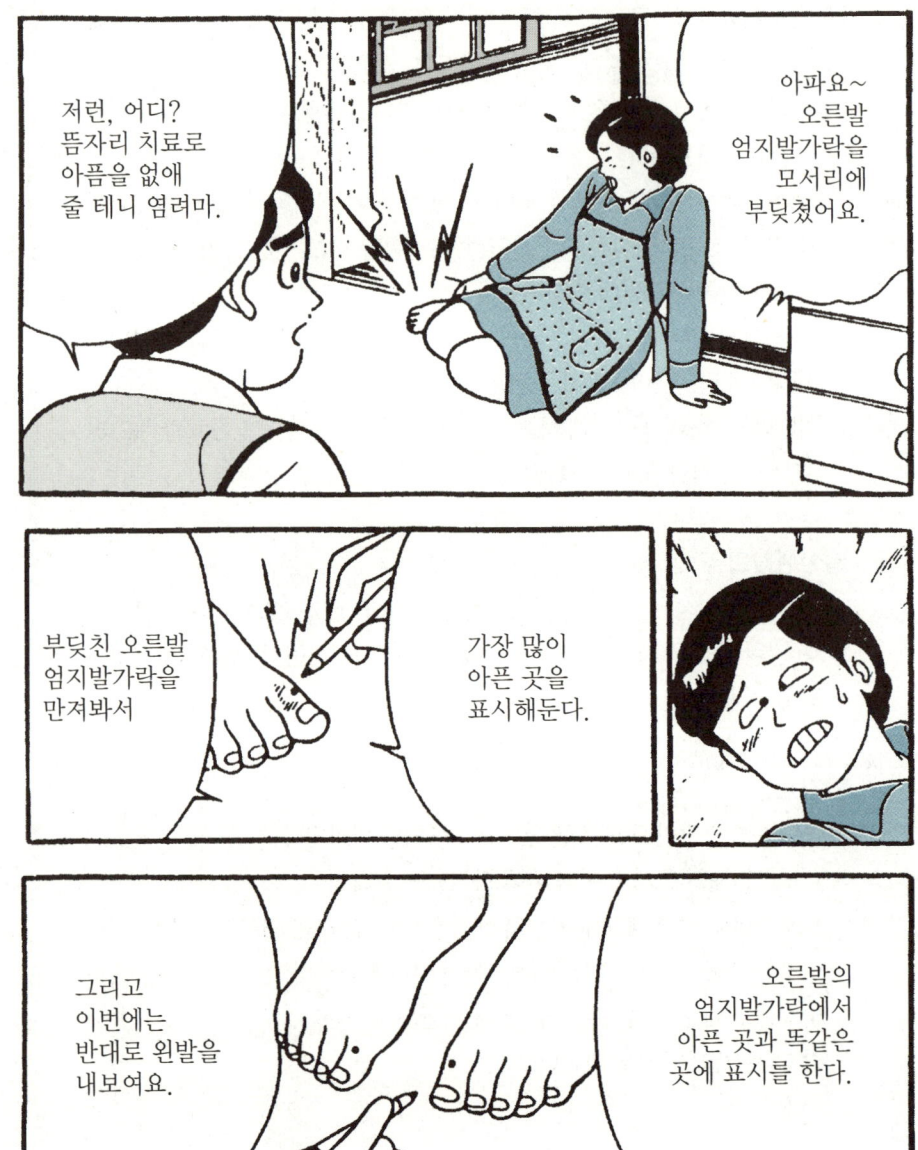

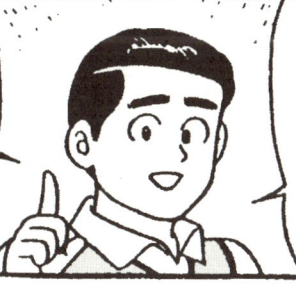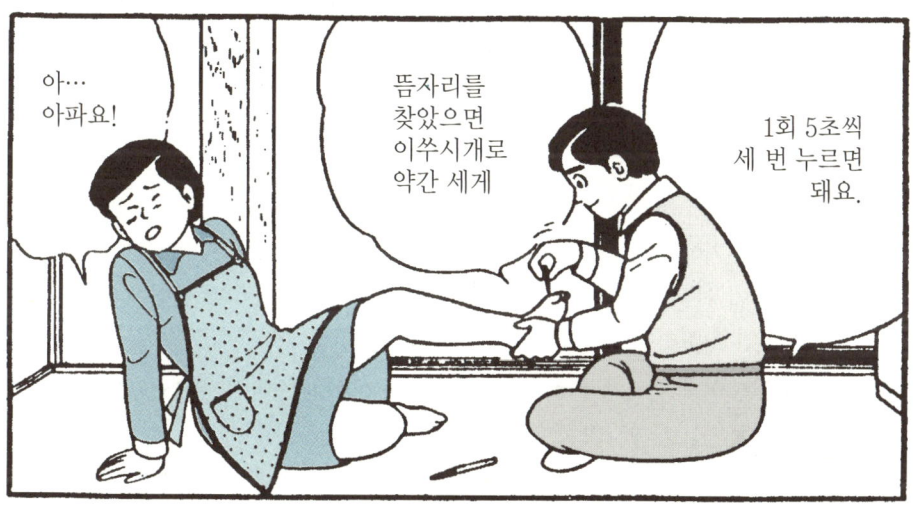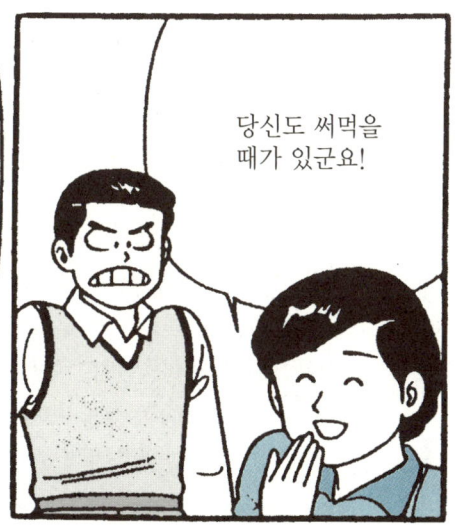

동의보감으로 '치통' 치료하기

원인 : 치통은 충치가 치수 안에 있는 신경과 혈안에 염증을 일으켜 생긴 통증인데, 신경은 치수강이라는 밀실 속에 있고 그 신경이 뇌신경과 직접적으로 연결되어 있어 치통의 정도가 심하게 나타나는 것이다.

증상

치통 초기에는 에나멜질에 신경이 통하지 않아 그다지 아프지 않다. 그러나 입 안을 들여다보면 새까맣게 변색되어 있다. 에나멜질 아래 상아질까지 침범을 받으면 점차 통증이 심해지고 또 찬물, 더운물, 신 것을 먹으면 이가 시리게 된다. 더욱 진행되어 상아질 깊숙이 침범을 받으면 더욱 치통이 심해지며 치수염(齒髓炎)이 생기기도 한다.

치료

치통 초기 단계에는 치과 치료를 받는 것이 중요하다. 아직 통증이 없는 때라면 충치 부분을 갈아 살균을 하고 갈아낸 구멍을 충진하는 간단한 방법만으로 치료를 할 수 있으나 심해지면 치수까지 제거해야 한다.

증상과 처방

- 계지오물탕(桂枝五物湯) 실증타입 : 땀을 잘 흘리고 상기가 되는 사람의 치통에 사용한다.
- 백호탕(白虎湯) 실증타입 : 체력이 있는 사람의 충치로 치통이 심하고 잇몸이 붓고 입 안이 뜨겁게 느껴지며 입이 마르고 땀과 소변이 많이 나오

는 사람에게 사용한다.
- 입효산(立效散) 허증 실증타입 : 치통이나 발치 후의 통증이 심해서 도저히 참을 수 없을 때 사용하면 신속히 효과가 나타나 치통이 사라진다.
- 감초탕(甘草湯) 허증 실증타입 : 갑자기 치통이 와 무척 아플 때 사용한다. 감초에는 극심한 통증을 완화시키는 작용이 있어서 별명을 '망우탕(忘憂湯)'이라고도 한다. 체력이 중간 정도인 사람에게 사용한다.

민간요법
- 소금 : 짙은 소금물로 양치질을 한다. 치통에는 아픈 이로 소금을 깨문다.
- 매실 : 매실 장아찌의 과육을 치통 쪽 볼에 붙인다. 장아찌를 구워 아픈 이에 붙인다.
- 산초 : 과피(果皮)를 달인 액으로 입 안을 헹구어 내면 치통에 좋다.
- 연꽃 : 잎을 검게 구워 분말로 만든 뒤 치통 잇몸에 붙인다.
- 참마 : 갈아서 고춧가루를 조금 쳐서 갠 다음, 종이에 발라 치통 쪽 볼에 붙인다.
- 토란 : 껍질을 벗겨 잘 갈아낸 토란 즙에 생강 간 것과 밀가루를 섞어 헝겊에 바른 다음 치통 쪽 볼에 붙인다.
- 파 : 하얀 부분을 아픈 이로 깨물고 있으면 치통이 없어진다.

▶ 치통에 생감 즙이 좋다.
감이 익기 전 절구로 잘 찧어 용기에 담고 끓인 물을 용기에 부어 햇빛에 4~5일 놔두면 발효가 시작된다. 2주 후 발효가 끝나면 체로 걸러 용기에 담아 그늘에 보관하다, 치통이 오면 한 모금 머금고 있으면 치통이 멈추는 특효가 있다.

동의보감으로 '치통' 치료하기

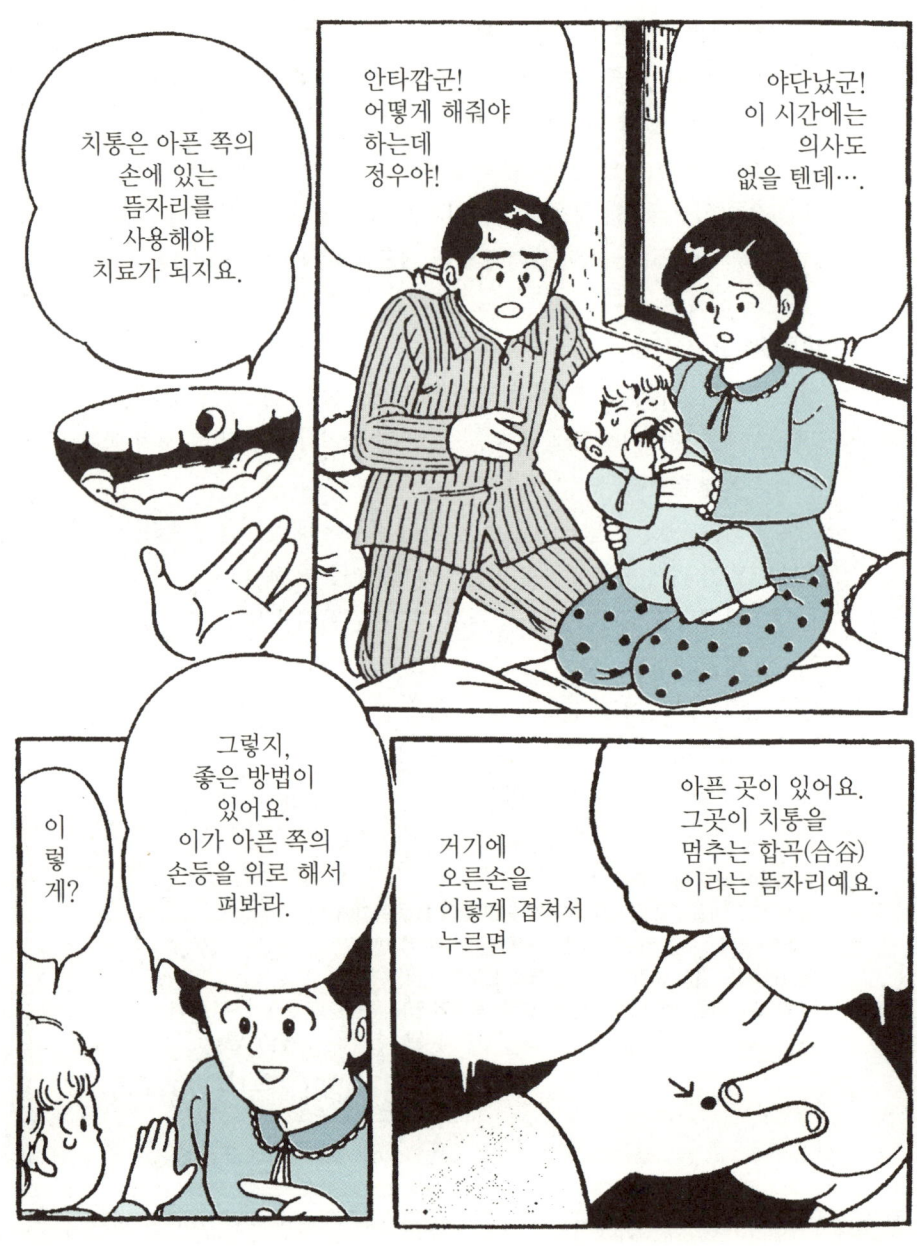

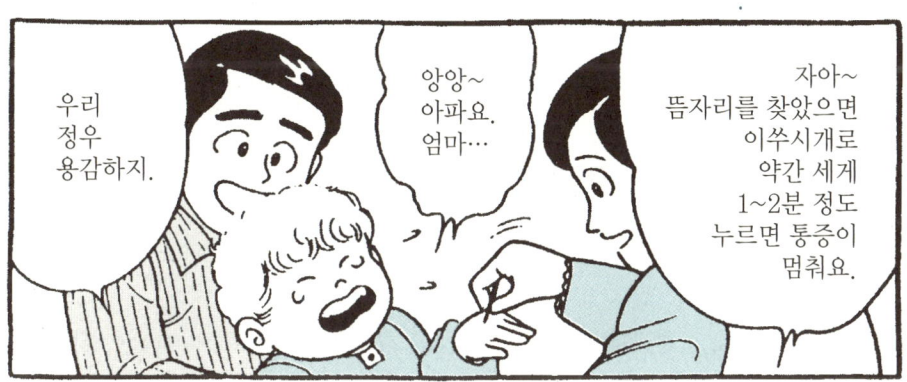

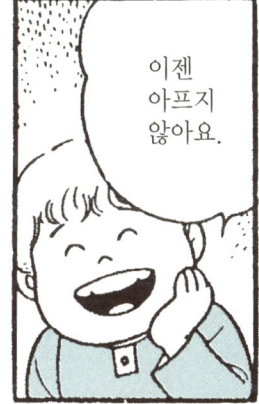
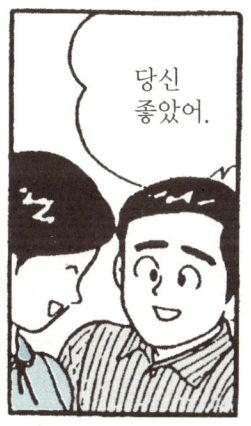
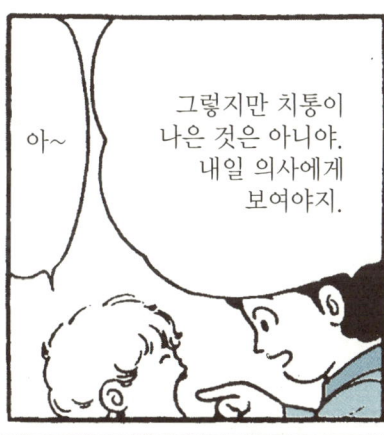

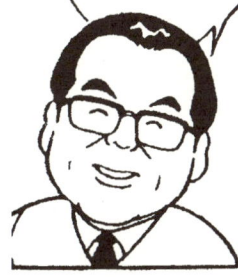

상치통일 때	하치통일 때
손을 교차해서 위의 손 가운데 손가락으로 눌러서 아픈 곳의 끝에 이쑤시개를 세게 10초, 다음에 담배뜸을 20회 반복합니다.	코의 옆 1cm 되는 곳을 누르면 아픈 뜸자리가 있어요. 여기에 담배뜸을 20회 합니다.
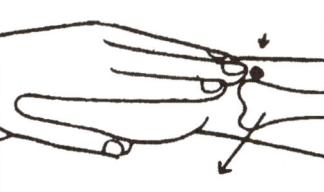	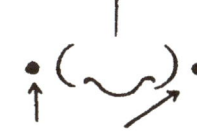

동의보감으로 '구강염' 치료하기

원인 : 감기, 급성전염병, 위장의 병, 치석, 치조농루, 충치, 틀니에 의한 자극, 입 속의 화상, 영양실조, 알레르기성 체질, 월경중·임신중 입 속의 세균 증가

증상

구강염과 구내염이 있는데 구강염은 입냄새, 잇몸질환, 구취 제거로 구분되고 일반적인 구내염의 증상은 입 안의 점막이 빨갛게 부어오르며 아프고 부으면서 열이 난다. 치은염은 이를 닦을 때 피가 나다가 점차 치조농루가 되고 이와 잇몸 사이에 노란 고름이 나오기 때문에 그때마다 입맛이 쓰고 입 냄새가 심하게 난다. 이가 흔들리고 씹을 수가 없다.

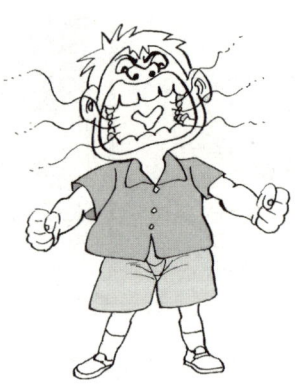

치료

치과 의사에게 치료받는 것이 우선이다. 원인이 되는 이의 맞물림 이상을 치료하고 증상이 심할 때는 잇몸을 절제하여 속의 치구·치석·염증을 일으키고 있는 부분을 긁어내고, 상처를 꿰매는 치육 절제수술을 하거나 발치를 한다.

증상과 처방

- 갈근탕(葛根湯) 허증 실증타입 : 잇몸이 부어오르기 시작한 초기 단계에 사용한다. 어깨와 목이 결리고 땀이 나지 않는 오한 발열이 있는 사람에게 특히 좋다.
- 보중익기탕(保中益氣湯) 허증타입 : 만성위염이나 폐결핵에 걸린 사람에게 사용한다. 혈색이 나쁘고 자주 피고하고 몸이 나른한 사람에게 사용한다.
- 양격산(凉膈散) 실증타입 : 체력이 있는 사람의 구강염, 설염으로 점막이나 혀가 빨갛게 부어올라 열이 나고 입냄새가 심한 단계이며 변비 경향이 있는 등의 기준으로 하여 사용한다.
- 온청음(溫淸飮) 허증 실증타입 : 만성화된 구강염으로 피부가 거칠어져 있고 허약체질인 사람에게 사용한다.

일상생활의 주의

치조농루나 치석은 조기에 낫게 하고 평소부터 구강염이나 설염의 원인을 만들지 않도록 주의해야 한다. 위와 장과도 관계가 있으므로 폭음·폭식·약의 남용도 조심해야 한다. 그리고 비타민 B2나 비타민 B6는 입 속의 점막을 튼튼하게 하므로, 이것이 많이 함유된 녹황색 채소·달걀·우유·산 등을 많이 섭취하도록 해야 한다.

민간요법

결명자 : 생 씨앗을 짙은 황갈색의 끈끈한 액이 될 때까지 달인 다음 식혀서 입 안을 헹구어 낸다.

다시마 : 소금기가 있는 다시마를 그대로 검게 구워 환부에 붙여도 좋다.

동의보감으로 '구강염' 치료하기

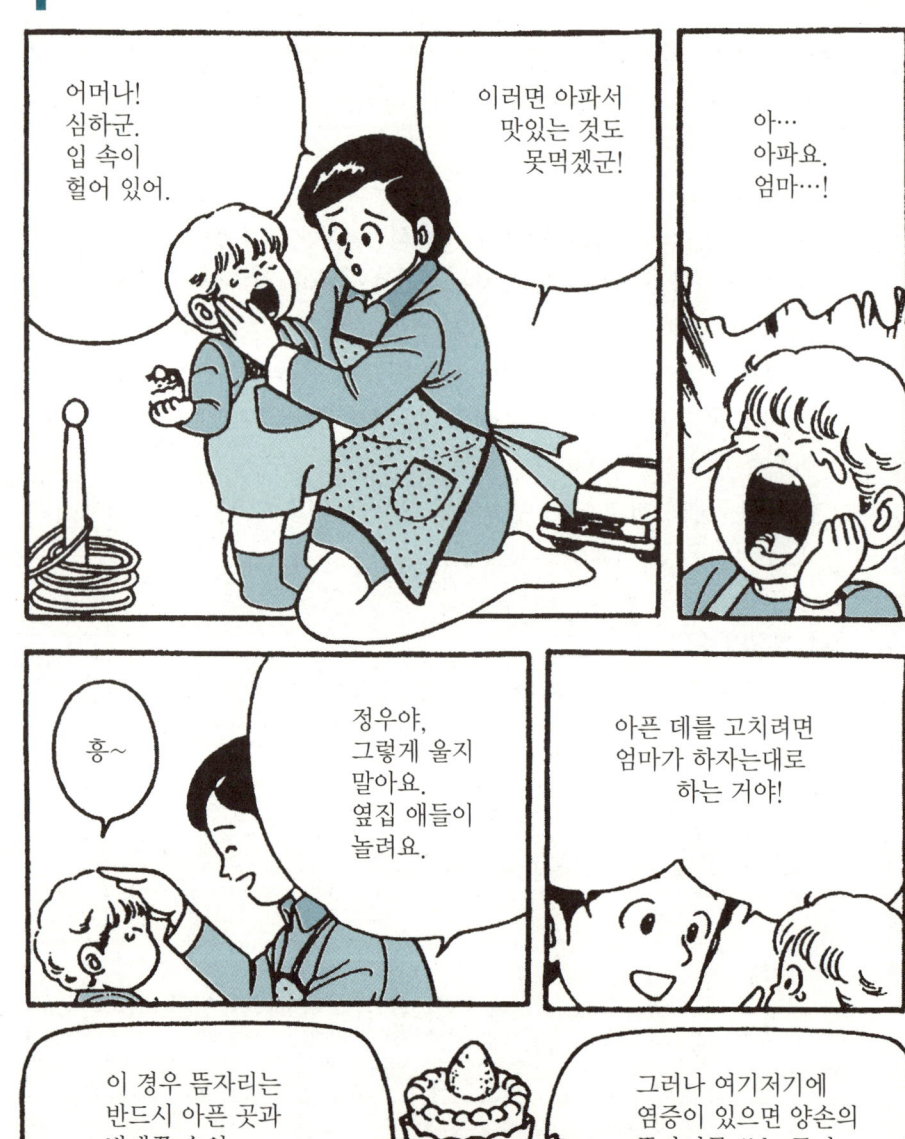

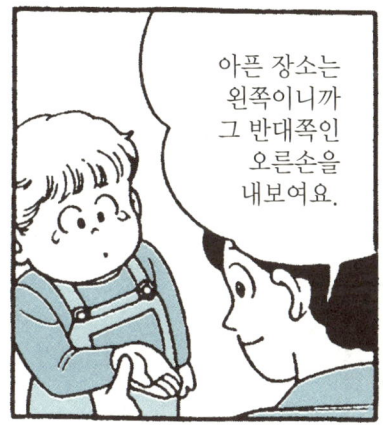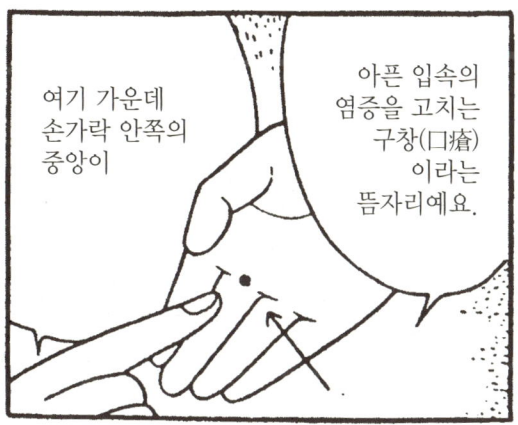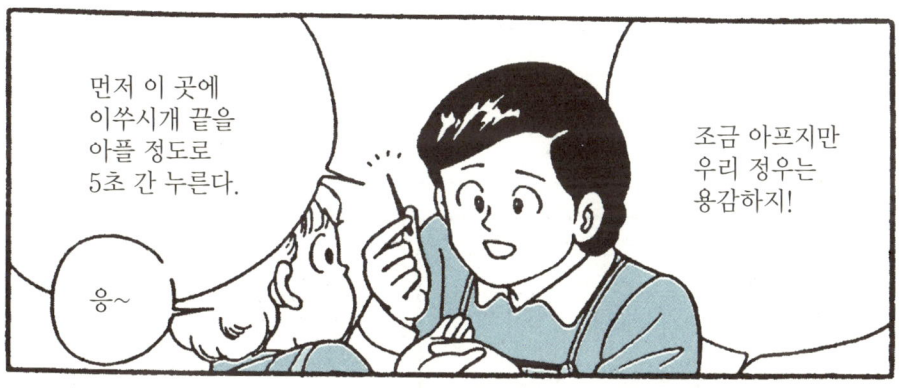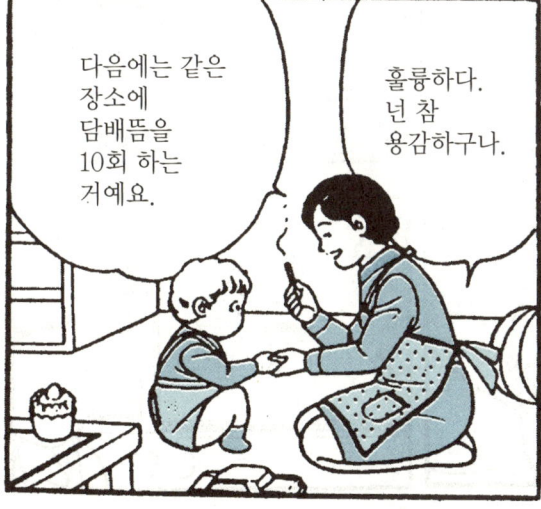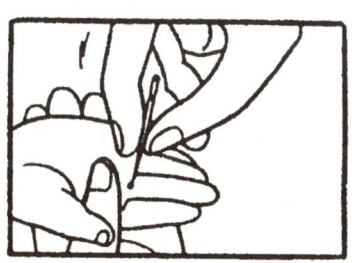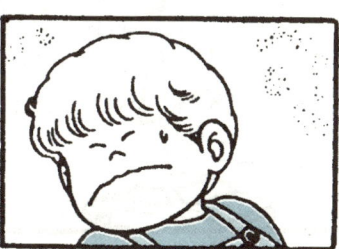

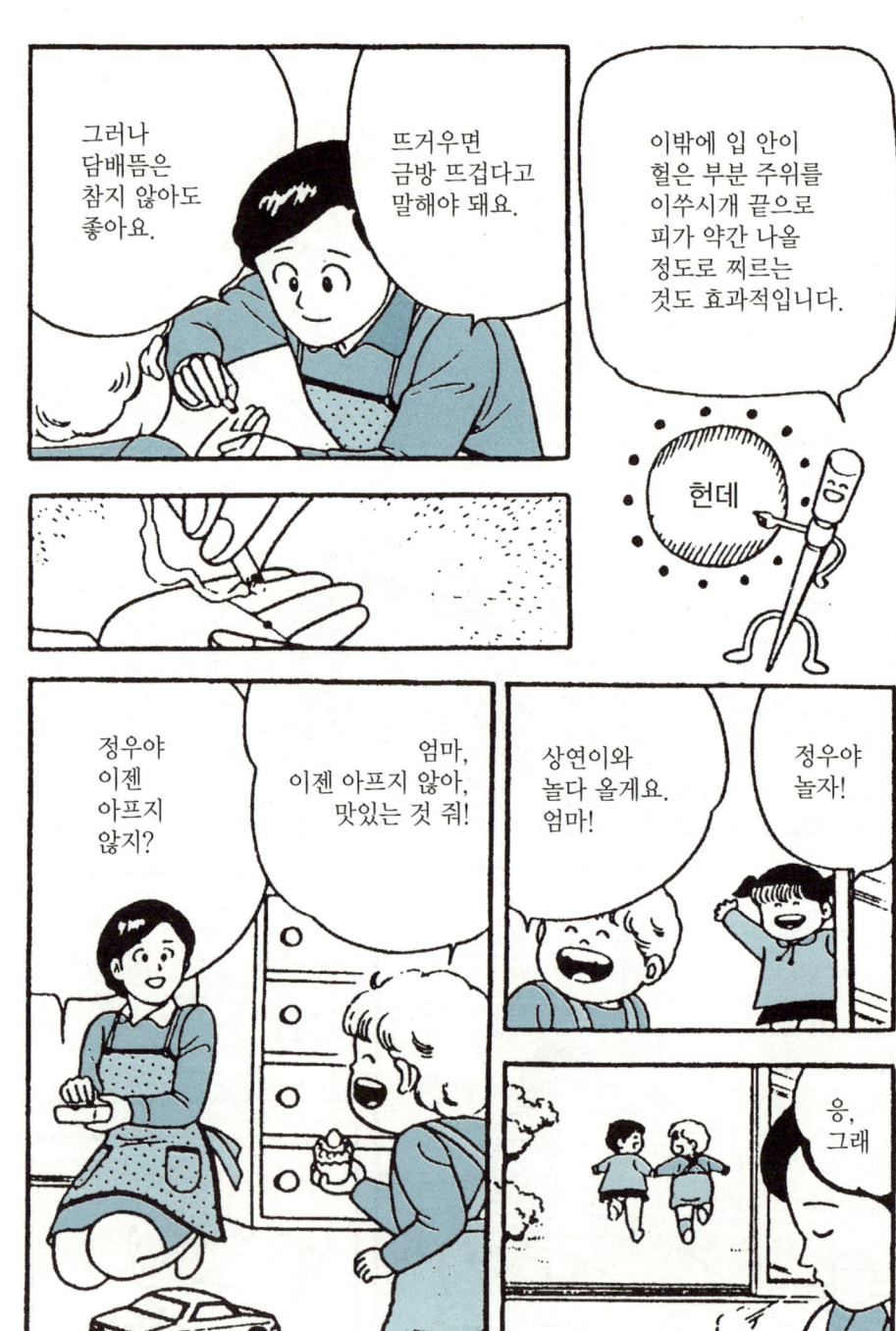

동의보감으로 '두통증' 치료하기

원인 : 두통에는 많은 원인이 있다. 정서의 변화에서 오는 것을 비롯하여 스트레스, 안정피로, 시력장애, 고혈압, 저혈압, 뇌종양, 뇌동맥경화, 당뇨병, 간염, 부인병, 매독까지 심각한 원인으로 인한 증상도 여러 가지다.

이런 증상엔 이런 처방!

원인이 많으면 그 원인을 엄밀한 조사가 필요하다. 공통된 응급처치는 신선한 공기를 많이 마시는 것이다.

목 근육이 뻣뻣한 두통엔 과로·숙취가 잘 생긴다. 이럴 때 머리나 연수를 차게 하면 역효과가 난다. 온습포나 온수 샤워가 좋다. 특히 연수를 차게 하는 것은 어떤 경우라도 너무 쉽게 성의없이 해서는 안된다. 침 하나라도 치명적일수 있기 때문이다.

호흡중추, 심박중추가 있으므로 차게 해서 호흡곤란이 되는 것은 흔하기 때문이다. 또 다른 원인을 알 수 없는 두통이 나면 불안하다고 호소하는 경우다.

'이것은 공복이 원인일 수 있다.'

너무 바쁜 사람이 식사 시간을 잊어 머리가 멍해지면 콩 한 쪽이라도 효과가 나타난다. 그리고 모든 종류의 두통에 잘 듣는 정수리 지압이 있다. 정수리에서 미간으로 내려오는 전두부의 급소인 '천도(天倒)'도 누르면 빨리 낫고 주먹을 쥐고 중지의 첫 번째 마디를 눌러도 효과도 있다.

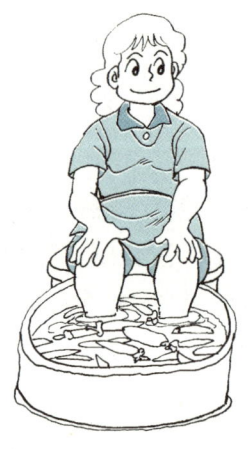

돼지의 뇌에 천궁을 넣고 된장으로 간을 하여 끓인 것이 두통에 특효약이다. 이것들은 모두 건뇌 작용이 강해서 신경을 진정시킨다. 또한 두통을 치료하는 방법으로 고추에 발을 담구는 것이 효능이 뛰어나다.

◀ 고춧물에 발 담구는 방법
뜨거운 물에 고추를 띠우고 발을 넣는 것인데 바로 머리에서 피가 내려오는 느낌이 든다. 엄지손가락에서 발목까지 회전하면 효과는 배가 된다.

증상과 처방

- 갈근탕(葛根湯) 허증 실증타입 : 삼차신경통과 좌골 신경통에 사용하고 양독(陽毒)으로 인해 어깨와 목이 결리고 땀이 별로 나지 않는 사람에게 효과가 있다.
- 계지복령환(桂枝茯苓丸) 허증 실증타입 : 삼차신경통 환자로 배꼽 아래 비스듬히 2cm 부분에 저항과 압통이 있고 상기나 월경 이상이 있는 사람에게 사용한다.
- 팔미환(八味丸) 허증타입 : 당뇨병이 원인인 좌골신경통에 사용한다. 영양 부족으로 하반신에 탄력이 없거나 저리는 노인에게는 특히 효과적이다.

동의보감으로 '두통증' 치료하기

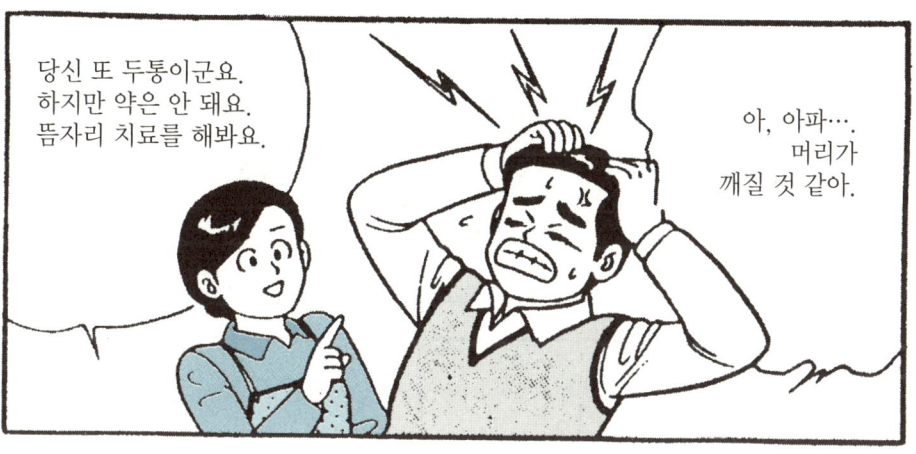

① 앞머리의 통증

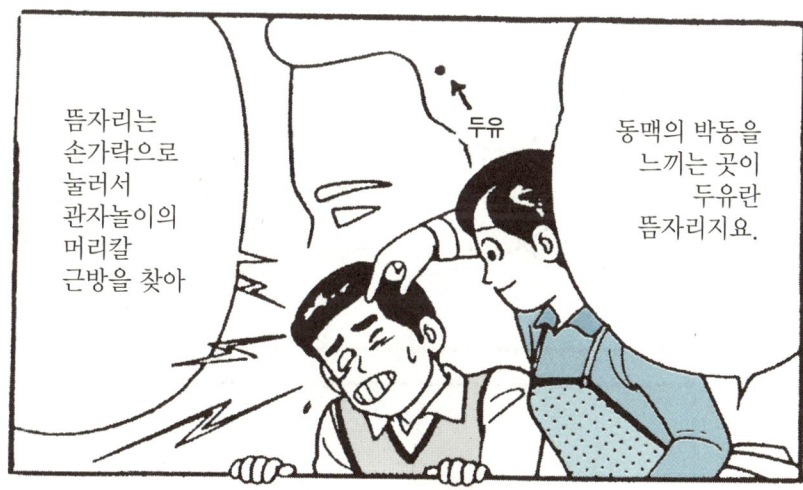

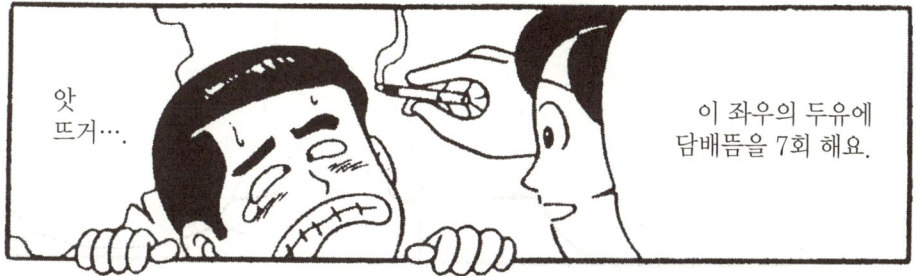

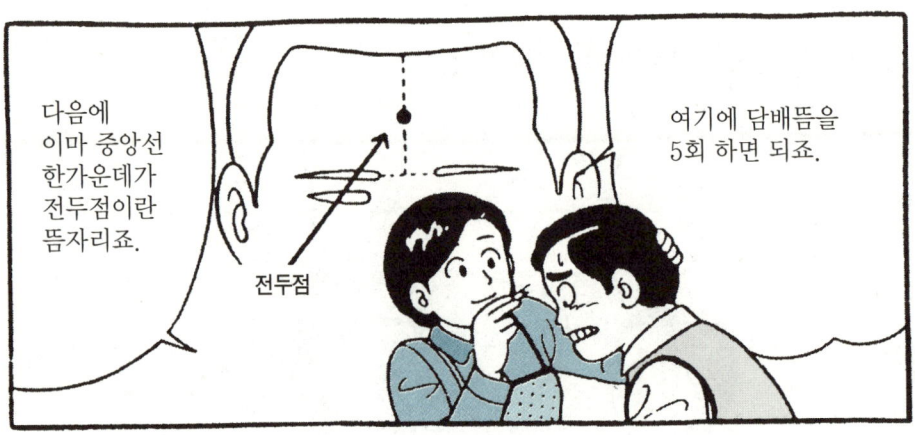

② 뒷머리의 통증 ③ 편두통

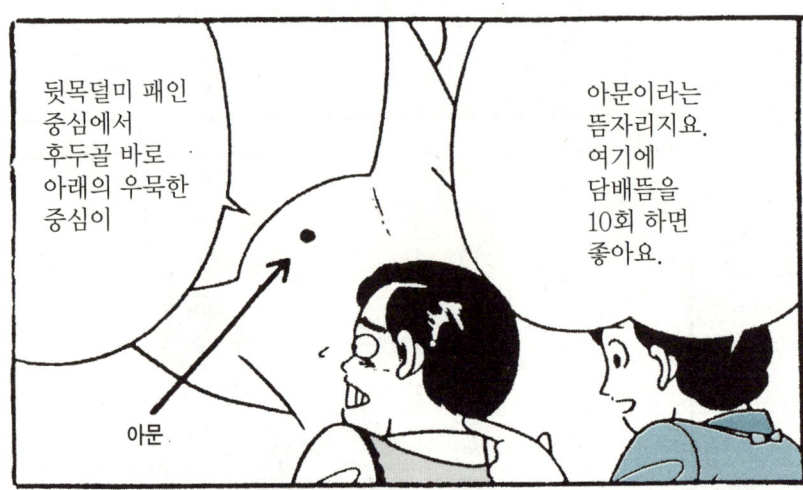

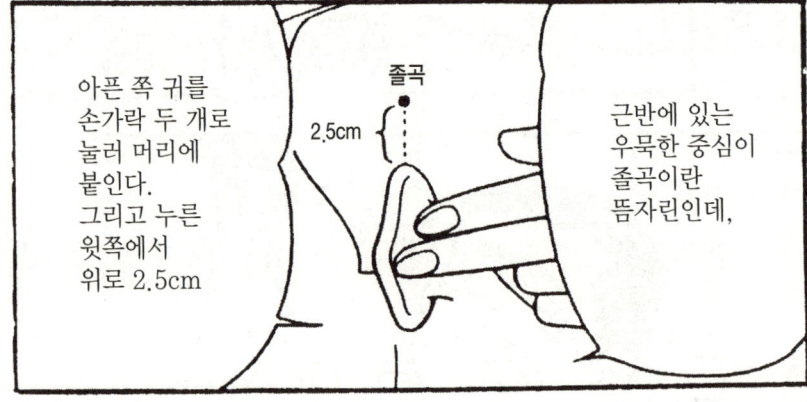

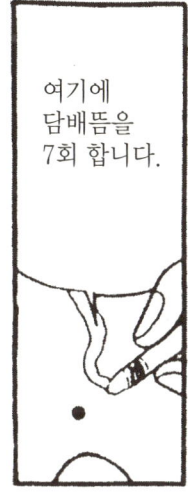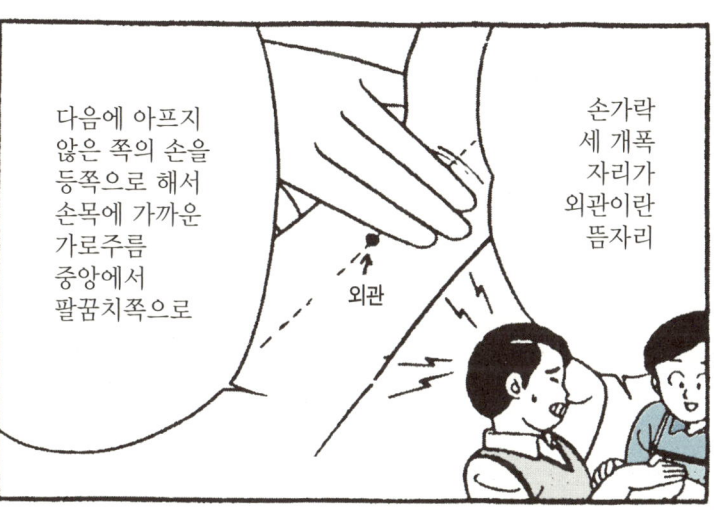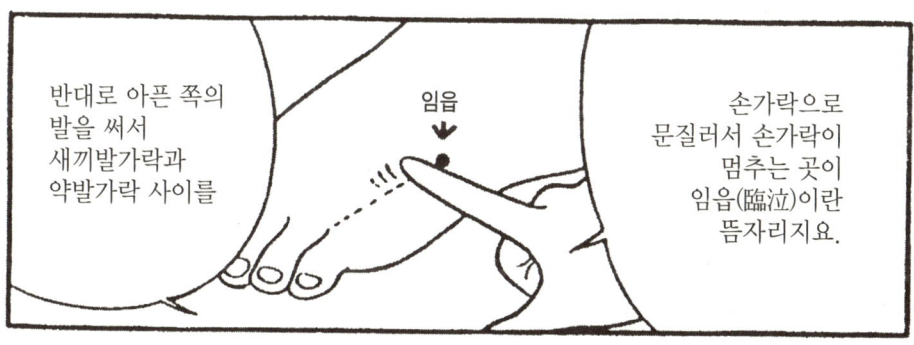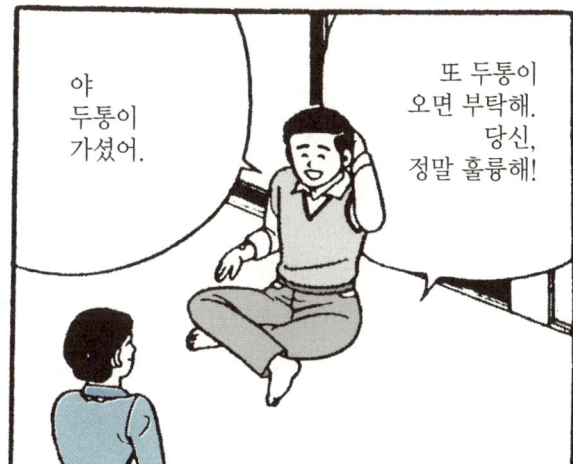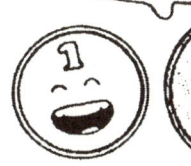

동의보감으로 '등 통증' 치료하기

원인 : 기관지염, 늑막염, 늑간 신경통, 위염, 담석증, 협심증, 심근경색의 발작, 뼈의 노화(변형성 척추증, 골조송증) 등

증상 : 등과 함께 가슴의 통증의 이유는 여러 가지지만 가장 무서운 것은 협심증과 심근경색 발작의 전조인 경우다. 그러나 원인이 분명치 않을 경우 반드시 전문의의 진찰을 받아서 적절한 조치를 취해야 한다.

알맞은 처방
소청룡탕(小淸龍湯), 맥문동탕(麥門冬湯), 계지가출부탕(桂枝加朮付湯)
방풍통성산(防風通聖散), 소함흉탕(小陷胸湯)

증상과 처방
- 소청룡탕(허증 실증타입) : 감기에 걸려서 기침과 가래가 나오고 기관지에 염증이 생겨 등과 가슴에 통증이 있는 사람에게 쓴다.
- 맥문동탕(허증 실증타입) : 감기가 낫지 않아 기침이 계속되고 끈적한 가래가 목에 붙어 있으며 목이 타고 등과 가슴이 아픈 사람에게 사용한다.
- 계지가출부탕(허증타입) : 늑간 신경통으로 등과 가슴이 아프고 손발이 차고 빈혈기미가 있는 사람에게 쓴다.
- 방풍통성산(실증타입) : 늑간 신경통으로 등과 가슴이 아프며 뚱뚱하고 체력이 좋은 사람에게 사용한다.
- 소함흉탕(허증 실증타입) : 기침은 나오는데 가래가 목에서 나오지 않고

등과 가슴이 아픈 사람에게 효과가 있다.

일상생활의 주의

등 통증의 증상은 여러 가지가 있지만 가장 일반적인 것은 자세불량과 뼈의 노화이다. 특히 변형성 척추증과 골조송증은 뼈의 노화로 발생하는 경우가 많다. 한방으로 변형된 척추(脊椎)나 등골을 고정시키고 치료할 수 없으나 변형으로 생기는 등 통증은 완화시킬 수 있다. 그러나 어떤 원인으로 척추가 굽고 등 통증이 오는지 확실히 밝혀 증(證)과 증상에 맞춰 처방전을 써야 할 것이다.

민간요법

· 도라지 : 뿌리 3g과 익지 않고 떨어진 귤 2g, 작약뿌리 2g을 300cc의 물로 절반이 될 때까지 달여 하루 3회에 나눠 마시면 등 통증에 효과가 있다.

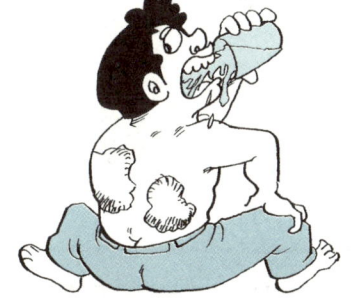

· 솔잎 : 잎을 짠 즙으로 환부에 찜질하면 등 통증이 완화된다.

· 털 머위 : 생잎을 불에 구워 비벼서 부드럽게 만들어 환부에 붙인다.

동의보감으로 '등 통증' 치료하기

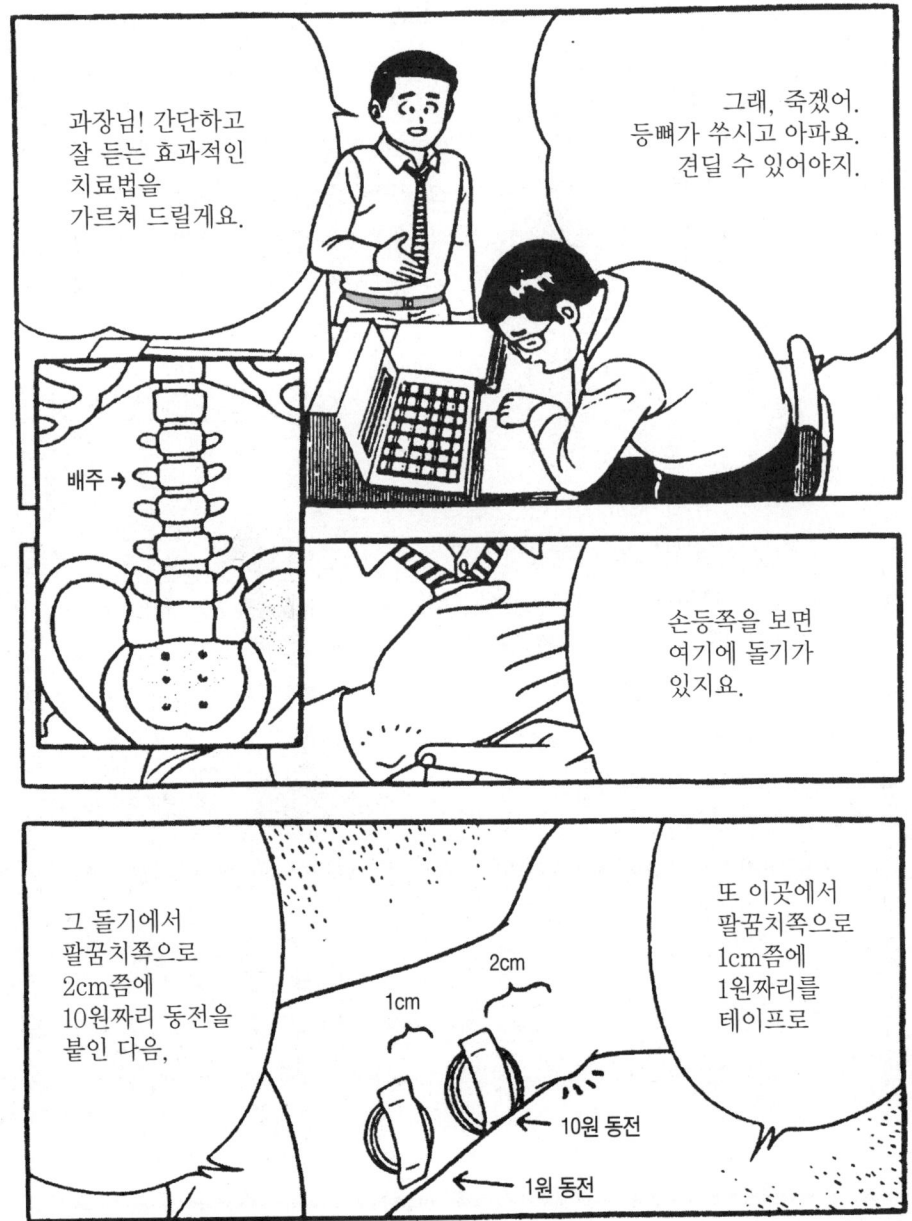

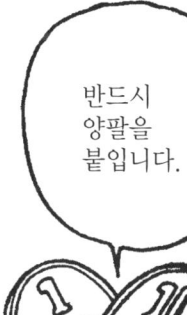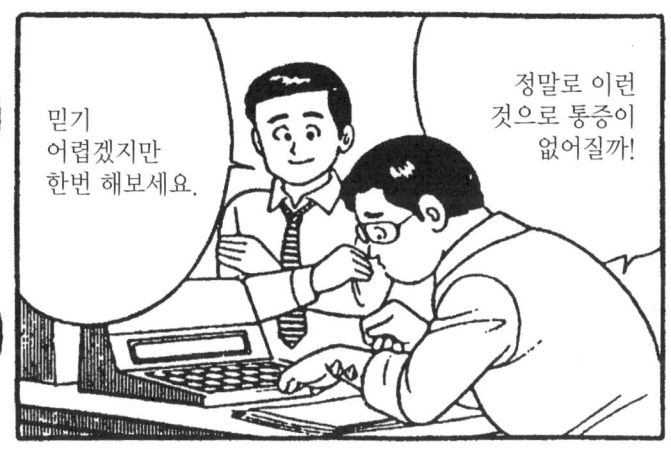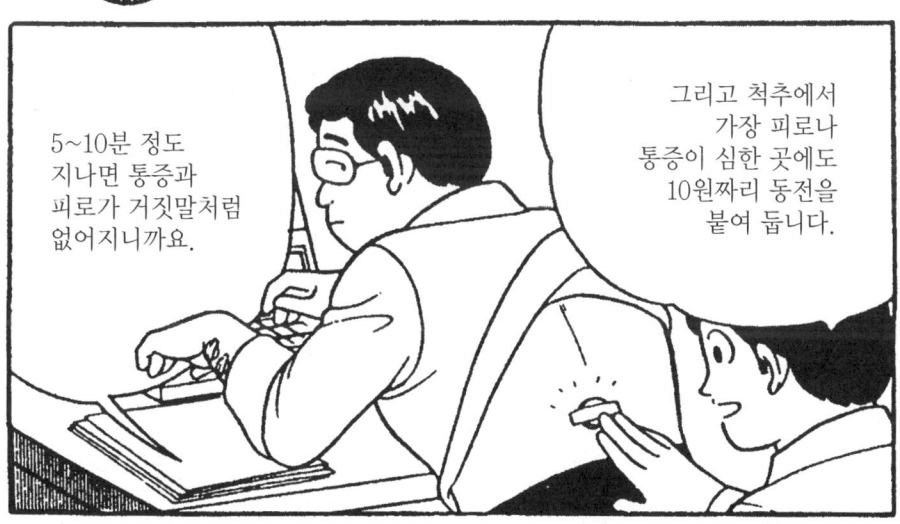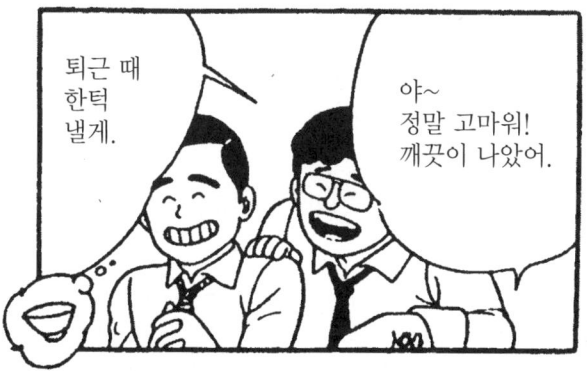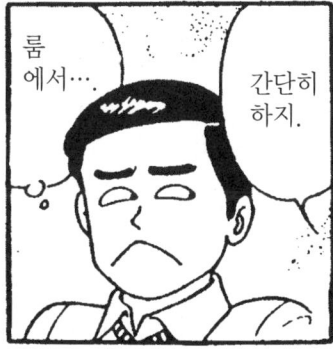

동의보감으로 '허리 삔 데' 치료하기

원인 : 20세가 넘으면 추간판(椎間板)이 점차 수분을 잃어 쿠션 역할을 충분히 해내지 못하게 된다. 만약 이곳에 밖으로부터 어떤 힘이 가해지면 속에 있는 추핵이 척추 쪽으로 튀어나와 추간판탈출증을 일으킨다.

증상

대부분 허리뼈에서 많이 발생하는데 갑자기 삐끗하면서 심한 통증이 일어난다. 요추(허리뼈)에 발생한 경우 아픔 때문에 서지도 걷지도 못할 정도이다. 통증은 기침이나 재채기를 하면 더욱 심해진다. 발의 발바닥·발등 부분의 감각도 둔해지고 광범위하게 탈출된 경우에는 등골이 막대기처럼 딱딱해져 앞으로 구부릴 수 없게 된다.

치료

급성기에는 안정과 보온이 가장 중요하다. 위를 보고 드러누운 자세로 가볍게 무릎을 세워 자고 골반견인(骨盤牽引)을 실시하거나 근육 이완제·진통제 등과 같은 약물요법을 시행한다. 보통 3주 정도면 효과가 나타난다. 그 후 운동·목욕 요법이나 근본적인 치료를 하면서 재발을 막고 수술로 근치시키는 방법도 있다.

증상과 처방

- 작약황신부탕(芍藥黃辛附湯) 허증타입 : 발이 차고 허리가 끊어질 듯 아프며 변비가 있는 사람에게 사용한다.

- 마행의감탕(麻杏薏甘湯) 허증 실증타입 : 풍습으로 인한 발작이나 관절에 부종이 있는 사람에게 사용한다. 오후에 자주 상기되어 얼굴이 화끈거리고 비듬이 많은 사람에게 특히 좋다.
- 소경활혈탕(疎經活血湯) 허증 실증타입 : 자주 붓고 하복부에 저항과 압통이 있으며 하반신에 심한 통증이 있는 사람에게 사용한다.
- 오두탕(烏頭湯) 실증타입 : 냉증이 심하고 관절이 붓고 삔 곳에 강렬한 통증이 있어서 구부렸다 폈다 할 수 없을 정도의 진통으로 쓰인다.

일상생활의 주의

갑자기 무거운 것을 허리힘으로 들어 올리거나 오랫동안 의자에 앉아 있는 것은 금물이다. 또한 침대나 요는 너무 푹신하지 않는 것이 좋다. 평소부터 주의를 하면 발병과 재발을 막을 수 있다.

민간요법

- 선인장 : 생 선인장을 갈아 즙을 헝겊에 발라 통증 위 환부에 붙인다.
- 인동덩굴 : 건조시킨 경엽을 자루에 넣어 욕탕에 넣어 목욕한다.
- 수양버들 : 가지와 잎을 진하게 달여 액을 헝겊에 묻혀 환부에 붙인다.
- 부추 : 부추를 달여 액을 술에 타 마신다.
- 치자 : 열매를 달여 마신다.

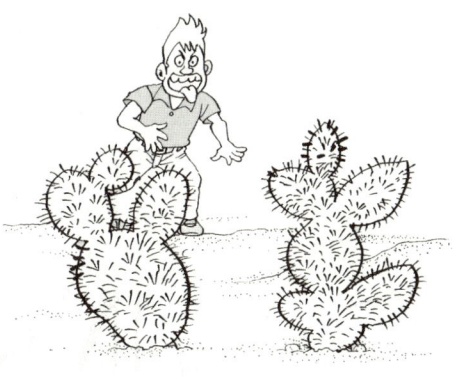

동의보감으로 '허리 삔 데' 치료하기

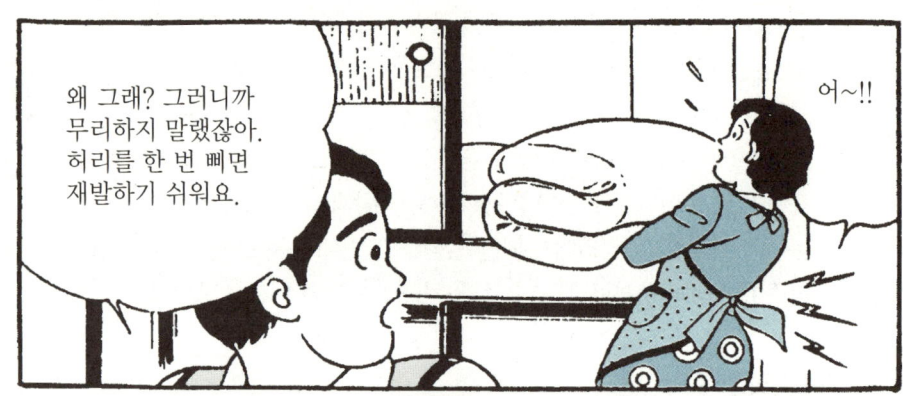
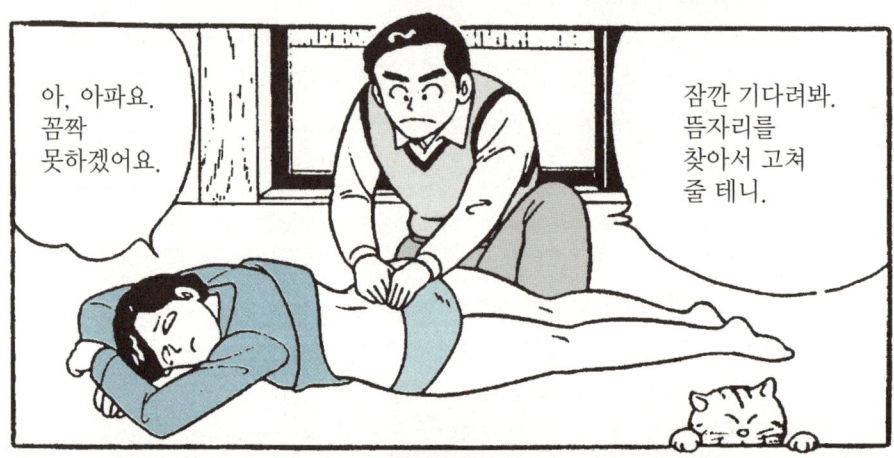
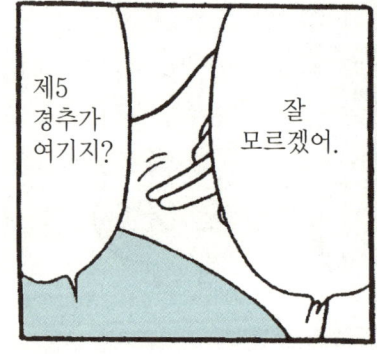
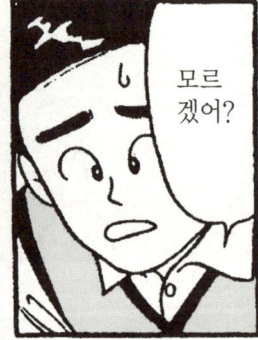
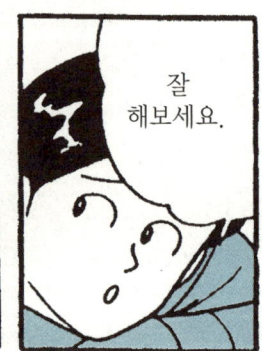

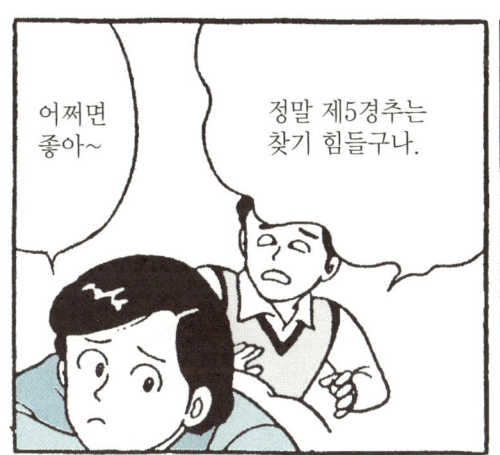
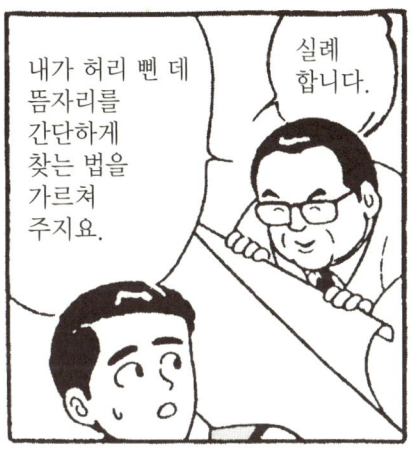
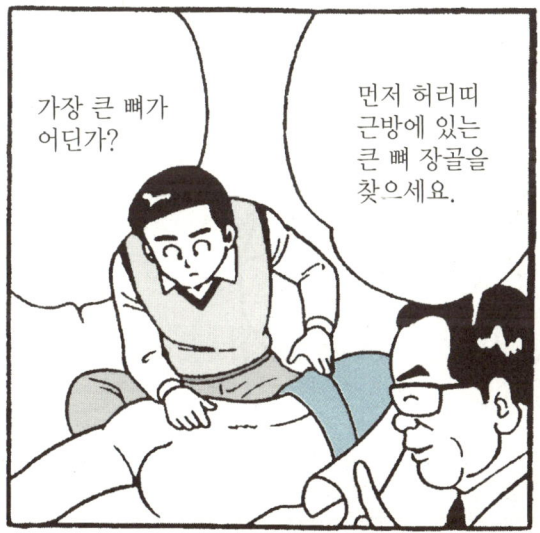
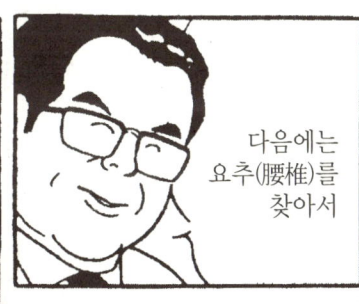
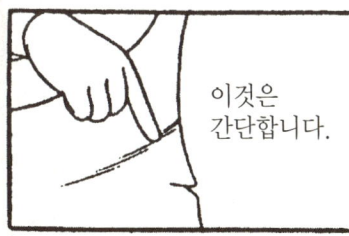
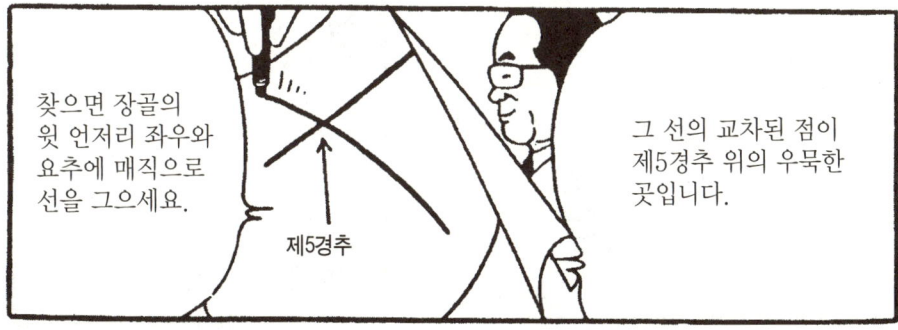

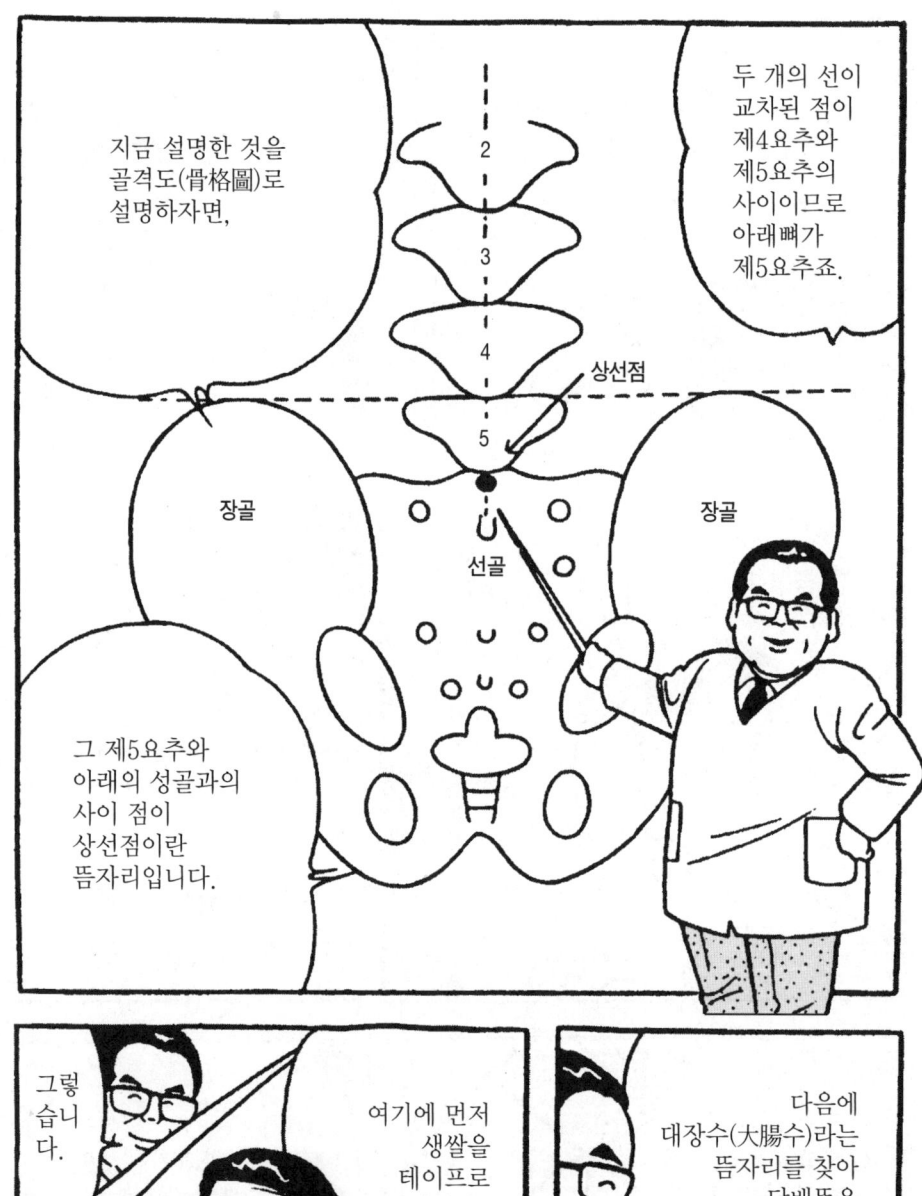

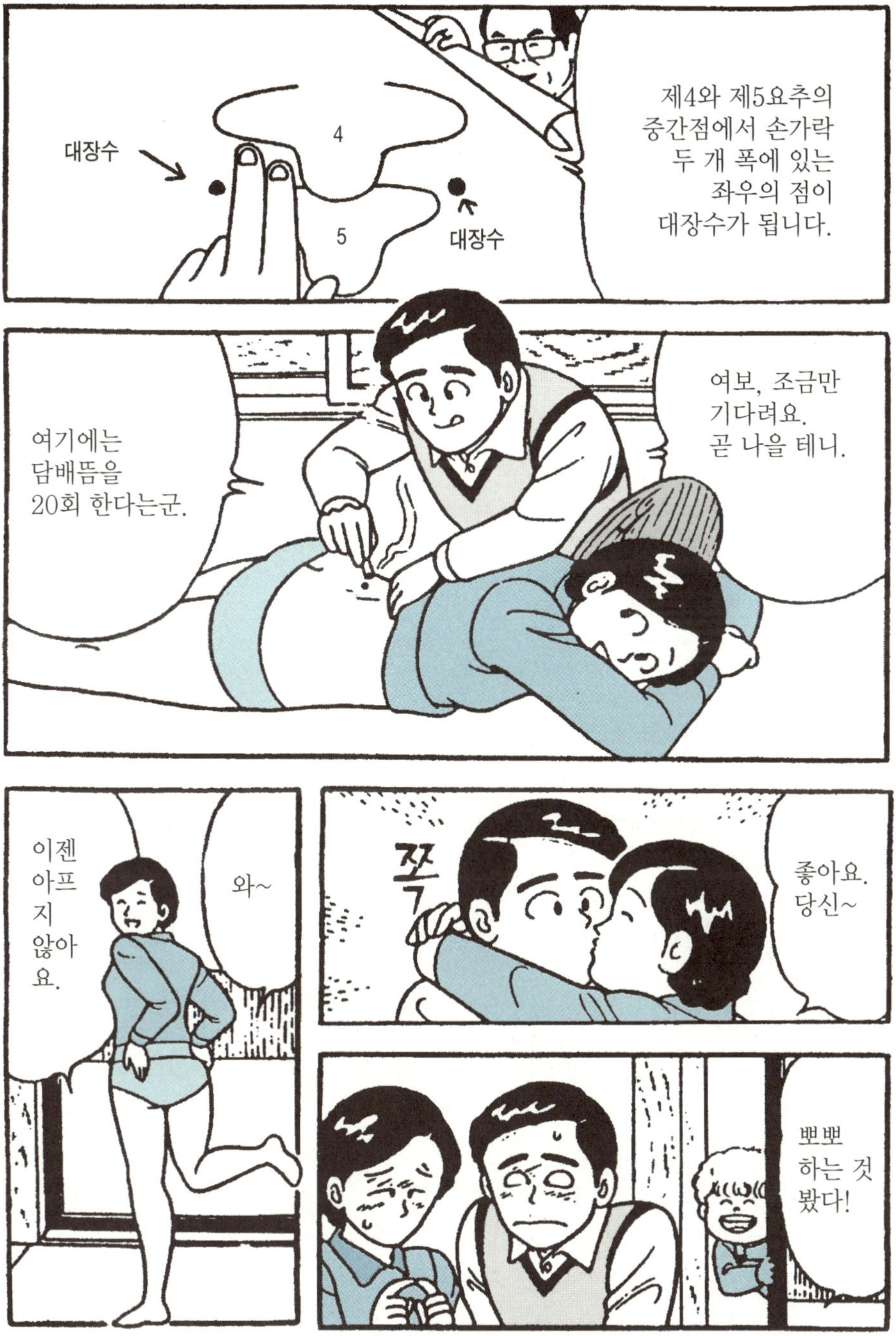

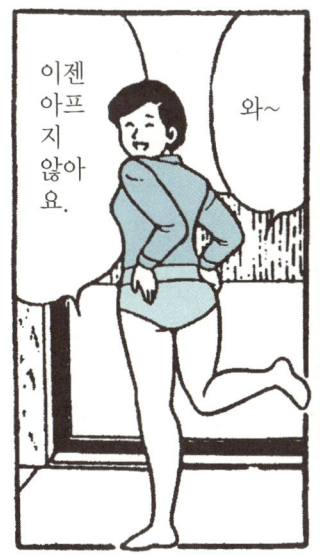
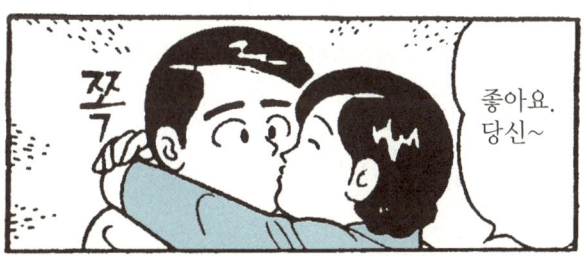
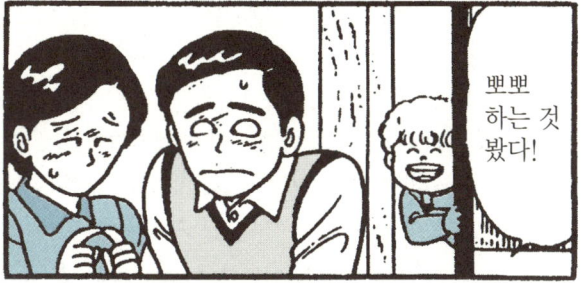

동의보감으로 '무릎관절통' 치료하기

원인 : 염좌(捻佐), 탈구(脫臼), 급성 관절염, 만성 관절염, 변형성 관절증, 류마티스성 관절염,

증상

관절이 붓고 아프며 열과 함께 관절의 운동 장애가 나타난다. 관절 속에 고름이 괴고 결국에는 뼈까지 손상을 입어 관절이 변형되거나 관절 속에 물이 괴기도 한다.

치료

증상에 따라 다르지만 주로 페니실린이나 스트렙토마이신 같은 화학 요법제를 사용하거나 필요한 경우 수술을 한다. 급성기에는 환부를 고정시키고 안정을 취하게 하지만 증상이 차도가 있으면 조금씩 관절운동을 해야 한다.

증상과 처방

무릎이나 손발의 관절을 비롯하여 몸 여기저기에 있는 관절이 붓고 아플 때는 우선 의사에게 류마티스성 관절염인가 진찰을 받아야 한다. 류마티스성 관절염의 경우에도 증상에 맞는 한방약을 사용해야 한다.

- 월비가출탕(越脾加朮湯) 허증 실증타입 : 발열·오한을 동반한 구갈감(口葛感)이 있고 땀을 잘 흘리며, 배뇨량이 적은 전신 증상이 나타나고

관절의 아픔을 호소하는 체력이 중간 이상인 사람에게 사용한다.
- 대방풍탕(大防風湯) 허증타입 : 만성 류마티스성 관절염 환자로서 몸이 몹시 쇠약하고 기력도 떨어지며, 관절이 붓고 뼛속이 아픈 사람에게 사용한다.
- 방기황기탕(防己黃芪湯) 허증 실증타입 : 평소 땀을 많이 흘리는 두부살 체질인 사람의 관절통, 변형성관절통이 있는 사람에게 사용한다.
- 의이인탕(薏苡仁湯) 허증 실증타입 : 관절이 붓고 아픈 증상이 만성이 되어 좀처럼 만성이 되어 체력이 중간 이상인 사람에게 쓴다.

일상생활의 주의

너무 뚱뚱한 사람은 체중을 줄이도록 노력하여 관절에 부담을 줄여야 한다. 적당한 운동을 하는 것도 중요하며 또한 냉기·습기가 통증을 유발시키므로 환부 및 온몸을 보온하는 연구를 해야 할 것이다.

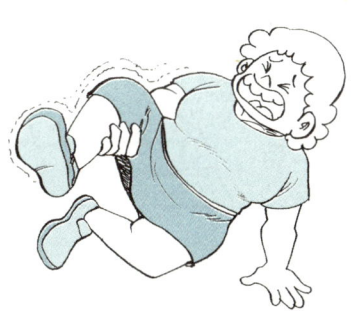

민간요법

- 칡 : 건조시킨 칡뿌리를 하루 분으로 5~10g씩 달여 마신다. 자루에 담아 욕조 속에 넣으면 몸이 따뜻해진다.
- 미꾸라지 : 살아있는 미꾸라지 껍질을 벗겨, 껍질 부분을 환부에 붙이면 부기가 빠지고 통증이 완화된다.
- 질경이 : 전초를 달여 차 대신 마신다.
- 제비꽃 : 건조시킨 전초에, 건조시킨 질경이 전초를 반반씩 섞어 진하게 달인 후 헝겊에 적셔 환부를 온습포한다.

동의보감으로 '무릎관절통' 치료하기

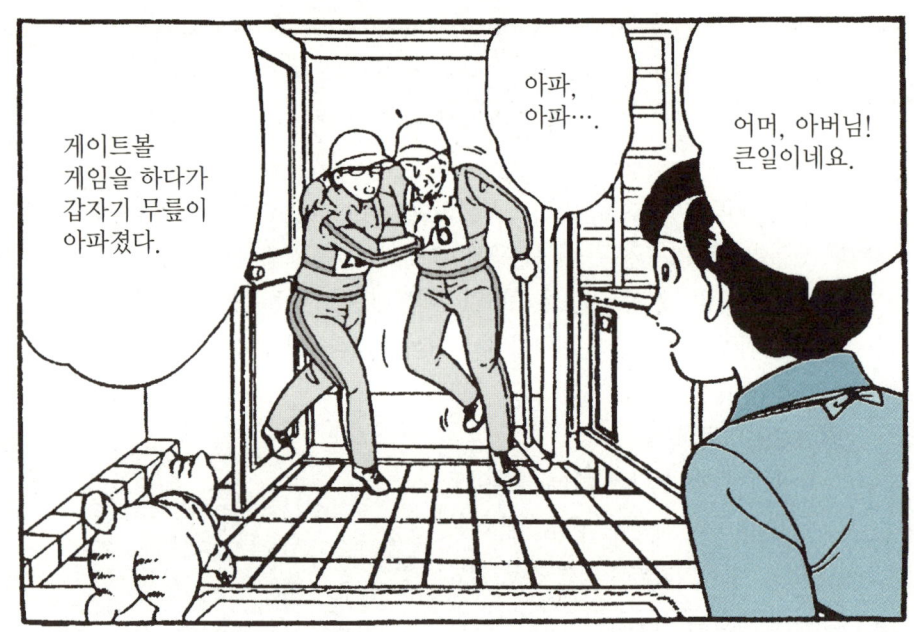

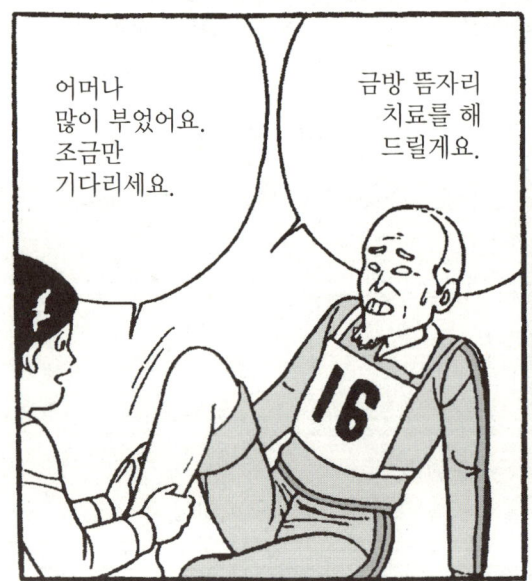
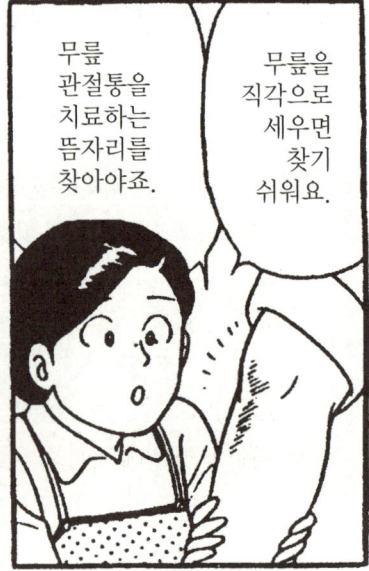

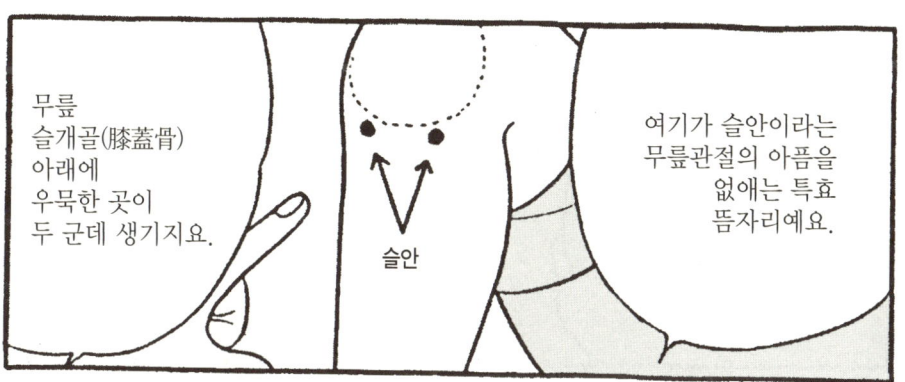
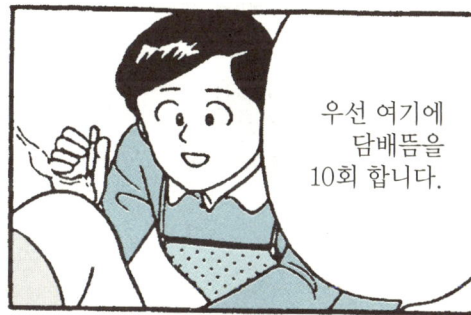
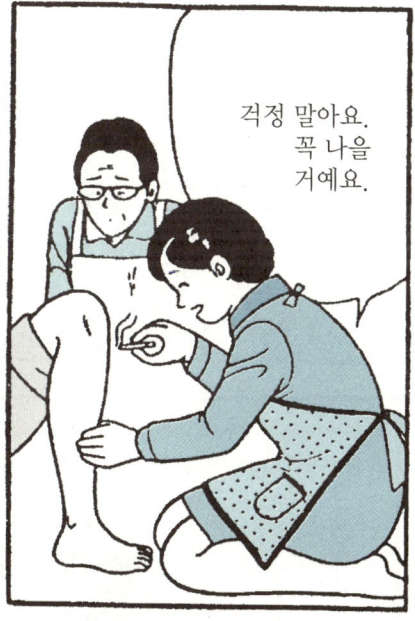
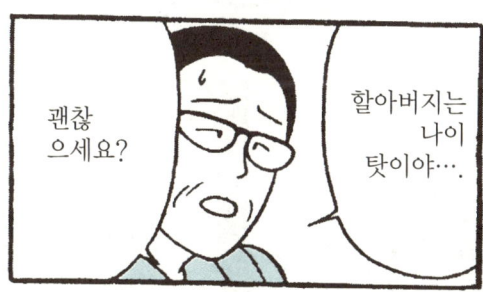
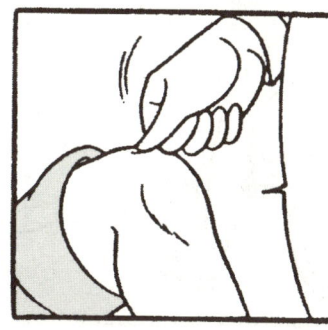
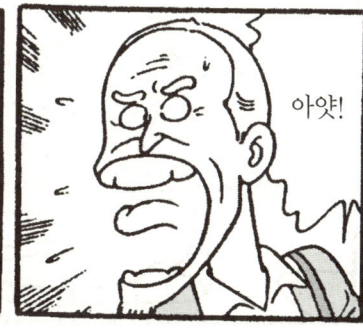

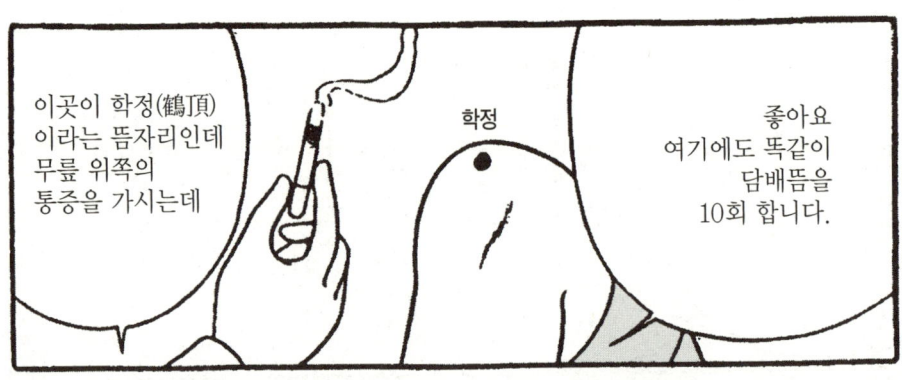
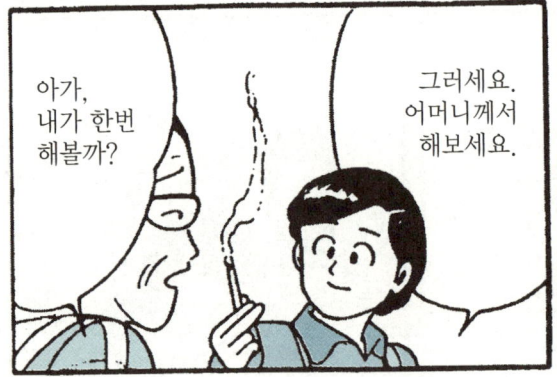
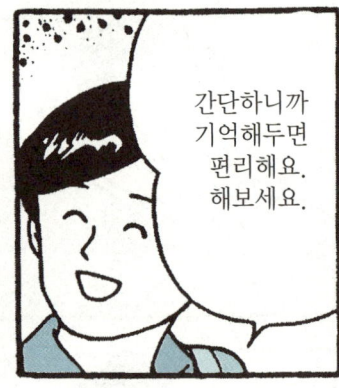
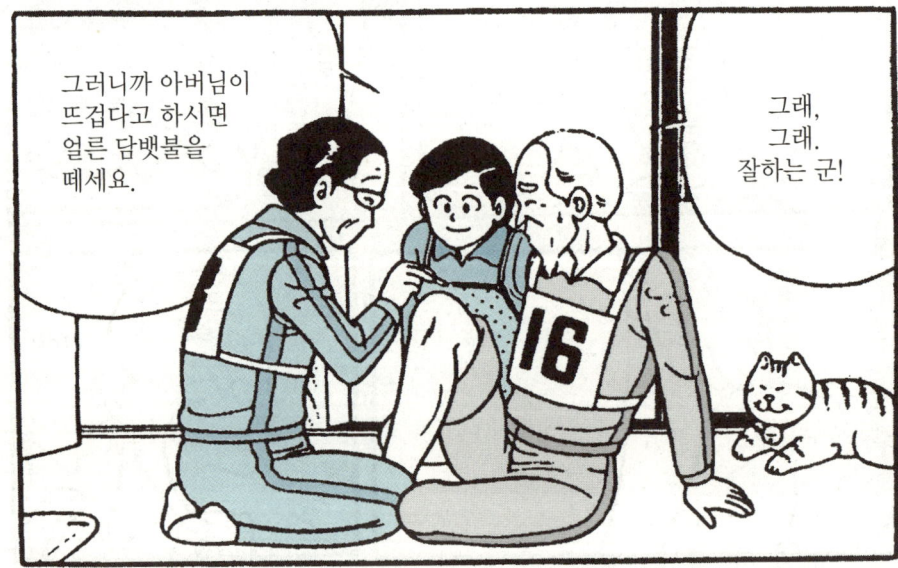

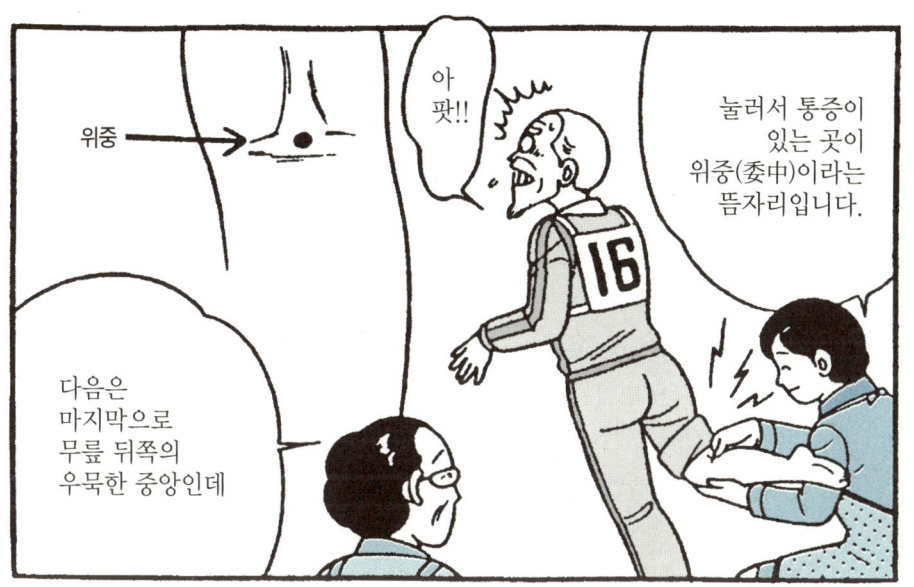
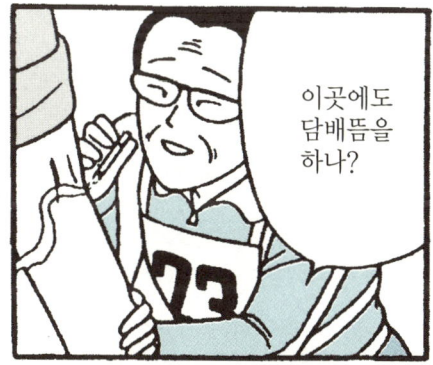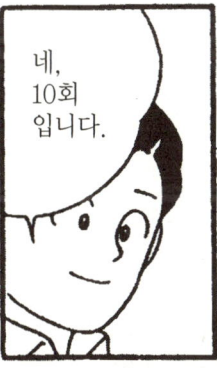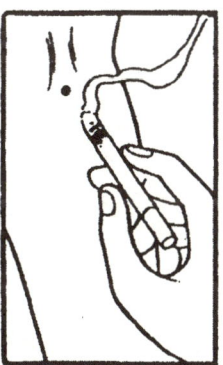
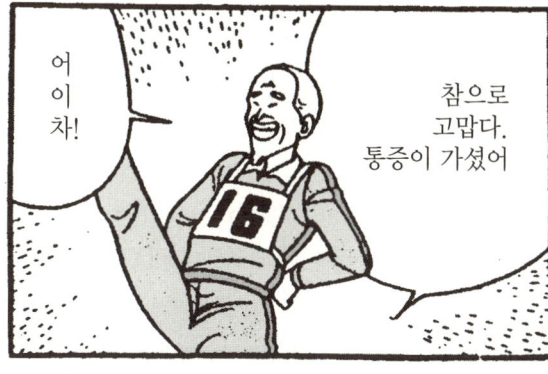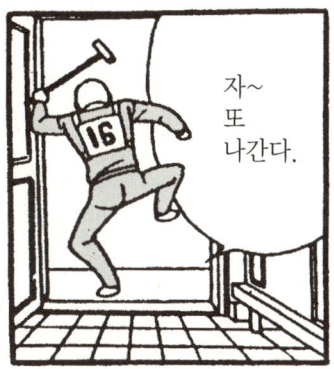

동의보감으로 '어깨결림 2' 치료하기

원인 : 어깨를 많이 사용함, 견관절염, 견관절주위염(견비통), 타박상, 경견완 증후군, 변현성 증후군, 내과적 질환(감기, 월경 이상, 갱년기장애, 빈혈, 고혈압, 저혈압, 심장병, 신장병, 당뇨병, 간염, 담석증, 위염, 위하수, 위궤양) 등.

증상

첫 번째는 어깨가 묵직하고 나른하거나 뻐근하면서 아파온다. 두 번째 찾아오는 결림은 마치 송곳으로 쑤시는 듯한 통증으로 밤에 잠을 이룰 수 없고, 세 번째는 팔을 들어올리거나 뒤로 제칠 수 없게 되고 허리띠를 매기도 힘들어진다. 통증은 점차 가라앉지만 어깨 근육의 힘이 쇠약해진다.

치료

어깨 결림은 자연히 낫는 수가 있지만 그 동안 불편함이란 이루 말할 수 없이 고통스럽다. 방치할 경우 완전히 쓰지 못하는 경우가 있으므로 적절한 치료가 필요하다. 어깨 결림의 통증이 심할 때 환부를 고정시키고 안정을 취하고 통증이 가라앉으면 운동요법으로 치료하며 삶은 수건으로 온습포·목욕 등으로 어깨를 따뜻하게 해준다.

증상과 처방

· 대시호탕(大柴胡湯) 실증타입 : 고개 양쪽부터 어깨 양쪽이 결리고, 흉협

고만과 변비 경향이 있으며, 비만 체질이고 체력이 좋은 사람에게 사용한다.
- 소시호탕(小柴胡湯) 허증 실증타입 : 대시호탕 증(證)이지만 증상이 좀 약하고 체력은 중간 이상의 변비가 없는 사람의 어깨 결림에 사용한다.
- 갈근탕(葛根湯) 허증 실증타입 : 후두부에서 목덜미에 걸쳐 어깨결림이 있는 위장이 튼튼하고 체격이 좋으며 땀을 흘리지 않는 사람에게 사용한다.
- 도인승기탕(桃仁承氣湯) 실증타입 : 자주 상기되고 아랫배에 압통이 있고 변비 기미인 사람과 월경 장애가 있는 여성의 어깨 결림에 사용한다.
- 팔미환(八味丸) 허증타입 : 손발이 화끈한 데도 허리가 차고 배에 힘이 없고 밤에 몇 번씩 화장실에 가는 사람의 어깨 결림 견비통에 사용한다.

원인과 증상에 맞는 처방을 하라

어깨결림의 원인에는 여러 가지가 있다.

기능적으로 팔을 너무 쓰거나 장기간 부자연스러운 자세로 일이나 행동으로 생기는 근육피로·근육통 등이 있는데, 근육피로나 근육통이 만성화되어 견관절염이나 근육염·견관절주의염이 생길 수 있다.

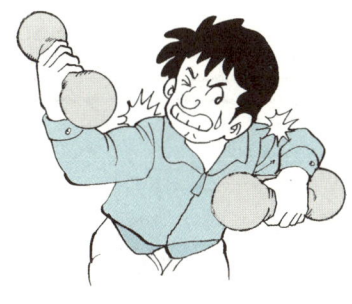

동의보감으로 '어깨결림 2' 치료하기

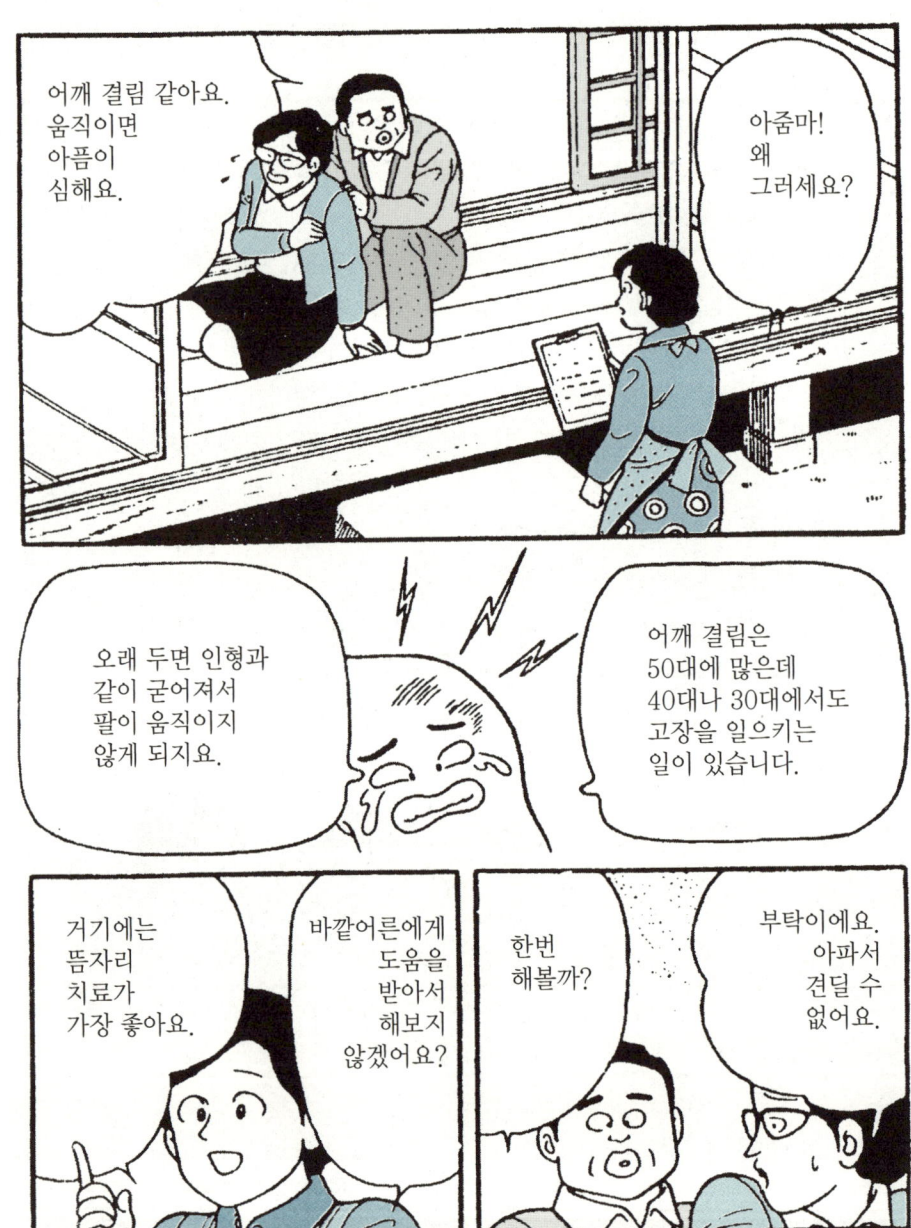

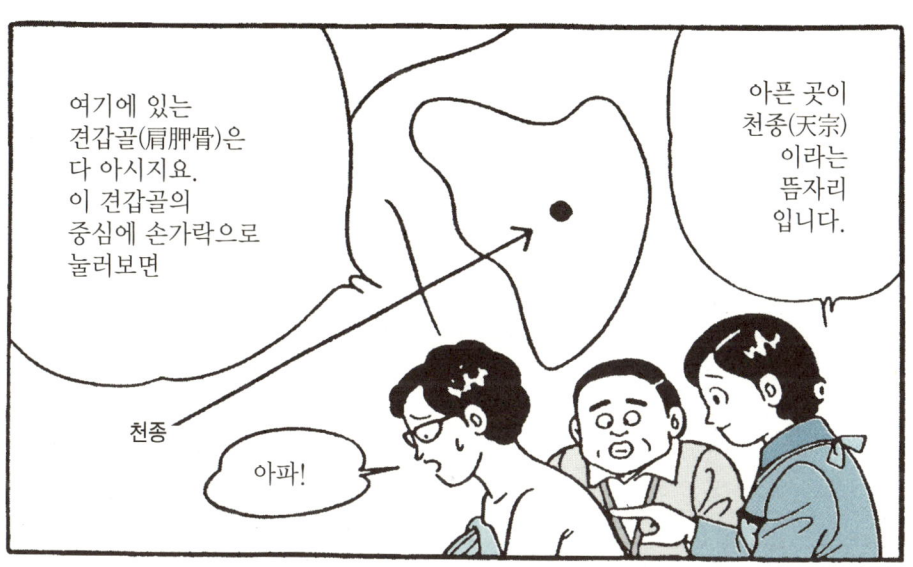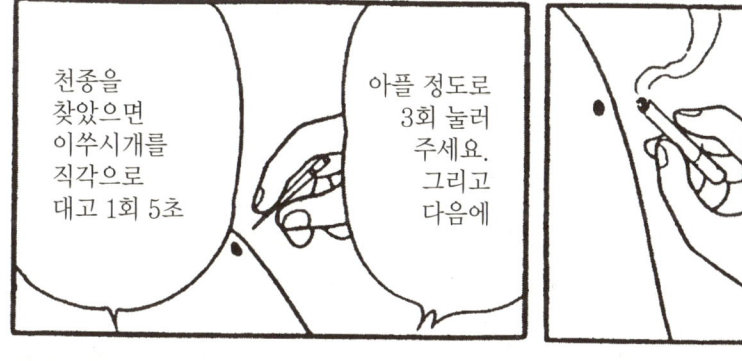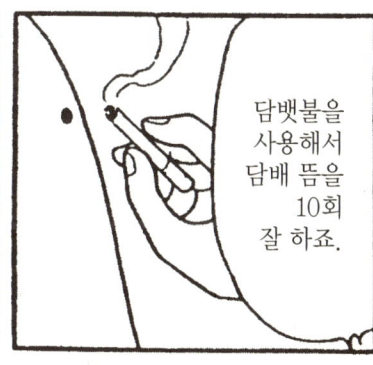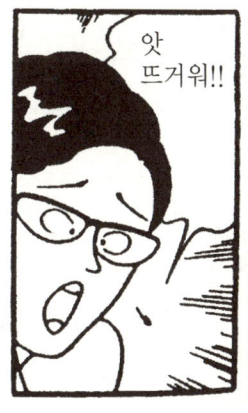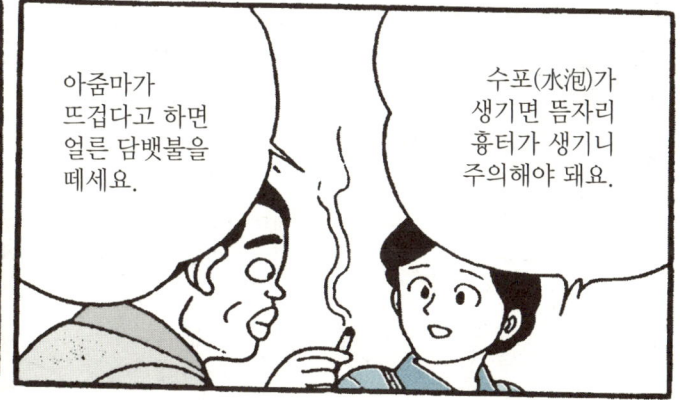

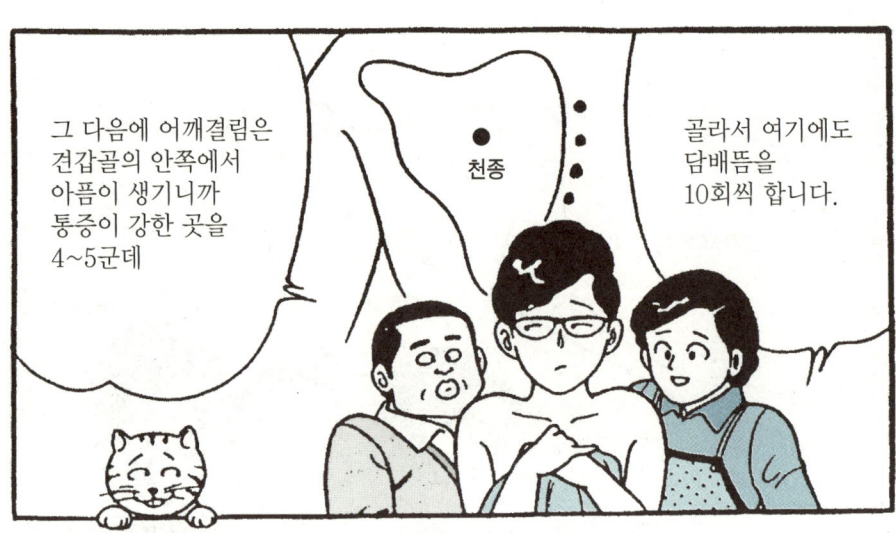

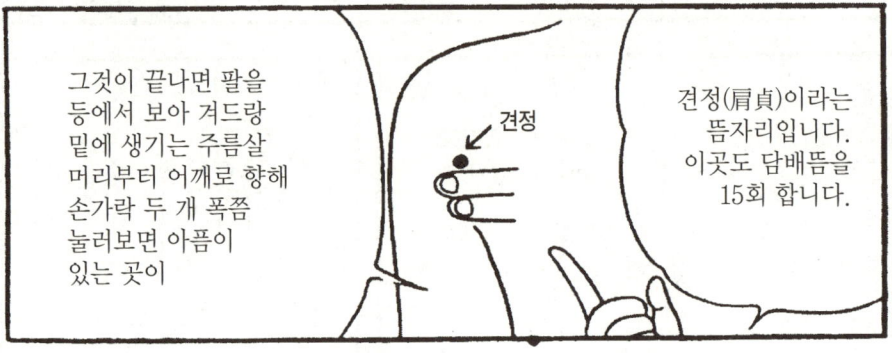

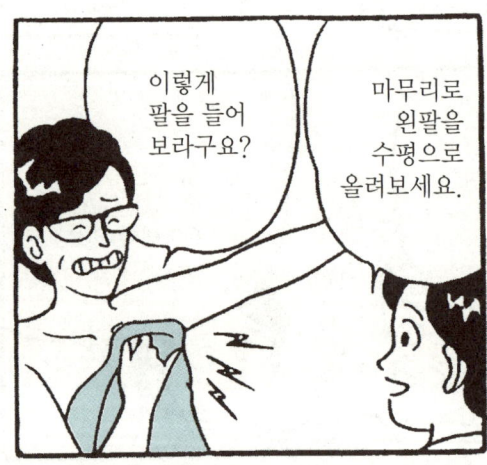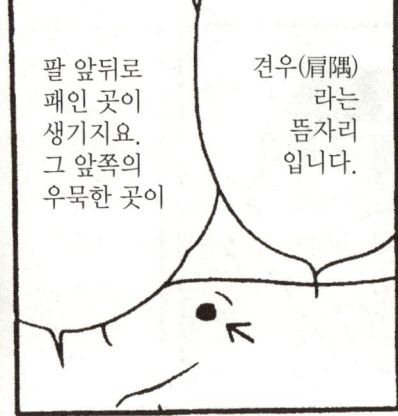

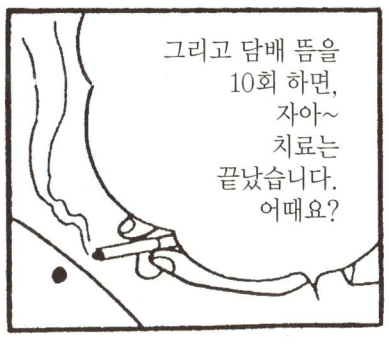
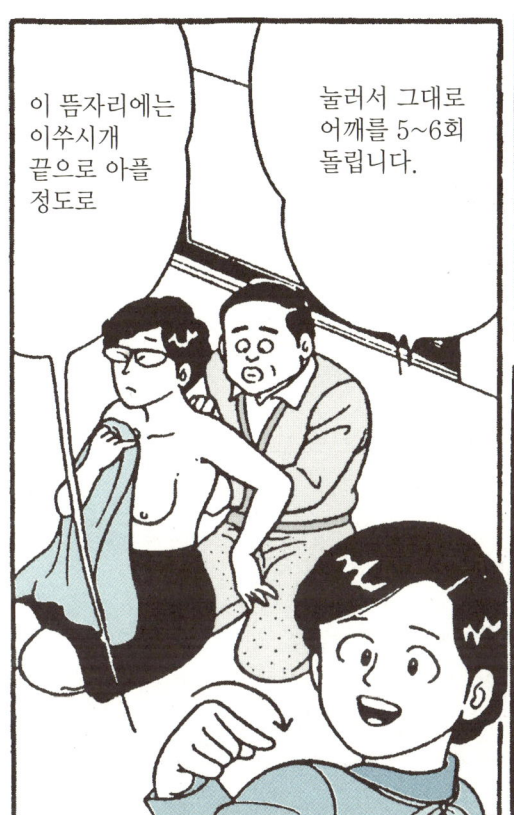
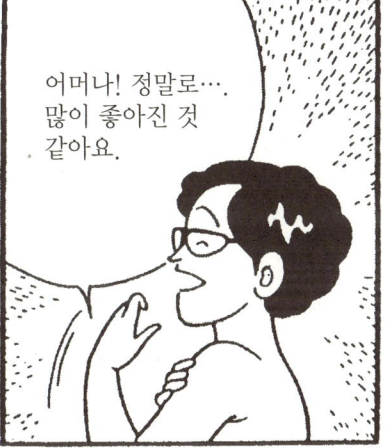
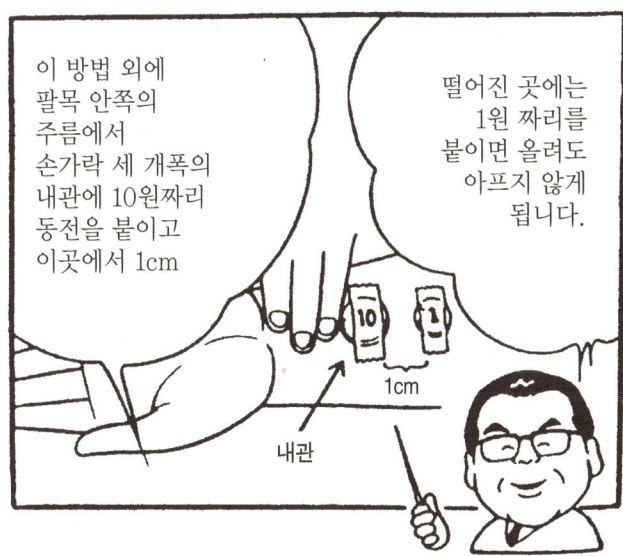
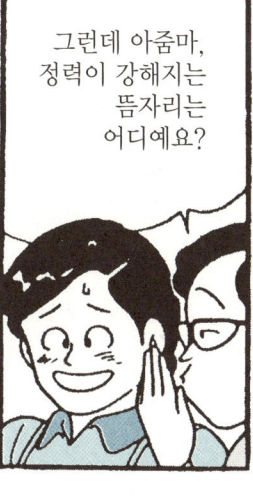

동의보감으로 '늑간신경통' 치료하기

원인 : 늑골이나 척추의 병, 당뇨병 등 추간판 탈장(헤르니아), 두개 내의 종양, 헤르페스, 매독, 감기 등의 감염증.

증상

늑간신경, 삼차신경, 좌골신경 등 말초신경에 따라 갑자기 닥쳐오는 심한 통증이 주 증상이다.

칼에 베인 것처럼 또는 불에 댄 것처럼 쿡쿡 쑤시고 아파온다. 통증은 발작적으로 일어나고, 1회의 발작은 아주 짧으나 자꾸 반복된다. 발작과 발작 사이에는 전혀 아프지 않고 증상도 없다.

삼차신경통(三叉神經痛)은 얼굴에 나타나는 신경통인데 바람을 쐬거나 뭔가 얼굴에 닿기만 해도 발작이 생길 수 있다. 또 음식을 씹거나 말을 할 때 자극을 받아 아픔이 더욱 심해진다.

늑간신경통(肋間神經痛)은 가슴에서 옆구리에 걸쳐 나타나는 신경통이다. 숨을 들이 마실 때 더 많이 아파온다.

치료

우선 원인이 되는 병을 치료해야 한다. 그리고 진통제나 수면제, 비타민제 등을 투여하여 통증을 완화시키고 체력소모를 막도록 한다. 필요에 따라 수술을 하기도 한다. 아픔이 심할 때는 가능한한 안정을 취하게 하고 누워있게 하는 것이 좋다.

증상과 처방

한방 처방은 체질을 개선시켜 신경통을 근치하는 것이 목적이다. 원인이 되는 병이 있을 때에도 한방 처방으로 함께 치료된다.

· 계지가령출부탕(桂枝加苓朮附湯) 허증 실증타입 : 늑간신경통이나 삼차신경통 · 냉증인 사람 그리고 위장이 약하고 원기가 없으며 땀을 많이 흘리고 상기 경향인 사람에게 사용한다.
· 시호계지탕(柴胡桂枝湯) 허증 실증타입 : 늑간신경통 환자로 명치로부터 늑골 아래에 걸쳐 저항과 압통(흉협고만)이 있고 열이 오르락내리락하며, 입 안에 씁쓸함 · 어깨결림 · 상기 증상이 있는 사람에게 사용한다.
· 인삼탕(人參湯) 허증타입 : 늑간신경통 환자로 흉협고만이 있고 위장이 약해 설사를 자주하며 손발이 찬 사람에게 효과적이다.

일상생활의 주의

스트레스와 과로를 피하고 규칙적인 생활을 하도록 한다. 수면 부족이 되면 신경이 날카로워져 신경통을 유발시키므로, 수면을 충분히 취하는 것이 중요하다.

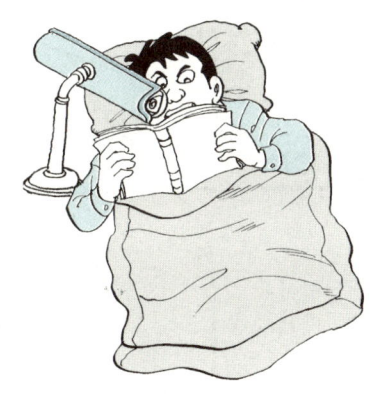

민간요법

· 수세미 : 수세미 물을 환부에 바른다.
· 알로에 : 생잎을 갈아 헝겊에 발라 환부에 붙이면 통증이 완화된다.
· 쥐꼬리망초 : 경엽을 갈아 으깨어 환부에 바르면 아픔이 없어진다.

동의보감으로 '늑간신경통' 치료하기

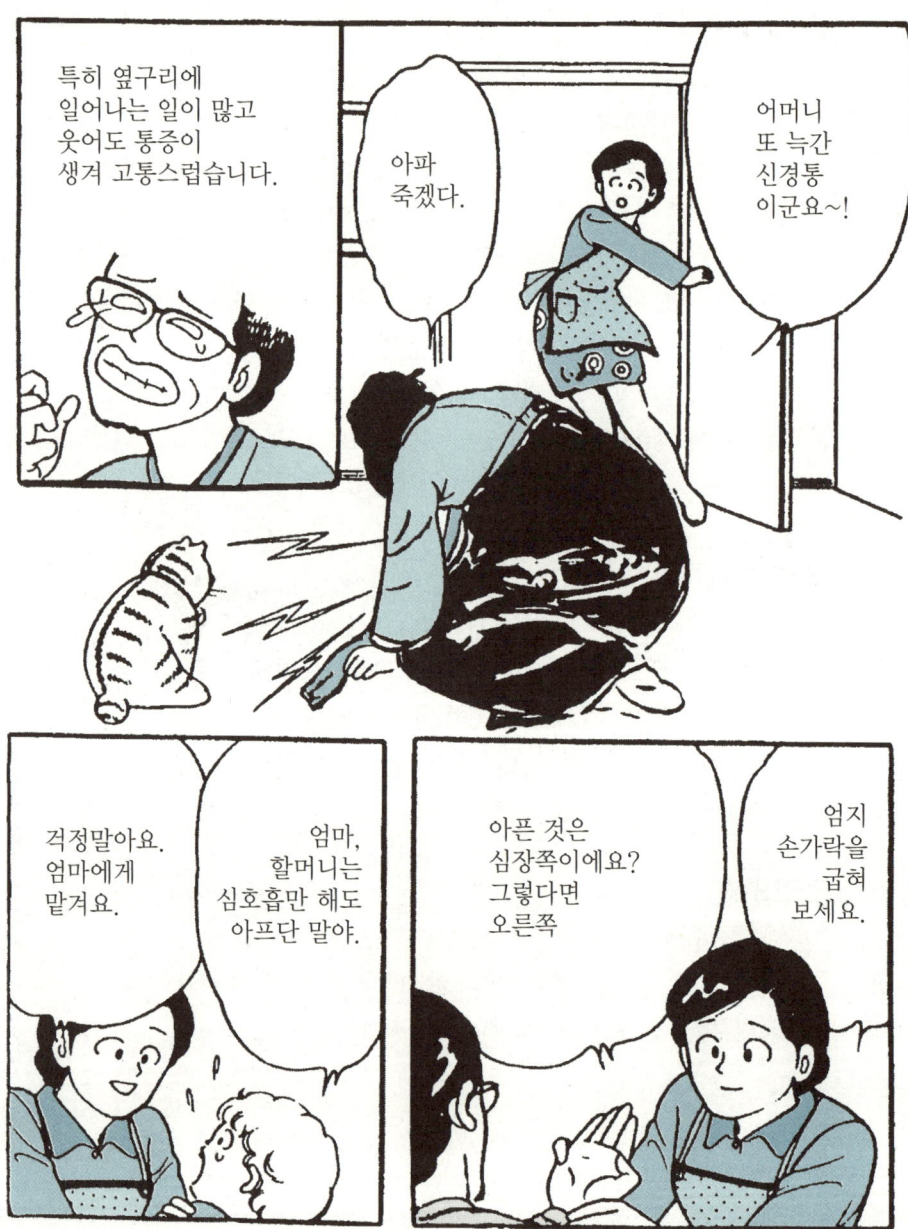

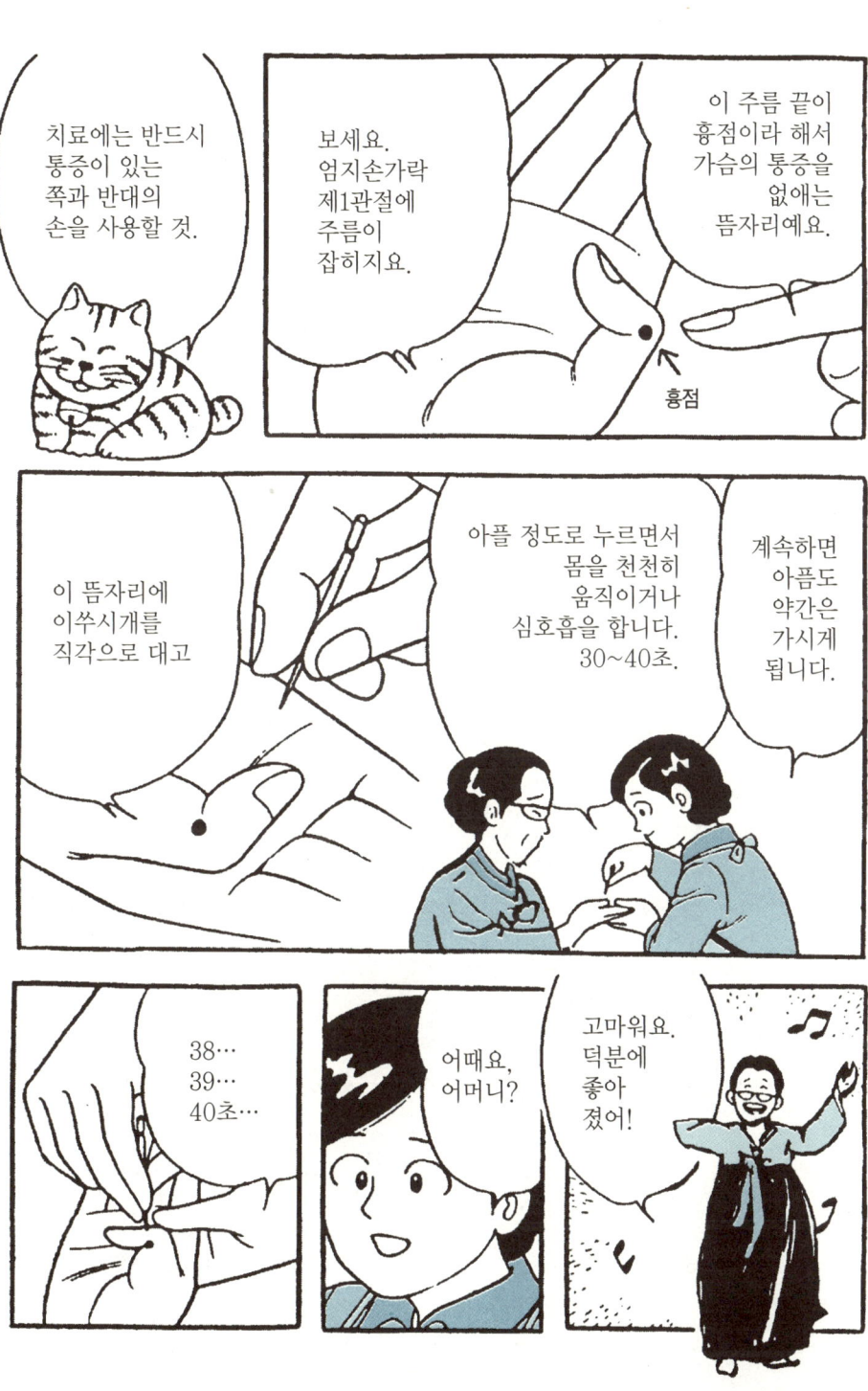

동의보감으로 '좌골신경통' 치료하기

원인 : 추간판(椎間板) 탈장(헤르메니아), 변형성 척추증, 척추종양, 척추 카리에스, 골반내 장기의 종양, 신경염, 비타민 결핍증 등.

증상

좌골 신경통은(坐骨神經痛)은 허리에서 하지 뒤쪽에 걸쳐 나타나는 신경통인데 걸을 때나 자세를 바꿀 때 발작이 일어난다. 심할 때는 서 있을 수도 없을 정도이다.

치료

아침마다 허리를 유연하게 하는 체조로 요통이나 좌골신경통 등의 증상이 낫는다. 먼저 벽이나 기둥에 손을 잡고 바로 선다.

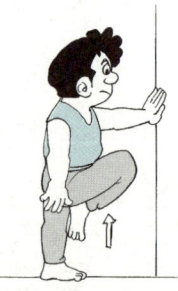
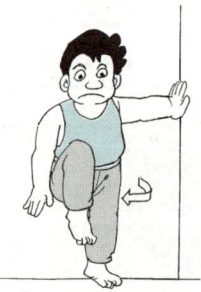
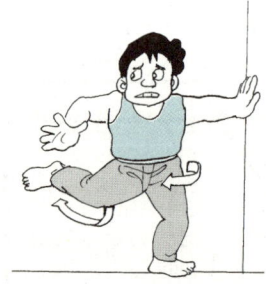

첫 번째 : 처음에는 왼손으로 몸의 균형을 잡고 오른쪽 무릎을 가슴까지 올려댄다.

두 번째 : 그대로 오른쪽으로 허리를 돌린다.

세 번째 : 더욱 허리를 돌리고 무릎 위치는 내리지 말고 오른쪽 발꿈치를 뒤로 차듯이 돌리는데 무릎 높이를 유지한다.

이상의 동작을 반복해서 좌우로 한다.

첫 번째에 대해서, 실제로 무릎을 가슴에 붙이기는 힘들지만 가능한 높이 올리라는 뜻이다. 두 번째와 첫 번째의 자세 그대로 허리를 크게 돌리는 것뿐이므로 힘든 일은 아니다. 세 번째는 그림 그대로 따라하면 된다. 그림과 같이 잘 할 수 있으면 착지하고 있는 발을 까치발로 서 본다.

전립선을 긴장시키는데 도움이 되므로 성생활이 달라진다. 그리고 이것이 숙달되면 똑같은 동작이지만 잡았던 손을 놓고 하면 전신의 균형감각이 좋아진다. 이것으로 돌발성 좌골신경통에서 해방될 것이다.

민간요법

좌골신경통이나 신경통의 통증을 없애기 위해서는 마늘습포가 효과적이다. 통증을 일으키고 있는 장소에 직접 습포를 하면 마늘의 유효 성분이 신경이나 신경 세포에 침입해서 통증을 완화시킴과 동시에 혈액의 흐름을 부드럽게 해서 통증의 원인을 제거한다.

① 마늘 1,2조각과 생강을 간다.
② 밀가루 100g에 물을 넣고 마요네즈 정도의 점도로 갠다.
③ 갠 밀가루 속에 마늘 즙을 1~5% 정도 넣고 섞는다.
④ 완성된 것을 가제에 발라 환부에 붙인다.
   (단, 여드름이나 상처가 있는 부분은 피한다.)
⑤ 붙인 환부가 얼얼하거나 붉어지면 가제를 떼고 부착되어 있는 밀가루를 씻어낸다.
※ 주의 : 다리 · 허리 · 어깨 등 습포하는 장소에 따라 피부의 강도에 따라 자신에게 맞는 농도를 사용해야 한다.

동의보감으로 '좌골신경통' 치료하기

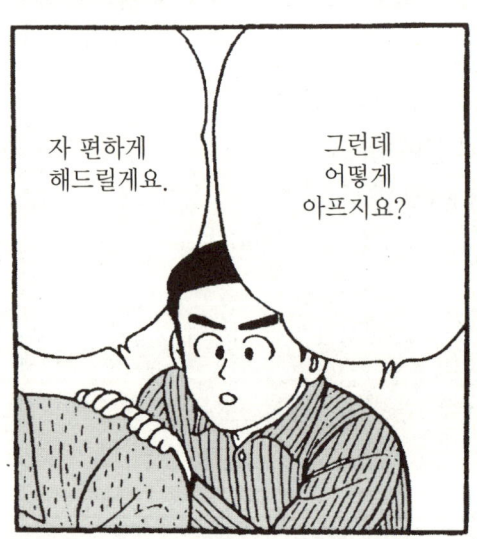

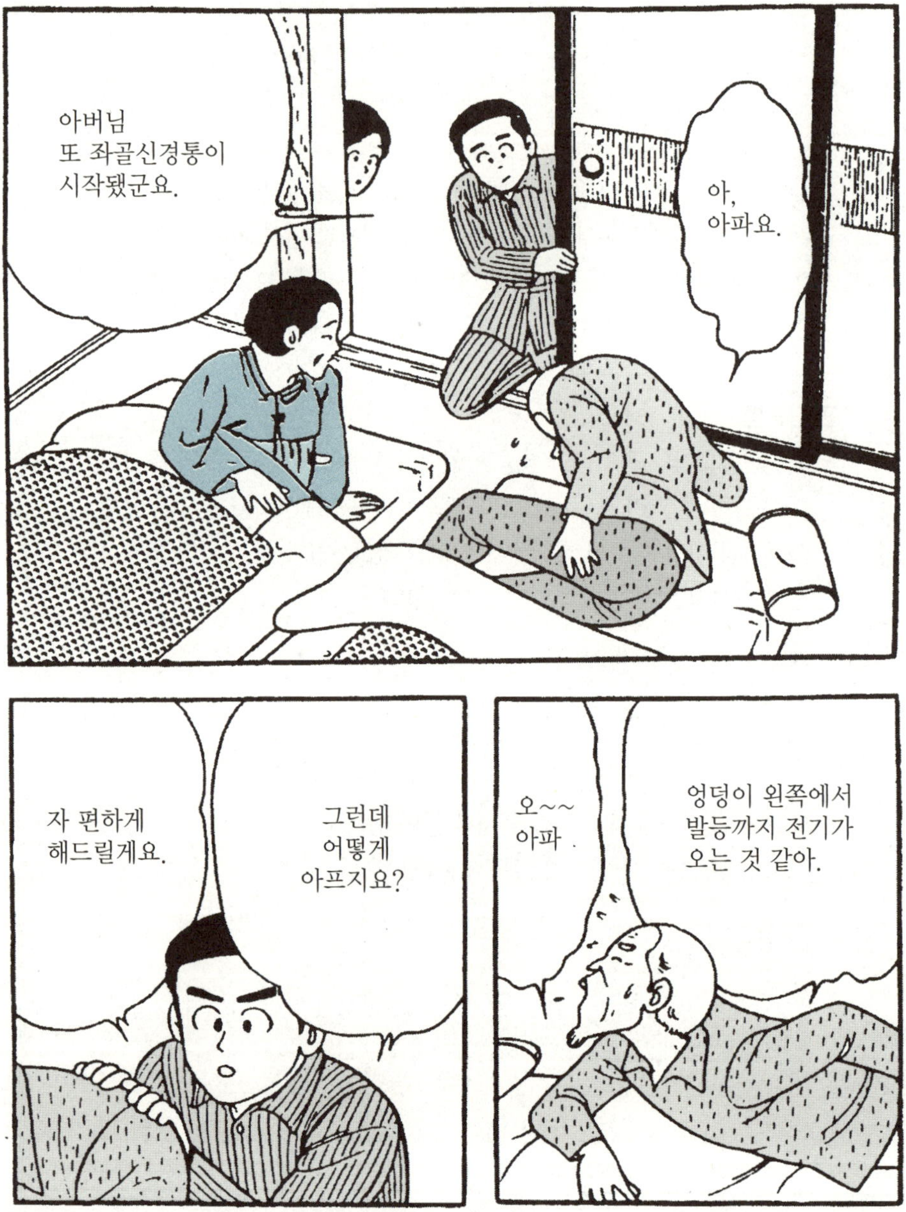

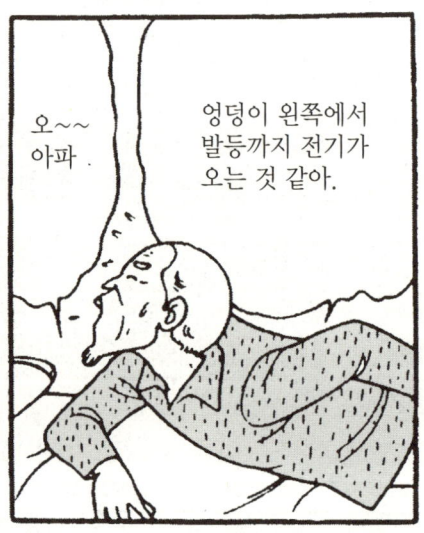

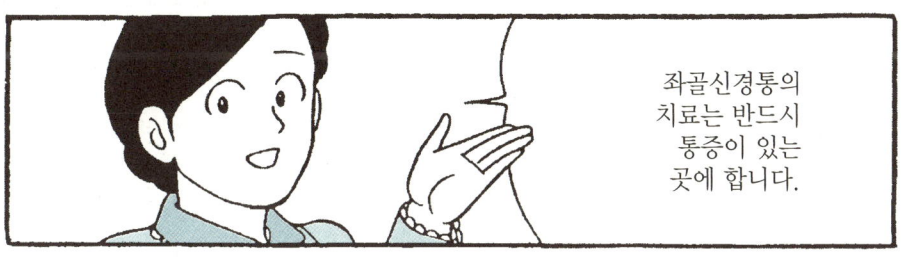

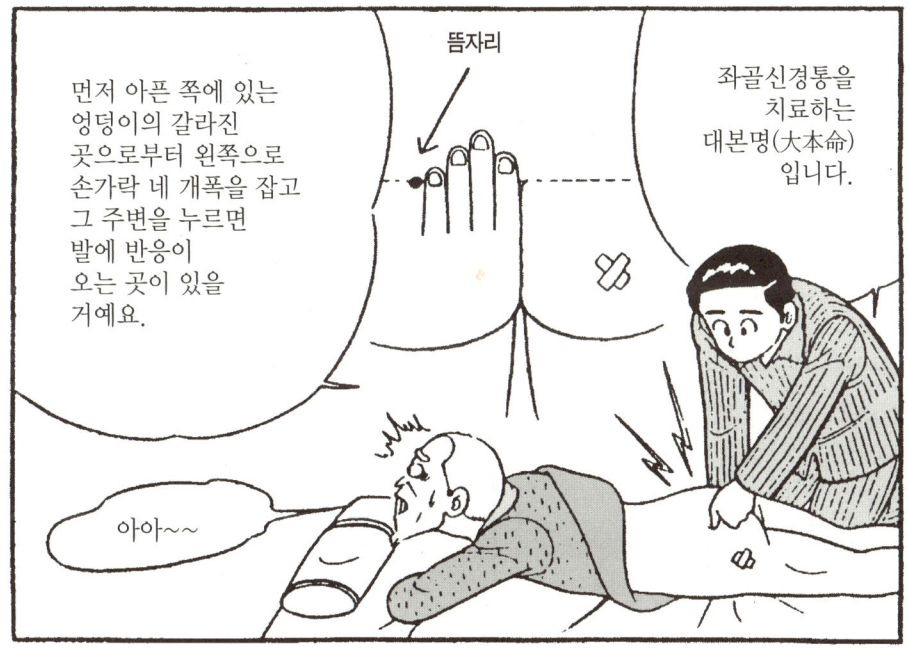

- **좌골 신경통이란** : 그 원인은 추간판(椎間板)헤르니아를 비롯해서 변형성·척추증·척추종양·척추카리에스, 그 밖에도 복부·골반내 장기의 종양·신경염·비타민 결핍증에 있다고 하는데 피로나 냉증에서 일어나는 수도 있으며, 실제로는 분명하게 원인이 밝혀지지 않았다.

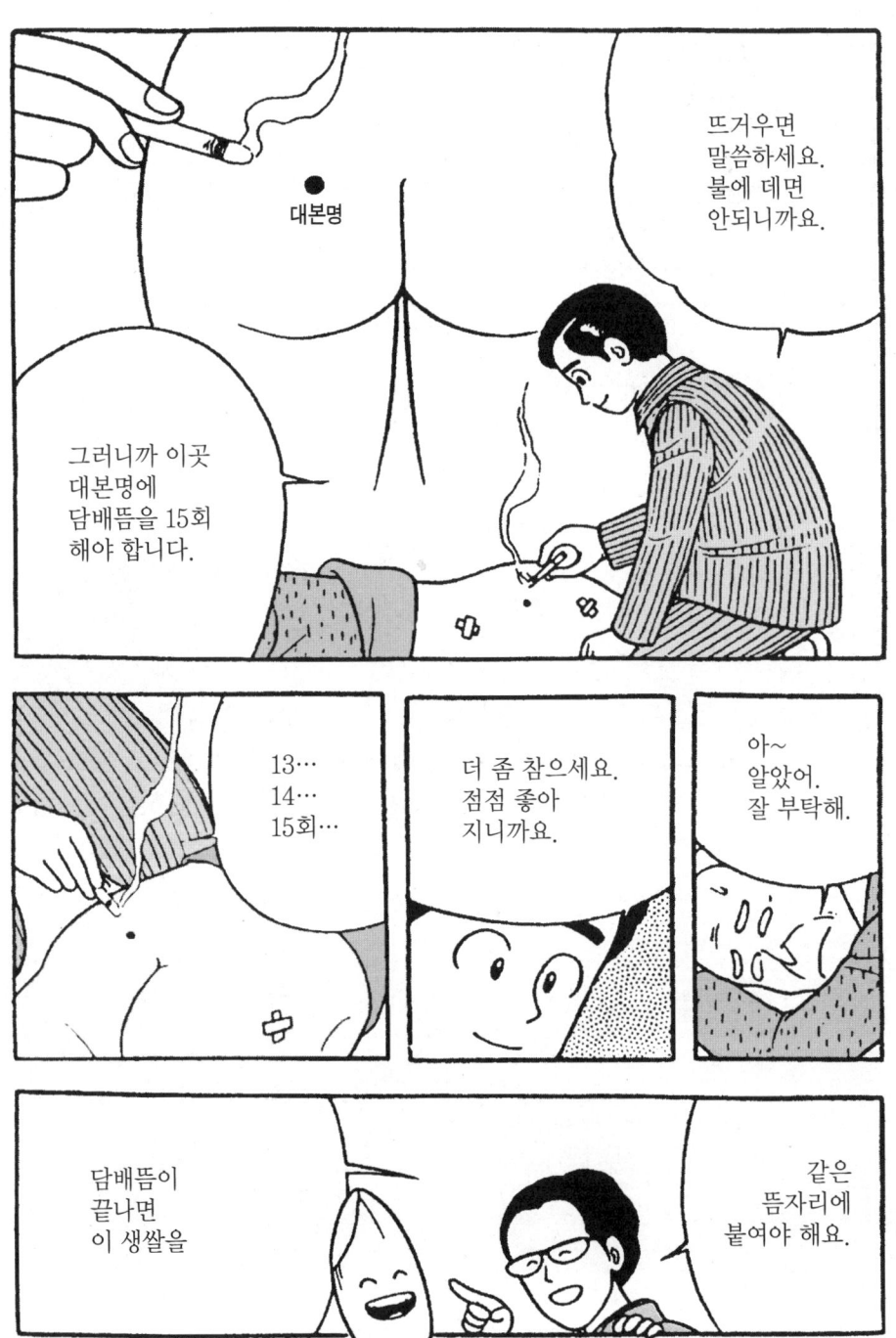

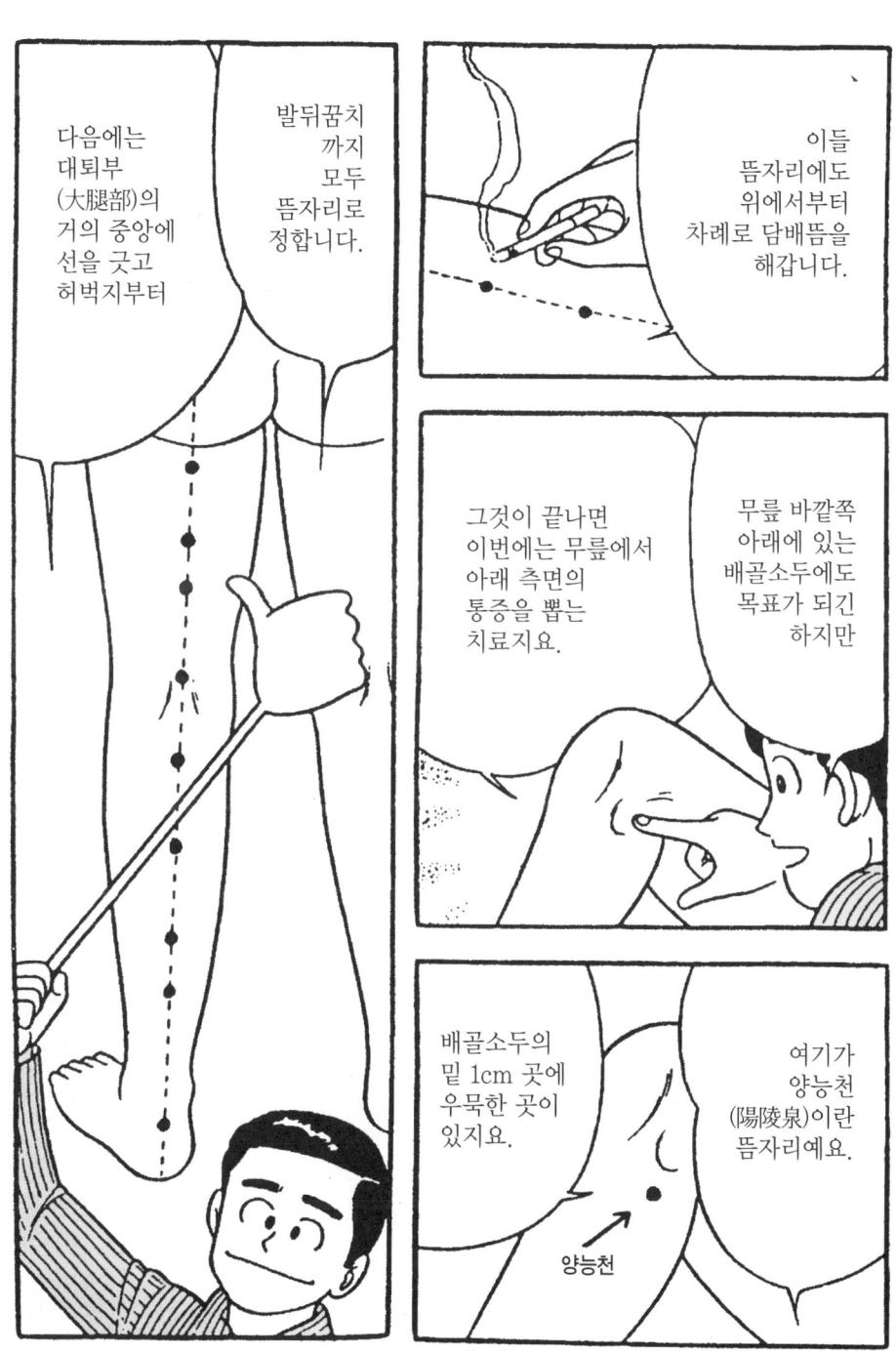

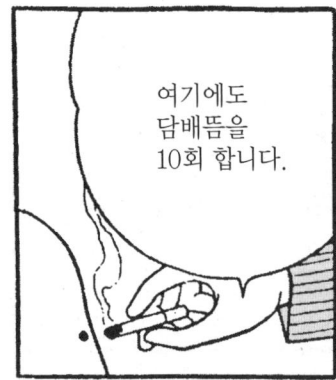
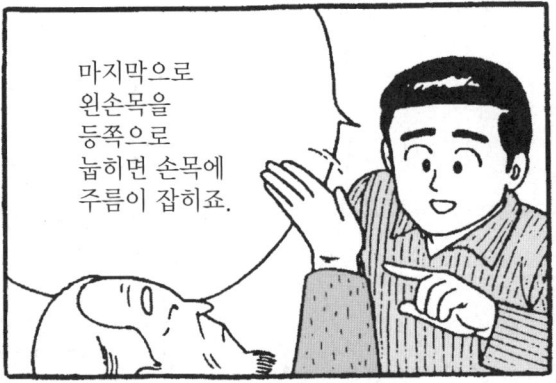
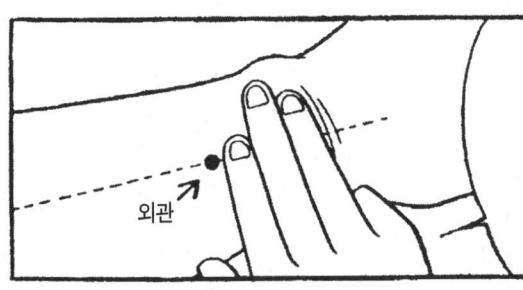
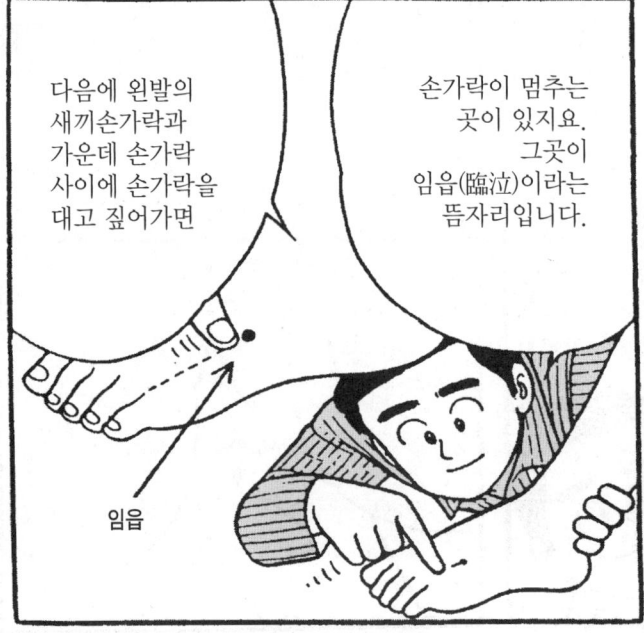
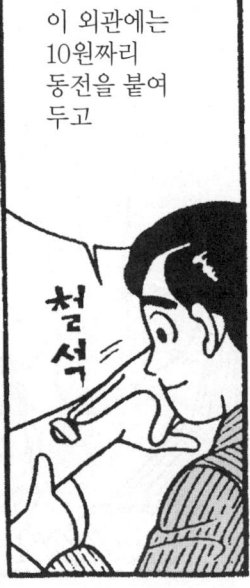

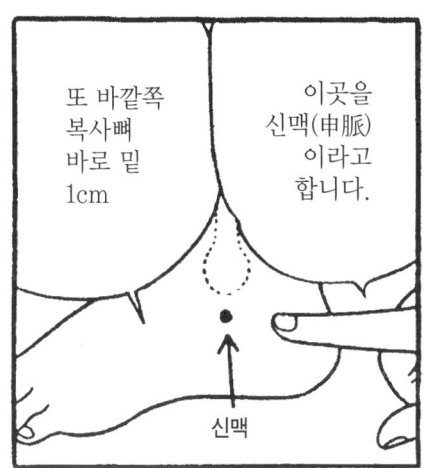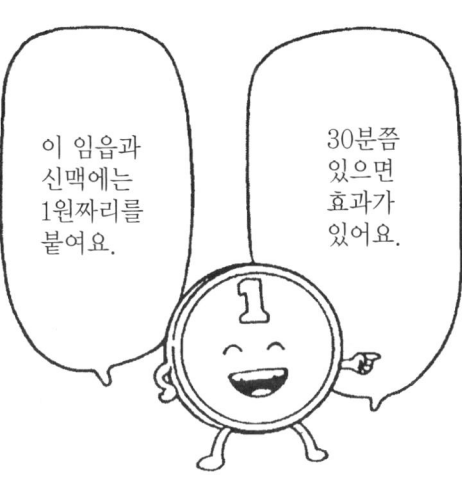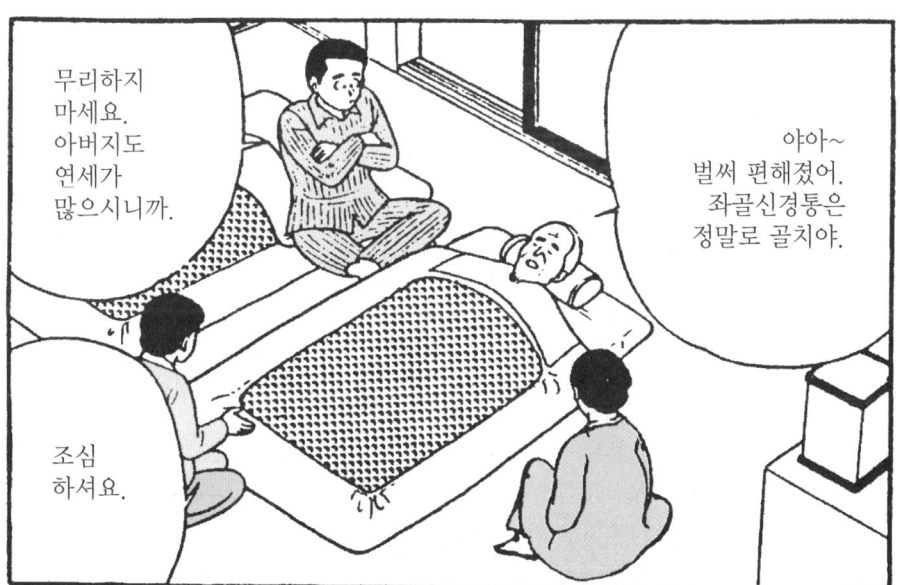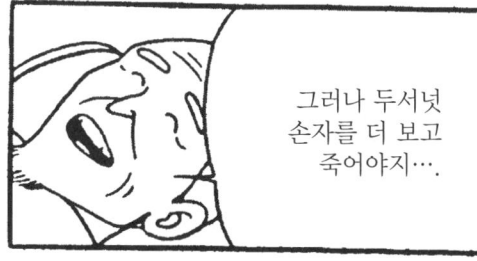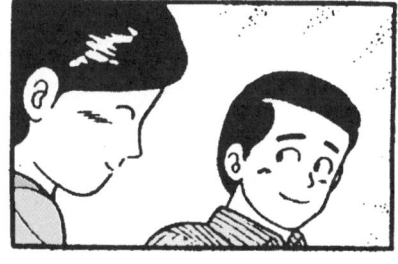

동의보감으로 '신경통' 치료하기

원인 : 추간판 탈장(헤르니아), 두개 내의 종양, 헤르페스, 매독, 감기 등의 감염증, 늑골이나 척추의 병, 당뇨병 등.

증상

삼차신경, 늑간신경, 좌골신경 등 말초신경에 따라 갑자기 닥쳐오는 심한 통증을 신경통이라 한다. 신경통은 발작적으로 일어나고 발작은 아주 짧으나 수시로 반복되며 발작 때마다 고통스럽다.

신경통에는 개다래나무가 특효약이다

개다래나무는 다래과에 속하는 낙엽 활엽수인데 깊은 산의 숲 밑에서 자란다. 잎은 넓은 달걀 모양으로 톱니처럼 되어 있다. 여름에 하얀 다섯 꽃잎의 꽃이 피고 가을에 긴 타원형의 적황색 열매가 열린다.

약으로 쓸 때는 '목천료'라고 한다. 이 목천료는 하반신 피로가 없어지고 하반신이 뜨끈뜨끈해지는 게 사실이며 특히 '신경통'에 효과가 있다. 그리고 피로회복·강심·이뇨·진통·강장·정력 증진·위장병에 좋고, 몸을 뜨겁게 해준다.

또한 개다래나무 열매를 소금이나 꿀에 절이거나 또는 소주에 절여 먹는다. 이것은 여성특유의 불감증·냉감증·히스테리에도 뛰어난 효과를 나타낸다. 요통·어깨결림에도 좋다. 신경통에는 진하게 짠 액에 환부를 담구거나 발라준다. 식용이나 목욕용 어느 쪽이나 뇌신경이 깔끔해져서 머리가 맑아진다.

심신의 저항력이 생겨 건전한 인간 형성에 도움이 된다.
※ 주의 : 지나치게 많이 복용하면 호흡 작용이 마비되므로 주의해서 사용해야 한다.

민간요법

신경통에 매실초가 좋다.

우선 차조기 잎을 넣지 않고 담근 매실초 5홉에 같은 양의 소주를 붓고 반 컵 정도의 흑설탕을 넣어 잘 저은 뒤, 다시 이 액에 박하물 원액을 2~3방울을 떨어뜨린다. 이 액을 아픈 곳에 찍어 바르거나 헝겊에 적셔 환부를 3일 정도만 차게 해 주면 신기하게 통증이 사라진다.

약을 바르기 전에 따뜻한 물로 목욕을 하고 바르면 혈액 순환에 더욱 좋다.

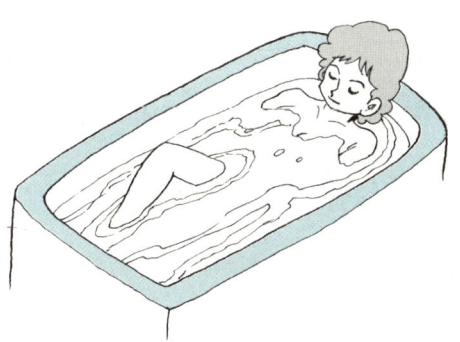

동의보감으로 '신경통' 치료하기

① 이마의 통증 ② 볼과 턱의 통증 ③ 아래턱의 통증

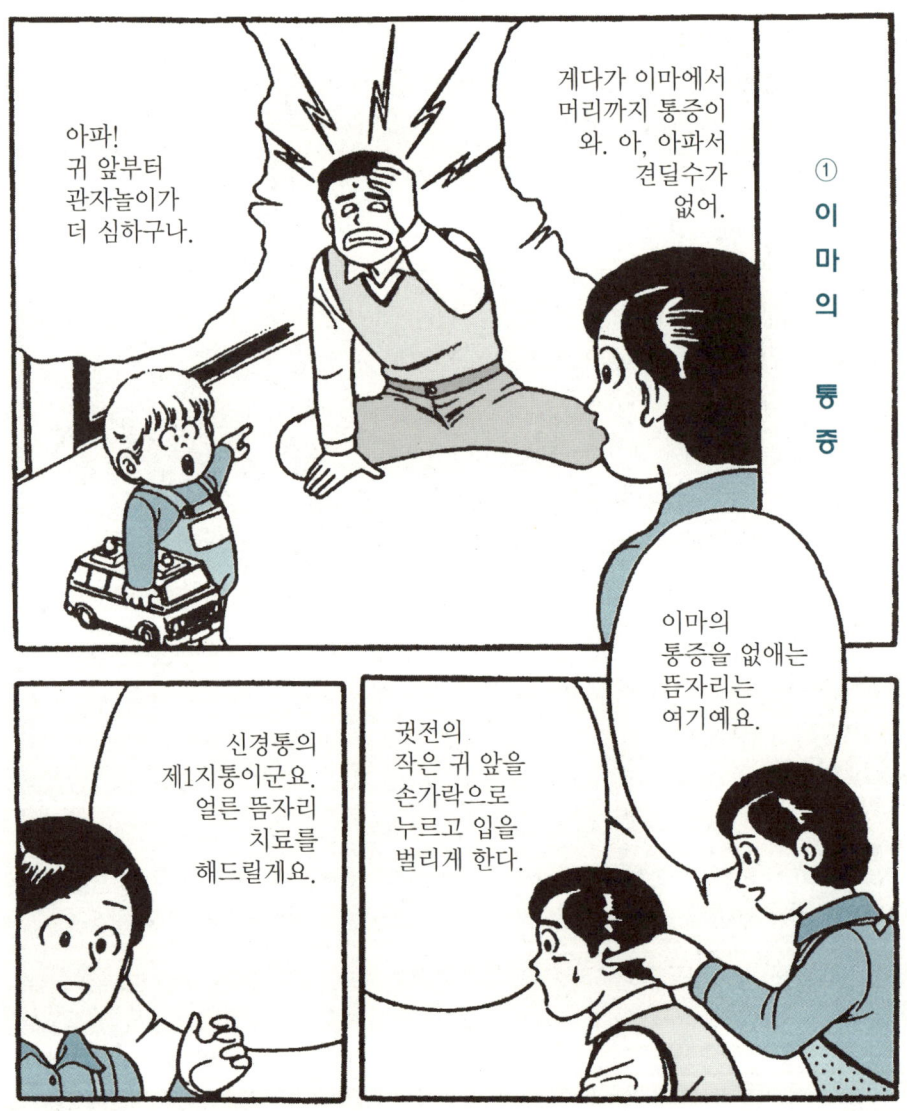

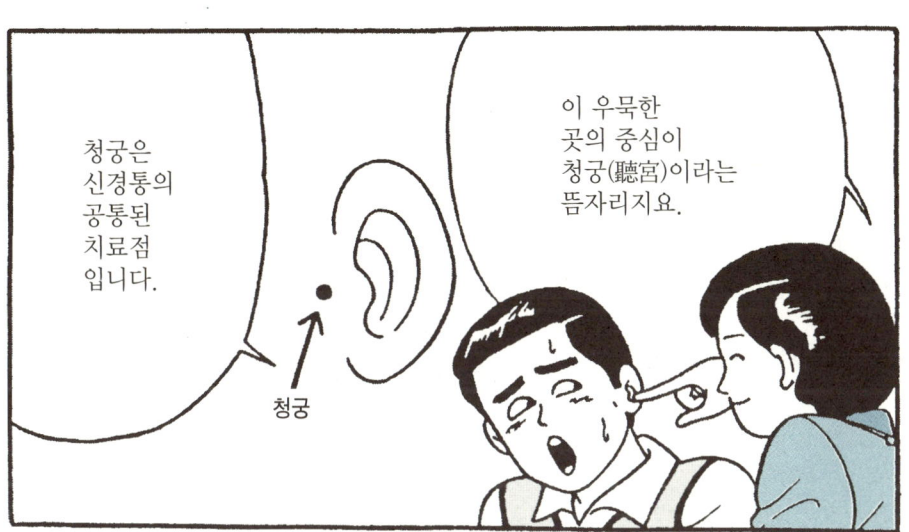

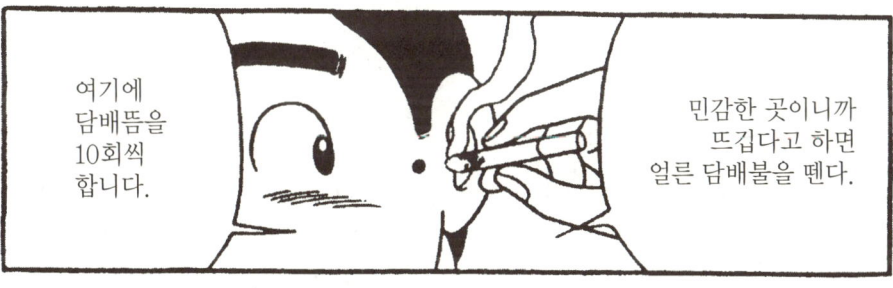

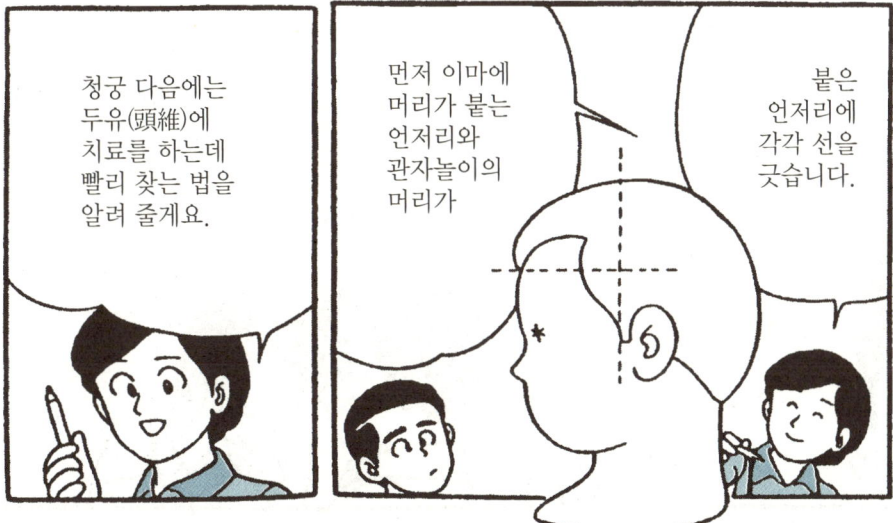

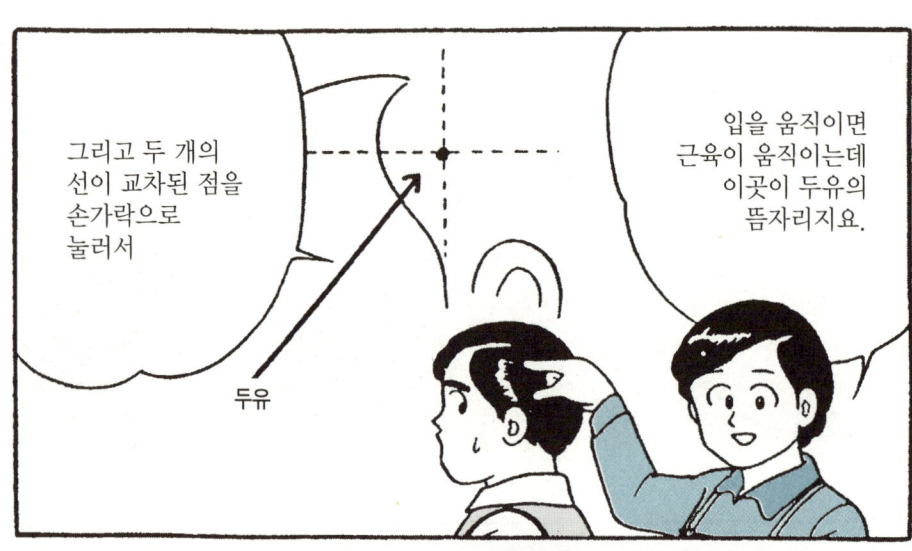
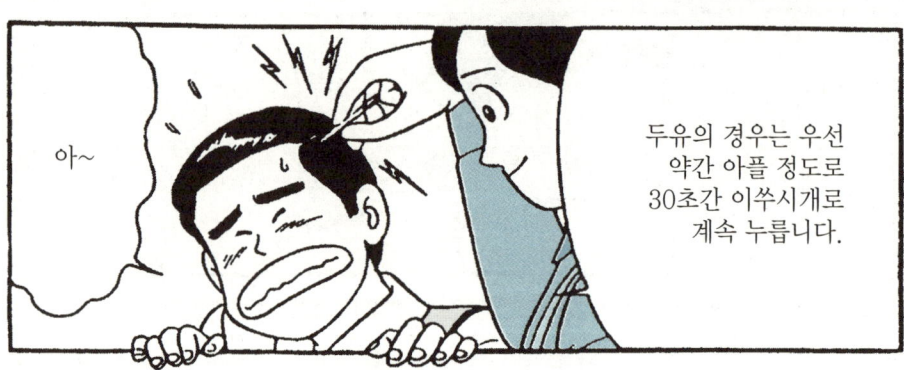
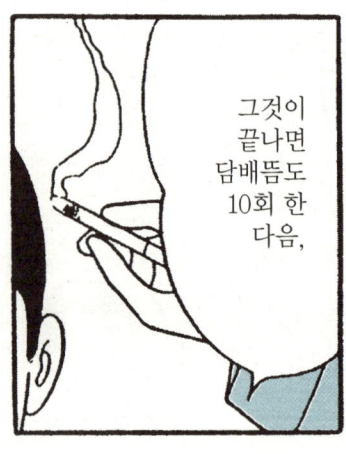
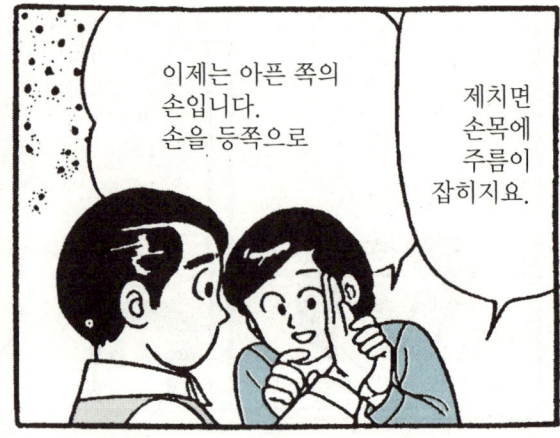

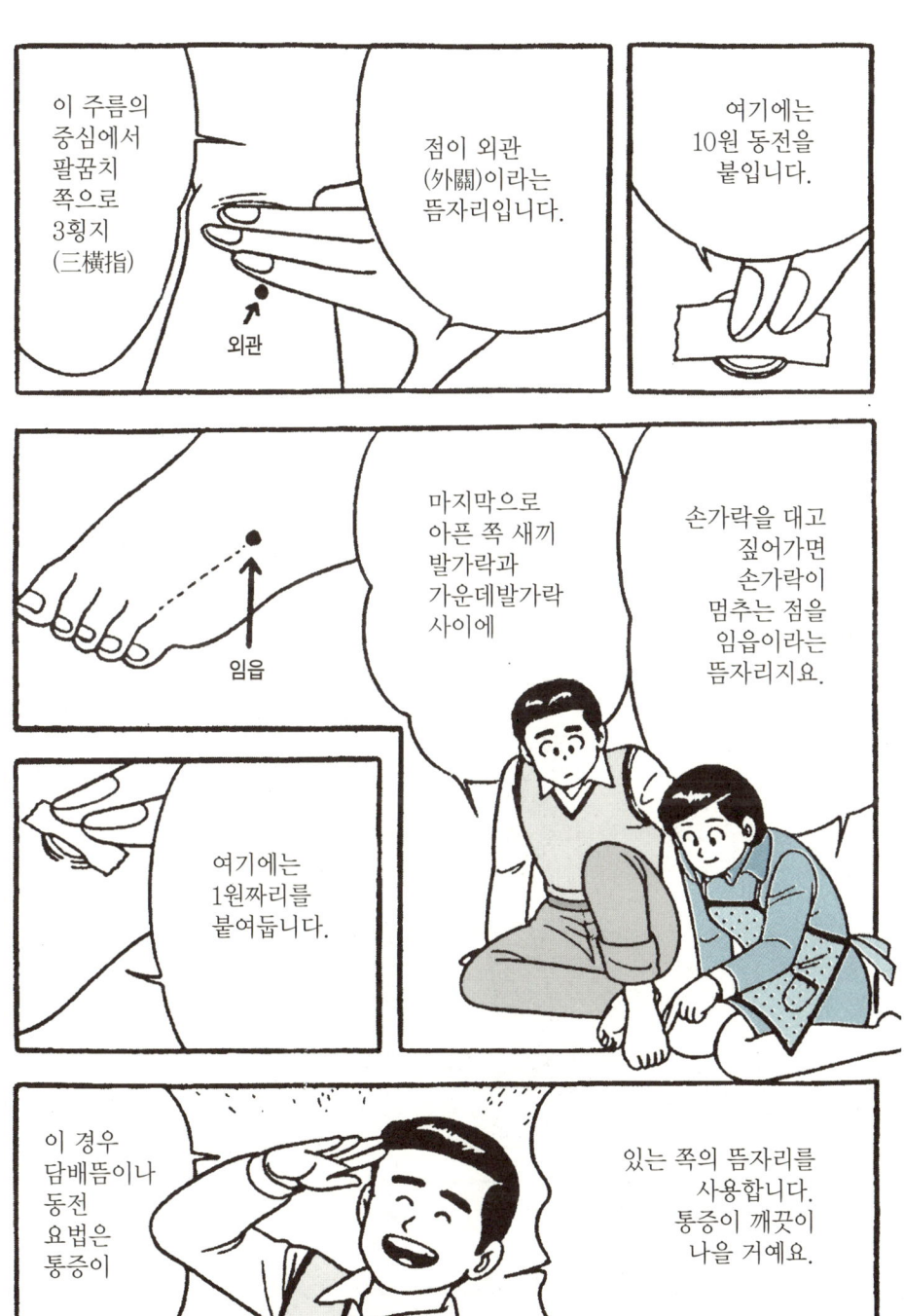

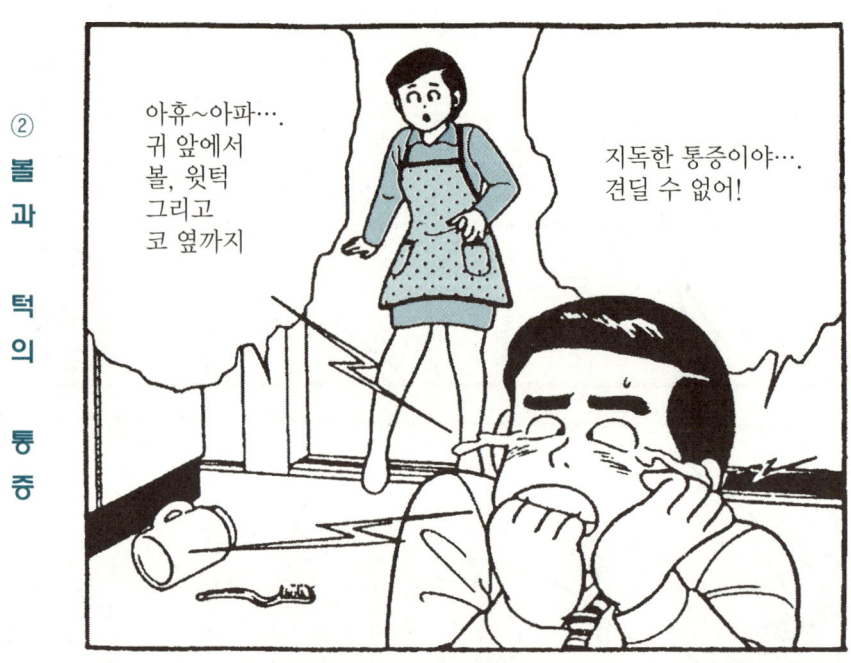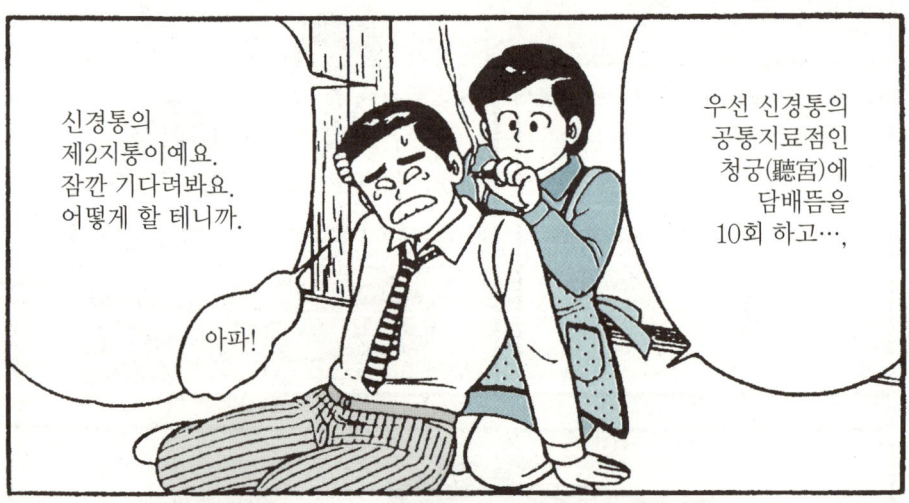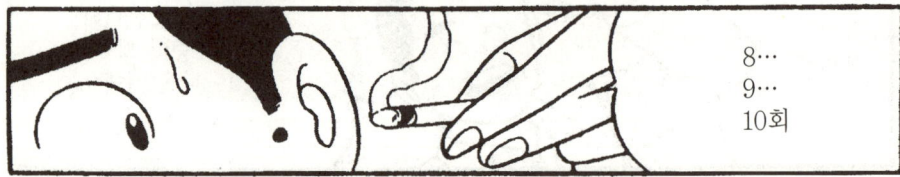

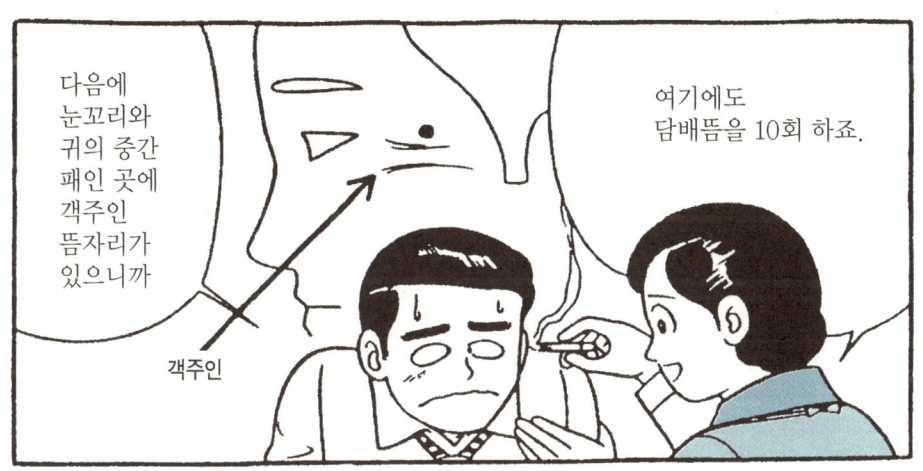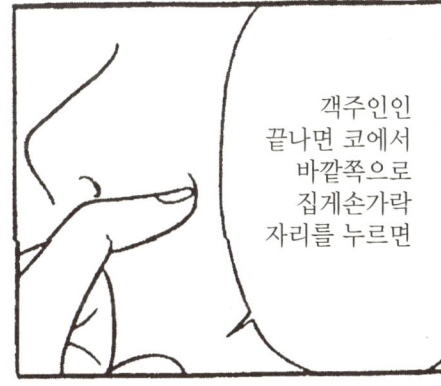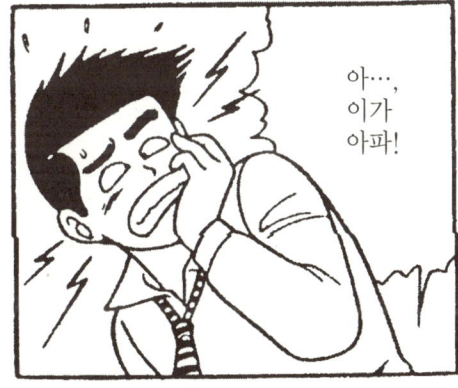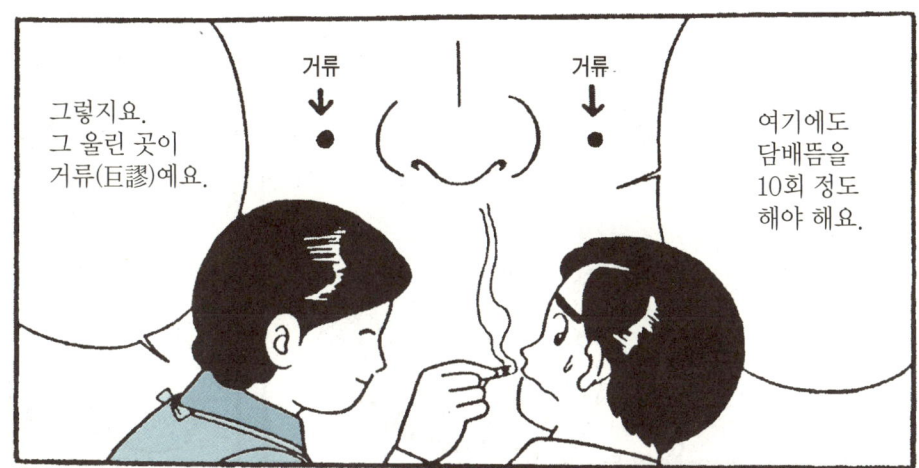

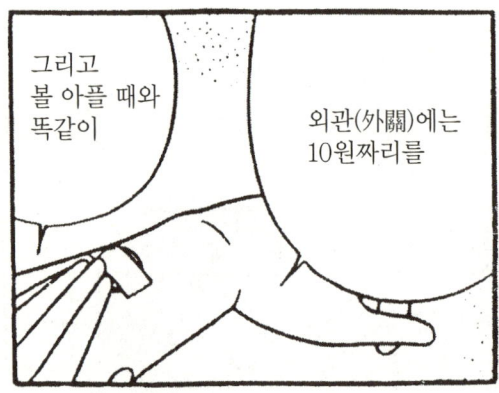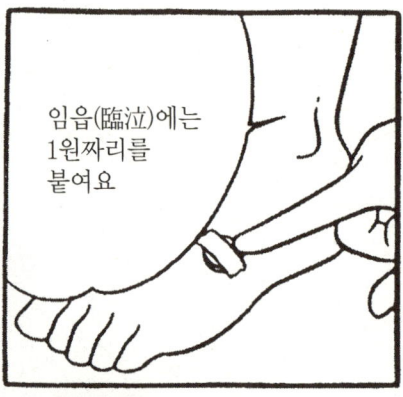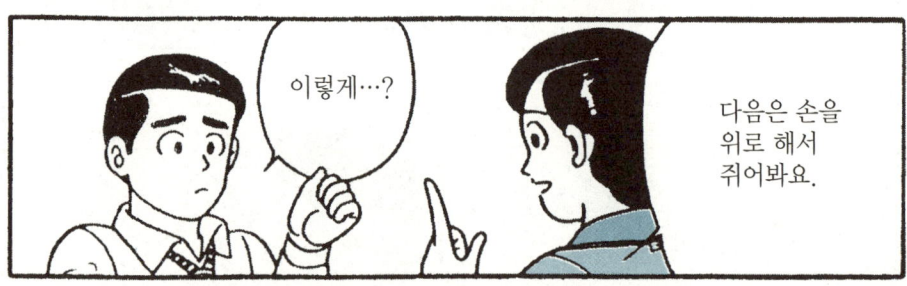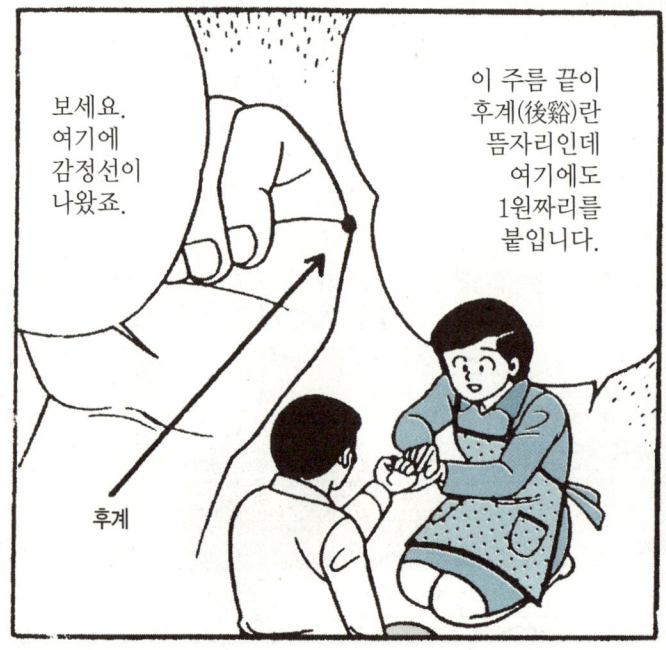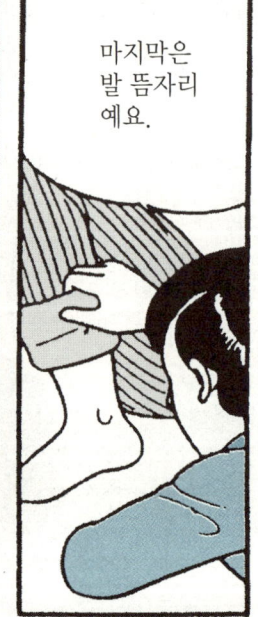

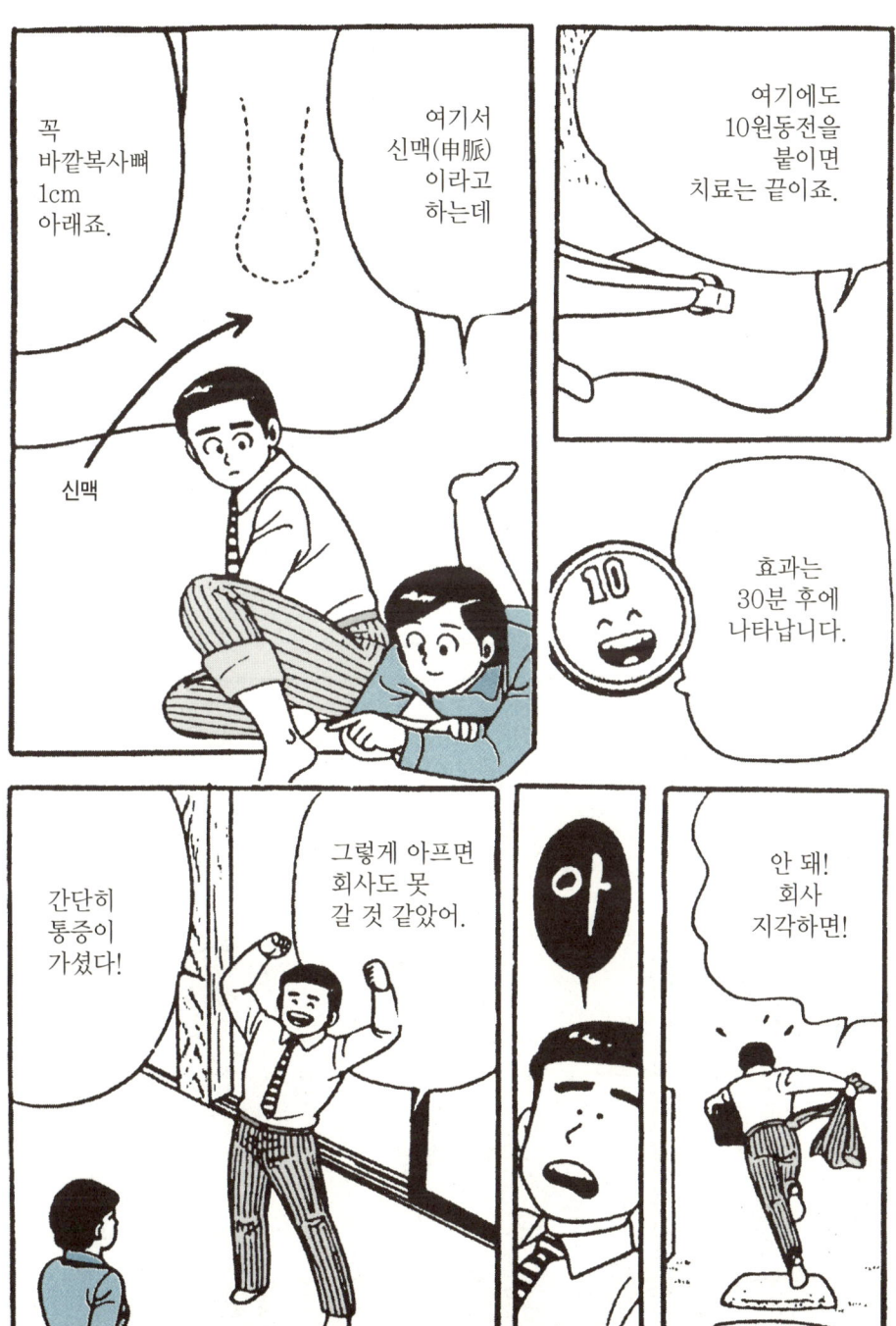

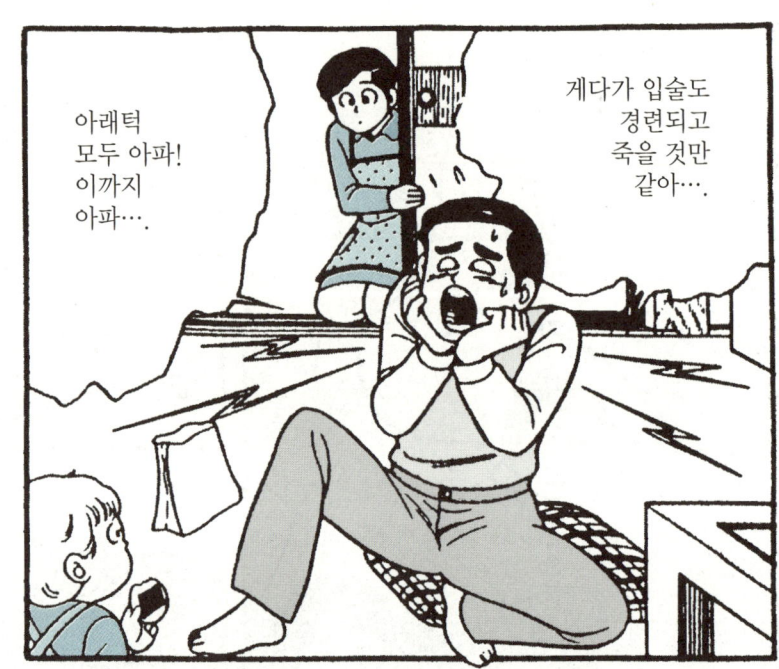
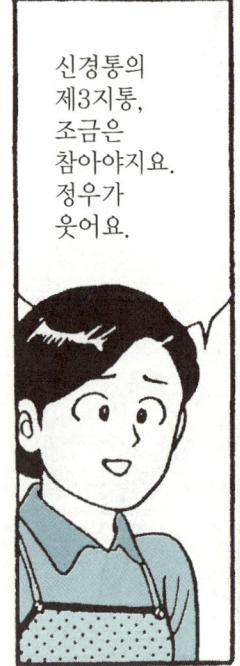
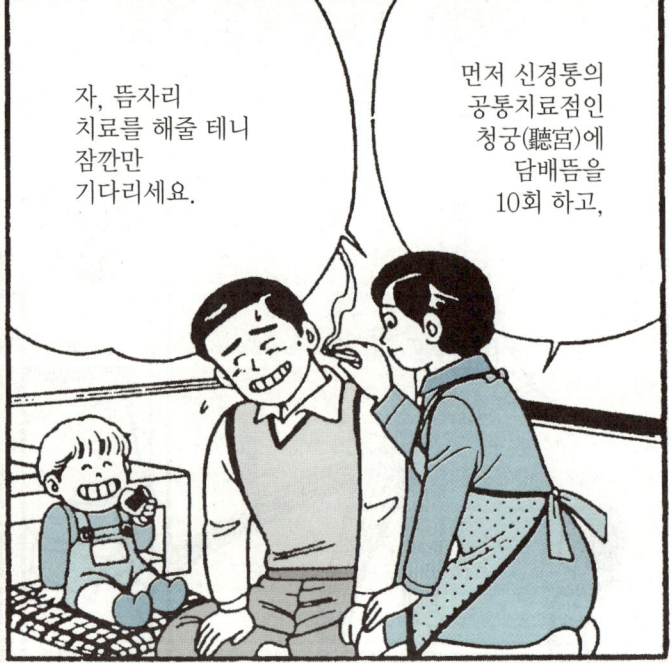

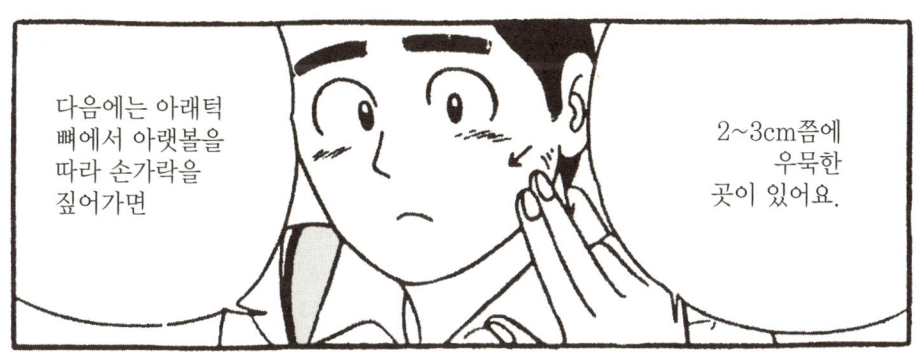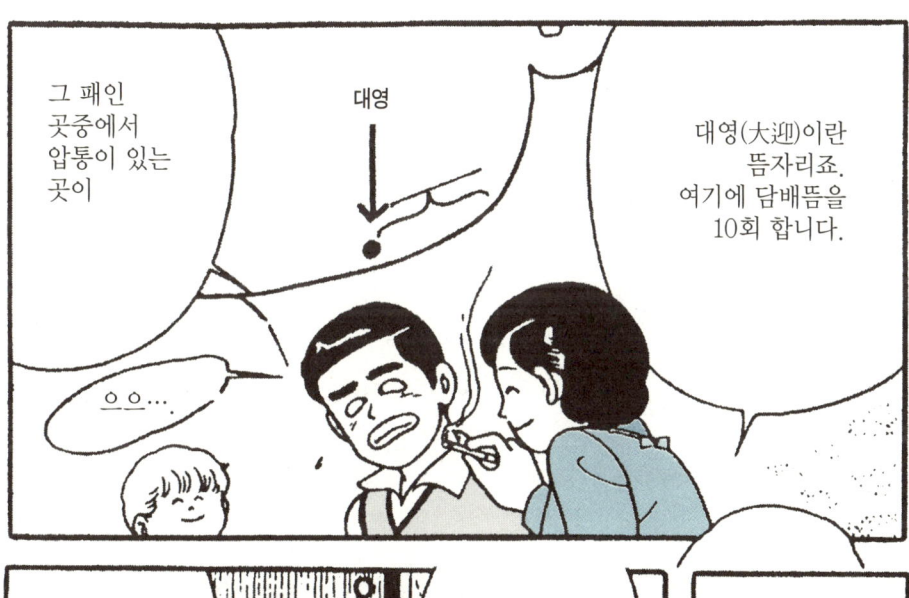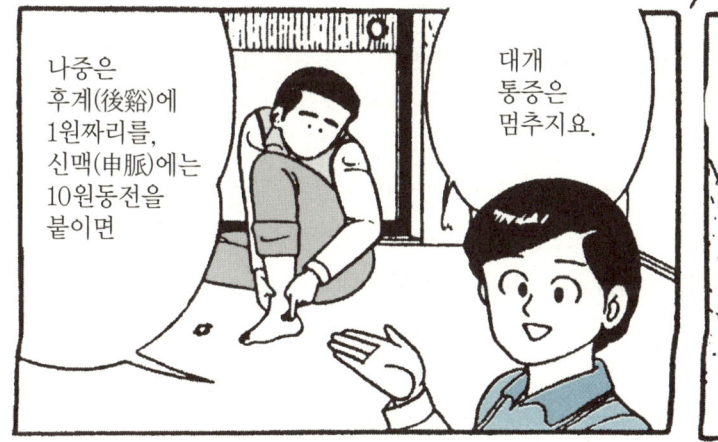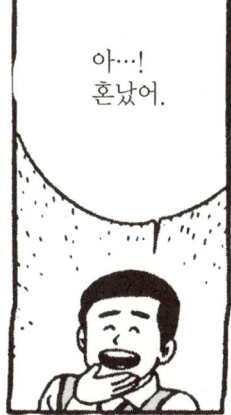

동의보감으로 '귀울림 · 난청' 치료하기

원인 : 스트렙토마이신, 가나마이신 등의 대량 투여로 인한 부작용과 코, 목, 귀의 병, 노인성 난청, 외이도의 기형, 귀지, 이물질, 만성중이염, 메니엘병, 유행성 이하선염, 유전 등.

증상

귀울림은 걱정하지 않아도 될 것부터 확실하게 치료해야 할 것까지 증상도 여러 가지다. 낮에는 증상이 거의 없다가 밤에는 잠을 잘 수 없을 정도로 귀울림이 심하며 하루 종일 귀울림이 있을 때는 치료가 필요하다. 난청은 돌발성 난청이라 해서 이전까지는 잘 들리다가 갑자기 듣지 못하는 경우가 있다. 그리고 난청과 함께 귀울림도 생길 수 있는데 이러한 증상이 나타나면 바로 전문의의 치료를 받아야 하며 시기를 놓치면 회복 가능성도 적어진다.

치료

귀울림은 귀지나 벌레 따위가 원인인 경우 이것을 제거하면 낫게 된다. 그 외의 귀울림은 원인을 찾아 치료해야 하는데 그 원인을 확실히 찾기가 어려운 것도 많다.

난청은 바깥귀 · 가운데 귀의 장애로 난청이 되었을 때는 수술로 장애를 제거하여 어느 정도까지는 청력을 회복시킬 수 있다. 그러나 속귀까지 장애가 미치면 수술을 해도 그다지 효과를 기대할 수 없다.

증상과 처방

한방에서는 귀울림은 수독(水毒)과 관계가 깊다고 여기고 있다. 따라서 몸 속에 비정상적으로 머무르고 있는 수분을 제거하는 처방을 중점적으로 실시한다.

- 소시호탕(小柴胡湯) 허증 실증타입 : 체력이 있는 사람으로 목과 어깨가 결리고 늑골 아래를 누르면 저항과 압통이 있으며 변비가 없는 경우 중이염과 귀울림에 효과적이다.
- 방풍통성산(防風通聖散) 실증타입 : 배가 나온 비만형이며 자주 피곤하고 어깨결림·두근거림·변비가 있고 고혈압이나 동맥경화에 의한 귀울림에 사용한다.
- 만형자산(蔓荊子散) 허증 실증타입 : 여성이나 노인의 난청으로 발이 차고 얼굴이나 머리가 상기되는 경우나 귀고름이 나오는 만성중이염이 원인 난청에 사용한다.
- 영계오미감초탕(苓桂五味甘草湯) 허증타입 : 몸이 약하고 담음이 있어 손발은 차고 얼굴은 술에 취한 듯 붉어지고 화끈거리고 머리가 무거우며 귀가 막혀 있는 느낌이 드는 난청에 사용한다.
- 팔미환(八味丸) 허증타입 : 노인성 난청과 과도한 성생활 때문에 생긴 난청에 사용한다. 체력이 없고 허리 아래에 힘이 빠지며 밤에는 화장실에 몇 번씩 가며 목이 마른 사람에게 효과적인 처방이다.

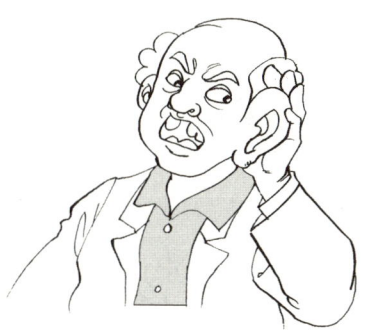

동의보감으로 '귀울림·난청' 치료하기

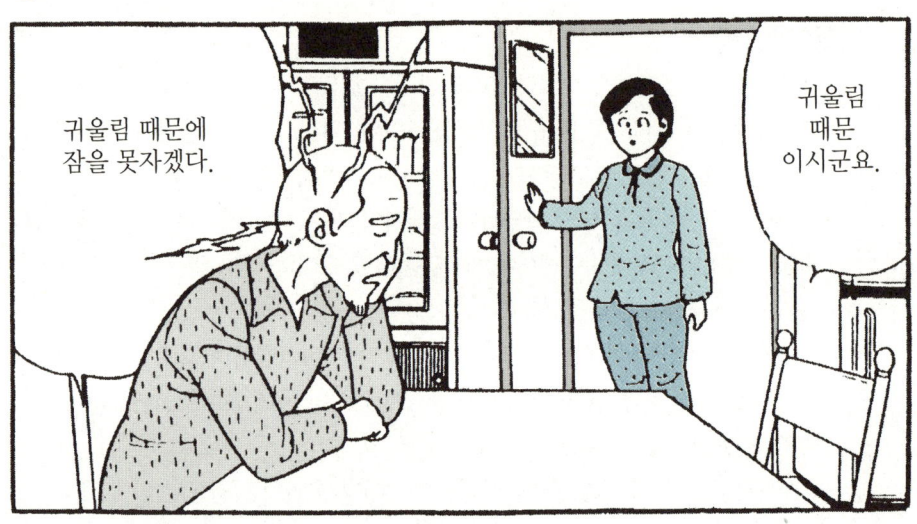

귀울림

청각신경세포의 병변으로 벌레우는 귀울림은 노인성 난청이나 스트마이성 난청일 때가 많고, 맥박처럼 리드미컬한 귀울림은 머리 혈관 이상이다.
또 중이염이나 이관염(耳管炎)이 원인일 수도 있다.

난청

전음성(傳音性) 난청과 감음성(感音性) 난청이 있다. 전음성 난청은 외이(外耳)나 중이(中耳)의 장해로 음파전달의 방해로 일어난다. 또 감음성 난청은 노인성 난청과 같이 내이(內耳)나 청신경의 장해로 소리를 느끼는 신경기능이 나빠져 일어난다.

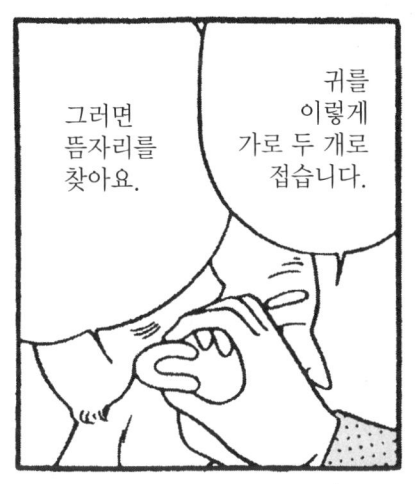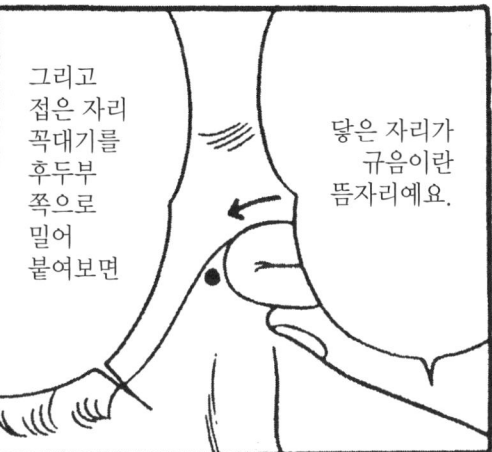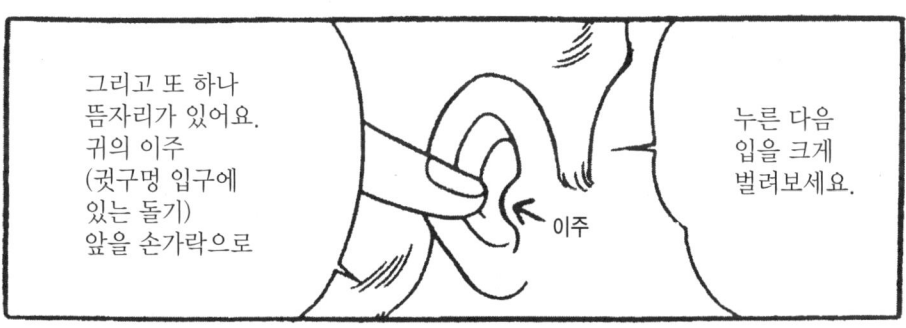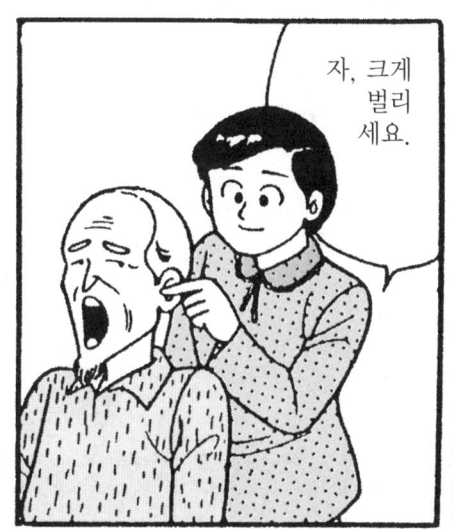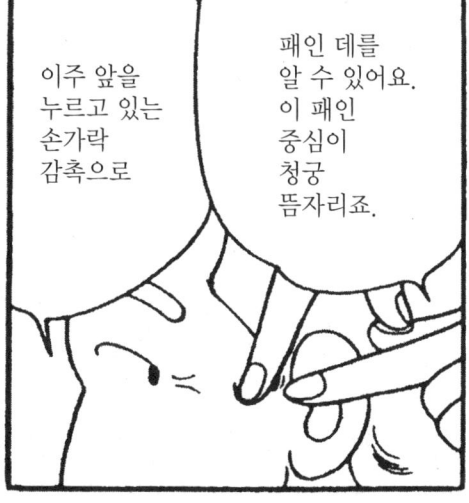

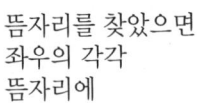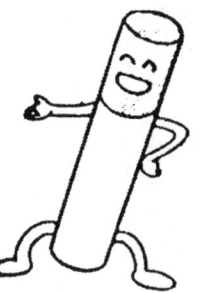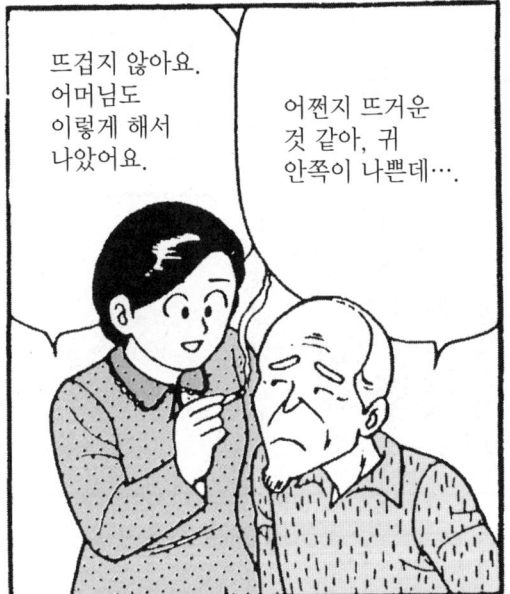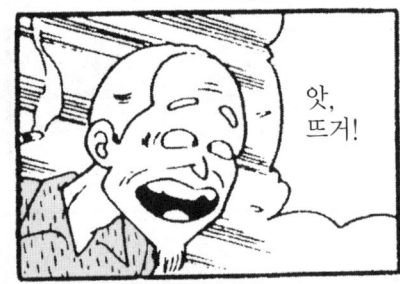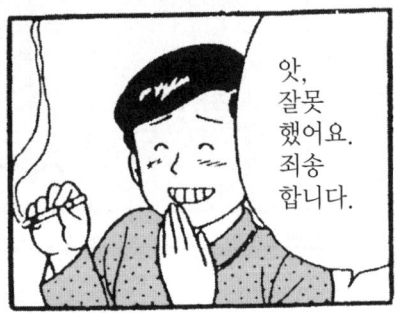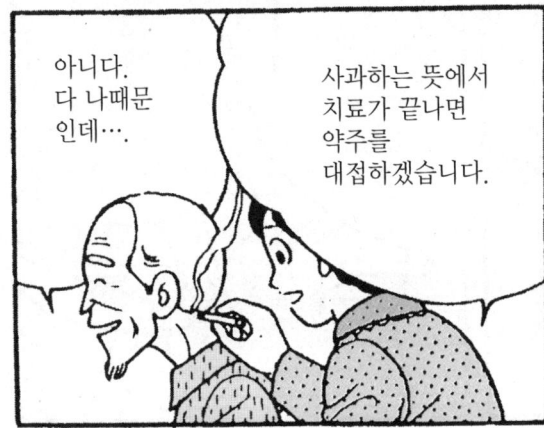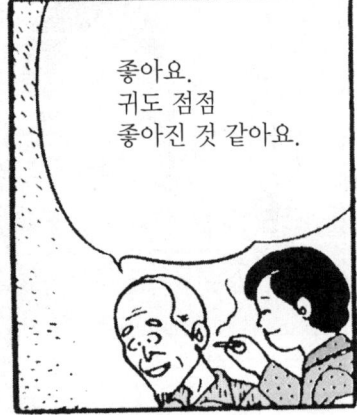

동의보감으로 '숙취' 치료하기

원인 : 술로 인해 나타나는 해독(害毒)은 간기능과 위장기능 파괴를 필두로 치매화하는 베르니케 뇌증(腦症)에까지 이르고 있다. 대책없이 마셔서 비타민 B1이 결핍된 결과다.

술이란?

술은 백약(百藥)의 장(長)이란 말은 정말 맞는 말일까?
이런 얘기는 옛날부터 끊이지 않고 있다. 그런데 소량의 알코올은 혈중 HDL을 증가시키고 동맥 경화를 예방한다는 중간 판정이 나왔다. 여기서 소량이란 청주 1홉, 위스키의 경우에는 더블 한 잔, 맥주는 한 병 정도를 말한다.

예방과 치료

예방과 치료의 결정적 방법은 보리밥과 국화꽃에 있다.
도정(搗情)시에 비타민을 첨가한 보리는 안 된다. 갈색의 심이 있는 시커먼 보리를 선택한다. 밥에 보리를 넣어먹는 정도로는 일시적인 예방밖에 되지 않으므로 완전한 보리밥이나 보리가 아주 많이 섞인 밥이 좋다.
부식으로는 반드시 국화꽃을 첨가한다. 식용국화가 아니더라도 국화라면 약효가 같으므로 상관없으며 생즙을 내든지 초간장, 설탕간장에 조리거나 튀김, 나물 등 여러 가지로 조리해서 먹을 수 있다.
꽃과 함께 잎도 쓰는데 국화주를 만들어서 술을 마시기 전에 이것을 한 스푼 먹으면 술로 인한 해와 독을 막을 수 있고 숙취도 생기지 않는다.

증상과 처방

금주가 가장 확실한 치료법이다. 하지만 자기 자신이 알코올로부터 도피할 수 없는 배경에는 정신적인 고통이 있는 경우가 많으므로 정신적인 면도 치료를 해야 하며 한방요법은 숙취나 과음에 사용하면 좋다.

· 삼황사심탕(三黃瀉心湯) 허증 실증타입 : 체력이 중간 이상이고 습열로 상기·초조감·변비·불면증·명치가 결리는 증상이 있는 사람에게 유효하며 매일 복용하면 숙취가 생기지 않는다.
· 오령산(五苓散) 허증 실증타입 : 숙취로 인해 수분이 잘 통하지 않아 목이 마르고 소변량이 적을 때 사용한다.

민간요법

· 숙취에 특효인 감 : 감은 옛날부터 숙취에 특효약으로 알려져 애용되어져왔다. 평소 숙취로 고생할 때 먹으면 숙취가 없어지는 효과가 있다.
· 마늘 들어간 매실차 : 매실의 과육을 풀어서 컵에 넣고 마늘즙 3~5㎖를 넣고 그 위에 뜨거운 차를 붓고 섞어 마시면 숙취에 특효다.

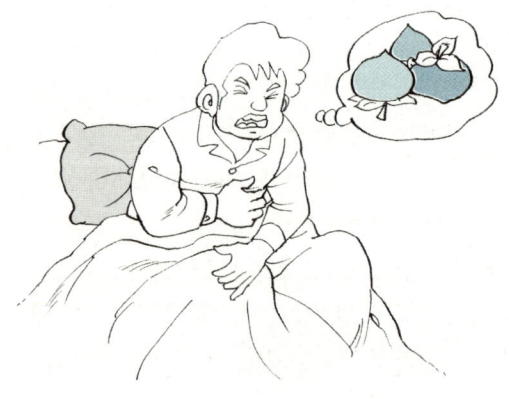

동의보감으로 '숙취' 치료하기

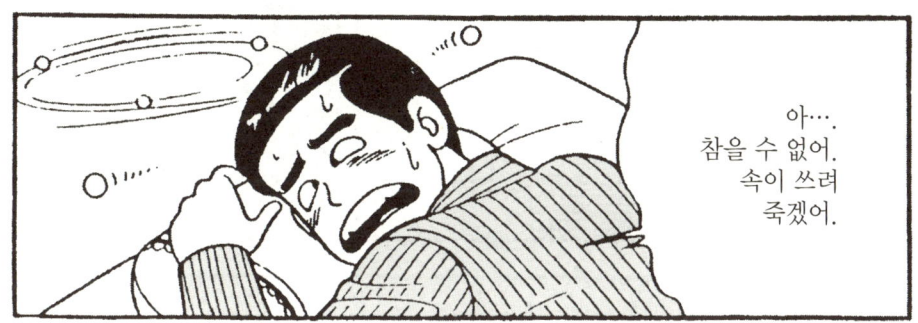

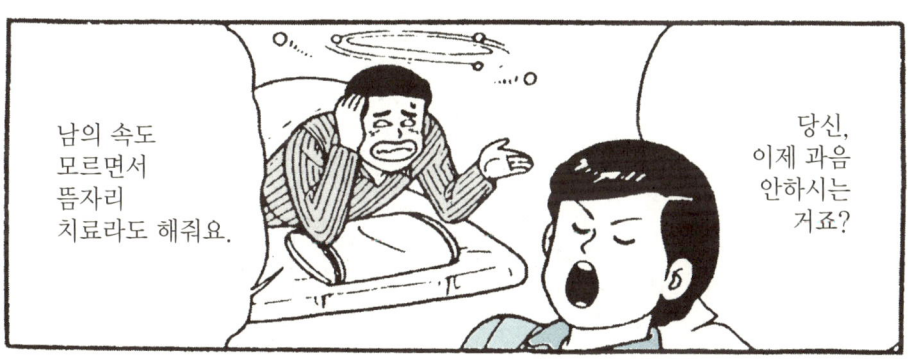

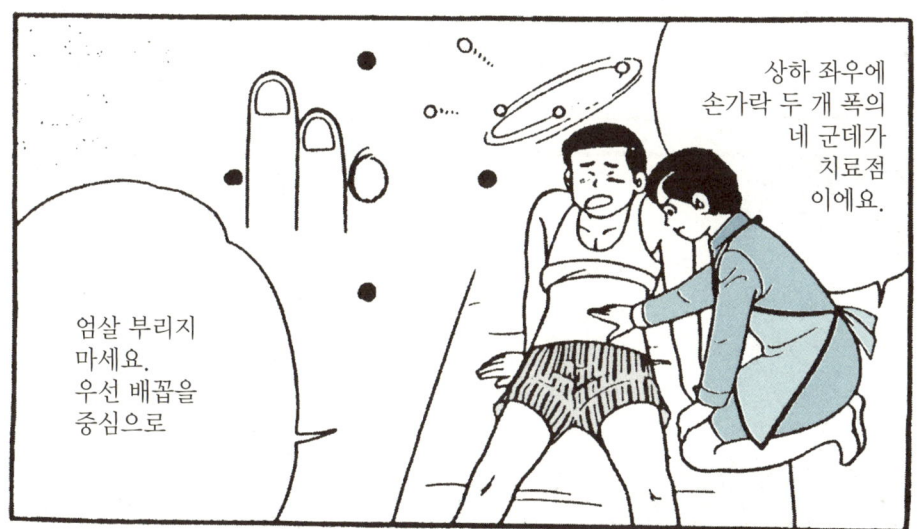

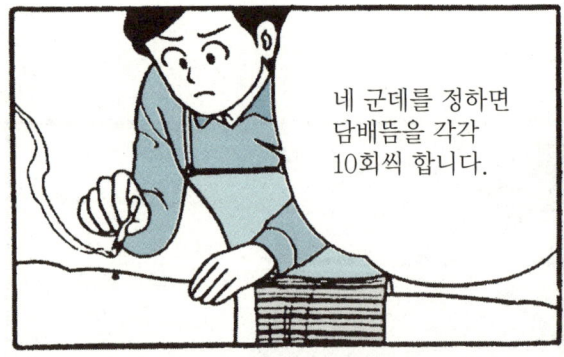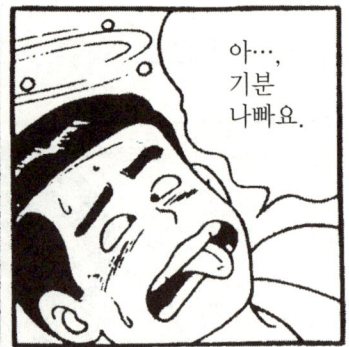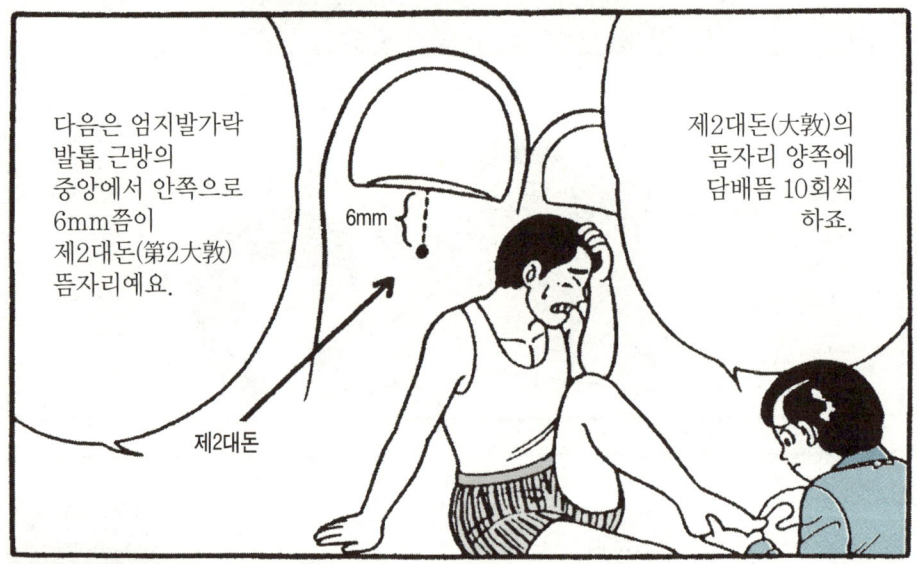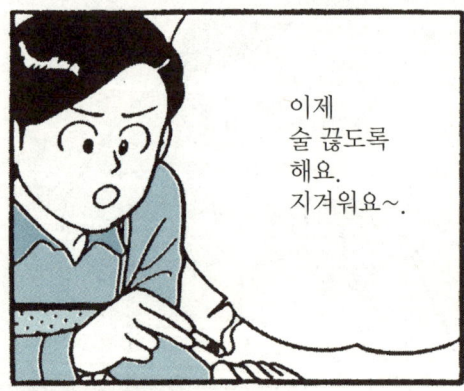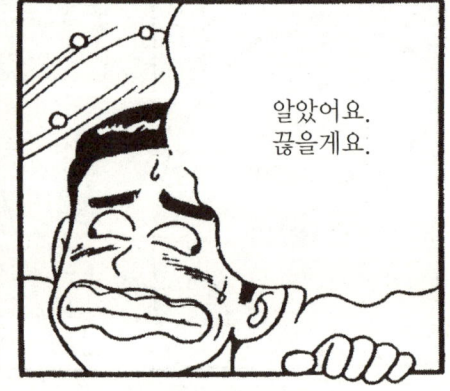

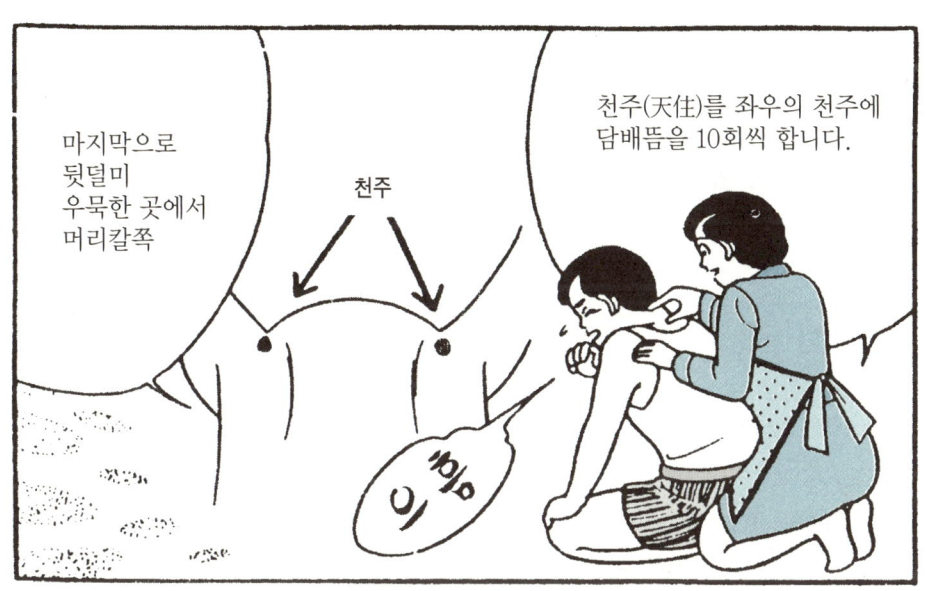

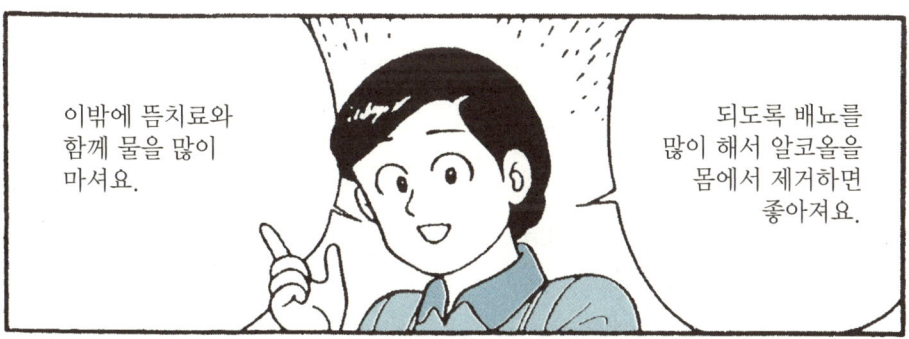

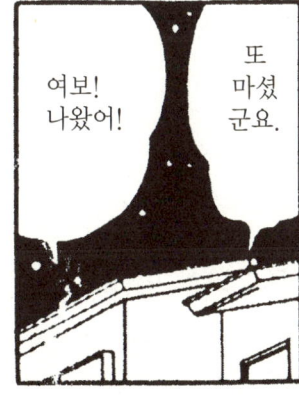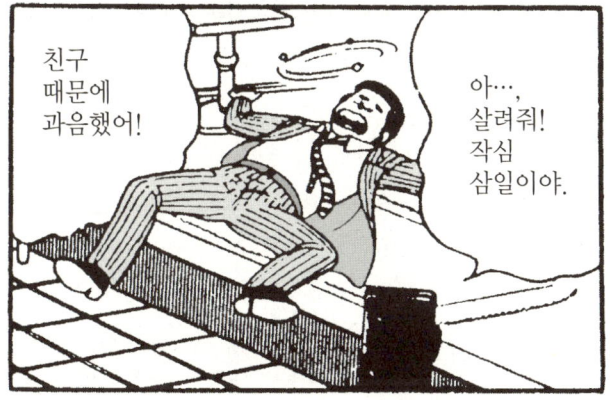

동의보감으로 '차멀미' 치료하기

원인 : 멀미는 귀 안의 삼반규관(三半規管 : 평형감각을 맡고 있는 기관으로, 반원형으로 된 세 개의 관에 림프가 차 있어 그 움직임으로 몸의 평형과 위치를 감각함)의 이상으로 생긴다.

증상과 예방

만성적인 멀미를 예방하려면 방 안에 돗자리를 깔아놓고 눈을 감은 채 가장자리를 걷는다. 처음에는 눈을 크게 뜨고 왕복한다. 그리고 나서 양손을 어깨 높이로 좌우로 올리고 몸의 균형을 잡고 눈을 감고 해본다. 이 방법은 자세가 나쁘면 어렵다. 턱을 당기고 가슴을 펴고 엉거주춤한 자세에 주의하면 성공률이 높다.

균형 감각 훈련으로 치료하기

멀미를 하는 아이는 교통사고의 위험이 있다. 몸의 균형 감각이 나쁘다는 것은 동작과 반사신경이 둔하다는 것을 나타낸다. 따라서 평소에 꾸준히 연습하여 만성적인 멀미를 치료하도록 해야 한다.

민간요법

- 소나무 잎 : 차멀미가 심한 사람은 차를 타기 전 솔잎을 준비하여 이것을 씹고 있으면 차멀미를 하지 않는다.
- 레몬즙 : 레몬의 끝에 2~3개 정도 구멍을 뚫고 구멍을 빨고 있으면 좀처럼 차멀미를 하는 일이 없다. 더구나 차의 기름 냄새를 맡으면 속이 메스

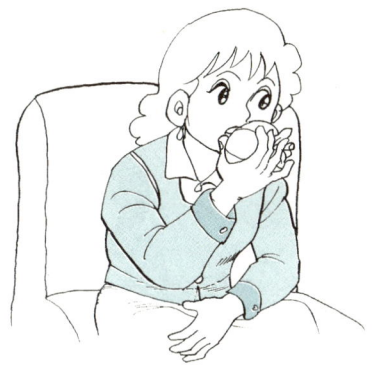

꺼워하는 사람도 이 레몬의 향기가 속을 시원하게 해주는 만큼 미리 호주머니에 한두 개 넣고 차를 타는 것이 좋다.

- 코 자극 : 차를 타자마자 즉시 공이를 가늘게 말아 콧구멍을 자극해서 재채기를 3~4회 해두면 멀미를 하지 않는다. 이것이야말로 묘하게 잘 듣는 방법이고 지혜다.

귀를 튼튼하게 하는 민간요법

- 국화 : 꽃과 만형자(순비기나무의 열매)를 섞어 만든 베개를 만들어 베고 잔다. 두통과 불면 경향이 있는 난청에도 좋다.
- 엉컹퀴 : 뿌리를 캐내어 생채로 갈아서 즙을 낸 다음 가제수건에 묻혀 귓속에 넣는다.

동의보감으로 '차멀미' 치료하기

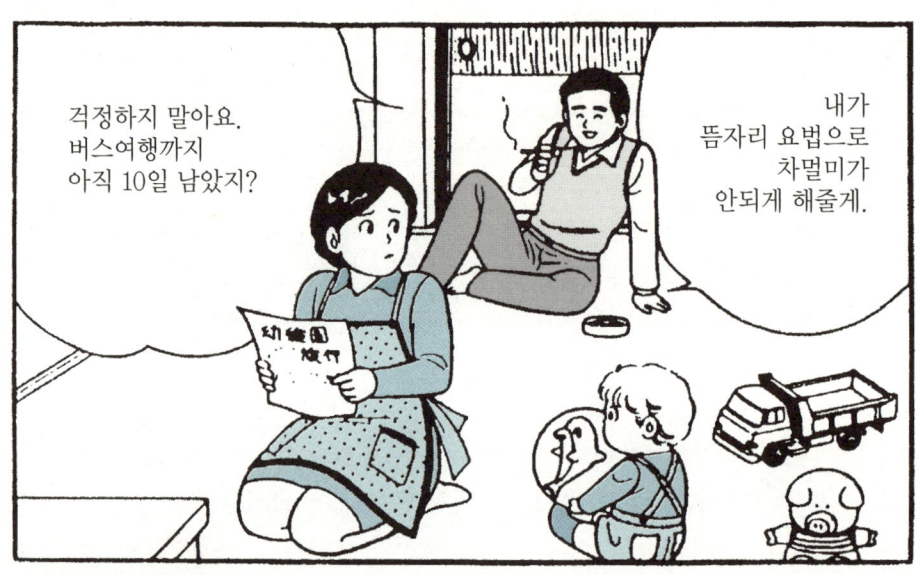
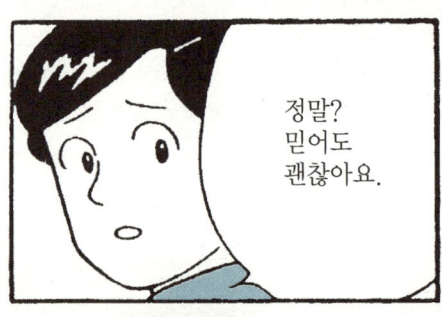
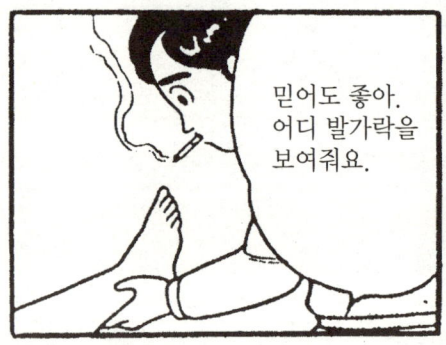
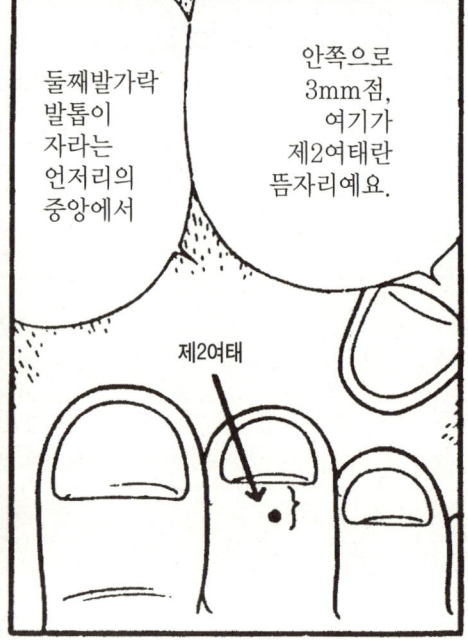

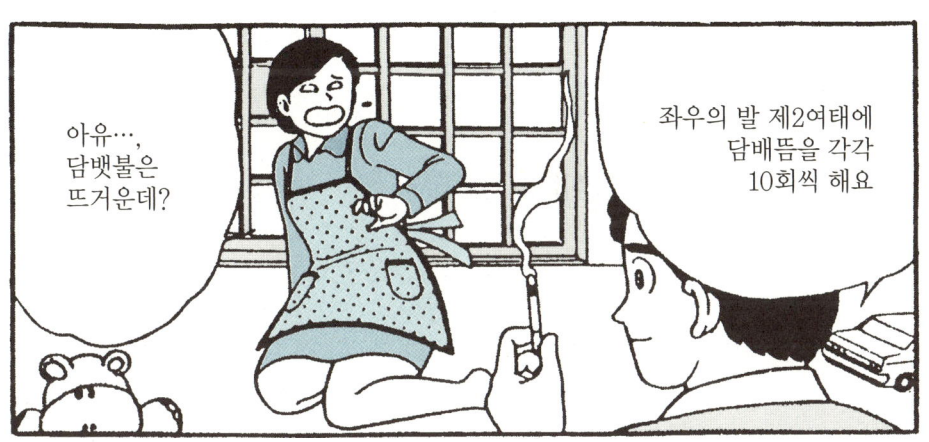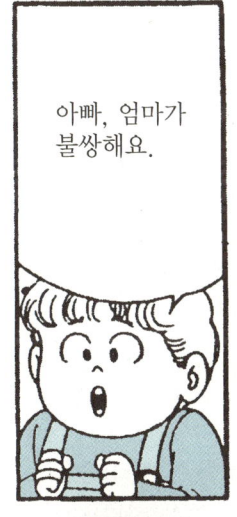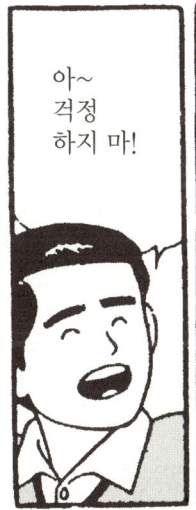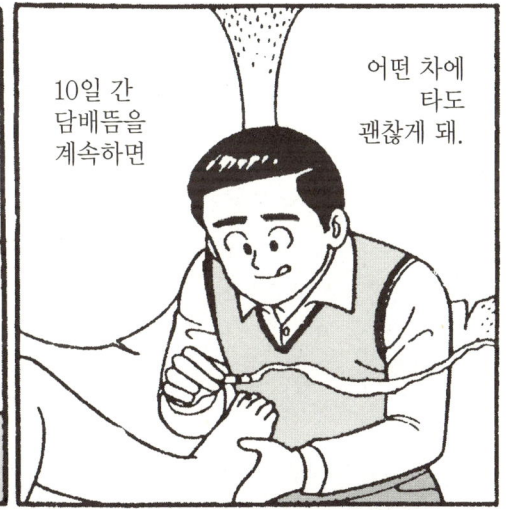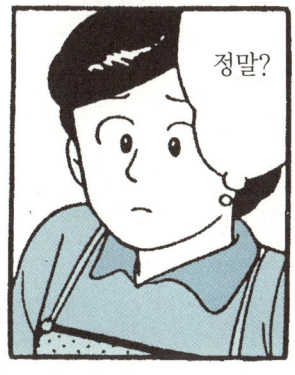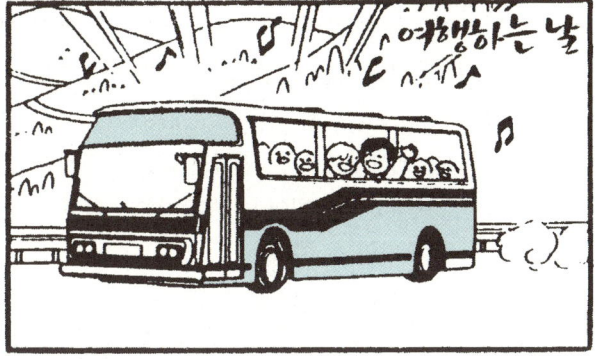

동의보감으로 '잠꼬대' 치료하기

원인 : 우리가 잠을 자는 것은 몸의 기능이 쉬고 있는 상태인데, 깊이 잠들지 못하면 뇌는 깨어 있는 것이다. 그러므로 뇌의 전달명령을 받는 감각들도 함께 깨어 있는 것이다. 이때 꿈을 꾸는 동안 말을 하는 감각기관이 함께 움직이면서 잠꼬대를 하게 되는 것이다. 이것이 실제로 말이 되어 나오는 것이 잠꼬대이다.

증상
일반적으로 스트레스가 쌓이거나 심리적 갈등이 심해 정신적으로 불안에서 오므로 스트레스를 없애면 잠꼬대도 줄어든다. 긴장했을 때는 잠꼬대를 하지 않는다고 한다. 그러므로 심리상태가 불안하면 잠꼬대로 나타나는 것이다.

치료
자면서 말을 하거나 중얼거리는 것을 잠꼬대라고 한다. 보통 NREM 수면의 1단계 2단계에서 나타나지만 REM 수면 중에 잠꼬대가 나타나는데 어린이나 어른 모두에게 나타나기도 한다. 잠꼬대 그 자체는 해롭지 않지만 곁에 있는 사람에게 민폐를 끼치게 되는 게 사실이다. 그러나 수면장애와 관련되지 않은 잠꼬대는 특별한 치료가 필요하지 않다.
작은 소리에도 놀라고 악몽과 잠꼬대가 심하고 위장이 약하고 위내정수가 있으며 신경과민이 있는 사람에게 효능이 있는 가미온담탕(加味溫膽湯)(허증타입)을 쓴다.

동의보감으로 '이를 갊' 치료하기

원인 : 치과질환으로 부정교합이나 정서적으로 극심한 스트레스를 받을 때, 긴장하고 예민할 때 신체적으로 무도병·간질·뇌막염·소화기 장애가 있을 때 함께 나타난다.

증상과 처방

이를 갊을 지속적으로 계속하면 교모증·마모증·치아파절·치아균열·두통·잇몸병 등 사각턱이 되기도 하며 심할 경우 약물치료까지 받아야 할 수 있다. 이런 것들을 방지하기 위해서는 마우스 가드를 착용하고 이가상하는 것을 방지하고 습관의 교정을 받는다.

- 양격산(涼膈散) 실증타입 : 잇몸이 부어 아프고 냄새가 나며 변비기미가 있으며 열이 나는 사람에게 사용한다.
- 백호탕(白虎湯) 허증 실증타입 : 열이 나고 목이 자주 타는 사람이나 잇몸이 아플 때 사용한다.
- 계지오물탕(桂枝五物湯) 허증 실증타입 : 잇몸이 붉게 부어오르고 아픈 증상이 있는 모든 사람에게 효과가 있다.

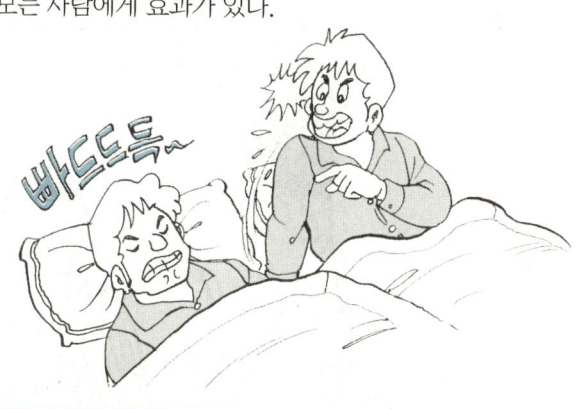

동의보감으로 '잠꼬대 · 이를 갊' 치료하기

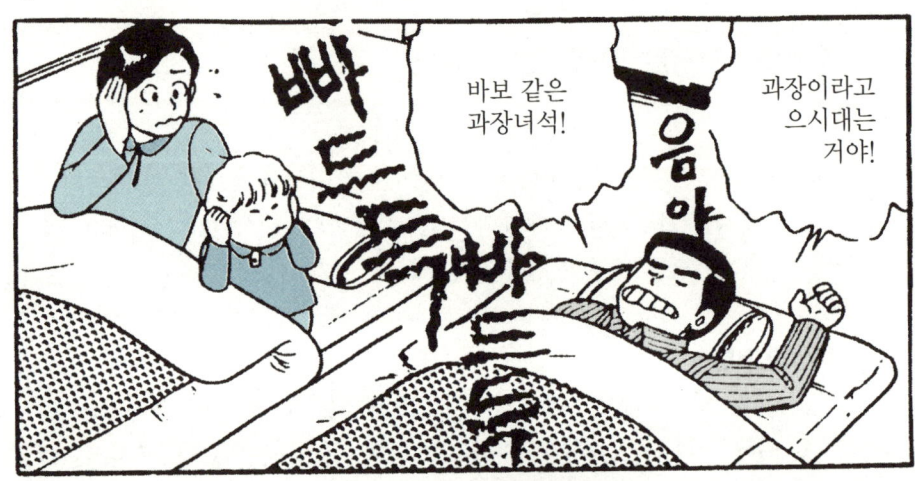

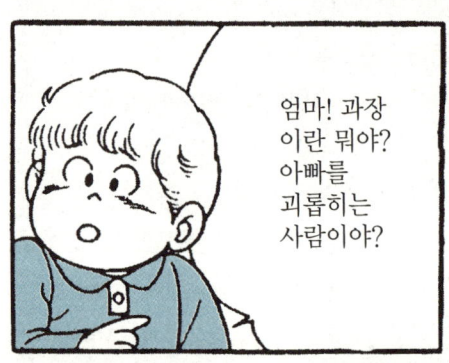

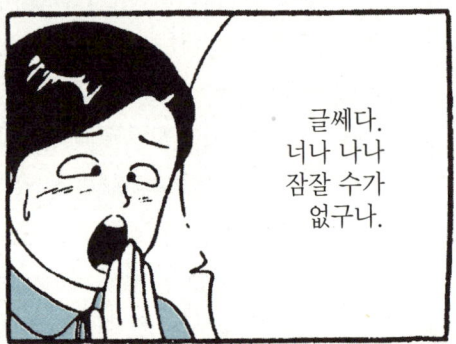

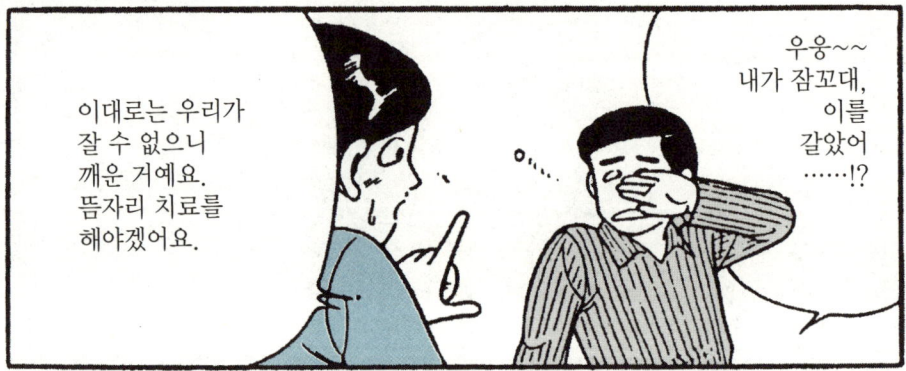

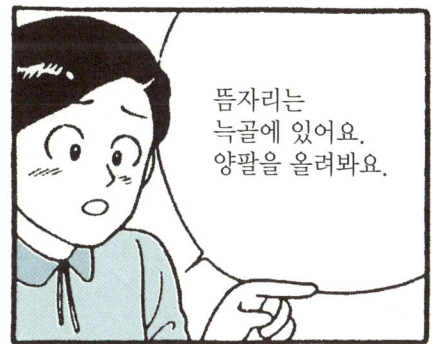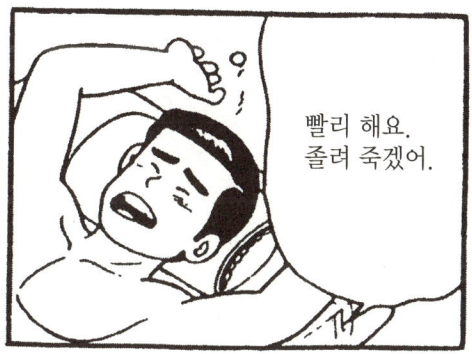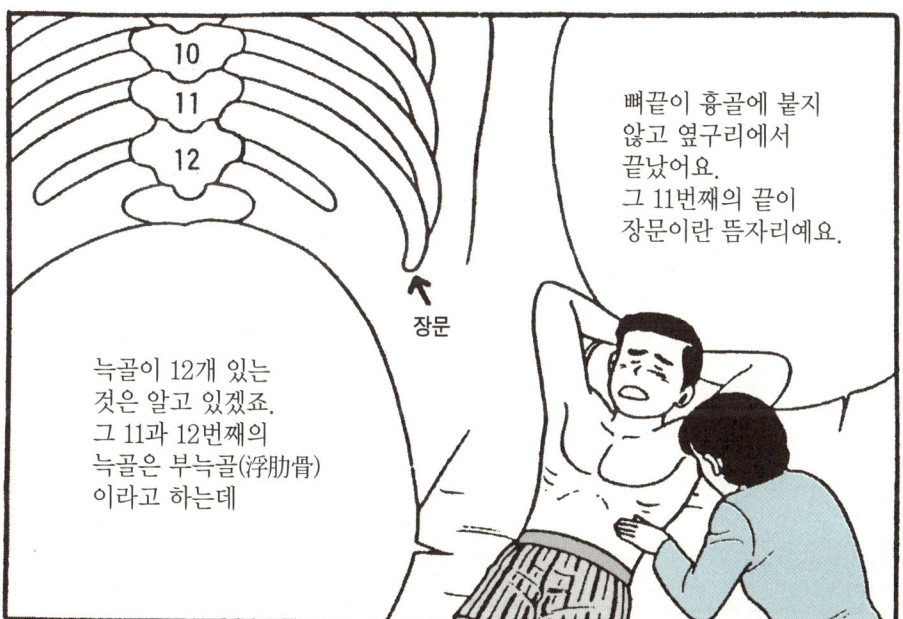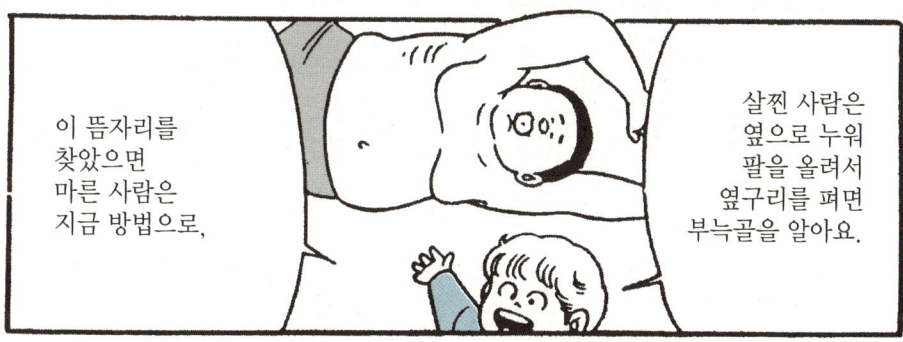

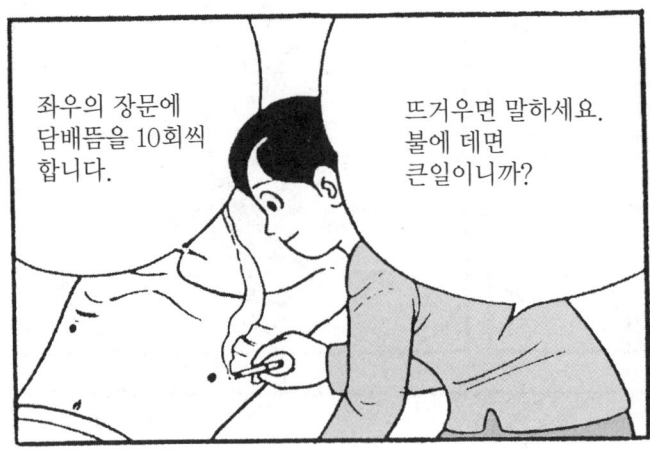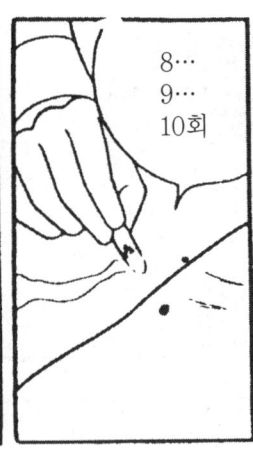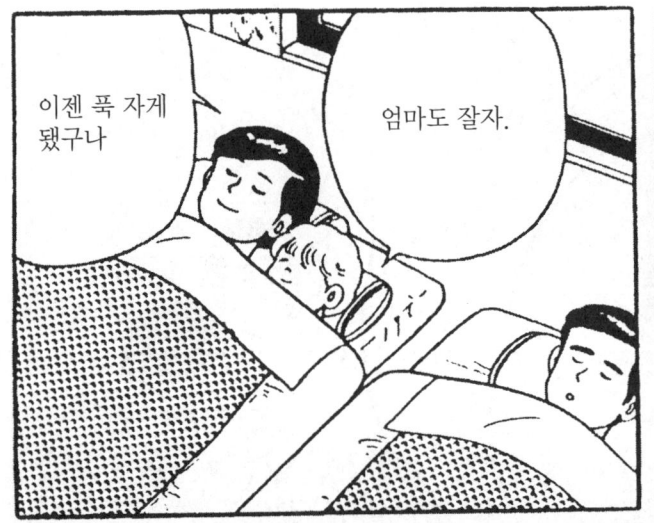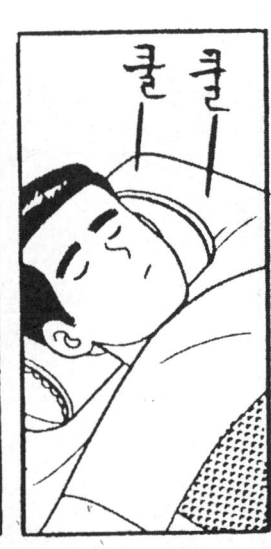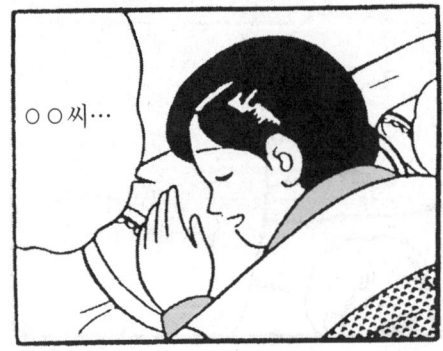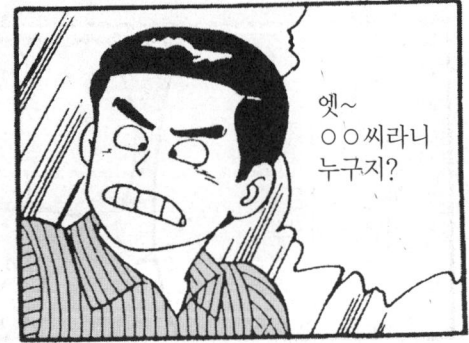

동의보감으로 '감기' 치료하기

원인 : 감모(感冒), 인플루엔자, 라이노 바이러스, 아데노 바이러스 등 감기 바이러스나 인플루엔자 바이러스(A형, B형, C형)의 감염

증상

감기 바이러스에 감염되면 전신 권태감·재채기·콧물·목의 아픔 등 가벼운 증상이 나타나며, 병이 진행되면서 두통·발열(發熱)·발한(發汗)과 불쾌한 증상이 나타나게 되고 방치하면 일 주일 정도 증상이 계속된다. 더욱 증세가 계속되면 몸져 자리에 눕게 된다.

'감기는 만병의 근원'이라 했다. 감기는 또 다른 후유증을 불러온다. 최근에는 감기 바이러스가 척수(등골)로 들어가 척수염 같은 무서운 병을 일으키거나 눈 속에 들어가 눈을 멀게 하고, 장속에 들어가 설사·복통을 일으키게 한다는 사실이 밝혀지고 있으므로 소홀히 해서는 안된다.

치료

초기부터 고열이 나고 머리와 목이 많이 아프고 몸이 붓고 결리며 나른한 경우 또는 구역질 등의 증상이 나타나면 감기가 아니라 폐렴이나 수막염, 편도선염, 간염, 신우신염일 가능성이 있으므로 빨리 의사의 진찰을 받아야 한다.

증상과 처방

· 갈근탕(葛根湯) 허증 실증타입 : 감기나 인플루엔자의 초기 증상 즉, 오

한·발열·두통·목과 어깨가 결리고, 땀이 나지 않는 중간 정도 체력인 사람에게 사용한다.
- 계지탕(桂枝湯) 허증타입 : 초기에 열이 나고, 두통·오한이 있으며 귀울림이 있고 구역질을 하며 땀이 저절로 배어나오며 허약 체질인 사람에게 사용한다.
- 도인승기탕(桃仁承氣湯) 실증타입 : 증상이 무겁고 변비가 있으며 의식이 몽롱한 사람에게 사용한다.
- 마황부자세신탕(痲黃附子細莘湯) 허증타입 : 허약 체질인 노인의 감기로 고열이 나지만 열감(熱感)은 없고 오한과 두통이 있고 목이 아프고 연한 가래가 나오는 사람에게 사용한다.

일상의 주의

과로와 수면부족 등으로 체력이 저하되면 감기에 걸리기 쉬우므로 평소에 규칙적인 생활을 하는 것이 중요하다. 또한 침냉(寢冷)이나 탕냉(湯冷) 등에도 주의를 해야 한다.

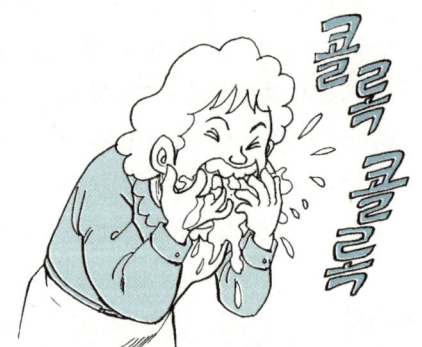

민간요법

깻잎 : 깻잎을 달여서 복용하면 발한이 촉진되고 가래·기침이 없어지는 효과를 볼 수 있다.

동의보감으로 '감기' 치료하기

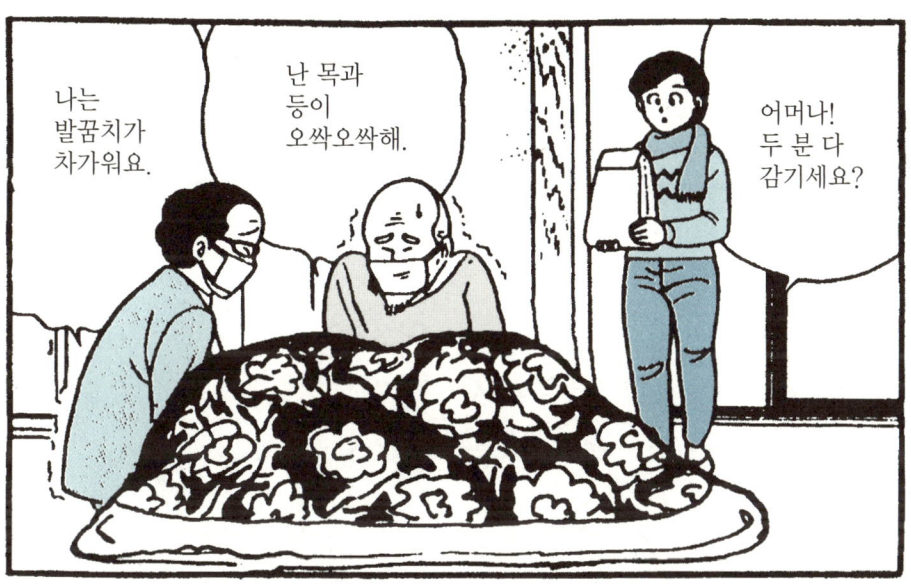

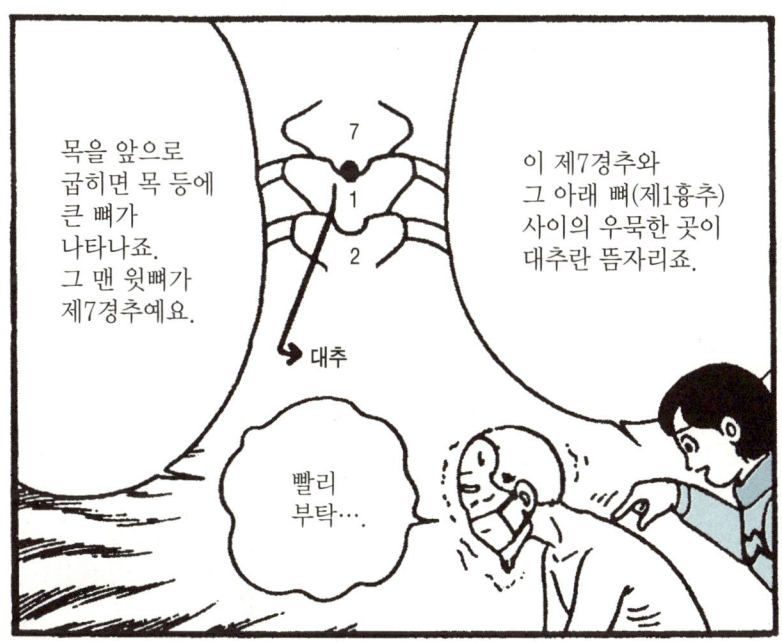

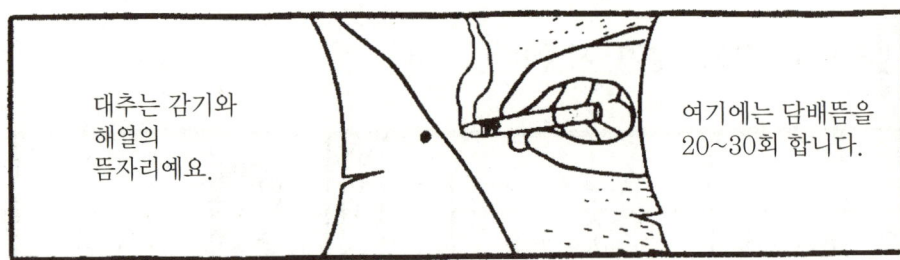

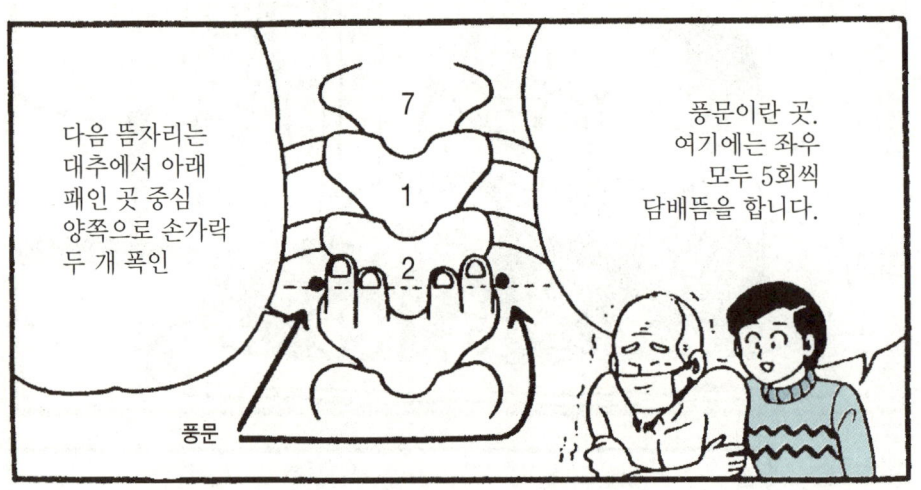

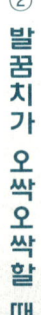

② 발꿈치가 오싹오싹할 때

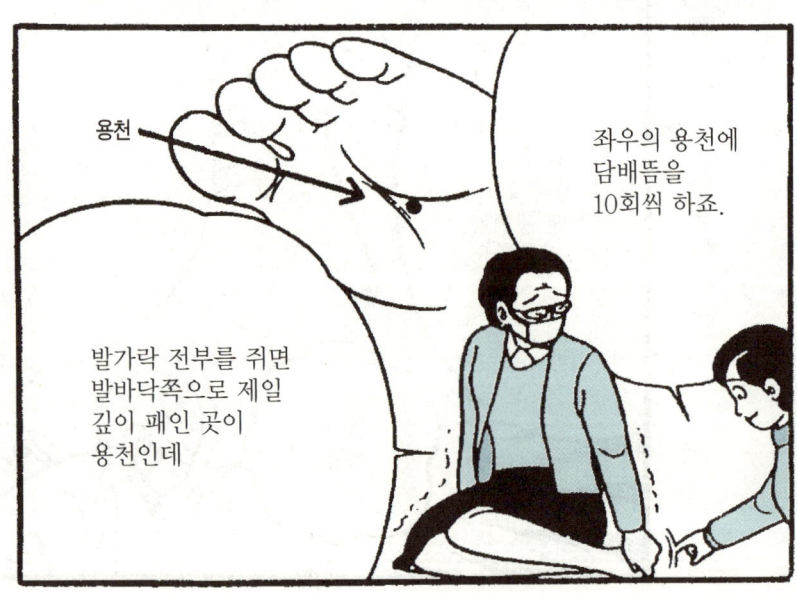

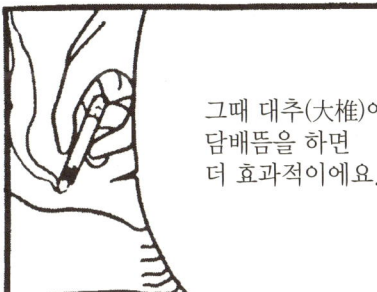

그때 대추(大椎)에도 담배뜸을 하면 더 효과적이에요.

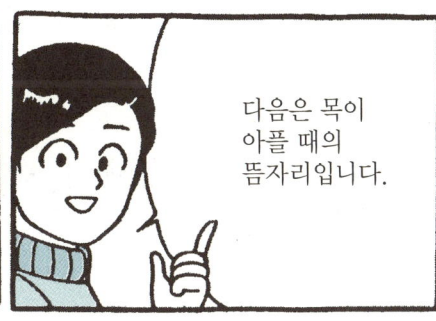

다음은 목이 아플 때의 뜸자리입니다.

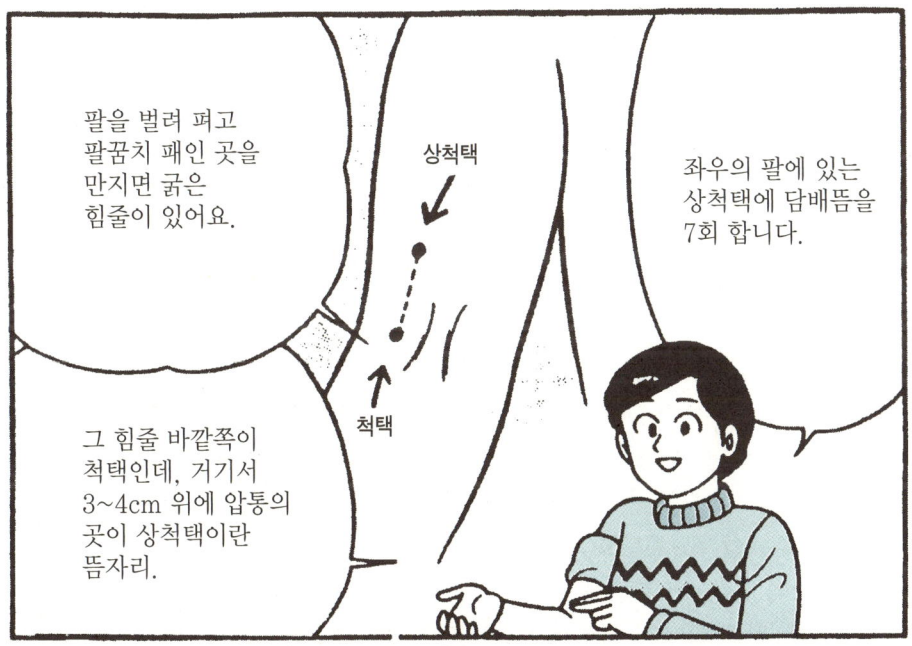

팔을 벌려 펴고 팔꿈치 패인 곳을 만지면 굵은 힘줄이 있어요.

상척택

척택

좌우의 팔에 있는 상척택에 담배뜸을 7회 합니다.

그 힘줄 바깥쪽이 척택인데, 거기서 3~4cm 위에 압통의 곳이 상척택이란 뜸자리.

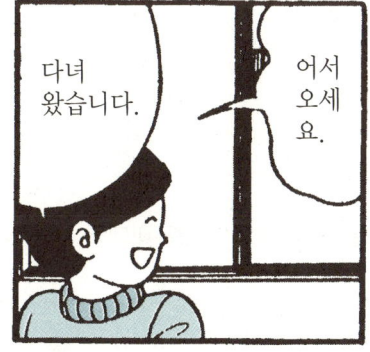

다녀 왔습니다.

어서 오세요.

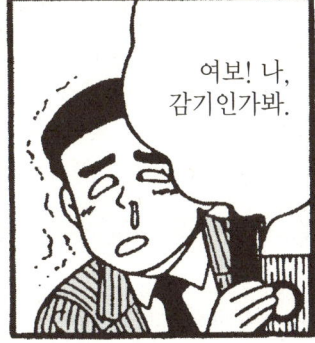

여보! 나, 감기인가봐.

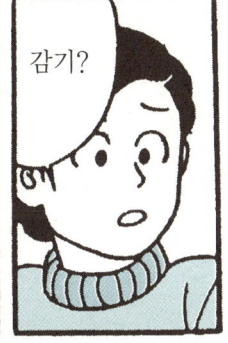

감기?

동의보감으로 '코골이' 치료하기

원인 : '잠이 보약'이라는 말처럼, 일생에 잠이 차지하는 비율이 3분의 1이며 잠은 그날의 피로를 풀어주고 새로운 에너지를 만들어주기 때문이다. 코골이는 수면 중 숨을 쉴 때 들여마신 공기가 목구멍 속에 좁은 기도를 지나면서 공기저항으로 인해 좁아진 부위가 떨림으로 발생한다. 최근에는 환경오염과 알레르기·소아비만 등 코골이 환자가 늘어나고 있다.

증상

보고서에 따르면 12~13세 아이들 대상으로 수면 습관을 분석한 결과, 코를 고는 아이가 그렇지 않은 아이들에 비해 주의력 결핍·과잉행동장애(ADHD)위험이 2배나 높다는 사실이 밝혀졌다. 코골이는 코를 고는 정도를 지나 수면 무호흡증을 유발해 집중력 저하, 만성피로, 학업부진, 성장장애를 일으킨다고 한다.

소아 코골이의 가장 큰 원인은 코 뒤 비인강의 '아데노이드'가 비대해서 생기는데 이 경우, 수면 중 호흡곤란 즉 '수면무호흡증'으로 이어진다. 모든 코골이가 수면 무호흡증으로 이어지는 것은 아니다. 하지만 자라는 아이가 코를 고는 건 성장과 학업에 지장을 주기 때문에 조기진단을 받아 치료해야만 한다.

증상과 치료

어린이들의 경우 코골이의 가장 큰 원인은 편도 및 아데노이드 비대증

혹은 축농증이나 비염으로 인한 코막힘이다. 이러한 코골이는 수술로 어느 정도(90%) 치료가 가능하다. 그러나 수술보다 우선은 소아비만 생활습관 개선이라고 할 수 있는데, 잠잘 때 옆으로 누워 베개나 인형을 안겨 재우고 규칙적인 운동이나 숙면 습관들이기도 좋은 방법이다.
성인의 경우 코골이 진단은 가족이나 배우자에게서 잠자는 모습이나 코골 이의 증세를 자세히 듣고 환자의 코와 목을 검사해서 수면다원검사를 실시하여 결정해야 할 것이다.

수술

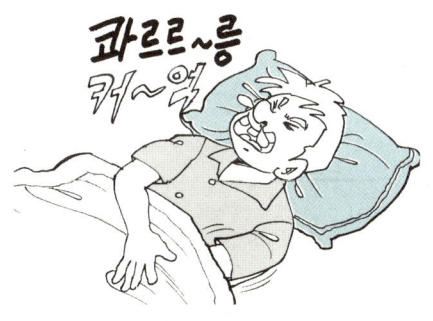

심한 코골이 환자들의 경우에는 수술로 쉽게 치료할 수 있다. 하지만 모든 환자가 모두 수술을 받을 수 있는 것은 아니다. 수술을 해도 쉽게 좋아지지 않을 것이라는 판단인 경우 내과적인 치료 방법을 고려하여야 하며 수술하지 않는 방법은 치료효과나 환자의 적응도 등에 차이가 있으며 결과도 확신할 수 없기 때문이다. 따라서 치료에 대한 선택은 환자마다 증상이 다를 수 있다는 점을 충분히 이해해야 할 것이다.

레이저 코골이 수술은 이산화탄소 수술법인데 마취를 해야 하고 수술대상 조사결과 90% 이상 코골이 개선 만족도를 보였다고 한다. 시간이 지나면서 만족도도 떨어져 70% 정도 효과를 본다는 추정의 결과이다.

동의보감으로 '코골이' 치료하기

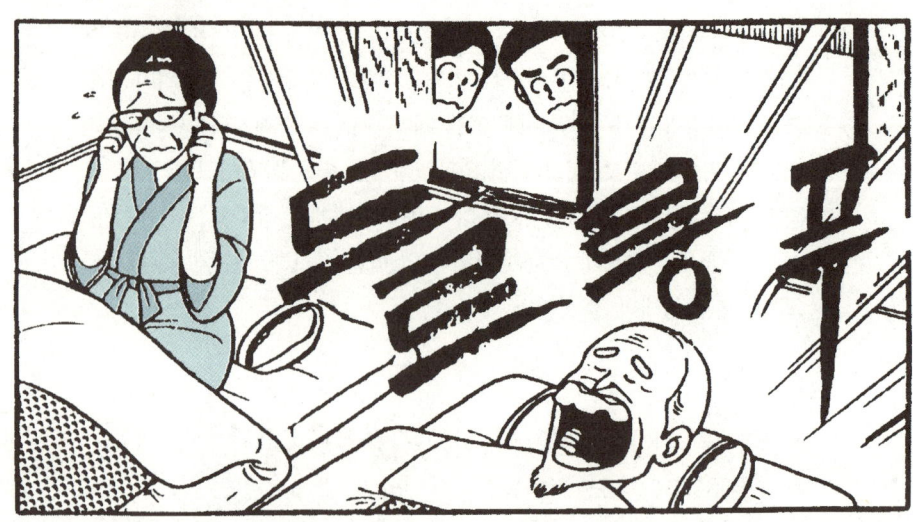

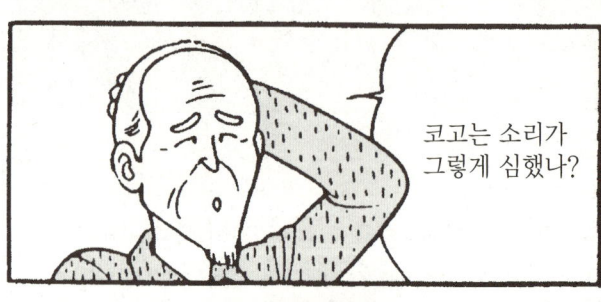

코고는 소리가 그렇게 심했나?

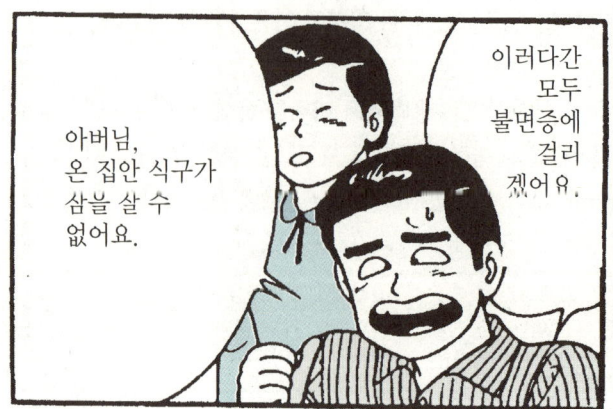

아버님, 온 집안 식구가 잠을 잘 수 없어요.

이러다간 모두 불면증에 걸리겠어요.

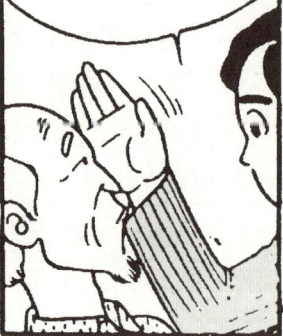

우선 뜸자리를 찾으려면 손바닥에서 가장 도톰한 곳을 코의 우묵한 데에 대고

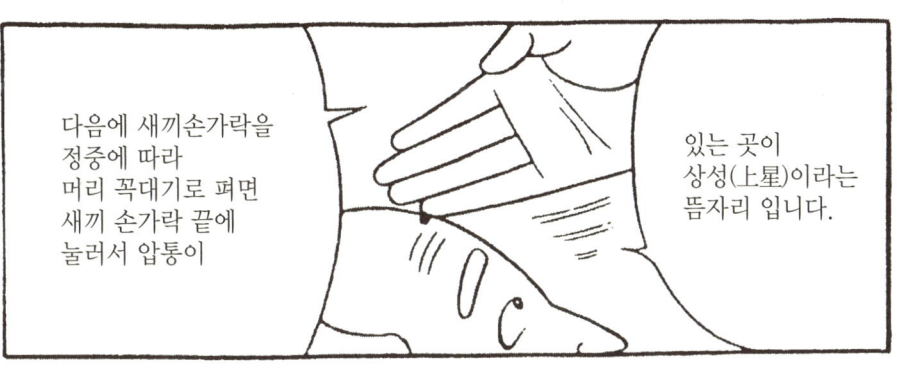
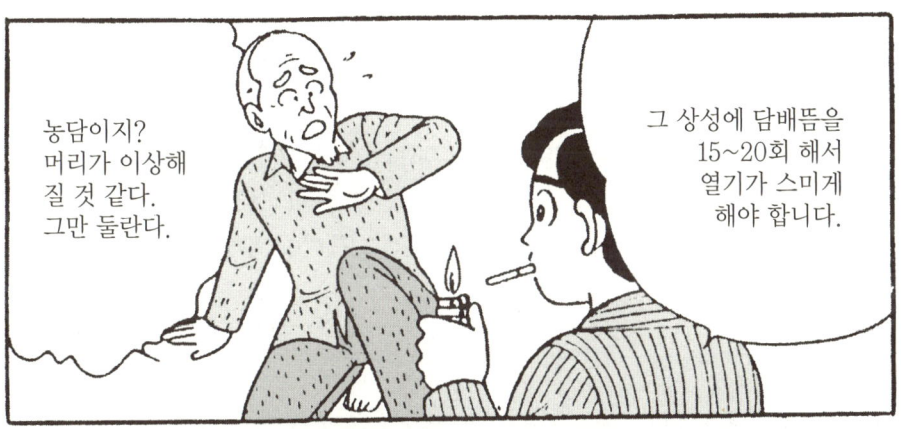
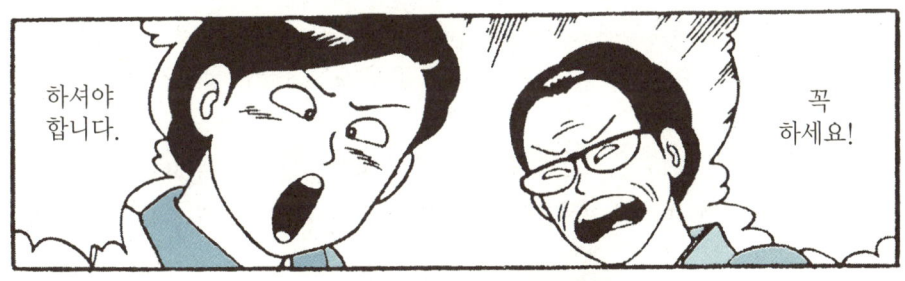
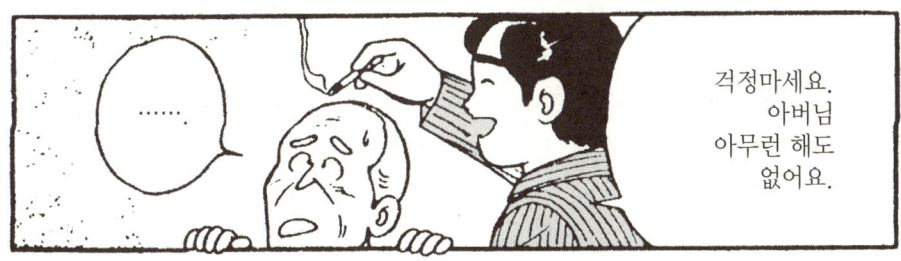

동의보감으로 '다래끼' 치료하기

원인 : 일반적으로는 수면부족이나 과로 등 체력이 떨어졌을 때 발생하지만 체질적으로 잘 생기는 사람도 있다.

증상

눈꺼풀 일부가 빨갛게 부어오르고 아프다. 눈꺼풀 전체가 부어올라 심하게 아픈 경우가 있다. 보통은 1주일 정도면 곪아터져 자연히 고름이 나오면서 낫게 되지만 눈꺼풀 안쪽에 생긴 다래끼(내맥립종)인 경우에는 오래 끌게 된다.

치료

지저분한 손으로 환부를 만지거나 문지르면 점점 악화되므로 환부에는 손대지 말아야 한다. 그리고 냉습포를 하고 항생물질이든 연고를 바른다. 심할 때는 항생제를 먹기도 한다. 일반적으로 수술을 하지 않아도 낫지만 속 다래끼는 절개하여 고름을 빼는 것이 필요할 수도 있어 진찰을 받는 것이 좋다. 그리고 중증의 다래끼가 생겨서 잘 낫지 않거나 재발할 때는 빈혈이나 당뇨병 같은 병이 숨어 있을 수 있으므로 전문의의 검사를 받아야 한다.

증상과 처방

- 배농탕(排膿湯) 허증 실증타입 : 아주 초기의 다래끼로서 환부가 조금 붓거나 당길 때 사용한다. 염증을 부드럽게 하는 작용을 하고 고름을 삭혀

준다. 다래끼의 기세가 절정기를 지난 뒤에 사용하면 좋으며 고름이 빨리 나오는 효과가 있다.
- 배농산(排膿散) 허증 실증타입 : 다래끼가 빨갛게 부어오르고 몹시 당길 때 사용한다. 염증이 부드러워지고 고름이 삭는다.
- 백주산(백주산) 허증 실증타입 : 고름이 나오기 시작해도 좀처럼 낫지 않을 때 사용하면 빨리 낫는다. 그러나 초기 다래끼에 사용하면 오히려 악화된다.
- 십미패독탕(十味敗毒湯) 실증타입 : 다래끼가 반복되는 사람과 한 번에 여러 곳에 생기는 사람에게 사용하면 다래끼에 강한 체질이 된다. 완치 후에도 두세 달 하면 좋다.
- 도인승기탕(挑仁承氣湯) 허증 실증타입 : 다래끼가 자꾸 반복되는 젊은 여성으로서 변비가 있고 상기가 잘 되는 사람에게 사용한다.

일상생활의 주의

목욕물이나 샴푸가 눈에 들어갔을 때는 바로 씻고 안약을 넣어서 소독을 한다. 손을 자주 씻고 먼지나 더러운 것이 눈에 들어가지 않도록 주의해야 한다.

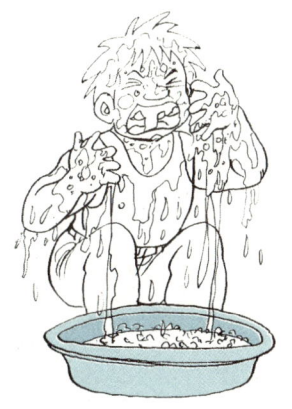

민간요법

- 참기름 : 고름이 나온 뒤 환부에 조금씩 발라 두면 재발을 막을 수 있다.
- 복숭이 : 씨 속에 있는 인을 두드려 찧어서 즙을 짜내어 환부에 바른다.
- 질경이 : 생잎을 찧어서 짠 즙을 환부에 바르면 고름이 빨리 나온다.

동의보감으로 '다래끼' 치료하기

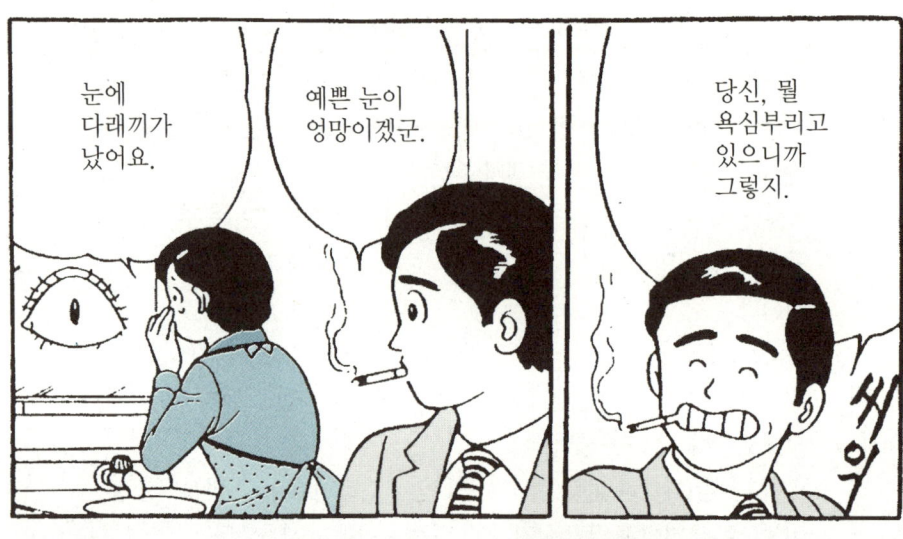

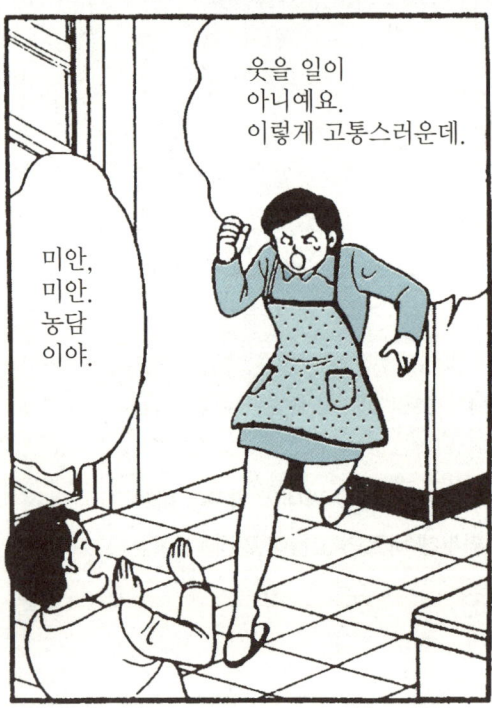

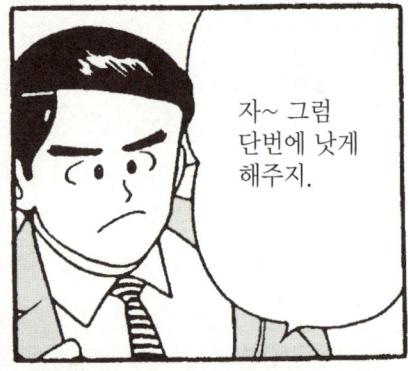

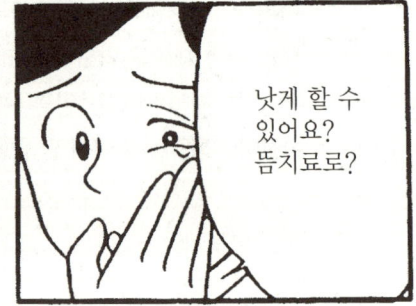

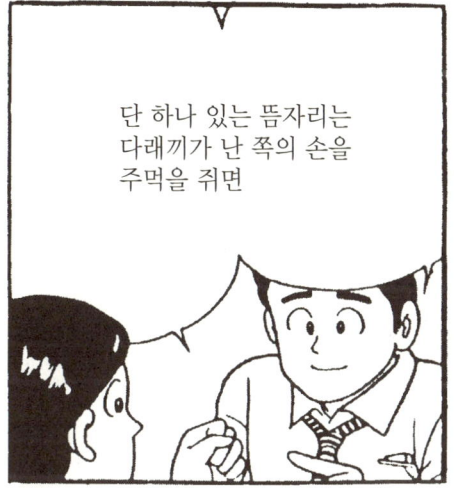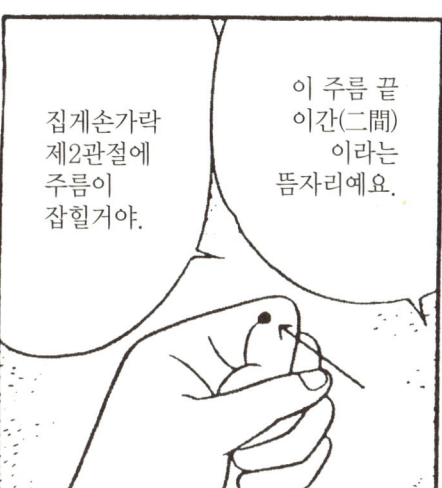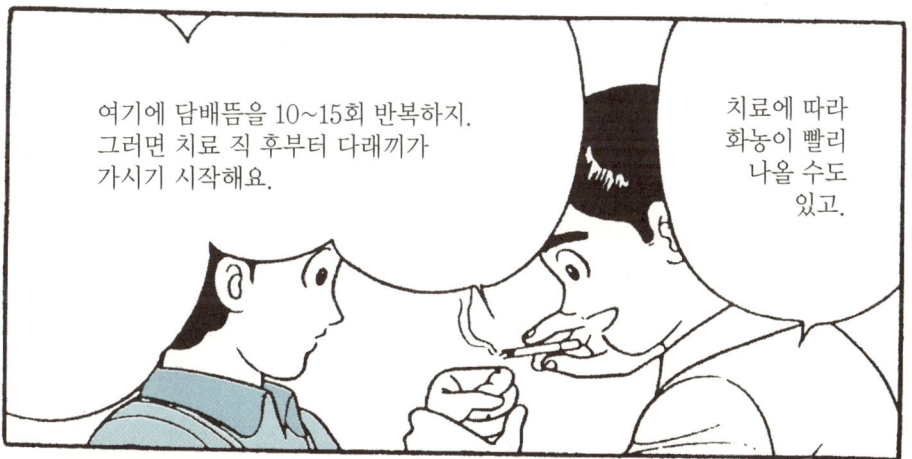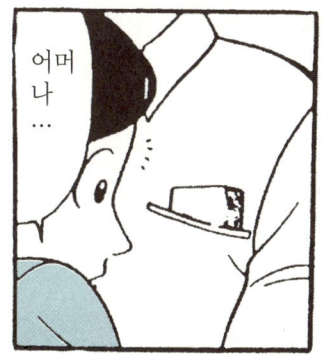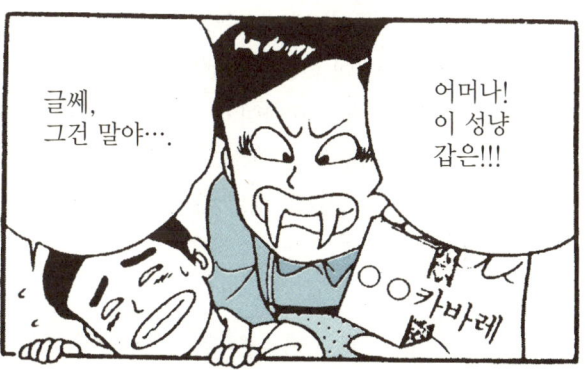

동의보감으로 '코피' 치료하기

원인 : 비공(鼻孔) 혈관의 파열, 고혈압 종양, 자반병(紫斑病) 등 혈액의 병, 여성의 월경 시 등

증상
증상은 여러 가지인데 콧물에 피가 섞여 나오는 정도에서부터 피가 콧구멍에서 흘러나올 뿐 아니라 목구멍으로 흘러 들어가는 경우처럼 심한 증상도 있다.

치료
가벼운 증상일 경우에는 드러누워 옷을 헐겁게 하고 손가락으로 콧등을 눌러주는 것으로도 그친다. 그래도 그치지 않을 때는 콧구멍을 탈지면으로 막고 차가운 수건으로 코를 식히면서 안정시킨다. 다만 출혈량이 많고 좀처럼 멈추지 않을 때는 전문의에게 보일 필요가 있다.

증상과 처방
젊은 사람의 상습성 코피와 여성의 월경 시 출혈에는 한방 처방이 효과적이다. 증상이 심하거나 외상으로 인한 것, 내과 계통의 병이 원인인 경우에는 전문이의 진단이 나오고 나서 한방 처방을 하는 것이 좋다.
· 소건중탕(小建中湯) 허증타입 : 코피가 자주 나는 아이로서 안색이 창백하고 원기가 없으며 배가 자주 아픈 경우에 장기간 복용시키면 아주 건강해진다.

- 도인승기탕(桃仁承氣湯) 실증타입 : 체력이 좋은 사람으로서 좀처럼 안색이 검붉거나 거무스럼하고 배꼽 아래 부근에 압통이 심하고 어깨 결림·변비·불면·정신불안·여성은 월경 이상의 비출혈에 효능이 있다.
- 귀비탕(歸脾湯) 허증타입 : 코피가 반복되기 때문에 빈혈에 걸려 원기가 없고 자주 피곤하며, 맥력·복력이 약하고, 위장 상태가 나쁜 경우에 사용한다.

일상생활의 주의

아이들의 코피는 좌우 비강을 나누고 있는 비중격(鼻中膈) 부분의 가는 혈관이 끊어져 생기는 경우가 많다. 그러므로 못하게 해야 한다. 그러나 주위 사람들이 적절한 조치를 취해 주는 것이 중요하다.

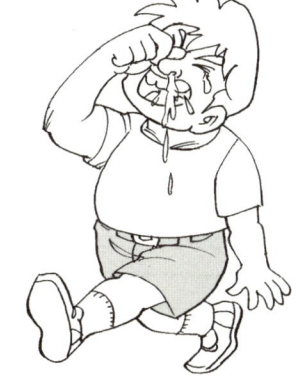

민간요법

- 무 : 무즙을 짜서 탈지면에 묻혀 콧속에 넣는다.
- 연근 : 생 연근을 갈아 즙을 내어 탈지면에 묻혀 콧속에 넣는다.
- 질경이 : 질경이 생잎을 찧어 즙을 낸 다음 그 즙을 탈지면에 묻혀 콧속에 넣는다.

동의보감으로 '코피' 치료하기

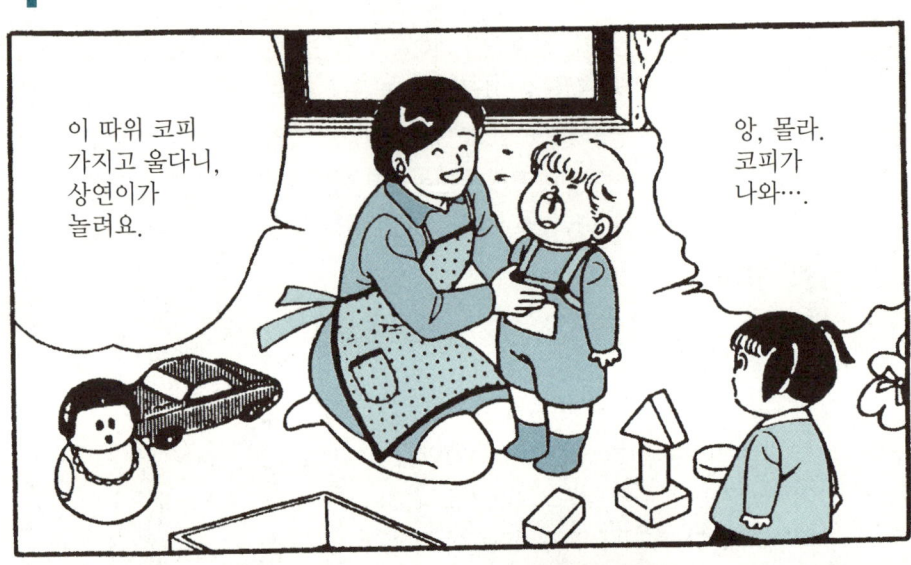

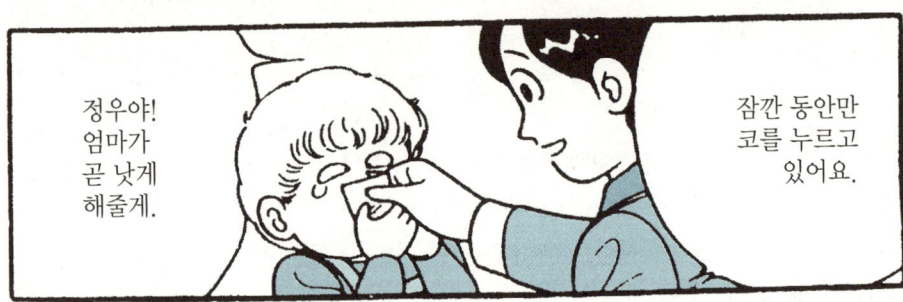

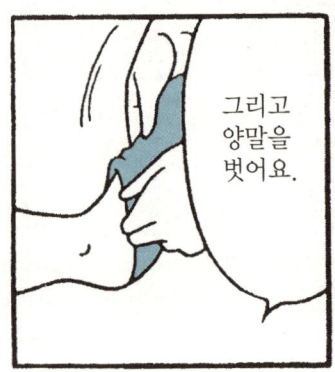
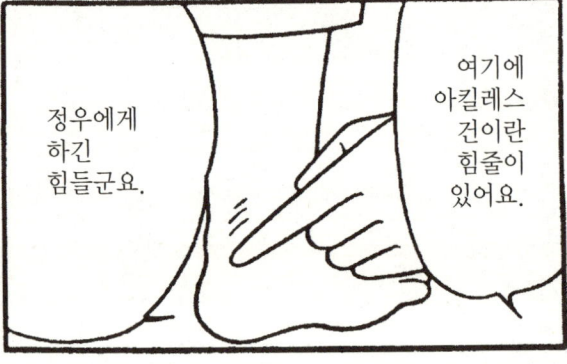

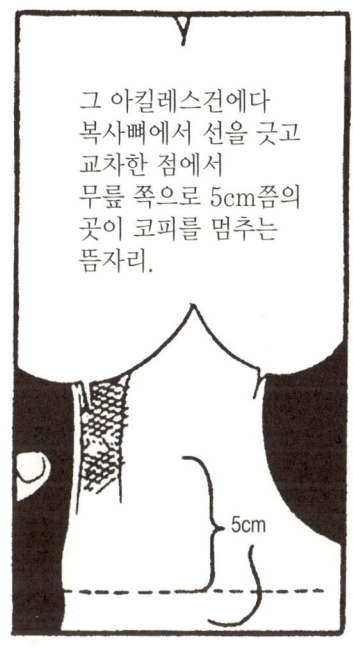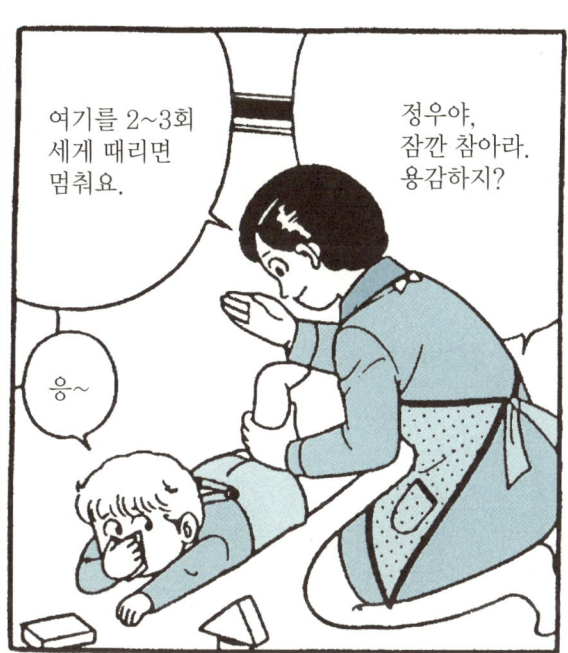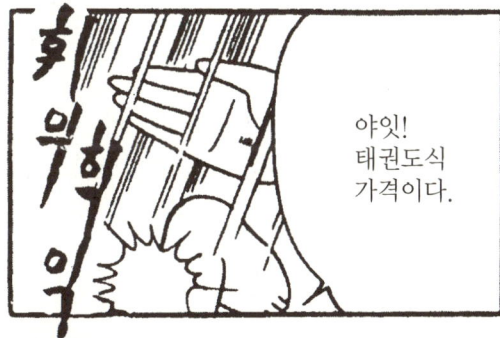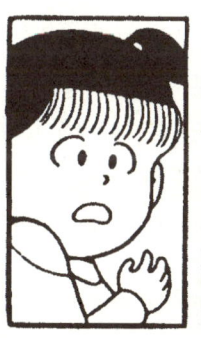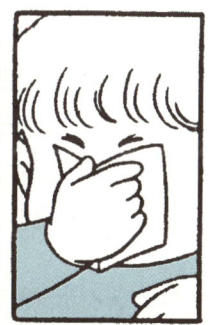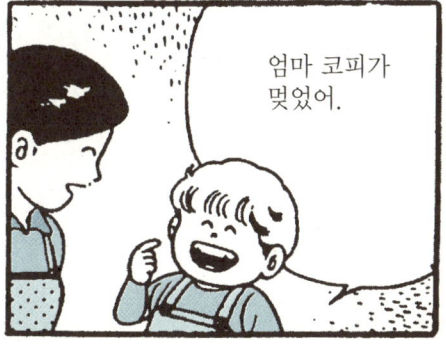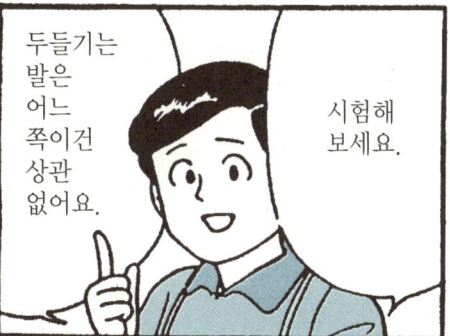

동의보감으로 '코막힘' 치료하기

원인 : 감기, 알레르기성 비염, 축농증, 급성 기관지염 등.

증상

코막힘, 콧물, 재채기 대부분은 감기에 걸렸을 때 나타나는 증상이지만 급성 비염에 걸렸을 때도 나타난다. 때로는 콧속이 쑤시는 듯한 아픔이 나타나기도 한다. 그러나 최근에는 꽃가루 알레르기에 의한 알레르기성 비염에 걸리는 사람도 많고 축농증에 의한 증상일 수도 있으므로 반드시 원인을 밝혀서 치료해야 한다.

증상과 치료

코막힘, 콧물, 재채기를 낫게 하려면 하루 몇 번이고 생각날 때 냉수로 비공 속까지 세정해야 한다. 양치까지는 잘 하지만 코를 씻는 것은 잊어 버리는 경우가 많다. 그러나 코를 씻으면 심장까지 튼튼해진다.

증상과 처방

- 갈근탕(渴根湯) 허증 실증타입 : 감기 초기에 묽은 콧물이 나오거나 코가 막히는 증상이 있고, 어깨나 목덜미가 결리고 땀이 잘 나오지 않으며, 위장이 튼튼한 사람에게 사용한다.
- 소청룡탕(小靑龍湯) 허증 실증타입 : 쉴 새 없이 콧물과 재채기가 나오는 급성 비염이나 알레르기성 비염으로서 상기 · 위내정수가 있는 사람에게 사용한다.

- 마황탕(麻黃湯) 허증 실증타입 : 감기 초기에 고열과 오한이 나고 코가 막히고 허리나 온몸의 관절에 통증이 있는 사람에게 사용한다.
- 십미패독탕(十味敗毒湯) 실증타입 : 급성 비염에 사용하면 만성이 되는 것을 막을 수 있고 만성이 되어 콧물이 나오는 사람에게 사용한다.

민간요법
- 질경이 : 햇빛에 말린 질경이와 햇빛에 말린 쑥을 섞어서 달여 마신다.
- 무 : 무즙을 탈지면에 묻혀서 콧구멍에 넣어둔다.
- 삼백초 : 생잎을 따서 한쪽 콧구멍에 넣고 잔다. 다음날 밤에는 다른 쪽 콧구멍에 마찬가지로 넣고 잔다. 30분 정도 콧구멍에 넣고 있다가 꺼내거나 코를 풀면 콧물과 함께 나오며 시원해진다. 생잎을 달여 마시는 것도 좋다.
- 파 : 생파를 썰어서 된장국에 넣어 매일 먹는다. 흰 뿌리를 짜 즙을 내고 탈지면으로 묻혀서 콧구멍 속에 넣어 둔다. 그대로 자도 좋다.

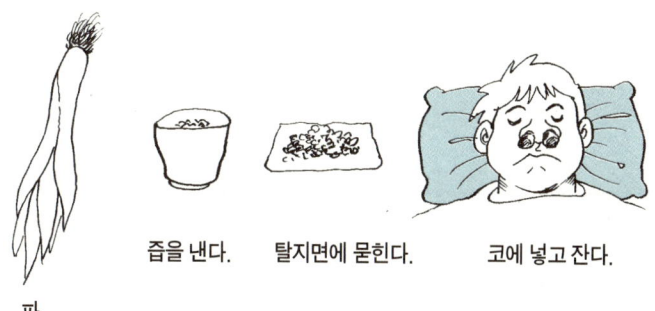

파 즙을 낸다. 탈지면에 묻힌다. 코에 넣고 잔다.

동의보감으로 '코막힘' 치료하기

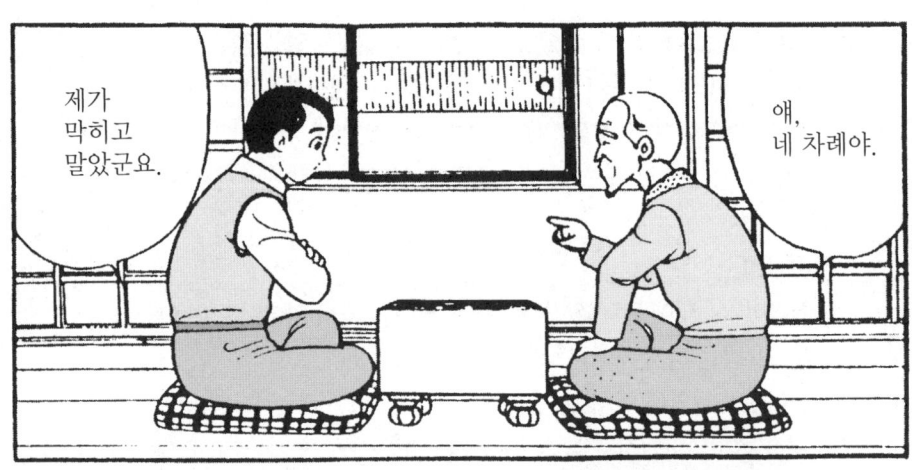

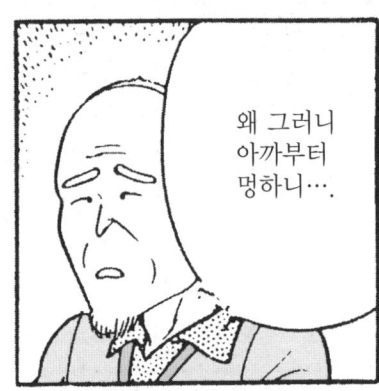

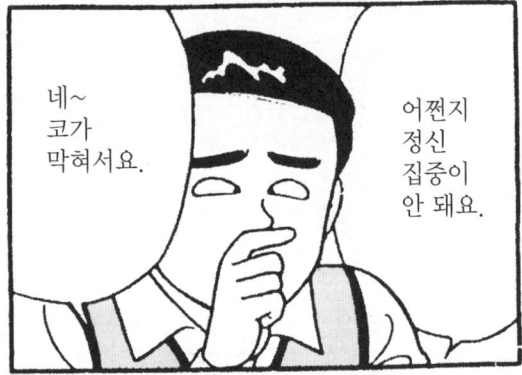

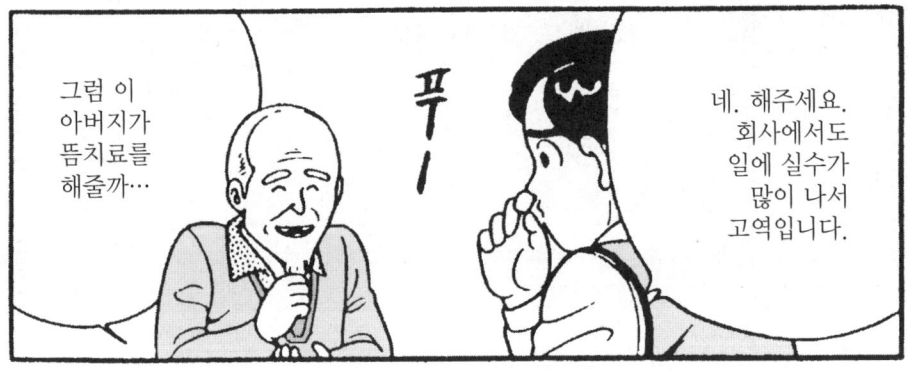

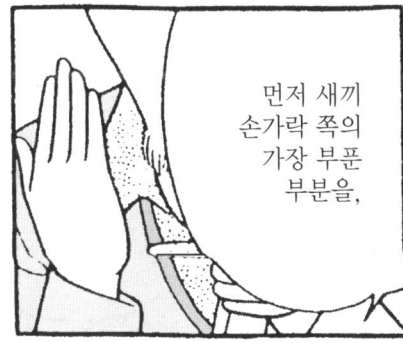
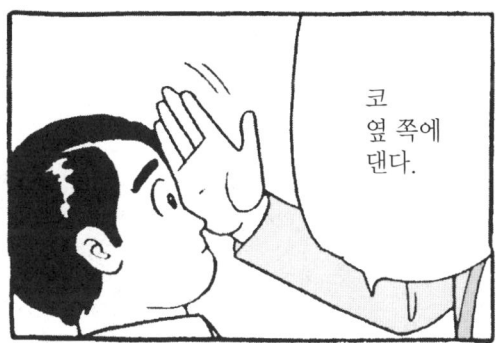
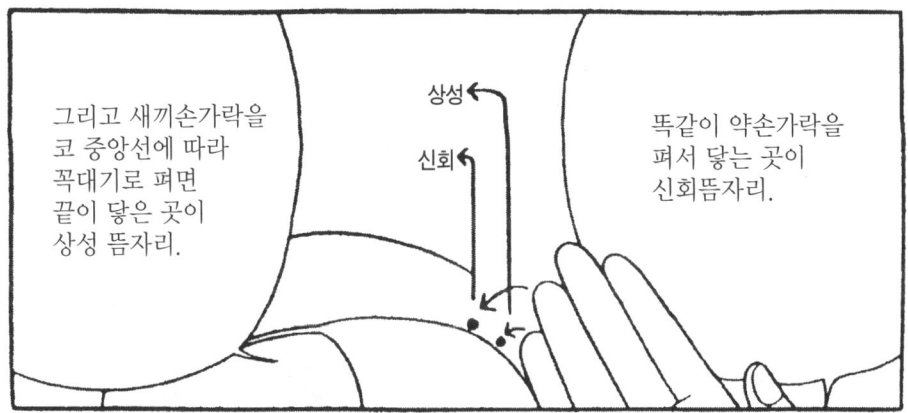
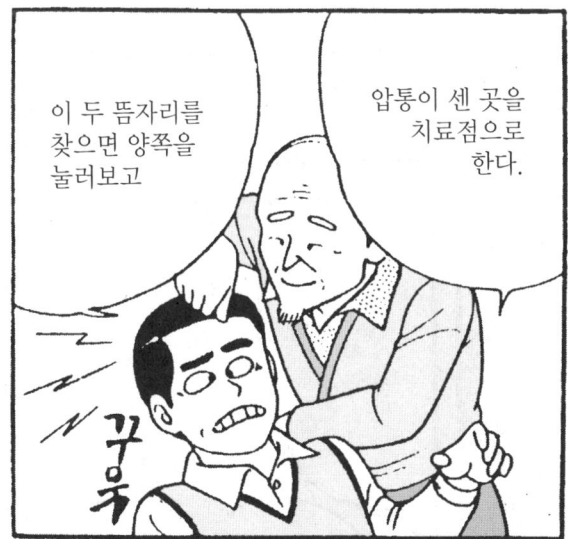
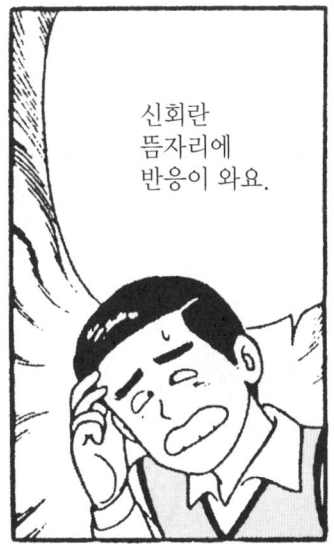

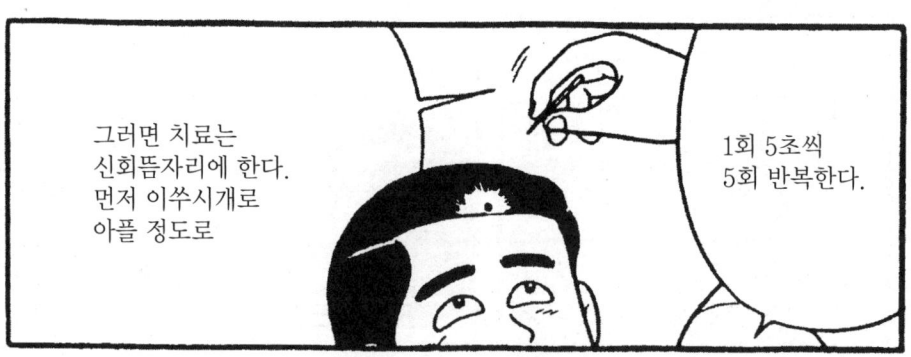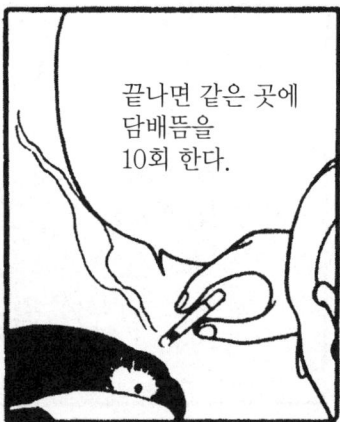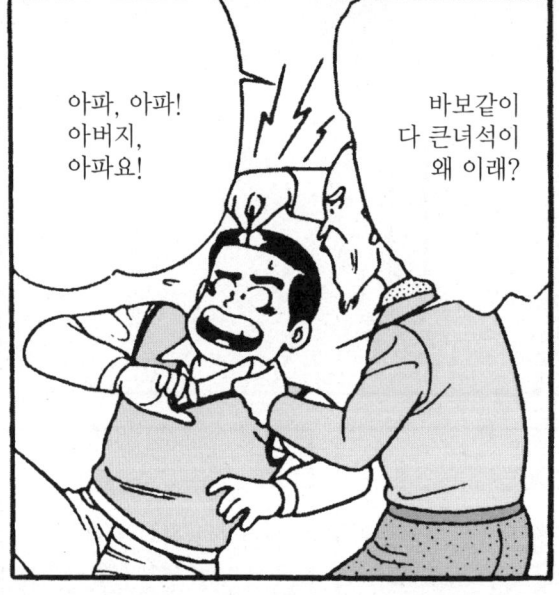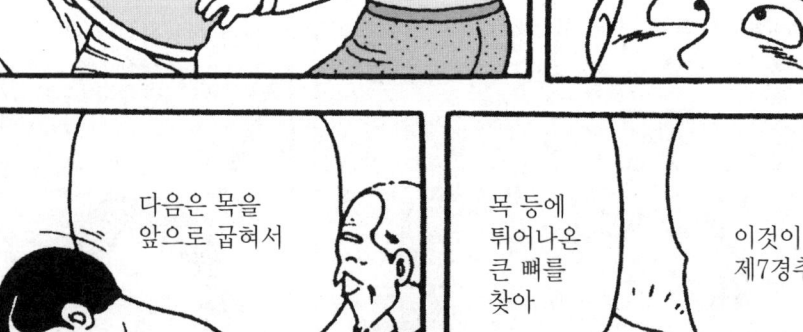

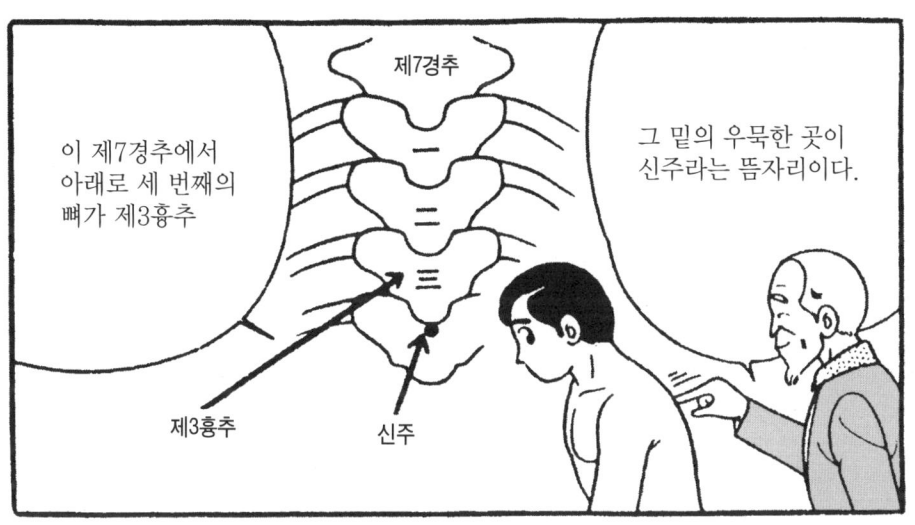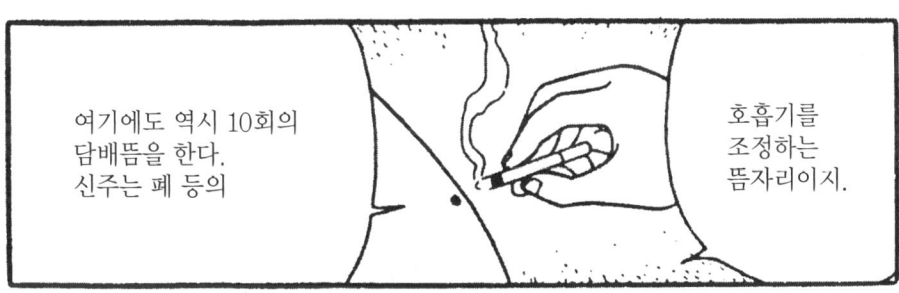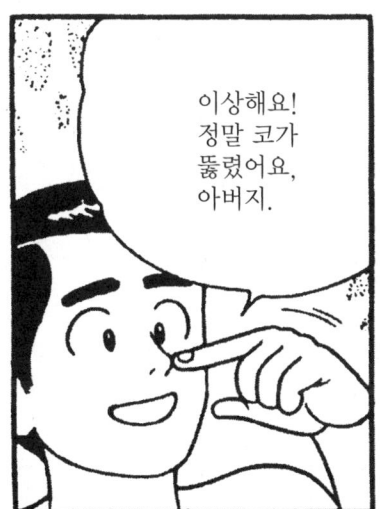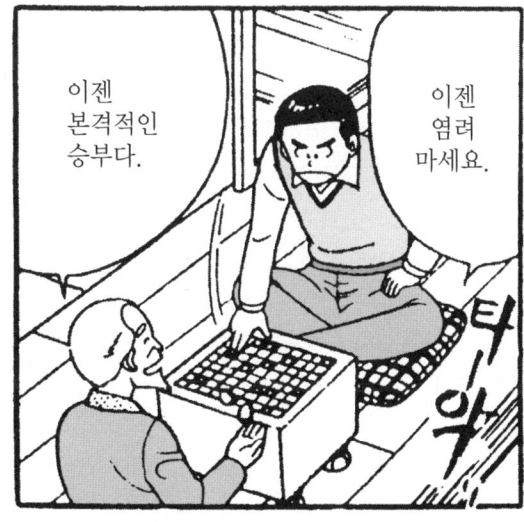

동의보감으로 '허리냉증' 치료하기

원인 : 신경통, 늑막염, 기관지염, 늑간신경통, 담석증, 협심증, 심근경색의 발작, 뼈의 노화(변형성 척추증, 골조송증) 등.

알맞은 처방

갈근탕(葛根湯), 계지가갈근탕(桂枝加葛根湯), 소청룡탕(小淸龍湯)
맥문동탕(麥門冬湯), 대시호탕(大柴胡湯), 소함흉탕(小陷胸湯)

증상과 처방

- 갈근탕(허증 실증타입) : 감기나 목, 어깨결림 등으로 가슴이나 등이 아프고 위장이 튼튼하고 땀을 흘리지 않는 사람에게 사용한다.
- 계지가갈근탕(허증 실증타입) : 갈근탕 적용 증상으로 조금 증상이 가볍고 등이 결리고 아프며 찬바람이 부는 것 같은, 약간 허약한 사람에게 좋다.
- 소청룡탕(허증 실증타입) : 감기에 걸려서 기침과 가래가 나오고 기관지에 염증이 생겨 가슴이 아픈 사람에게 쓴다.
- 맥문동탕(허증 실증타입) : 감기가 오랫동안 낫지 않아 기침이 계속되고 끈적한 가래가 목에 붙어 있으며 허리에 찬바람이 부는 것 같은, 목이 타고 가슴과 등이 아픈 사람에게 쓴다.
- 대시호탕(실증타입) : 고개, 어깨 등이 결리고 아프며 쑤시며 흉협고만이 있는 사람에게 사용한다.
- 소함흉탕(허증 실증타입) : 기침은 나오는데 가래가 목에서 나오지 않고 가슴과 등이 아프고 옆구리가 시린 사람에게 사용한다.

원인을 찾아라

허리의 냉증 뿐 아니라 가슴과 등이 아픈 이유는 여러 가지지만 가장 무서운 것은 협심증과 심근경색 발작의 전조인 것이다. 또한 원인 분명치 않을 경우에도 반드시 전문의의 진단을 받아서 원인을 찾아 처방을 해야 할 것이다.

민간요법

- 쇠무릎 : 여름에 캐내어 건조시킨 뿌리를 검게 구워(질그릇에 뿌리를 넣고 뚜껑을 덮은 후, 중간 정도의 불로 연기가 나지 않을 때까지 구워 식힌 다음 뚜껑을 연다.) 하루 2~3g씩 술로 복용한다. 갱년기 여성의 어깨 결림과 허리 냉증에 좋다.
- 으름 덩굴 : 덩굴을 달여 먹는다. 갱년기 여성의 어깨 결림, 허리통증에 효과가 있다.
- 토란 : 껍질 벗긴 토란을 갈아 으깨고 같은 분량의 밀가루와 3분의 1정도의 생강즙을 섞어 잘 반죽하여 환부 주위에 붙인다.
- 냉이 : 고혈압으로 인한 어깨결림에는 그늘에 말린 전초를 하루 15g씩 달여 마시면 허리냉증에도 효과가 있다.
- 레몬 : 피로가 풀리므로 매일 조금씩 마신다.

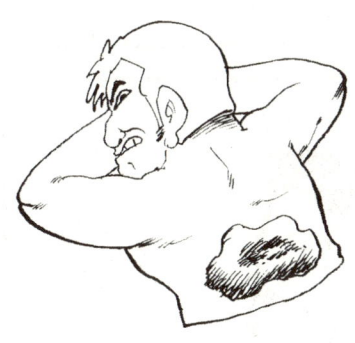

동의보감으로 '허리냉증' 치료하기

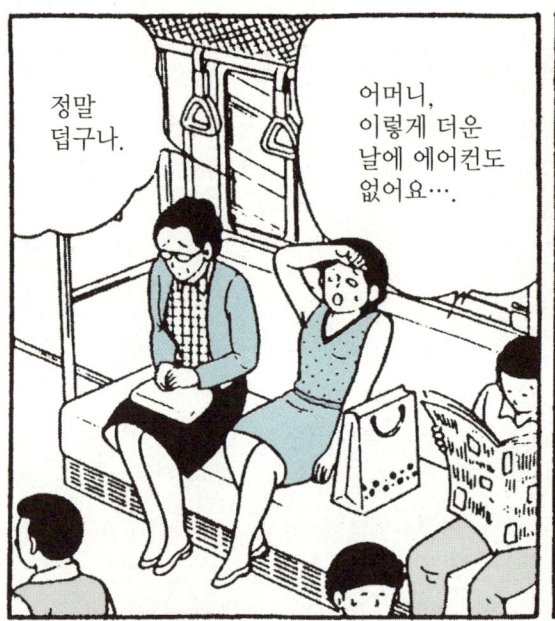
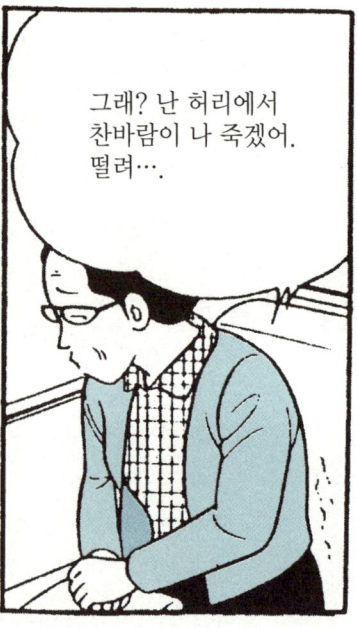
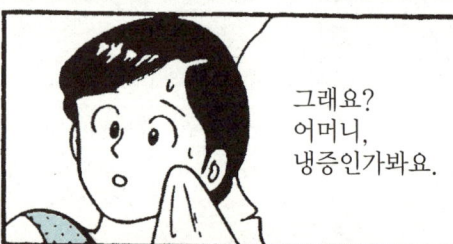
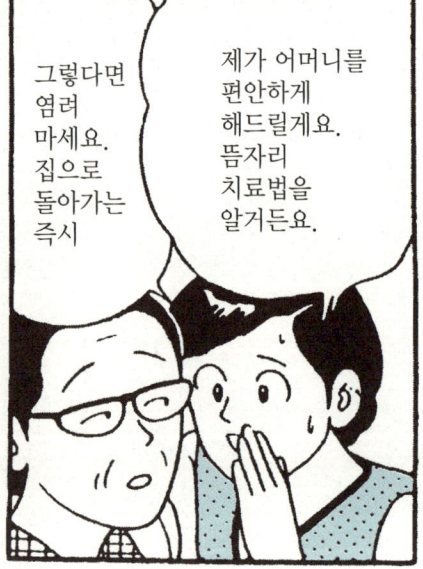
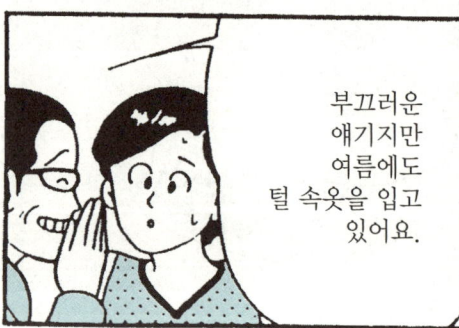

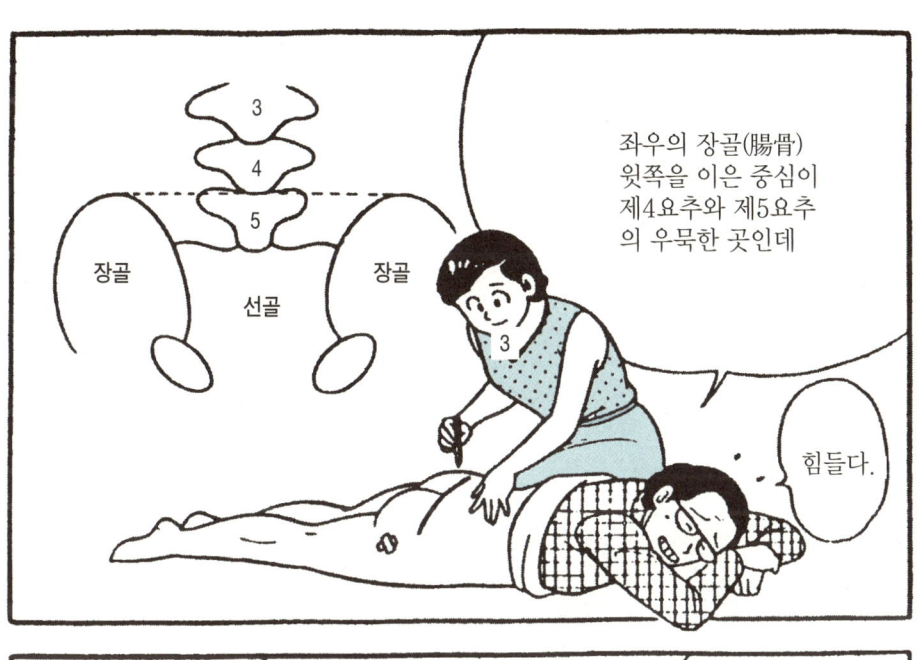
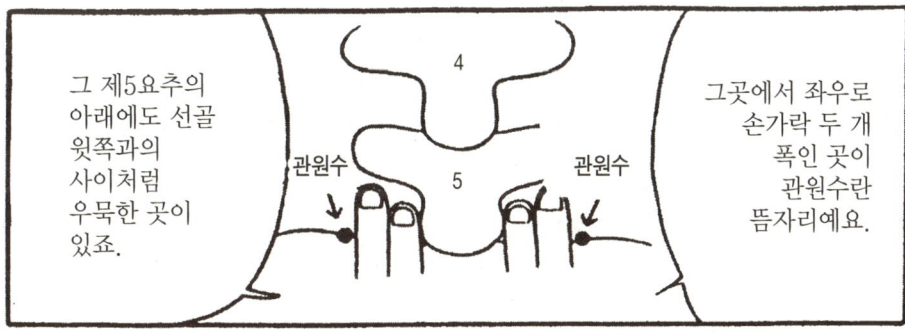
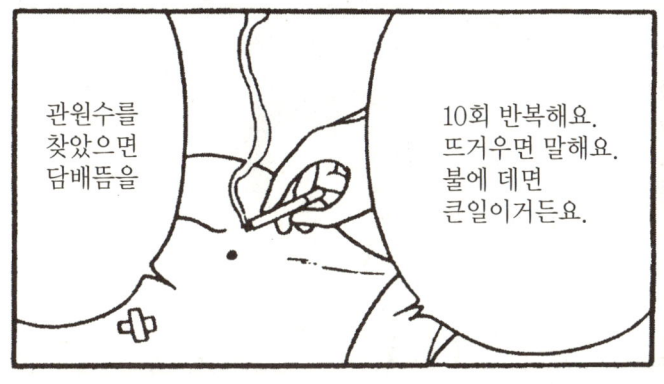
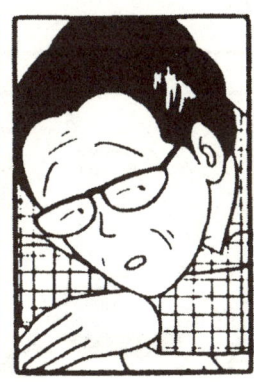

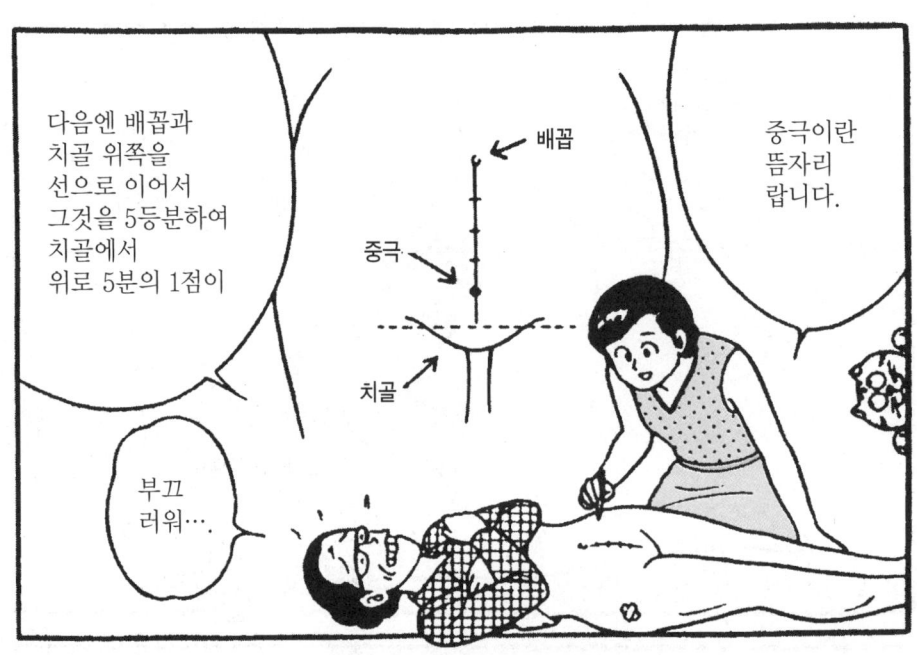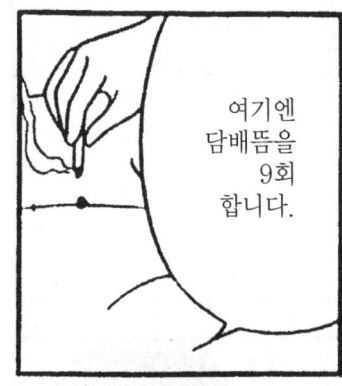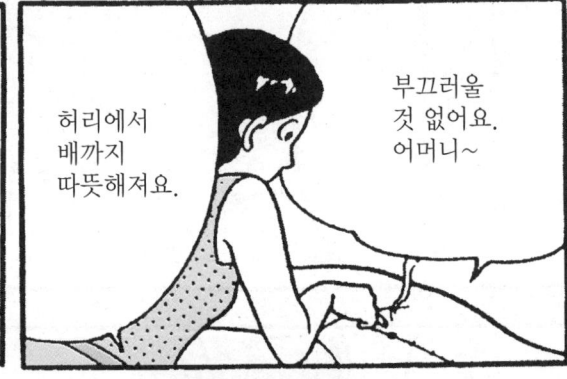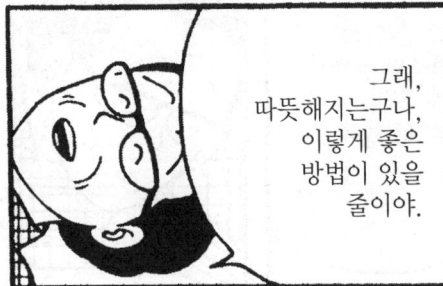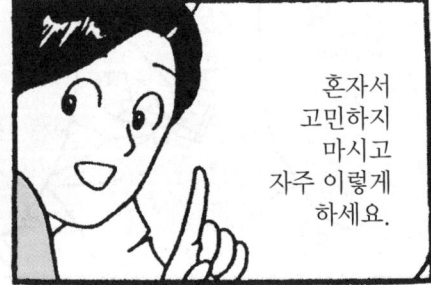

동의보감으로 '무릎냉증' 치료하기

원인 : 무릎통증은 사람이 걸어다니기 시작하면서부터 따라다니는 일종의 문명병으로, 류머티스성 관절염 등이다.

증상

통증이 일어나면 무릎관절을 주물러서는 안 된다. 그곳에서 약 5cm 위, 굵은 근육의 양쪽을 손가락으로 더듬으면 둥글둥글한 곳에 닿는다.

윗다리와 아랫다리를 연결하는 벨트격인 '복토(伏兎)'라는 급소가 있다. 이곳을 한 손을 펴고 엄지와 검지로 잡듯이 강하게 비비면 통증이 사라진다. 여기는 눈과 마찬가지로 단련시킬 수 없는 곳이다.

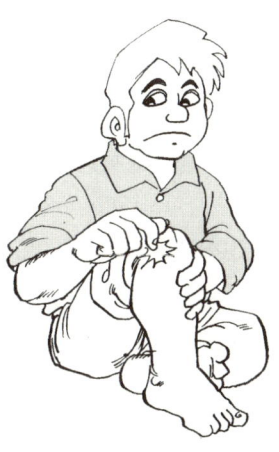

증상과 치료

무릎냉증의 원인은 숨어서 보호되어 있는 광근군(廣筋群), 직근군(直筋群) 즉, 복토는 약한 토끼의 잠복 장소인 셈이다. 인체의 급소는 공격을 받으면 치명적이지만 칼의 양면처럼 치료의 핵심 포인트도 된다. 류머티스성 관절염 통증에 대해서는 환부를 고정시키고 따뜻하게 하면서, 동시에 몸과 마음이 안정시키고 관절운동이 효과적인 경우도 있다.

냉증은 몸이 차가워지는 것인데 허리 · 등 · 손발 · 무릎 아래 · 무릎 · 발목 · 발끝 · 몸 전체 등 사람에 따라 여러 가지다.

여름에도 양발을 벗지 못하거나 이불을 덮어도 덜덜 떨며 몸이 차가워 잠을 자지도 못한다. 하반신은 춥지만 상반신은 상기되거나 어깨결림 · 두통 · 어지러움 · 초조감 같은 증상이 나타나므로 냉증에 따라 우선 그 병을 치료한다. 또한 몸이 식지 않도록 몸을 많이 움직여 혈액 순환이 잘 되도록 하는 것이 중요하다.

증상과 처방

한방 처방은 냉증에 따라 처방을 달리하고 몸을 덥게 하여 냉증을 치료하며 동시에 체질을 개선한다.

· 당귀작약산(當歸芍藥散) 허증타입 : 혈허로 인해 몸이 마르고 피부가 흰 사람으로서 빈혈이 있고 특히 허리에서 발이 차고, 소변 횟수가 많으며, 어깨결림 · 두근거림 · 어지러움 · 귀울음 · 두통이 있는 사람에게 사용한다.

· 당귀사역가오수유생강탕(當歸四逆加吳茱萸生薑湯) 허증 실증타입 : 혈허로 손발 끝이 차고, 동창이 잘 걸리며, 추우면 배에 가스가 차고, 배에 소리가 나거나 배가 아프며, 맥이 가는 사람에게 사용한다.

· 도인승기탕(桃仁承氣湯) 실증타입 : 하초의 어혈로 특히 무릎 아래가 찬 물 속에 잠겨 있는 것처럼 시리고 상기되어 얼굴이 화끈거리고, 변비 · 어깨 결림 · 월경 이상 · 좌하 복부에 강한 저항과 압통이 있는 사람에게 사용한다.

· 사역탕(四逆湯) 허증타입 : 냉증이 몹시 심하고 땀이 나며, 호흡이 미약하고, 맥과 복력(服力)이 약한 사람에게 사용한다.

동의보감으로 '무릎냉증' 치료하기

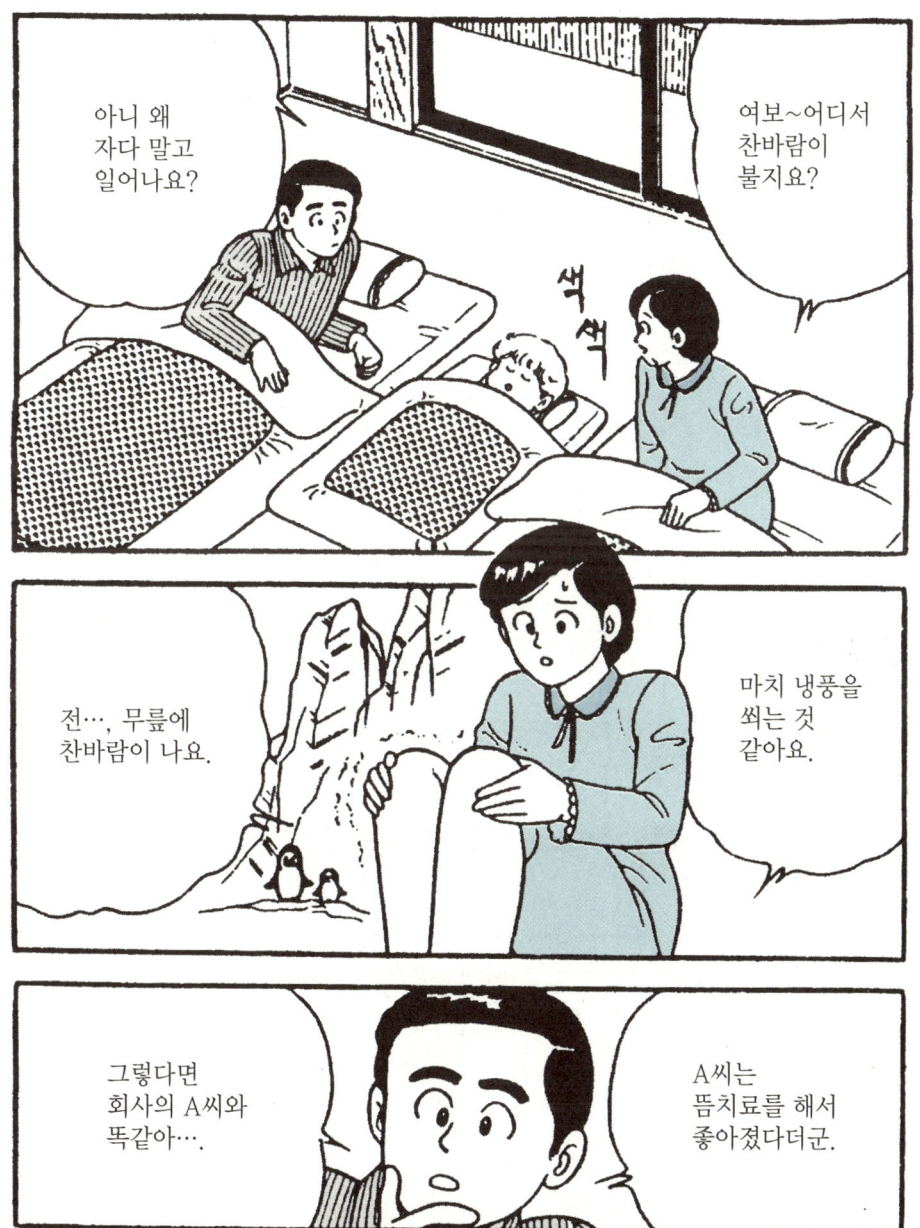

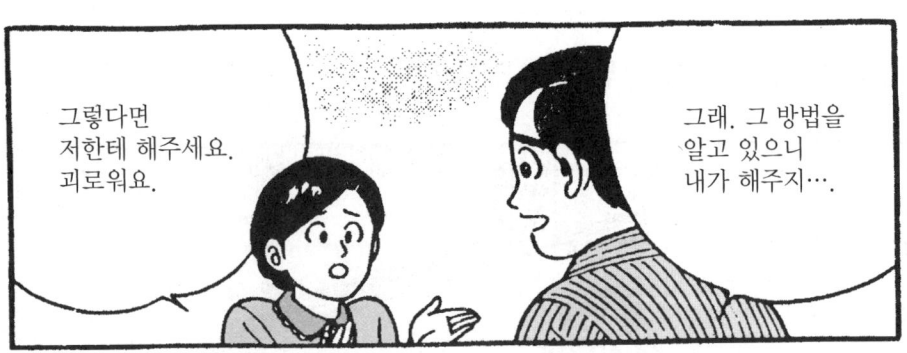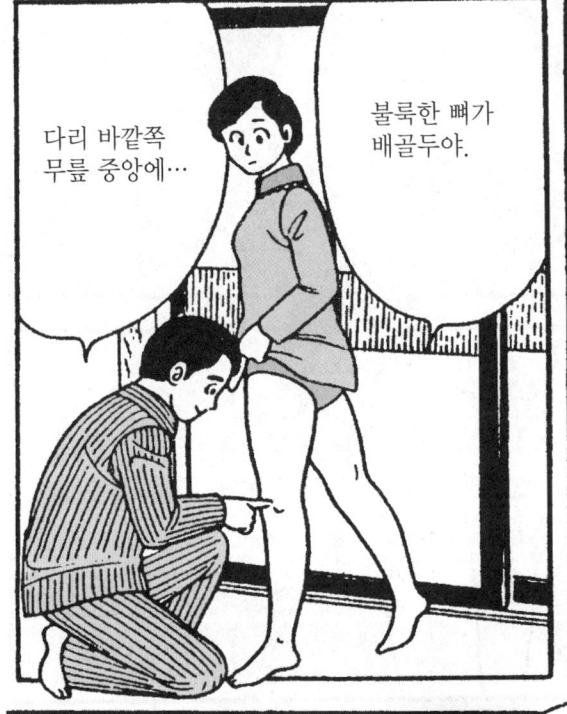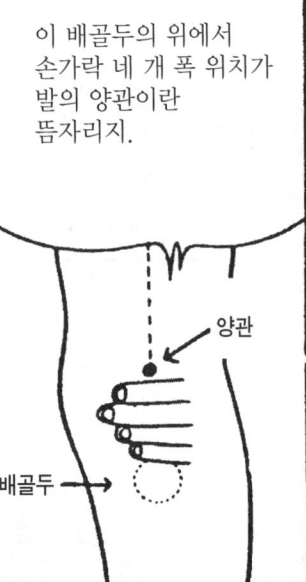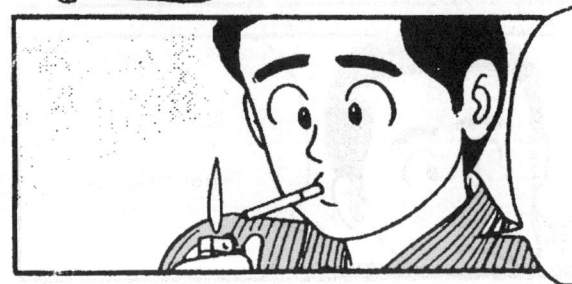

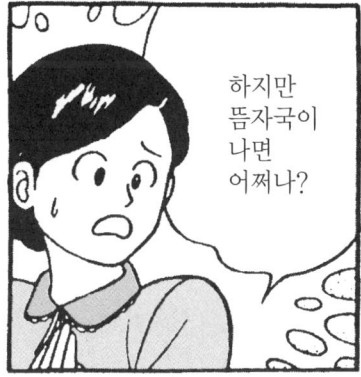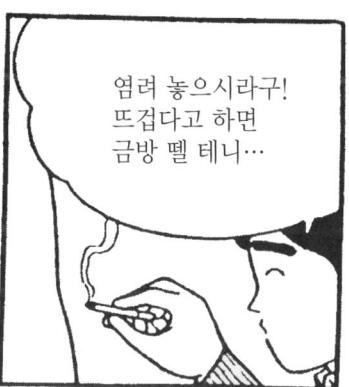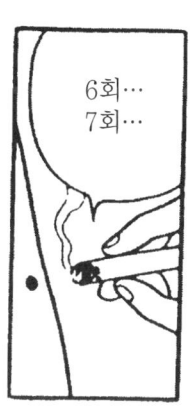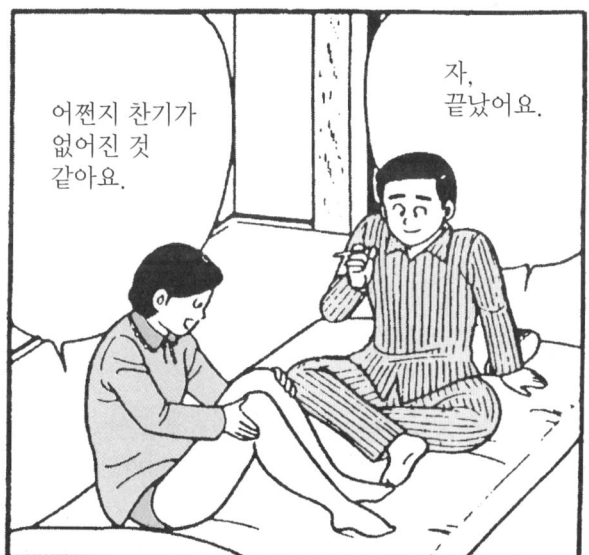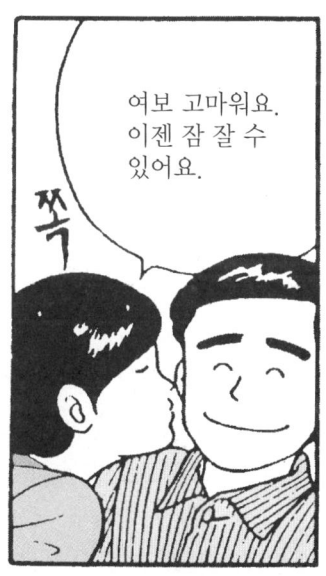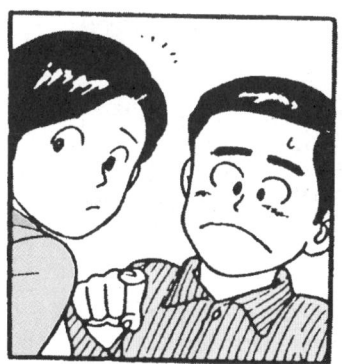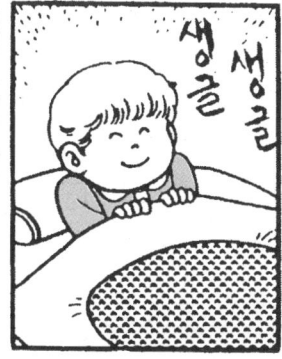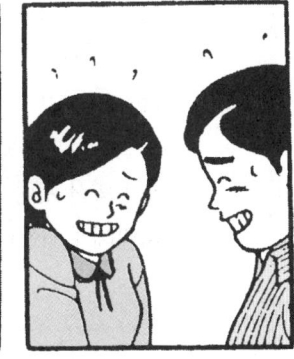

동의보감으로 '발바닥냉증' 치료하기

원인 : 발바닥냉증은 혈액순환이 나빠져 피가 잘 돌지 않아 냉감을 느끼는 것인데, 식물신경실조에 의한 혈관운동신경의 조절장애이다. 특히 여성들에게 흔히 보이는 냉증은 손발이 차고 아랫배까지 아파오는 것이 특징인 것이다.

일상생활의 주의

겨울인데도 멋으로 얇고 짧은 스커트를 입고 양말이 아닌 스타킹만 신어 몸을 차게 한다면 냉증을 끌어들이는 것이다. 특히 하반신을 따뜻하게 하는 것이 급선무이며 음식물도 찬 것을 삼가는 것이 최선이다.

증상과 처방

- 계지가부자탕(桂枝加附子湯) 허증 실증타입 : 여름에도 양말을 벗지 못할 정도로 발이 차고 시리고 팔다리가 아프며 몸이 차면 배가 당기거나 아픈 사람에게 사용한다.
- 인삼탕(人蔘湯) 허증타입 : 위장이 약하고 설사기가 있는 사람으로 명치가 당기고 결리며, 통증이 있고, 원기가 없어 온몸이 추운 사람에게 장기적으로 사용한다. 한기가 심한 사람에게는 부자(附子)를 더해도 좋다.
- 사역탕(四逆湯) 허증타입 : 너무 추워 손발이 얼음처럼 너무 차고 냉증이 심해 얼굴이 창백하고 냉증이 심하고 땀이 나고 호흡이 미약하고, 맥과 복력이 약한 사람과 너무나 지친 나머지 죽음 일보직전인 것 같은 상태인 사람에게 사용한다.

운동으로 냉증 치료하기

1) 첫 번째 운동

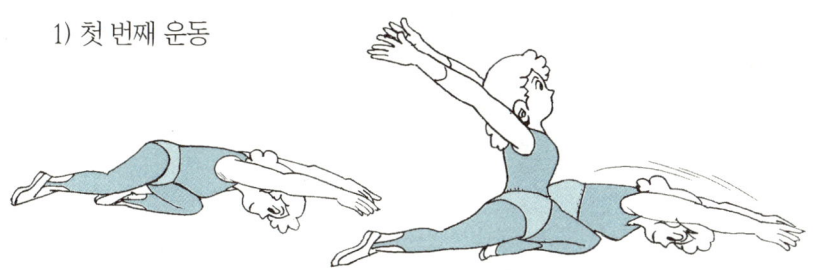

① 한쪽 발을 구부리고 엎드려 눕는다.

② 숨을 내 쉬면서 상체를 일으키며 양손을 뒤로 제낀다.

③ 다시 숨을 내쉬며 본래의 자세로 돌아온다.

2) 두 번째 운동

발끝으로 선다. 20~30초 동안 발끝으로 서서 무릎을 구부린다. 무릎을 펴고 발뒤꿈치도 내린다.

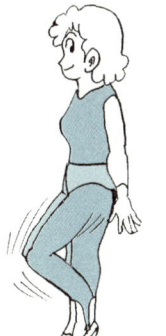

3) 세 번째 운동

양 발을 허리넓이로 벌리고 위를 보고 누워 숨을 내쉬면서 발목을 안쪽으로 돌린다.

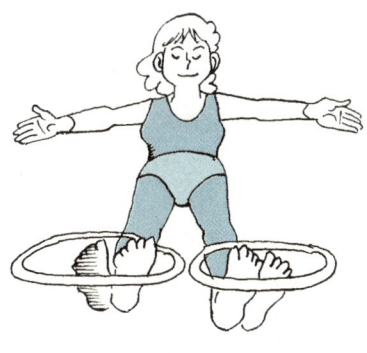

동의보감으로 '발바닥냉증' 치료하기

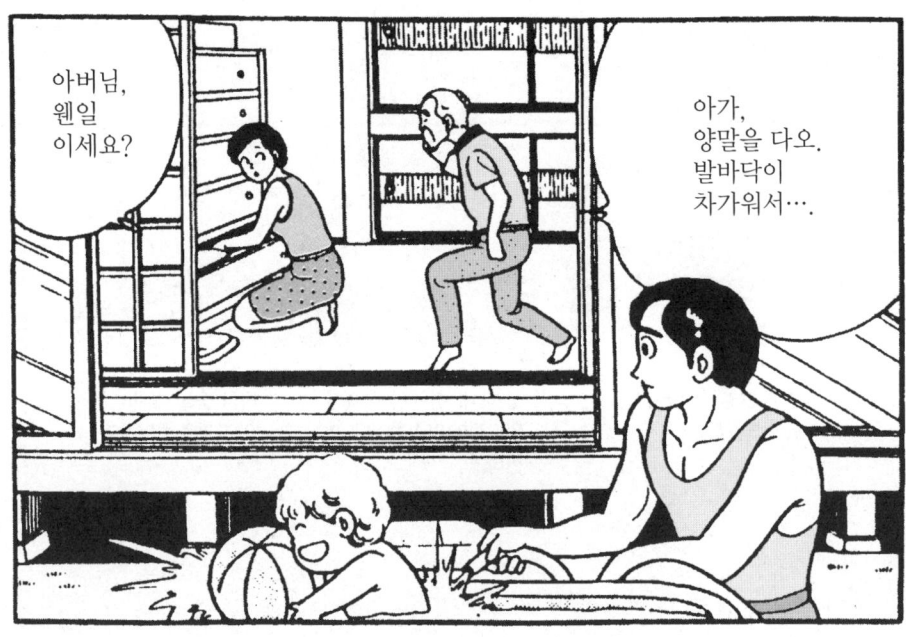
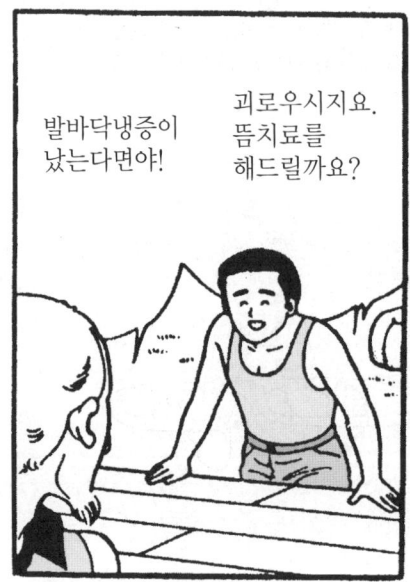
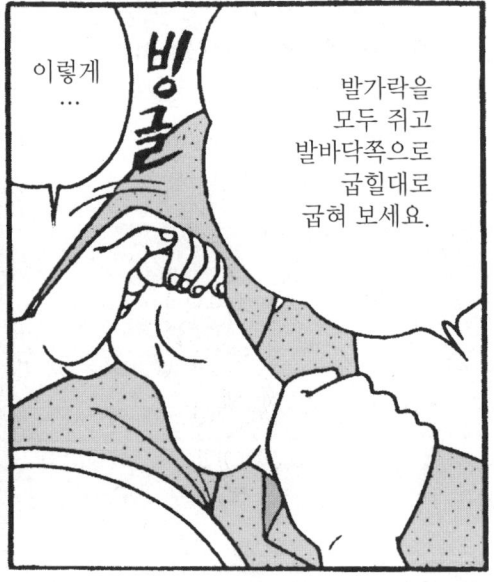

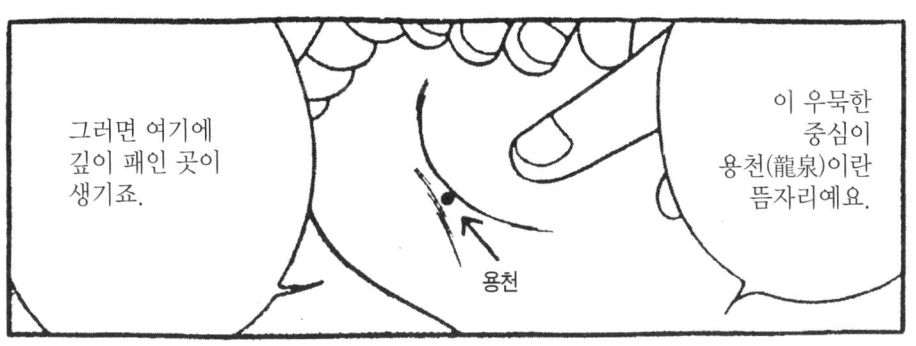
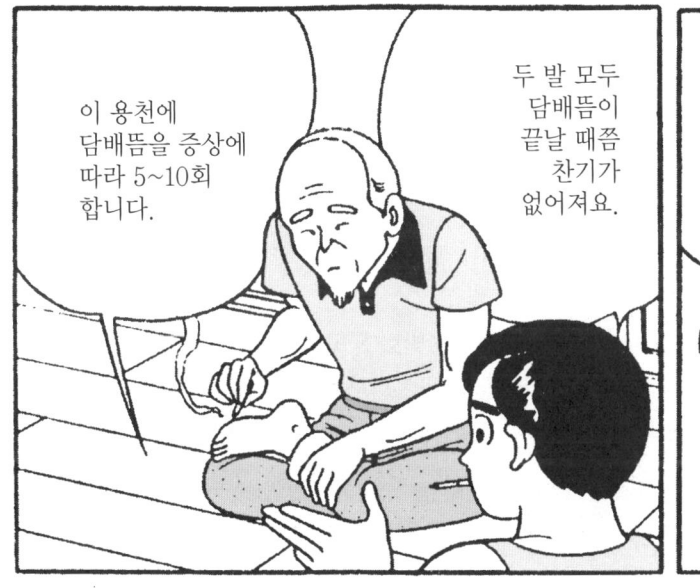
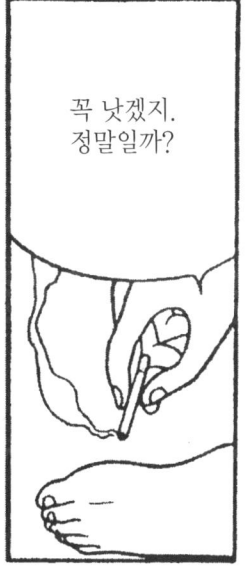
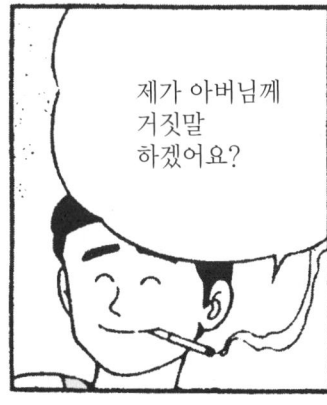
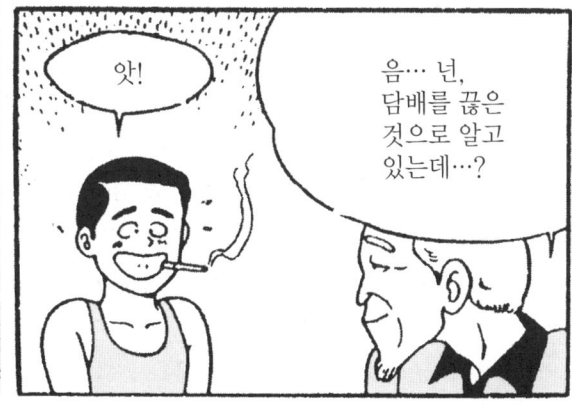

동의보감으로 '발바닥 뜨거운데' 치료하기

원인 : 갑상선 질환의 경우, 체내 전해질 불균형·대사 이상 등을 생각해봐야 한다. 자세한 것은 진찰로 상태를 알아봐야 하겠지만 분명한 원인을 찾고 해결하지 않으면 이 자체로 인한 영향으로 기분이나 생활 의욕 저하, 다른 병으로 인한 합병증 등을 초래할 수 있다. 하지만 나이 든 여성들은 폐경이 후 증상이나 골다공증, 신경계통 이상 등이 원인이 될 수 있다.

증상

냉방병이나 더위를 먹으면 그 증세가 발로 나타난다. 잘 수도 없는 불쾌감이 생긴다. 이럴 땐 수면 부족, 변비나 설사는 없는지, 생리는 어떤지, 머리카락 변화는 어떤지, 추위나 더위에 대한 반응에도 민감한 것이 발이고, 발이 뜨거움을 느끼게 되는 것도 남성은 정의 고갈로 여성은 혈허로 오는 수가 있다.

증상과 처방

· 월비가출탕(越婢加朮湯) 허증 실증타입 : 발열·오한을 동반한 구갈감(口葛感)이 있고 땀을 잘 흘리며, 배뇨량이 적은 전신 증상이 나타나고 발의 통증을 호소하는 중간 이상인 사람에게 사용한다.
· 계지가령출부탕(桂枝加苓朮附湯) 허증타입 : 안색이 나쁘고 손발이 차거나 뜨겁고 근육의 긴장, 체력의 쇠퇴, 관절통을 호소하는 사람이나 만성 류마티스성 관절염을 앓는 사람에게 효과적이다.

- 방기황기탕(防己黃芪湯) 허증 실증타입 : 평소 땀을 많이 흘리는 두부살 체질인 사람의 관절통, 병형성 슬관절통, 열이 많은 발을 가진 사람에게 사용한다.
- 의이인탕(薏苡仁湯) 허증 실증타입 : 관절이 붓고 아픈 증상이 만성이 되어 좀처럼 낫지 않는, 체력이 중간 이상인 사람에게 사용한다.

민간요법

- 수양버들 : 수양버들은 관상용·공업용·약용으로 쓰이는데, 한방과 민방에서는 잎·나무껍질·나무 등을 개선·각기·지혈·이뇨·해열·치통·황달 등에 약제로 활용하고 있다. 수양버들의 나무기둥·가지·잎 등의 어느 부분도 좋으며 채집하여 이것을 달인 액을 타신(打身)·종기·통풍·무좀·류마티즘·여드름·동상·악창·발 통증·옴 오른 데 등에 바르거나 또는 습포하거나 약탕을 하여 입욕하면 놀라운 효과를 얻을 수 있다.

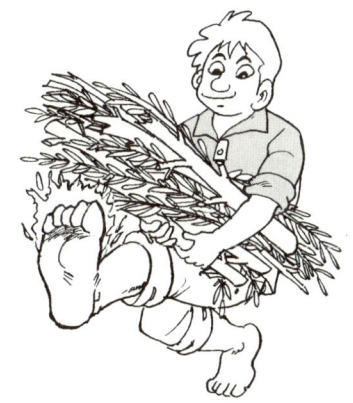

한방에서 수양버들은 약성이 쓰고 평온하며 옹종·구리·적백과 두진 등에 특효약이라고 하였다. 버들강아지(버드나무의 화수)는 결핵의 치료 효과가 뛰어나다.

동의보감으로 '발바닥 뜨거운데' 치료하기

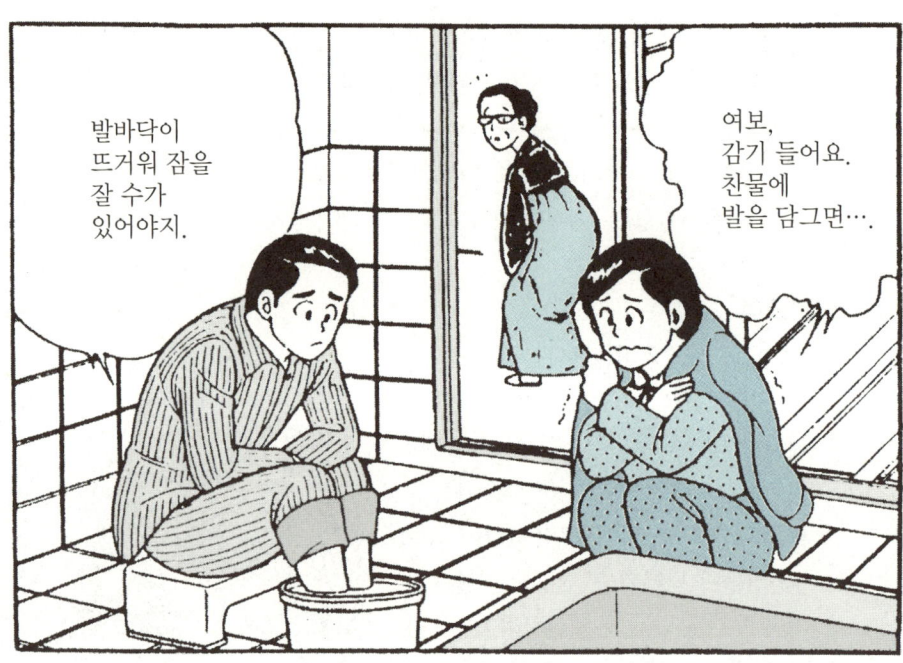

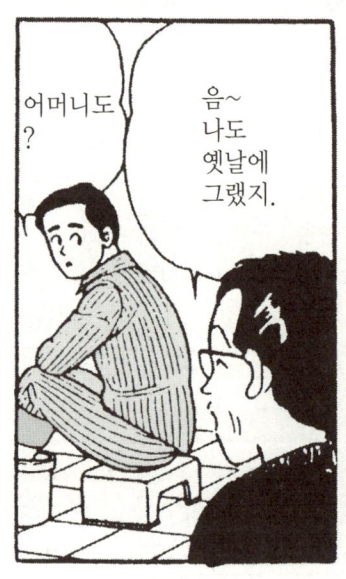

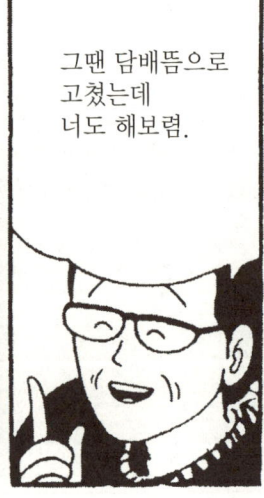

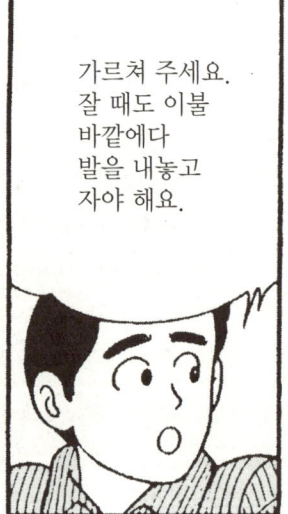

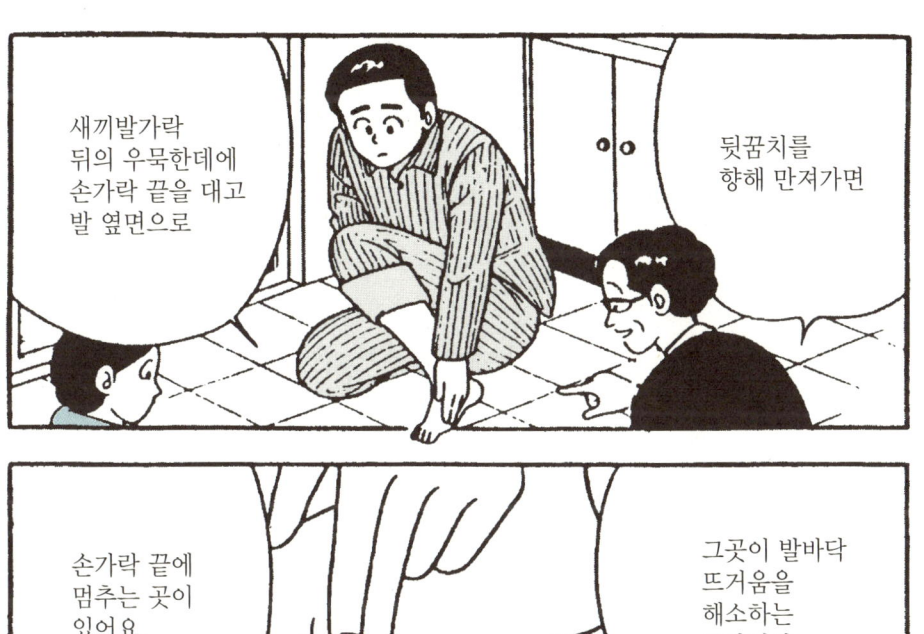

발바닥 뜨거운데 - 221

동의보감으로 '**방광염**' 치료하기

원인 : 신우염이나 신장결석, 신장 결핵 등 방광·직장의 세균 감염, 감기·과로·하반신의 한기·과도한 음주 원충(原虫)등의 감염, 약물의 부작용 등.

증상

급성 방광염의 주된 증상은 소변이 자주 마렵다, 배뇨 시에 아프다, 소변이 탁하다는 세 가지 증상이다.

소변을 자주 보고, 취침 중에 소변으로 일어나고, 불쾌한 아픔이 있고, 혈뇨가 나오기도 한다.

만성 방광염은 급성 방광염에서 이행되는 경우도 있고 처음부터 만성 방광염 증상이 나타나는 경우도 있다.

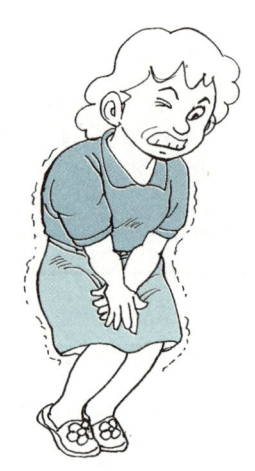

치료

급성기에는 안정을 하고 수분을 많이 섭취하여 소변량을 늘려 방광을 깨끗이 한다. 하복부를 따뜻하게 하고 자극성이 있는 과일·생채소는 삼가하여야 한다.

- 오령산(五苓散) 허증 실증타입 : 수분이 정체되어 생긴 발병 초기에 통증은 심하지 않으나 목이 몹시 말라 물을 많이 마시고 빈뇨이지만 소변

이잘 나오지 않으며 땀을 많이 흘리는 사람에게 사용한다.
- 저령탕(豬苓湯) 허증 실증타입 : 오령산을 사용할 경우보다 증상이 더 심해서 열이 나며, 강한 통증이 있고, 혈뇨가 나오는 사람에게 사용한다. 목이 몹시 말라 물은 많이 마시나 땀이 별로 나지 않는 사람에게 더욱 효과적이다.
- 용담사간탕(龍膽瀉肝湯) 실증타입 : 습열(濕熱)로 인해 염증이 심하면 소변이 탁하며, 잔뇨감과 통증이 강한 사람에게 사용한다. 임성균인 사람에게도 유효하다.
- 팔미환(八味丸) 허증타입 : 빈뇨이지만 위장 장애가 없는 사람에게 사용한다. 만성 방광염이나 재발이 잘 되는 사람, 출산 후, 산부인과 수술 후 생긴 방광염에도 좋다.

일상의 주의

수면부족이나 불규칙한 생활, 과음, 과도한 성생활 등 과로를 피한다. 성생활은 세균감염을 막기 위해 청결을 유지하고 배변·배뇨도 마찬가지다. 그리고 냉증이 있는 사람은 평소에 적당한 운동을 하여 혈액순환을 좋게 하여 방광염을 예방하여야 한다.

민간요법

으름덩굴 : 햇볕에 말린 줄기와 잎 10~20g을 500~600cc의 물로 절반이 될 때까지 달여서 하루 3회로 나눠 식전에 마신다. 또는 열매를 구워먹어도 좋다.

동의보감으로 '방광염' 치료하기

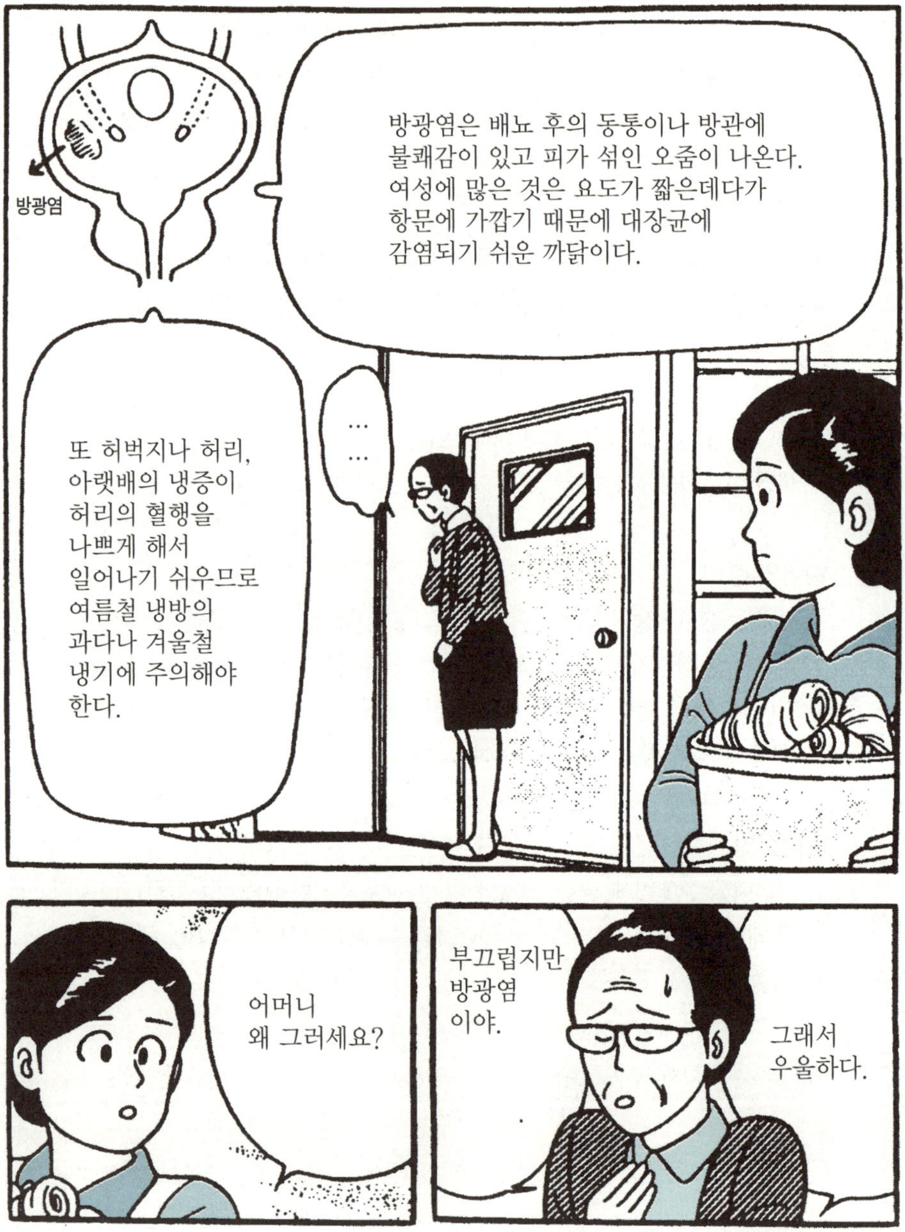

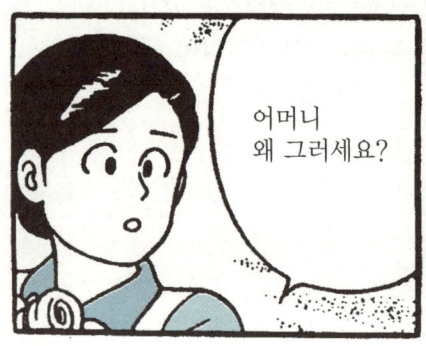
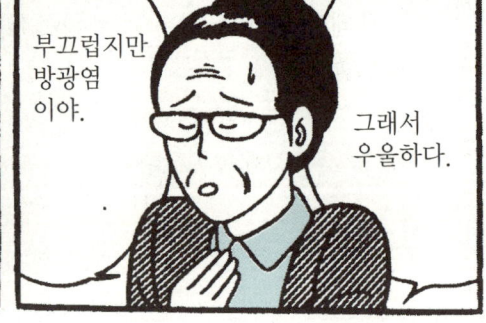

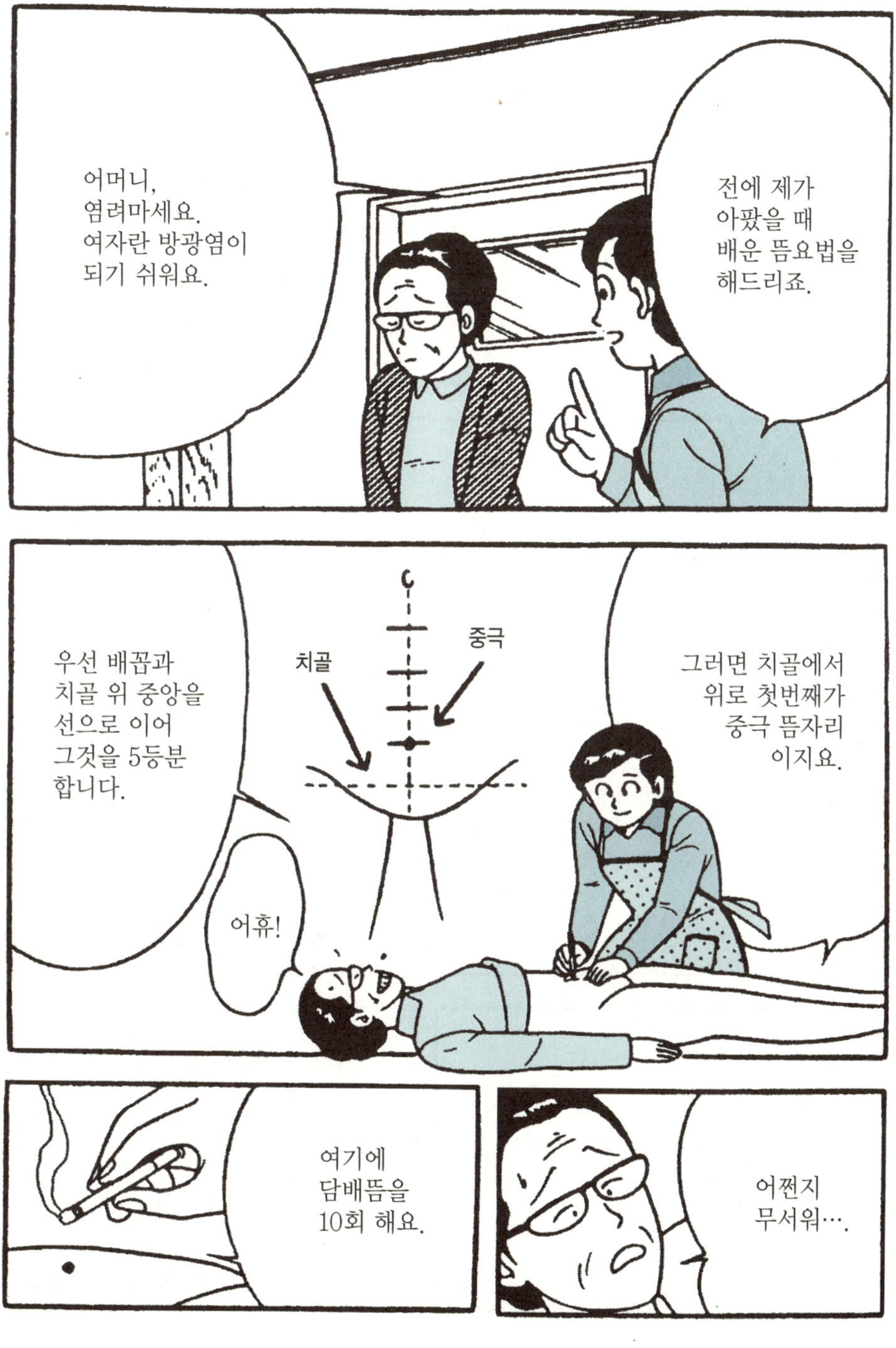

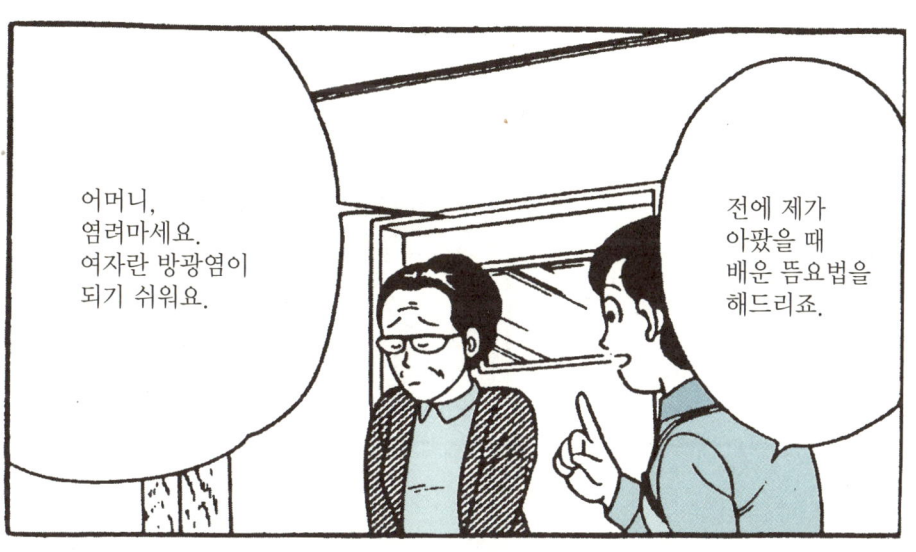

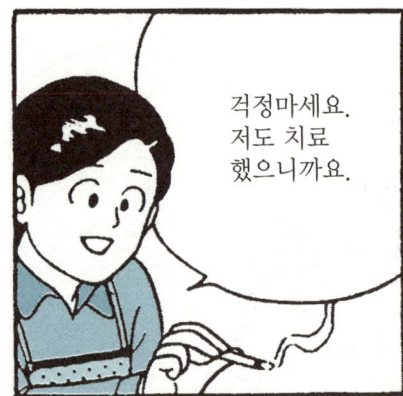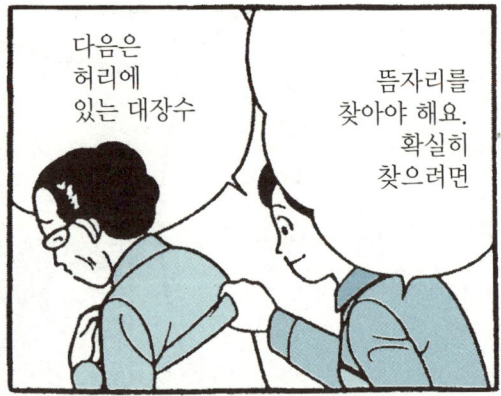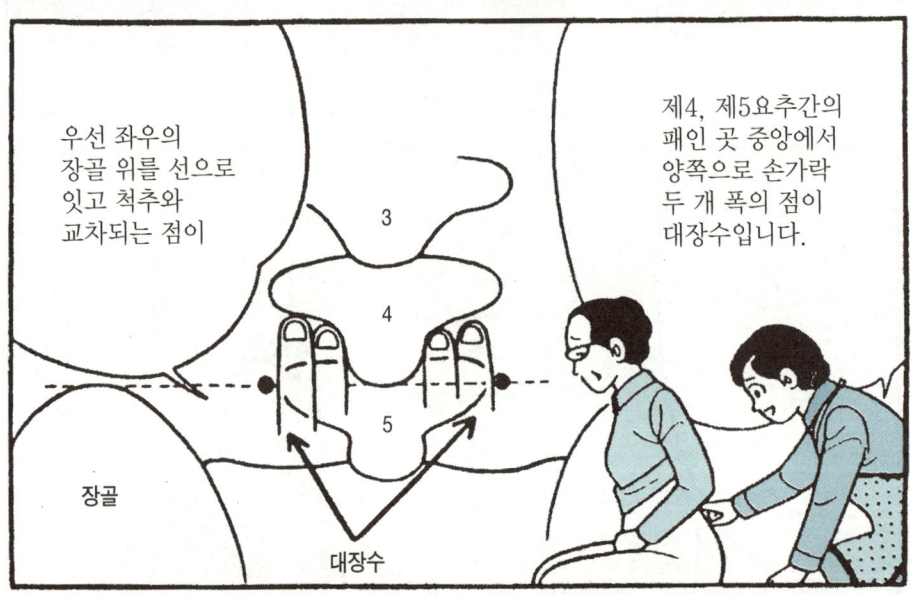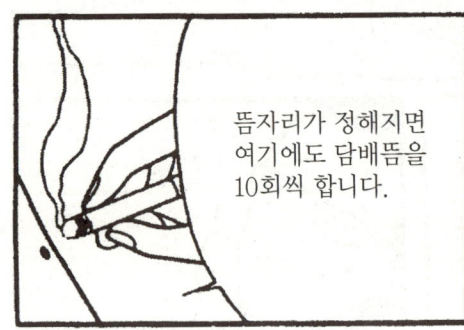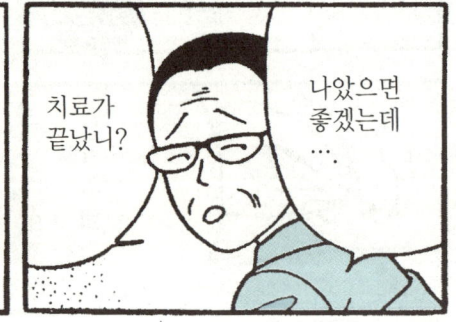

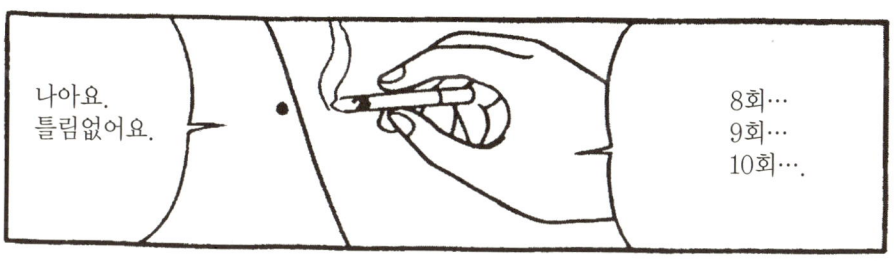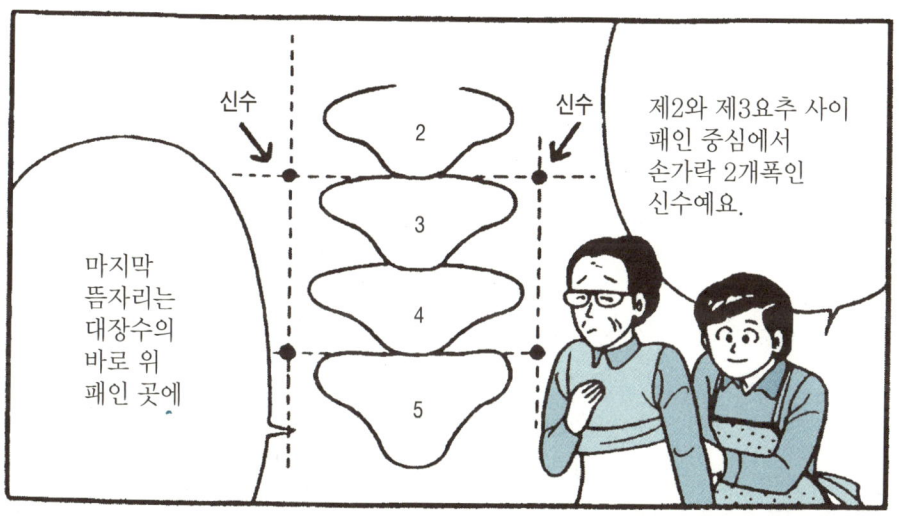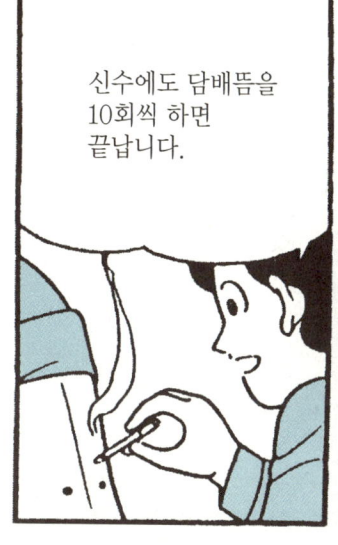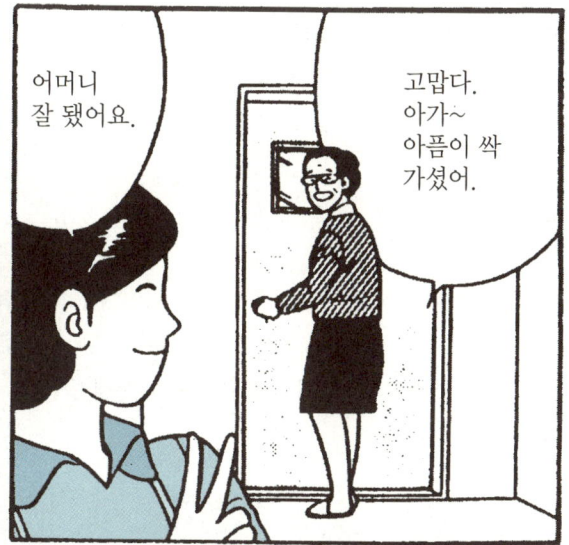

동의보감으로 '전립선 비대' 치료하기

원인 : 불명이지만 노령으로 인한 호르몬 분비의 불균형 등의 관계되어 있다고 알려져 있다.

증상

비대해진 전립선이 요도를 압박하기 때문에 요로가 좁아져 여러 가지 장애가 나타나는데, 밤에 소변 보는 횟수가 늘어나는 제1기, 방광의 활동이 약해져 잔뇨감이 생기는 제2기, 배뇨 장애가 심해져서 완전히 요폐(尿閉)된다.
그 때문에 항상 배뇨감을 느끼고 실금(失禁)하게 된다. 더욱 기능이 쇠약해지면 피부가 꺼칠꺼칠 마르고, 얼굴이 노랗게 되며, 목이 마르고, 식욕도 없어지며, 결국 요독증에 빠져 혼수상태에서 죽음에 이를 수도 있다.

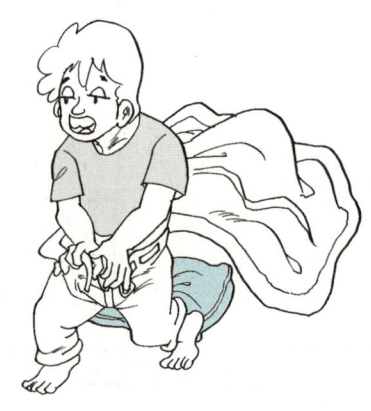

치료

초기 단계에서는 약물 요법이나 호르몬 요법으로 증상을 가볍게 하거나 약물을 써서 전립선을 줄이는 방법을 쓰며 요폐가 되면 카테테르라는 고무 기구를 써서 소변을 받아낸다. 또한 수술로 전립선의 선종을 떼어내는 방법도 쓰는데 수술을 하면 완전히 낫는다.

증상과 치료
한방에서는 증상을 가볍게 하거나 진행을 멈추게 하는데 유리하다.
- 오령산(五笭散) 허증 실증타입 : 수분이 정체되어 목이 몹시 말라 물을 많이 마시며 땀도 많이 나지만 소변이 잘 나지 않는 사람에게 일반적으로 쓴다.
- 등룡탕(騰龍湯) 실증타입 : 하복부에 염증이 있어 아프고, 붓고 곪는 사람에게 사용하면 효능이 있다.
- 저령탕(渚笭湯) 허증 실증타입 : 수분의 정체로 배뇨가 아주 곤란하고 배뇨통이 있거나 혈뇨가 나오는 사람에게 일반적으로 사용한다.
- 용담사간탕(龍膽寫肝湯) 허증 실증타입 : 체력의 충실도가 높고 변비 경향이 있으며, 염증이 강하고 부증과 배뇨통이 있는 사람에게 사용한다.

일상의 주의
알코올과 수분을 삼가해 소변량을 늘리지 않도록 하고 과도한 성생활이나 뜨거운 목욕탕에서 오래 앉아서 전립선을 충혈시키는 일을 피하고 배뇨는 되도록 긴장을 풀고 편안한 마음으로 자연스럽게 나오도록 주의해야 한다.

민간요법
- 쇠무릎 : 그늘에 말린 뿌리 10g을 500~600cc의 물로 절반이 될 때까지 달여 하루 3회로 나누어 마시면 배뇨 곤란과 요폐에 효과가 있다.
- 질경이 : 그늘에 말린 잎 10g을 쇠무릎과 같이 마시면 소변이 잘 나온다.

동의보감으로 '전립선 비대' 치료하기

50세가 넘으면 방광의 경부(京釜)에 있는 전립선의 분비선이나 근섬유(筋纖維)가 비대해져서 요도가 압박되어 요변이 나빠진다.

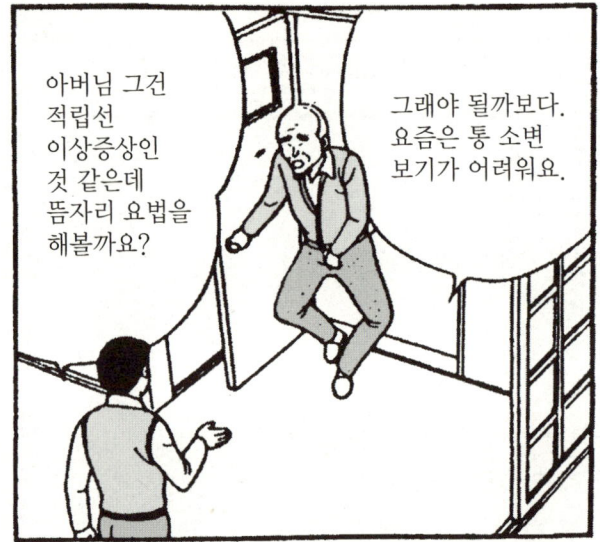

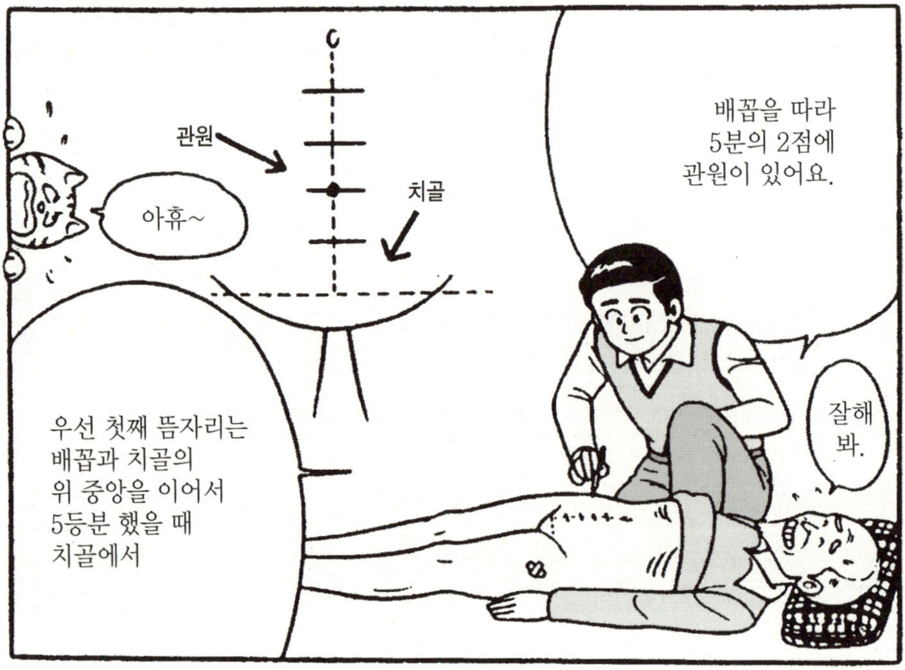

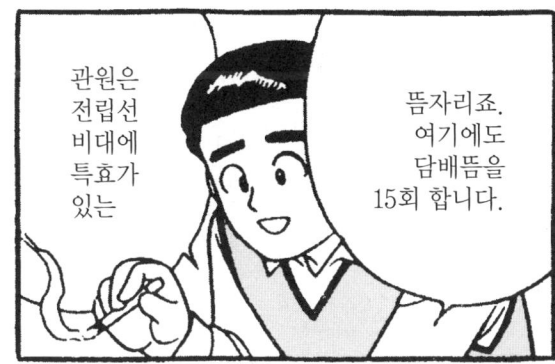
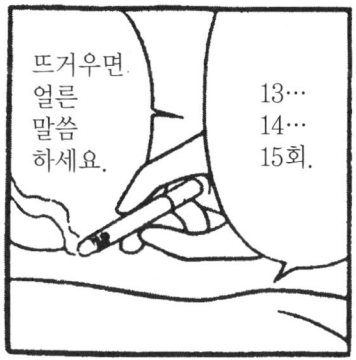
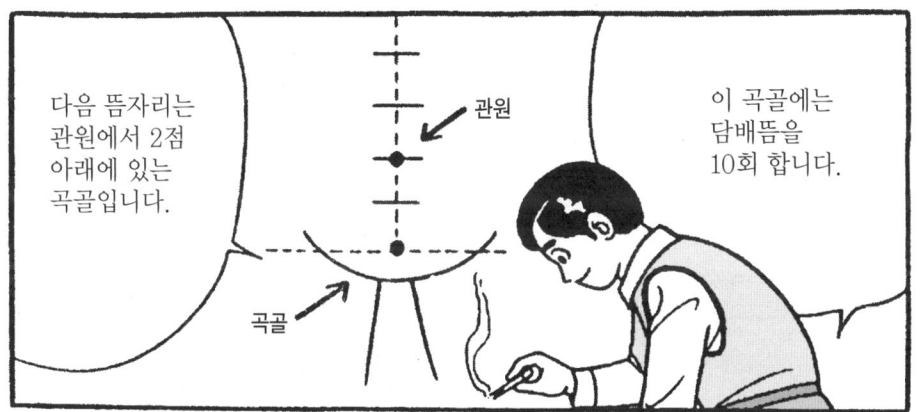
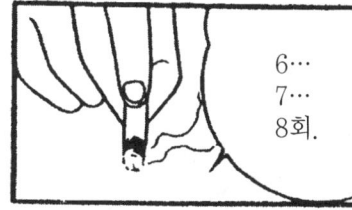
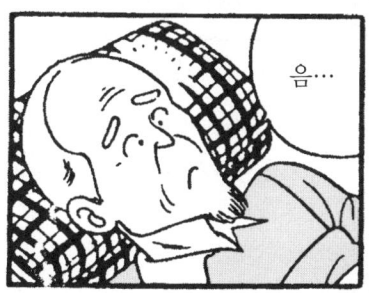
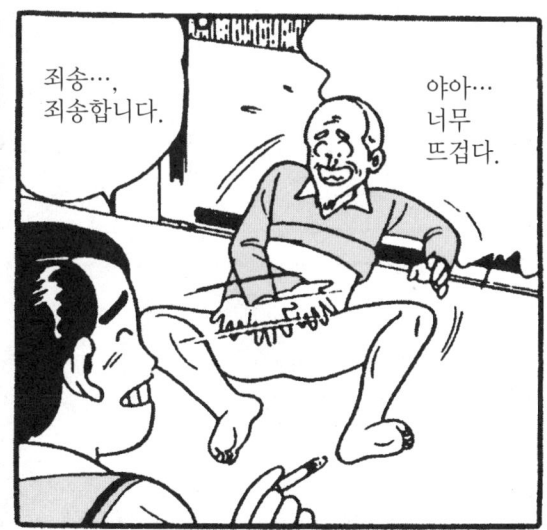

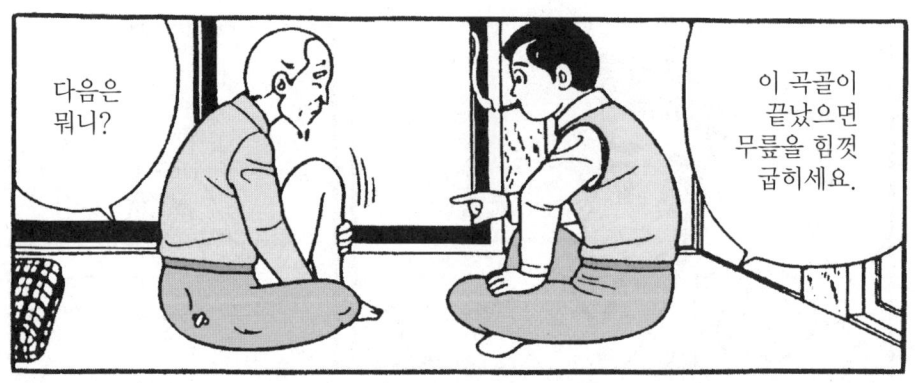

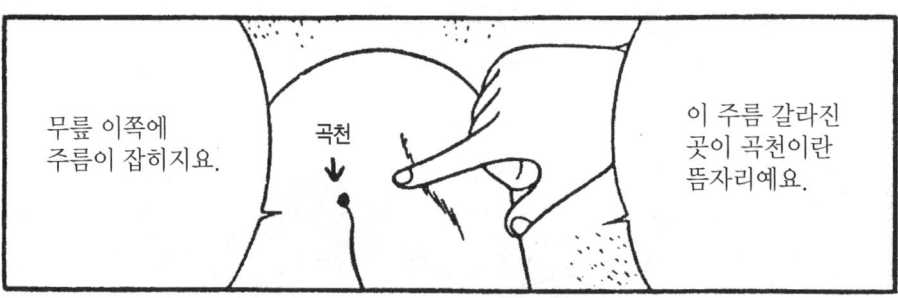

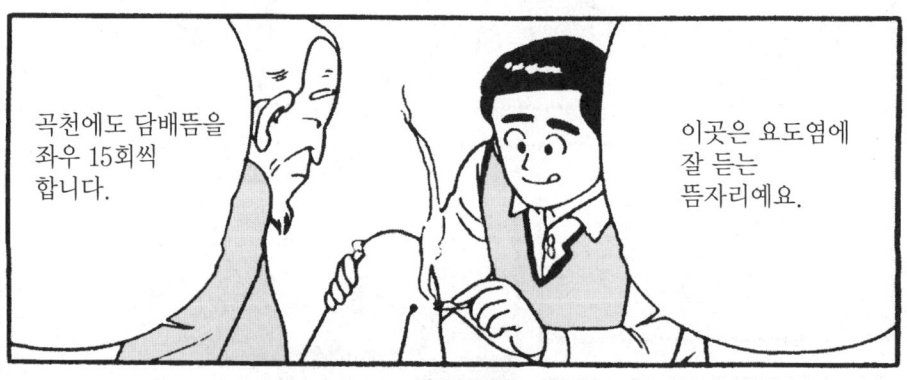

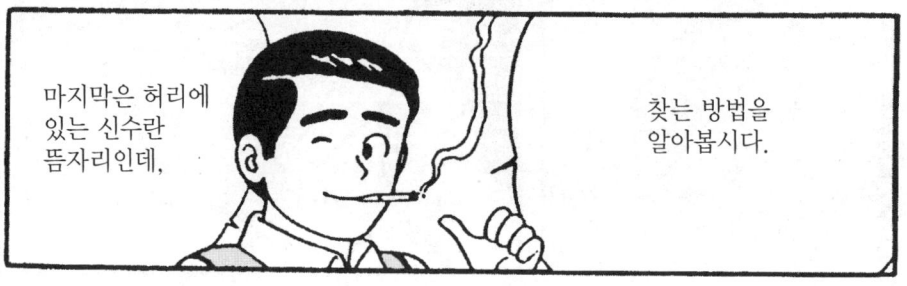

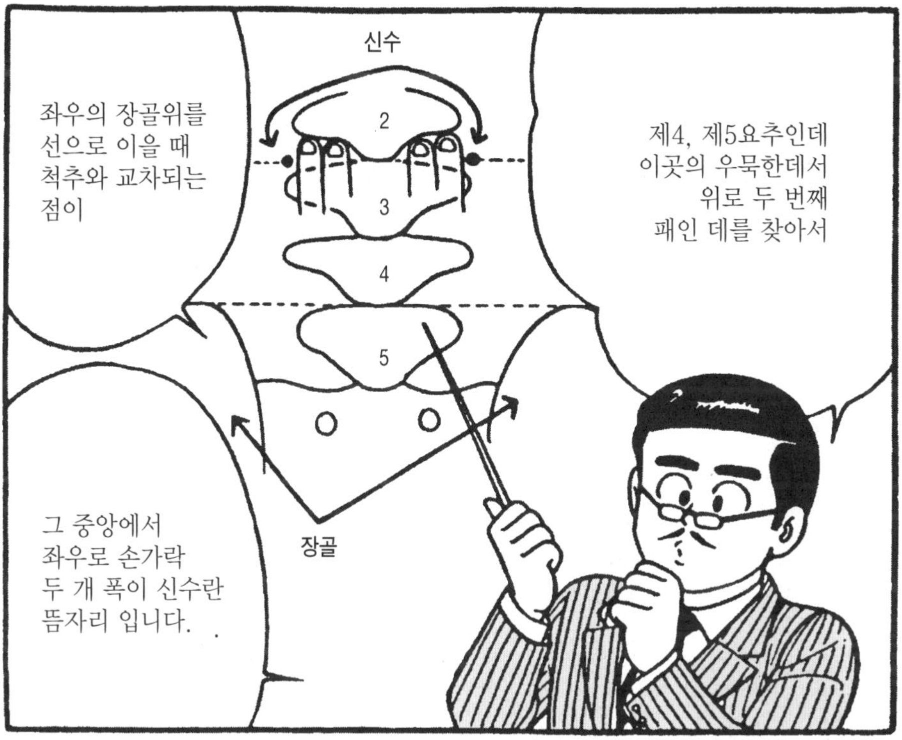

좌우의 장골위를 선으로 이을 때 척추와 교차되는 점이

신수

제4, 제5요추인데 이곳의 우묵한데서 위로 두 번째 패인 데를 찾아서

그 중앙에서 좌우로 손가락 두 개 폭이 신수란 뜸자리 입니다.

장골

이 신수는 비뇨기 질환에 꼭 필요한 뜸자리죠.

좌우의 신수에 담배뜸을 10회씩 하면 뜸자리는 끝납니다.

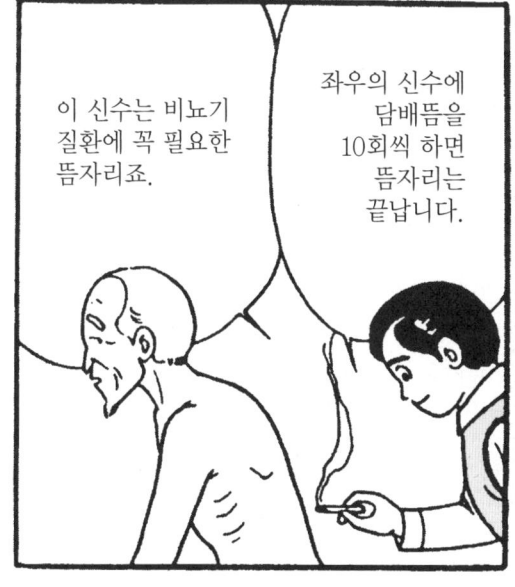

야아! 금방 효과가 나타나는 구나.

이건 너무 세다!

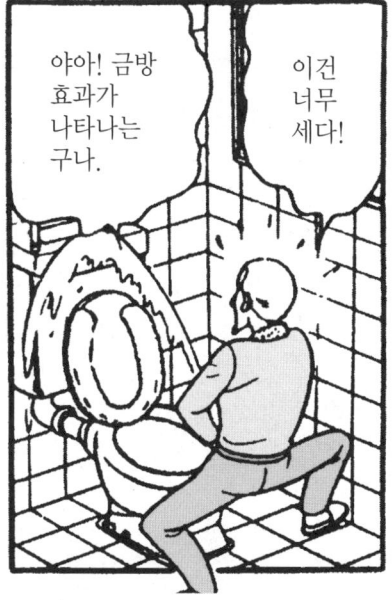

동의보감으로 '원형탈모증' 치료하기

원인 : 영양불량, 자율신경실조, 알레르기, 내분비 이상, 스트레스 등.

증상

탈모증의 여러 가지 원인 중에 가장 많은 것은 원형으로 빠지는 것인데, 한 곳인 경우와 여러 곳이 한꺼번에 빠지는 경우가 있으며 초기에는 둘레의 털이 잘 빠지고, 빠지는 털이 늘어간다. 탈모 부분의 피부는 아프거나 가려운 증상도 없으며 그러다가 머리카락을 비롯해 눈썹·속눈썹·수염·겨드랑이 털·음모 등 털이란 털은 모조리 빠지며 털이 나오는 선에 따라 빠지는 경우도 있다.

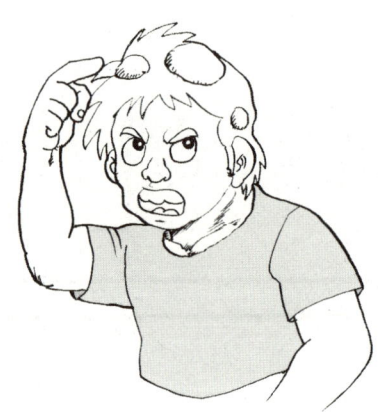

치료

원형탈모증은 스스로 탈모를 비관하고 있으면 오히려 악화되는 경향이 있으므로 너무 집착하지 않는 것이 좋다. 치료는 부신피질호르몬크림 등을 사용하여 혈관을 확장시키거나 동결요법으로 혈관을 수축시키는 방법을 써서 치료한다.

증상과 처방

잘 낫는 원형탈모증도 있지만 수가 많은 것이나 범위가 넓은 것, 전신적인 것은 재발이 잘 되고 잘 낫지 않는 것도 많다.

한방 요법은 이 모든 경우에 효과가 있으므로 너무 걱정하지 말고 적극적으로 한방으로 처방을 받아 보길 바란다.

- 갈근탕(葛根湯) 허증 실증타입 : 체력이 있는 사람의 갑자기 생긴 원형탈모증에 사용한다. 어깨 결림·두통이 있고 땀이 나지 않는 사람에게는 특히 효과적이다.
- 대시호탕(大柴胡湯) 실증타입 : 튼튼한 체격으로 변비, 입맛이 씁쓸하고, 어깨결림이 있으며, 늑골 아래에 상당히 강한 저항과 압통(흉협고만)이 있는 사람에게 사용한다.
- 자운고(紫雲膏) : 환부에 잘 문질러 바른다.
- 억간산가진피반하(抑肝散加陳皮半夏) 허증타입 : 초조감이 자주 드는 사람으로 명치에 압통이 있는 사람에게 사용한다.

일상의 주의

환부를 청결히 하고 자주 빗질을 하거나 손으로 두들긴다. 빠지는 털에 대해 너무 신경쓰지 않는 것이 중요하다. 자극이 강한 음식물은 머리로 피를 올려 보내 증상이 더 악화될 수 있으며 금연도 필요하며 녹황색 채소를 많이 섭취하고 정신 안정을 꾀하는 것이 좋다.

민간요법

- 고추 : 고추 10g을 적당히 썰어 약용 알코올 100cc에 담구고, 1주일 정도 지난 후에 머리에 바르고 마사지 한다.

동의보감으로 '원형탈모증' 치료하기

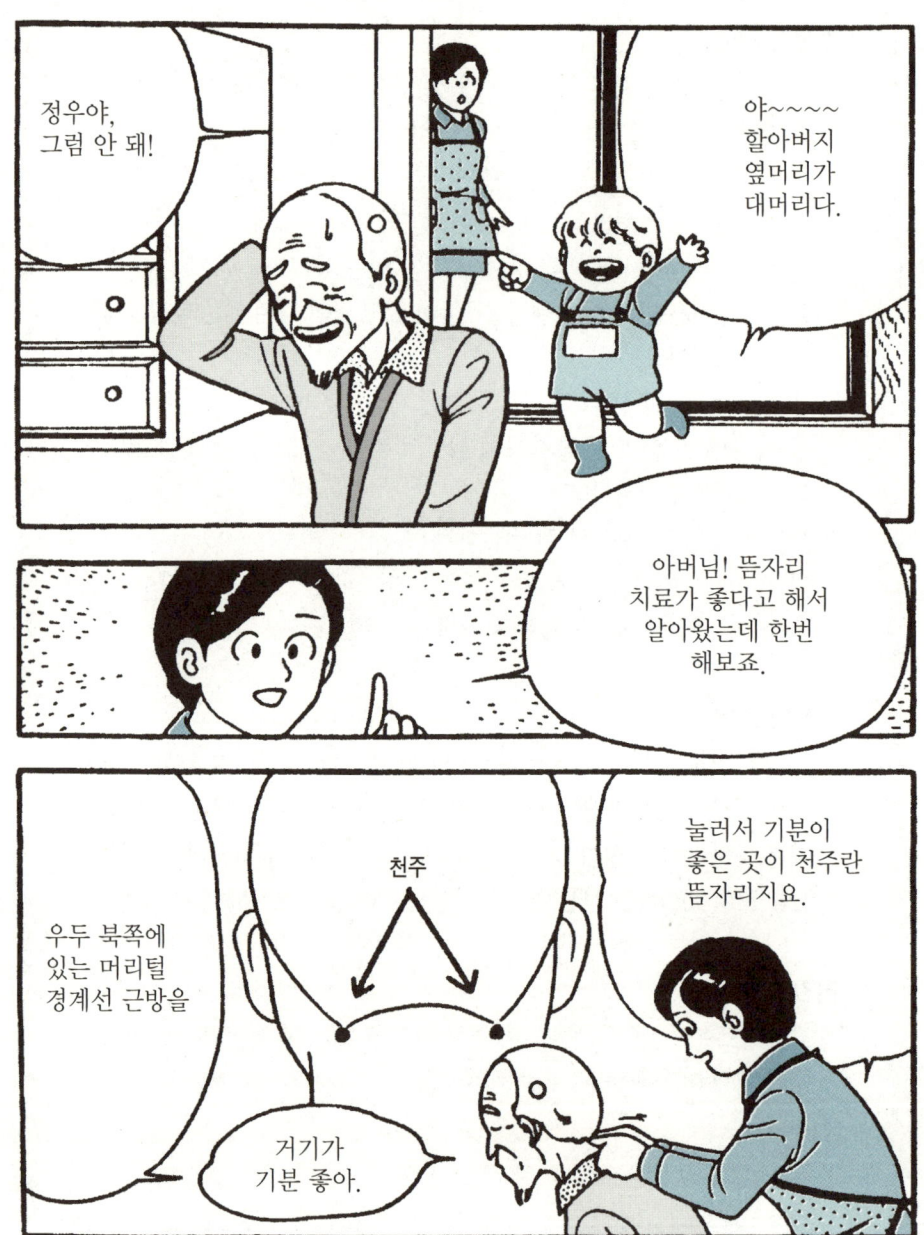

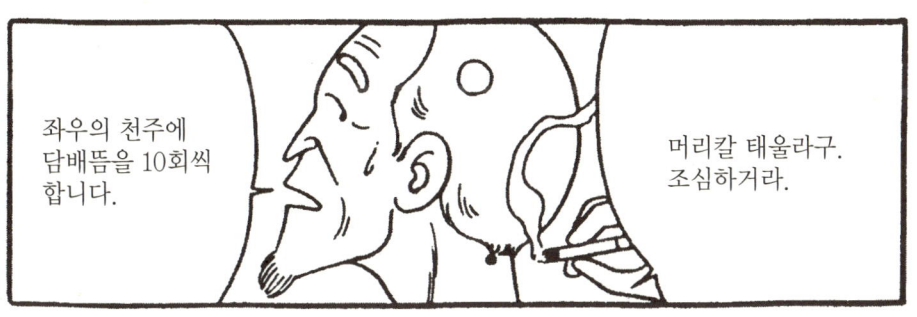

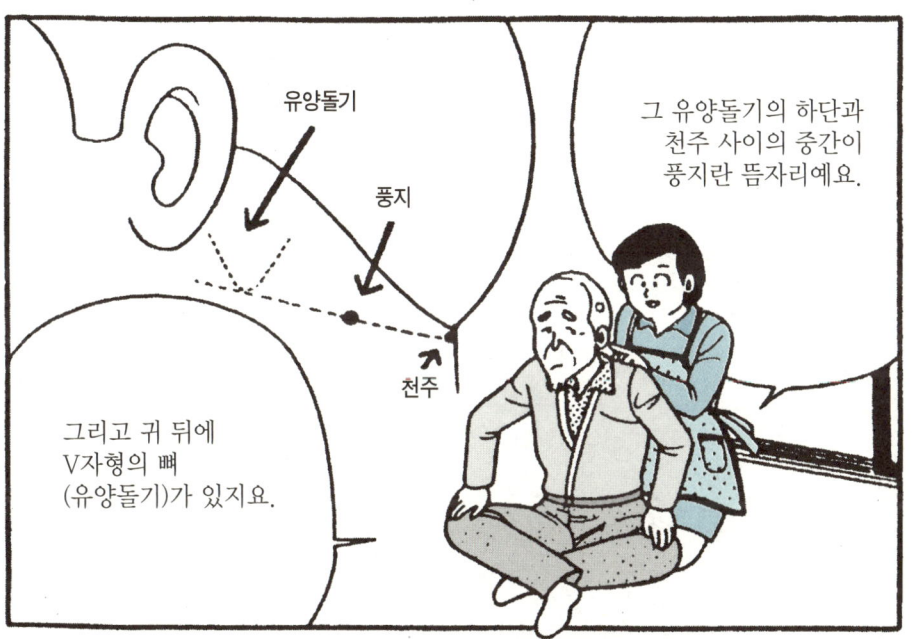

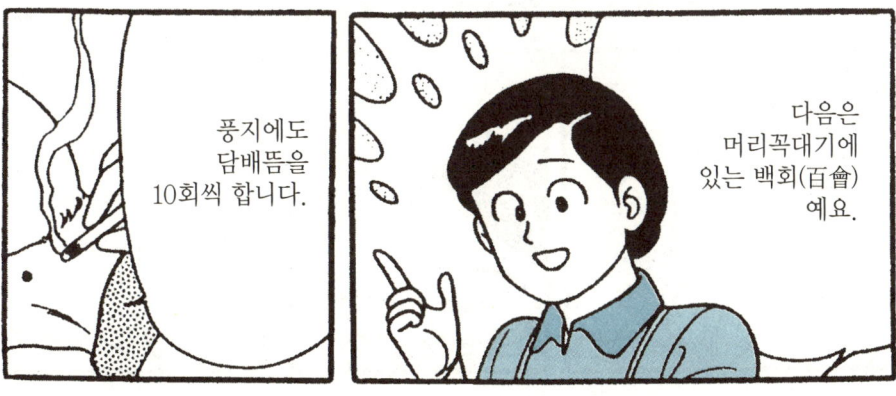

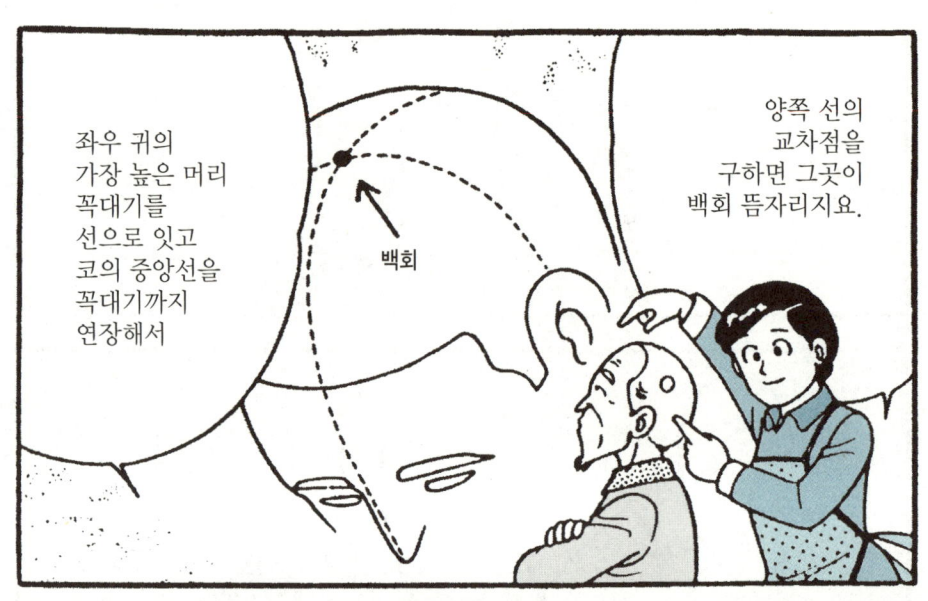
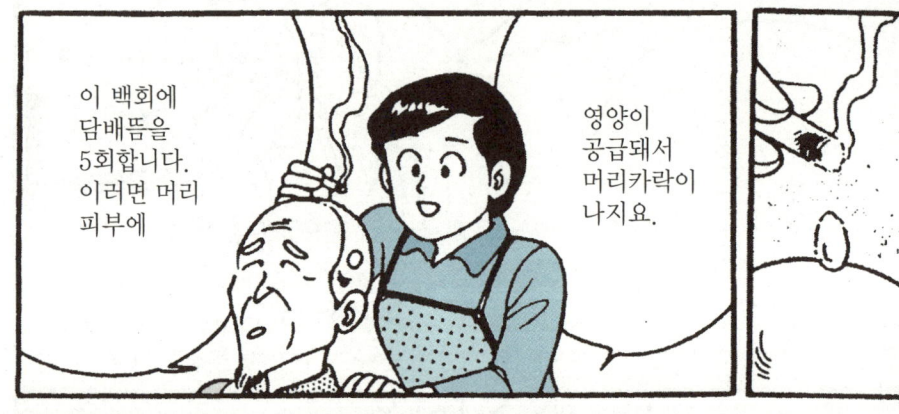
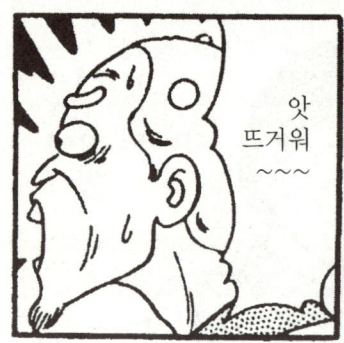
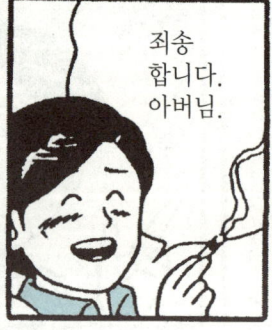
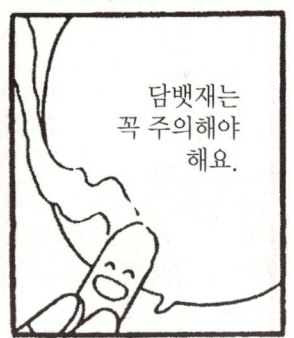

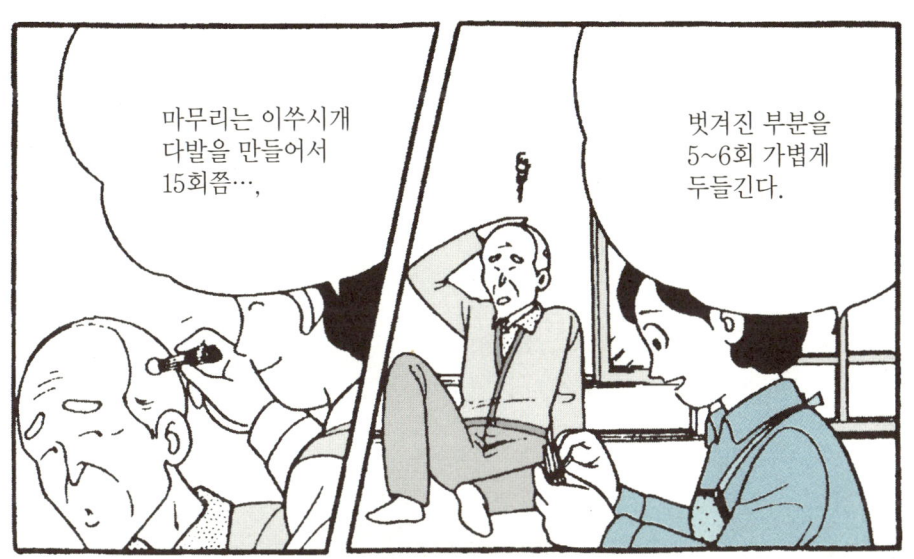
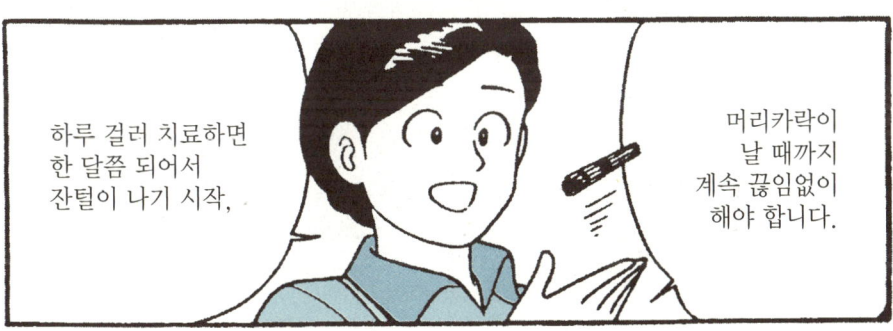
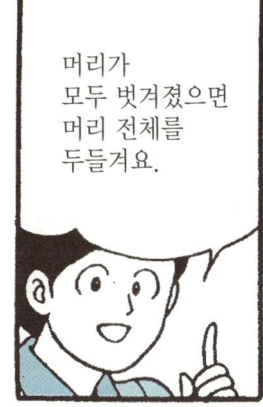
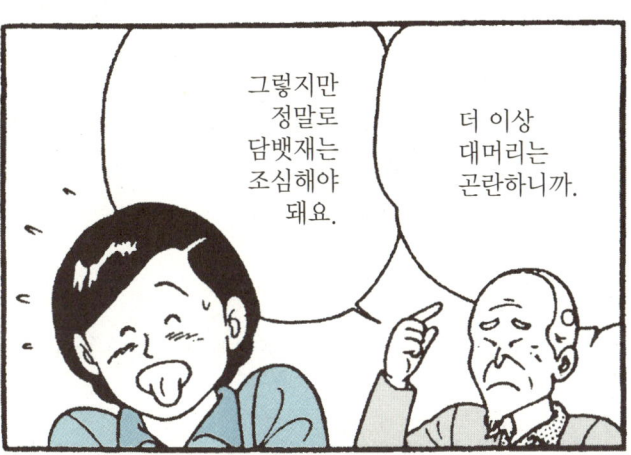

동의보감으로 '**여드름 · 거친 피부**' 치료하기

원인 : 사춘기에 남성호르몬 분비가 많은 사람의 피지(皮脂) 증가로 털구멍이 막히고 세균에 감염되기 때문이고, 피부가 거친 것은 몸의 변화나 여러 가지 병에 걸려서이다.

증상

사춘기 20대에 걸쳐 많이 발생하고 20대 후반에 거의 사라진다. 먼저 털구멍에 피지가 쌓여 검어지고 누르면 기름 덩어리가 빠져 나오는데 이것을 면포(面疱)라고 한다. 그리고 털구멍이 융기하여 빨갛게 변하고 또 화농하여 노란 고름이 들어 있는 농포(膿疱)가 된다 농포가 터진 흔적이 바로 멍게! 즉 '여드름 곰보'를 말한다. 변비와 생리 불순이 있으면 악화가 된다.

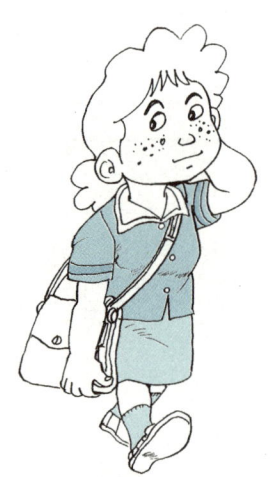

치료

청춘의 심벌!? 누구나 안 생겨본 사람은 없을 것이다. 그러나 너무 많이 나서 곪아 간다면 빨리 치료해야 한다. 병원에서는 항생물질과 설파제의 내복 외용약 등으로 치료한다.

증상과 처방

여드름 자국은 방치하면 평생 남게 되지만 마사지나 외과적 방법으로 가볍게 할 수 있다.

한방 처방에서, 실증타입 여드름은 빨갛고 끝이 뾰족하고 허증타입의 여드름은 끝이 납작하고 보라색이다. 체질과 한방에 맞춰 내복약으로 처방한다.

- 청상방풍탕(淸上防風湯) 실증타입 : 상기가 자주 되어 홍조를 띠거나 갈색으로 변하고 여드름이 빨갛게 솟아오른 사람에게 사용한다. 율무(의이인) 을 가하면 더욱 좋다.
- 다귀작약산(當歸芍藥散) 허증타입 : 안색이 좋지 않고, 냉증, 빈혈기미, 가벼운 어지러움, 두근거림, 생리불순이 있는 여성으로서 여드름 색이 보라색이고 끝이 몽뚱한 경우에 사용한다. 율무를 더해도 좋다.
- 십미패독탕(十味敗毒湯) 허증 실증타입 : 빨갛게 부어오르고 고름이 들어 있으며 통증이 있고 여드름이 자꾸 생길 때 사용한다.

피부가 거칠 때의 처방
- 절충음(折衝飮) 허증 실증타입 : 허리나 아랫배가 아프고 어혈로 인한 증상이 나타나며 피부가 자주 거칠어지는 사람에게 사용한다.
- 온경탕(溫涇湯) 허증타입 : 체력이 없고 손이 화끈거리며 입술이 마르고 피부가 거칠어지는 사람에게 사용한다.
- 도인승기탕(桃仁承氣湯) 실증타입 : 상기가 잘 되고 어깨결림·변비·하복통이 있으며 피부가 거칠어지는 사람에게 사용한다.

동의보감으로 '여드름·거친 피부' 치료하기

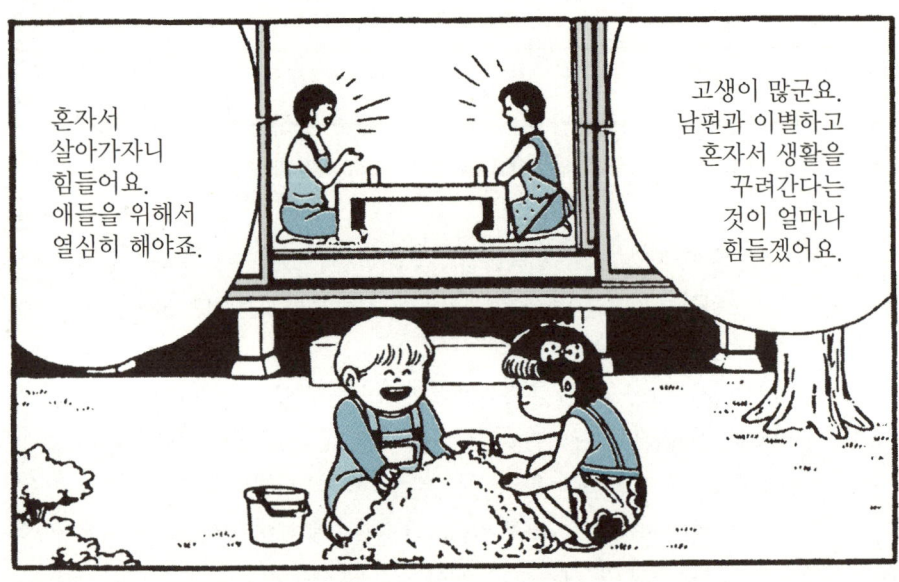

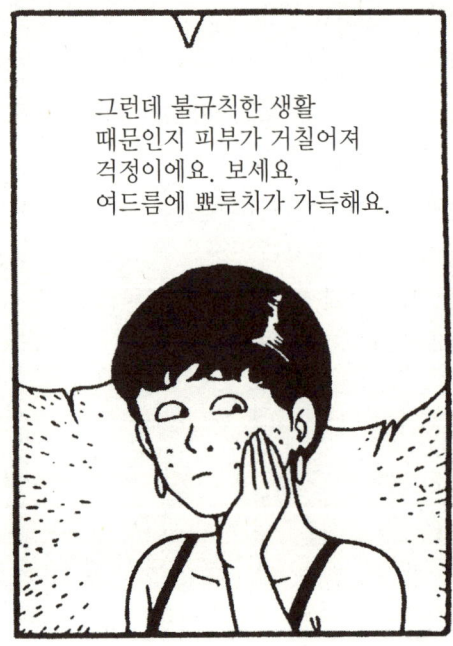

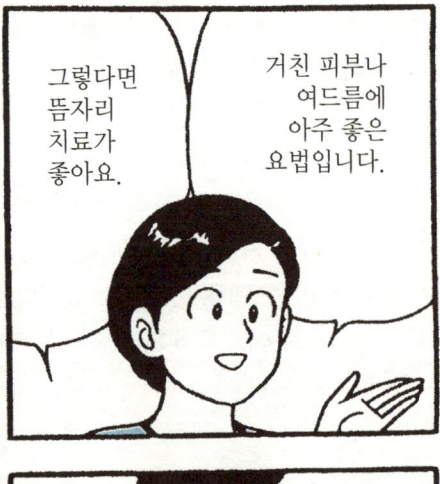

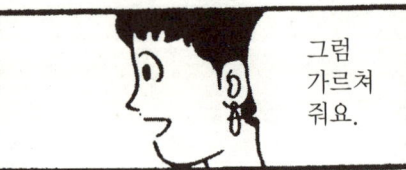

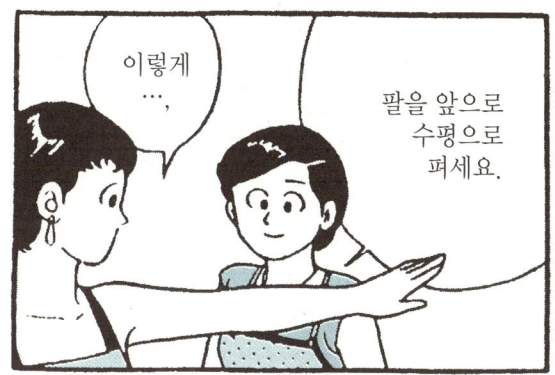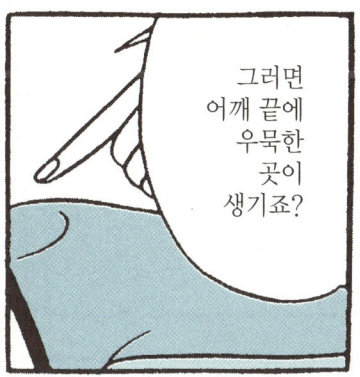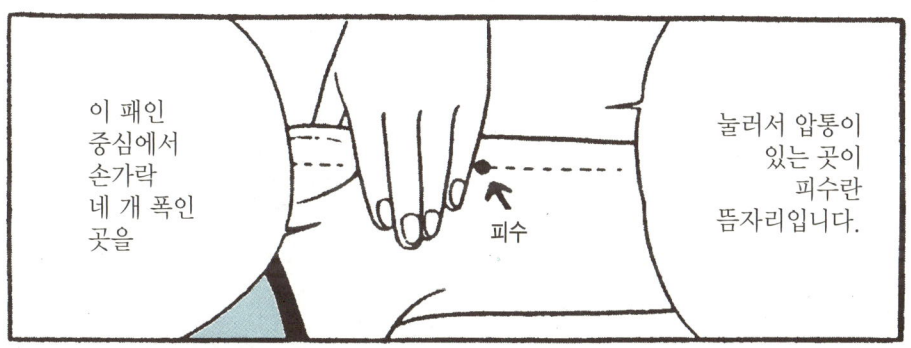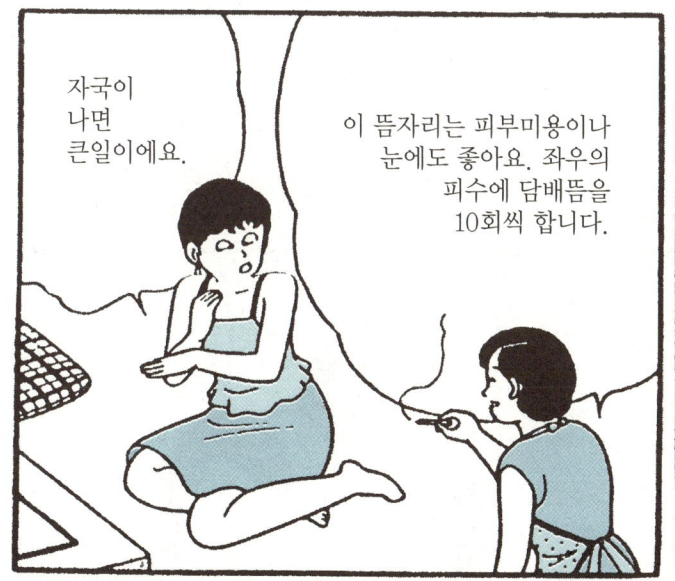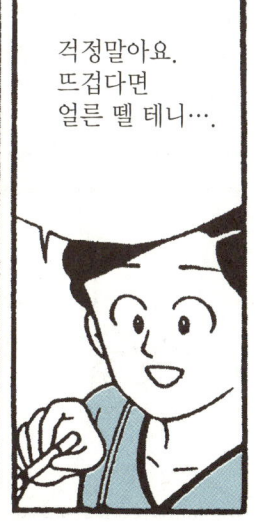

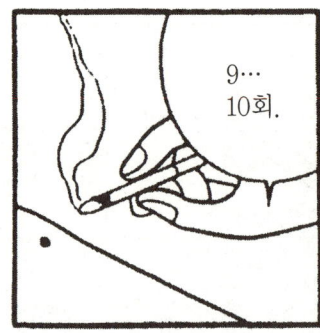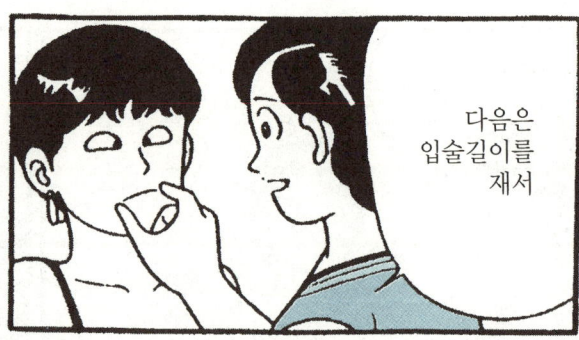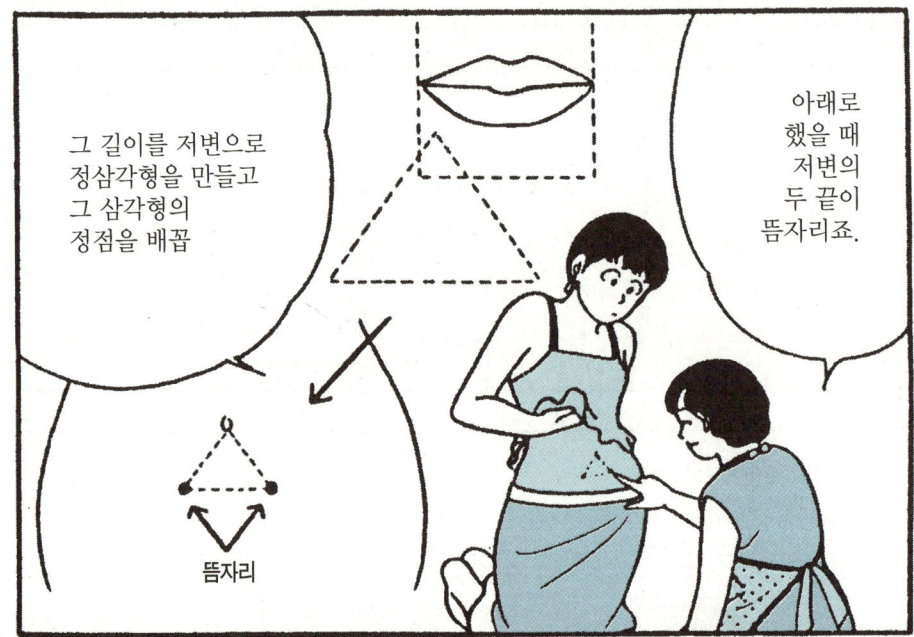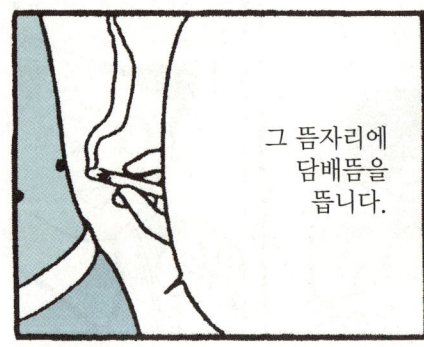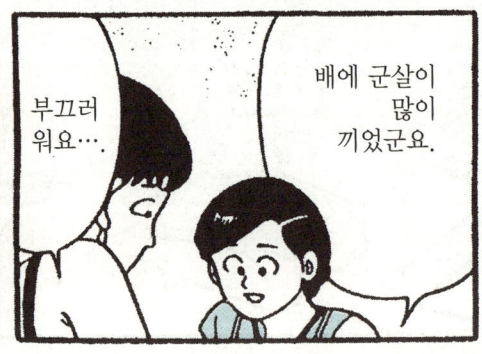

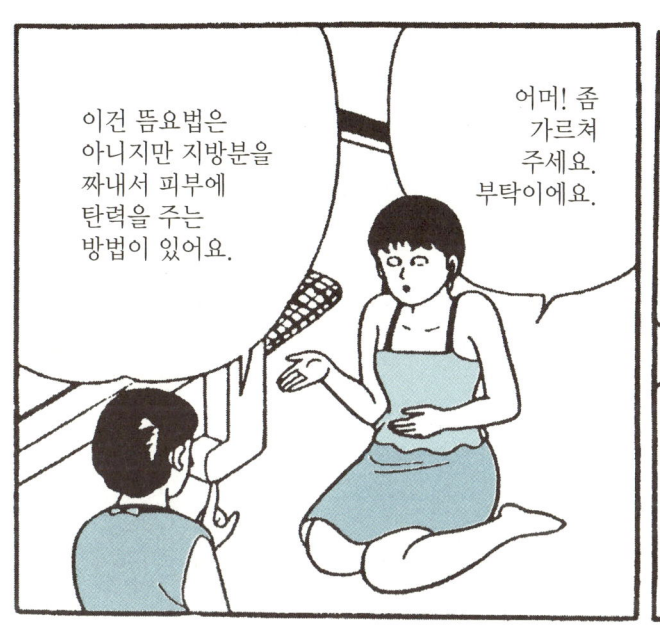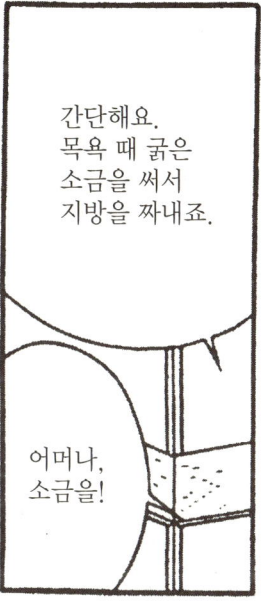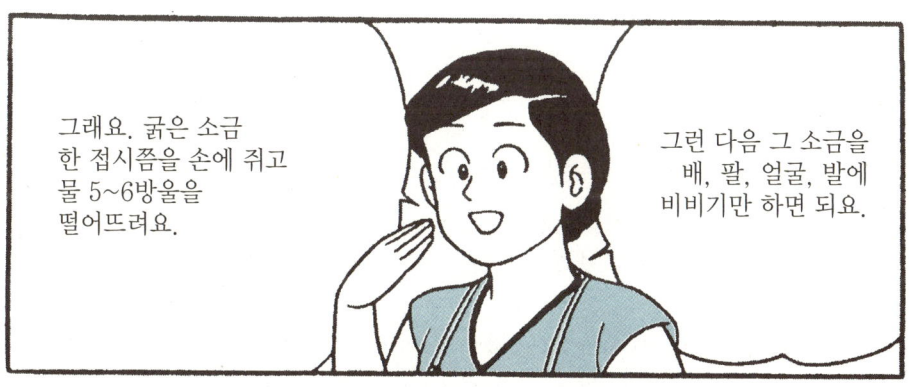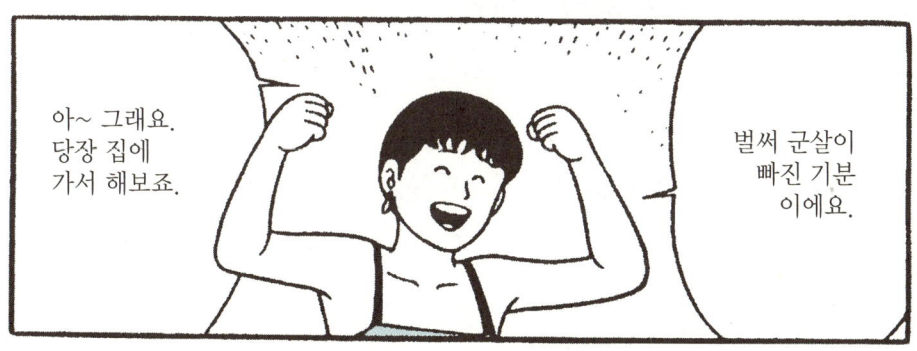

동의보감으로 '갱년기 장애' 치료하기

원인 : 난포 호르몬 등 호르몬의 변화, 자율신경계 기능의 혼란

증상

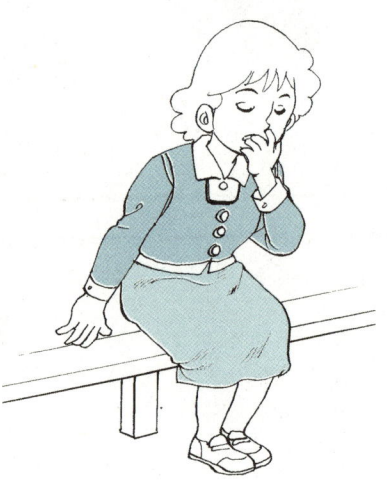

월경주기가 불규칙해지다가 결국 폐경된다. 상기의 위축·기능성 자궁출혈 등 성기장애, 소변이 잦아지는 등의 증상이 나타난다.
몸이 화끈거리고, 상기·손발의 냉증·두근거림·부정맥·가려움·피부위에 개미가 기어가는 듯한 느낌·요통·관절통·두통·좌골신경통·귀울음·어지러움·불면증·지방대사 장애로 인한 비만·불안감·초조감·우울감 등 여러 증상 가운데 두 가지 이상 증상이 동시에 나타난다. 이러한 증상은 다른 병에도 나타나니 갱년기 장애로 인한 것인지 확인한 후 치료를 해야 할 것이다.

치료

갱년기 장애는 갱년기가 지나면 자연히 없어지므로 갱년기를 바르게 인식하여 쓸 데 없이 불안해하거나 초조하게 생각하지 않도록 한다. 정신적 스트레스가 쌓이지 않도록 여유를 가지는 것이 중요하다. 치료는 난

포호르몬(에스트로겐)이나 남성호르몬(테스트스테론), 또는 신경안정제나 항울제 등을 투여하는 방법이 있다.

증상과 처방

갱년기 장애는 한방 처방이 효과적이다. 증상에 따라 사용하여 전신적으로 개선시킨다.

- 당귀작약산(當歸芍藥散) 허증타입 : 허혈로 빈혈 경향이 있고 냉증으로 자주 피곤하며, 어깨결림·두통·어지러움·귀울음·두근거림·하복통이 있는 사람에게 쓰인다.
- 가미소요산(加味逍遙散) 허증 실증타입 : 갑자기 등이 뜨거워졌다가 차가워지고 쉽게 피곤해지며, 어깨가 결리고 신경질이 많으며 대수롭지 않은 일에 걱정이 많고, 불면증·식욕부진·꿈을 자주 꾸는 사람에게 쓴다.
- 도인승기탕(桃仁承氣湯) 실증타입 : 하복부의 어혈로 저항과 압통이 있고 약간 상기 기미가 있으며 두통, 어지러움이 심하며 변비가 있는 사람에게 쓴다.
- 감맥대조탕(甘麥大棗湯) 허증 실증타입 : 신경이 아주 날카롭고, 환각이 있거나 이유없이 눈물이 나며, 화가 나고 웃음이 나며, 하품·노이로제·불면증이 있는 사람에게 효과가 있다.

민간요법

- 치자 : 잠이 오지 않을 때 열매를 달여 마신다. 간장·담낭의 이상으로 인한 갱년기 장애에 효능이 있다.
- 칡 : 뿌리(갈근) 20g을 달여 하루 3회로 나눠 마신다. 어깨결림·두통에 효과가 있다.
- 삼백초 : 햇볕에 말린 경엽을 달여 매일 차 대신 마신다.

동의보감으로 '갱년기 장애' 치료하기

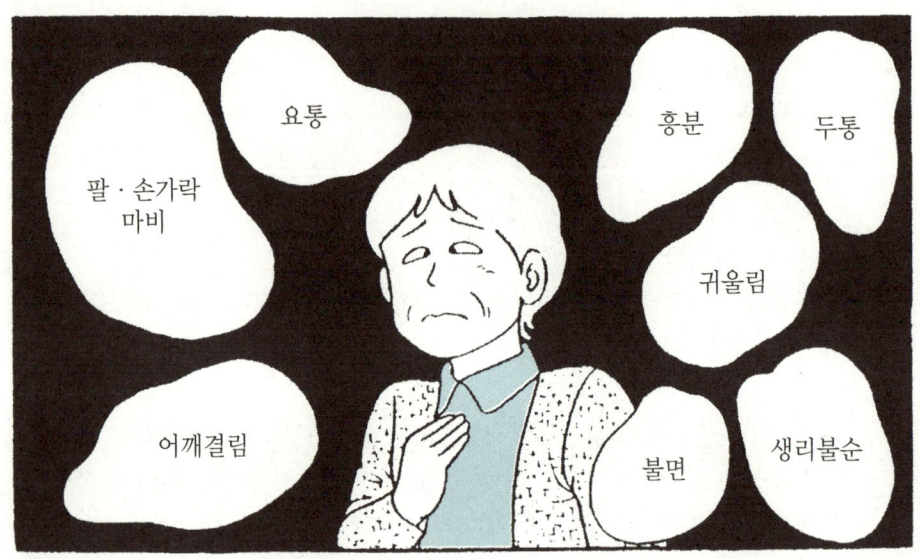

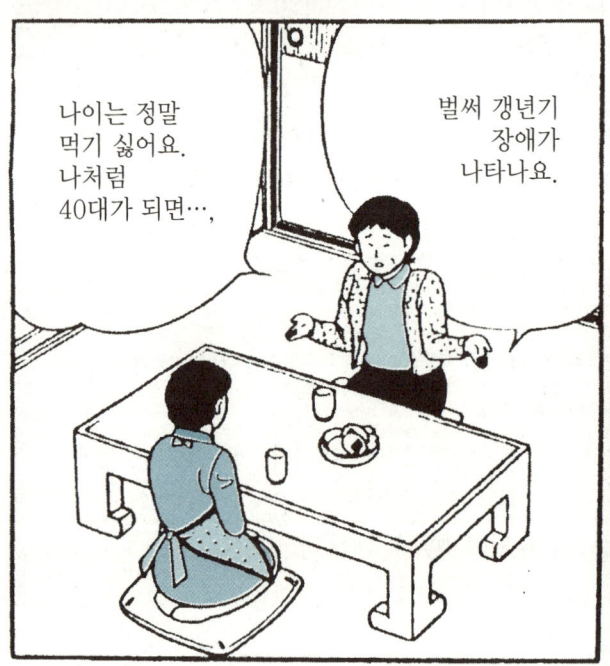

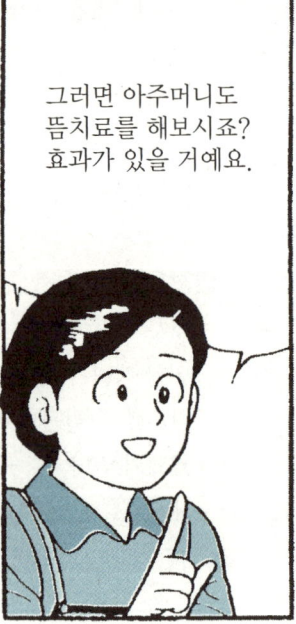

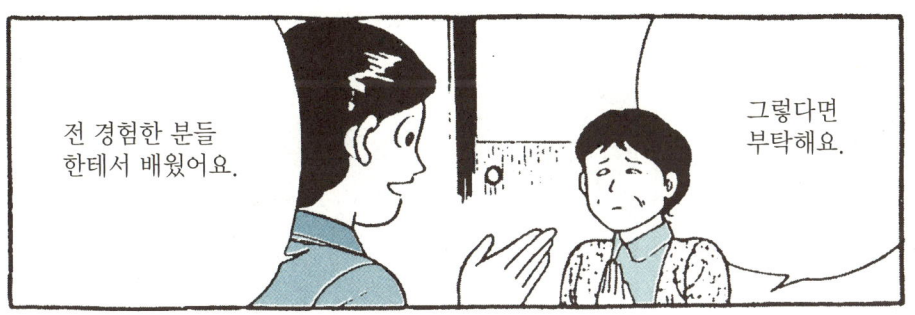
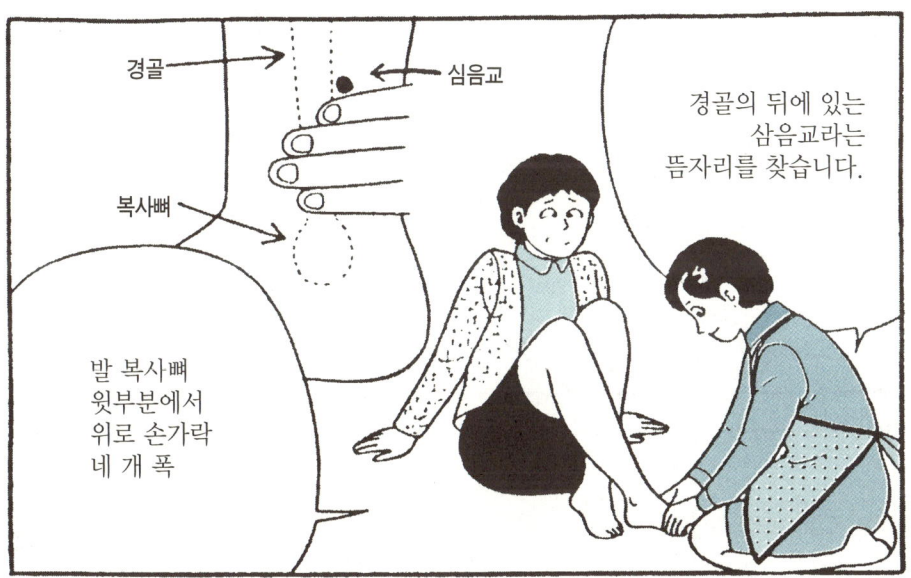
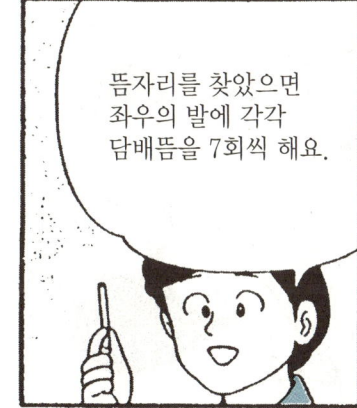
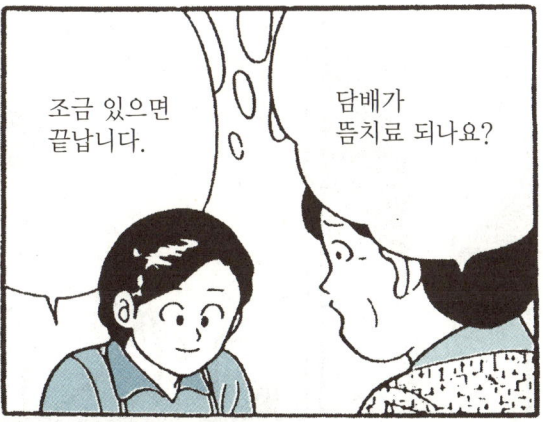

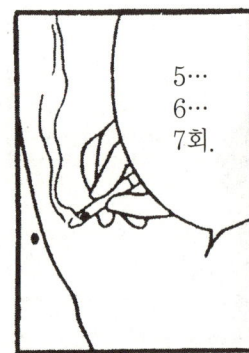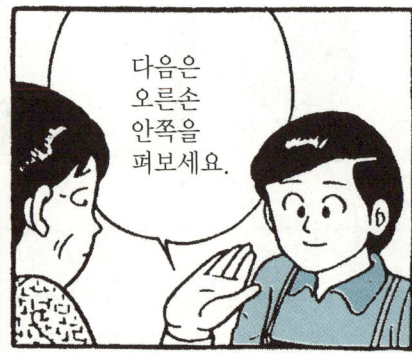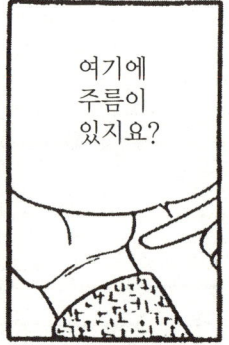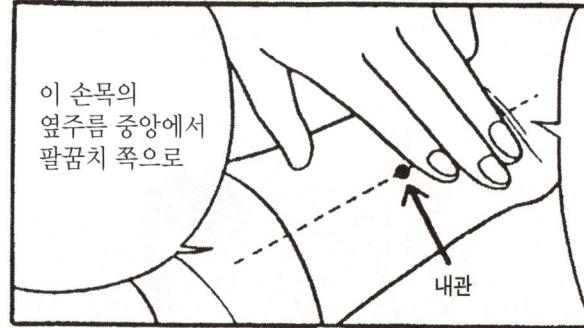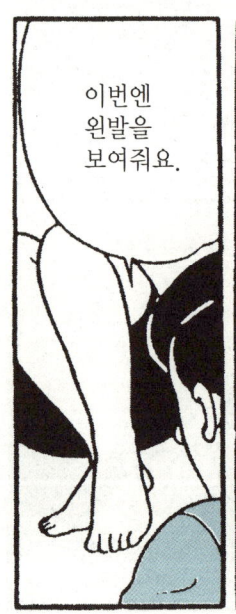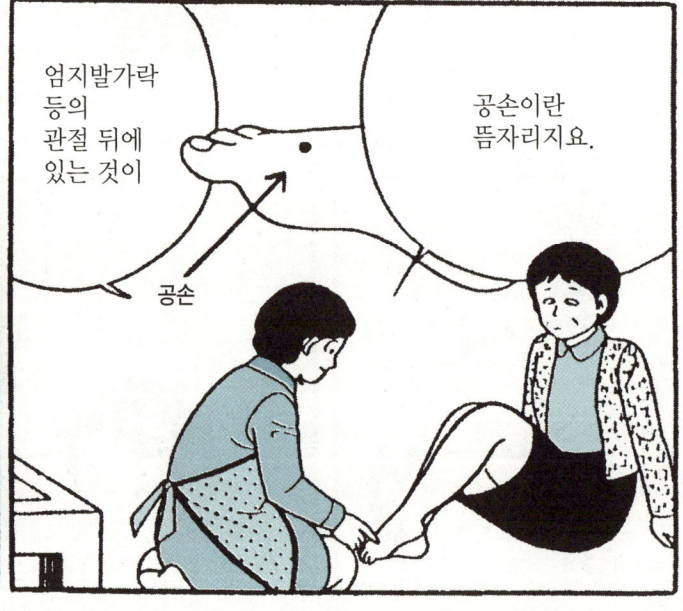

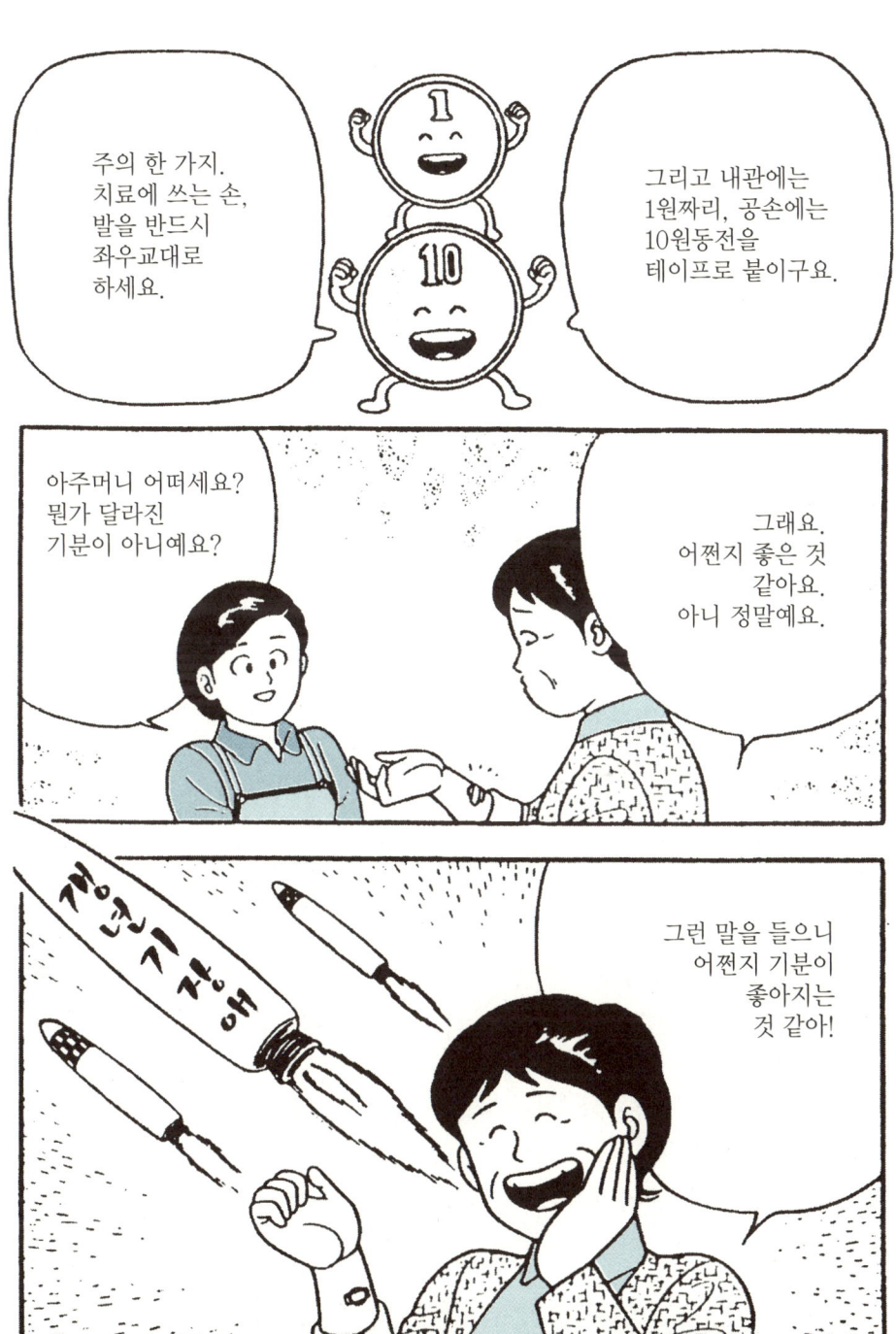

동의보감으로 '생리이상' 치료하기

원인 : 무월경은 선천적인 난소나 자궁의 결여 또는 발육부진 · 질 폐쇄 · 난소 기능부진 · 호르몬 분비이상 · 인공 임신중절 등에 의한 자궁 내막의 손상, 환경의 변화 정신적 쇼크 · 자궁 결핵 · 뇌하수체의 이상 등이고 희발 월경이나 빈발 월경은 배란이 없거나 호르몬 분비에 이상이 있는 경우, 과소 월경은 난소나 자궁의 이상 간장이나 혈액의 이상 · 정신의 이상 등이다.

증상

무월경은 원발성무월경(原發性無月經)과 속발성무월경(續發性無月經)으로 구분된다.
원발성은 만 16세 이상이 되어도 초경이 없는 것을 말하고 속발성은 90일 이상 생리가 없는 상태가 계속되는 것을 말한다.

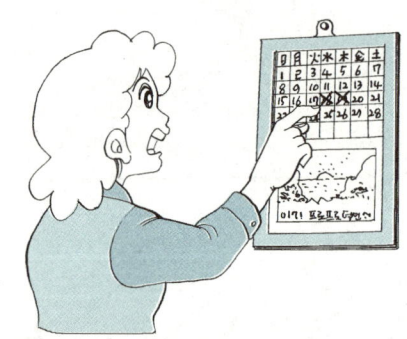

희발 월경은 월경 주기가 38일 이상인 것, 빈발 월경은 24일 이내인 것을 말한다. 과소 생리는 2일 이내 끝나고 혈액량이 적은 것을 말하고, 과다 월경은 8일 이상 생리가 계속되거나 혈액량이 아주 많은 것을 말한다. 또 월경곤란증이란 월경 기간 중에 하복통이나 요통 · 두통 · 구역질 · 온몸이 나른한 증상이 심한 것을 말한다. 생리를 시작하기 2주 전이나 며칠 전부터 유방이 아프거나 응어리지고, 하복통 · 요통 · 두통 · 어지러움 ·

초조감 등이 나타나는 것이 생리 전 긴장이다. 이러한 증상은 생리가 시작되면 가벼워지거나 없어진다.

치료

난소나 자궁의 발육부진·질 폐쇄 등으로 인한 무월경은 호르몬제를 투여하거나, 질의 입구를 절개하는 방법으로 치료하고 난소기능 부진에 의한 무월경과 희발·빈발 월경에는 호르몬 요법으로 배란을 유발시킨다. 과다 월경·과소 월경의 경우도 마찬가지지만 병이 원인일 때는 그 병을 치료한다. 월경 곤란증이나 월경 전 긴장증의 경우 정신적인 면도 영향을 준다.

증상과 처방

생리 이상은 어혈과 기의 정체, 냉증으로 혈액 순환이 안 되어 생기는 경우가 많은데 한방 처방이 효과적이다.

· 온경탕(溫經湯) 허증 실증타입 : 약간 체력이 없는 사람으로서 허리는 차지만 손발이 화끈거리고 입술이 마르며 아랫배에 팽만감과 불쾌감이 있는 사람에게 사용한다.
· 정기천향탕(正氣天香湯) 허증 실증타입 : 기(氣)의 정체로 인항 생리 곤란증, 신경질적인 사람의 생리통에 사용한다.
· 오수유탕(吳茱萸湯) 허증 실증타입 : 생리곤란 증으로 두통·어지러움·구토·복통·신트림·설사가 심할 때 돈복약으로 사용한다.

동의보감으로 '생리이상' 치료하기

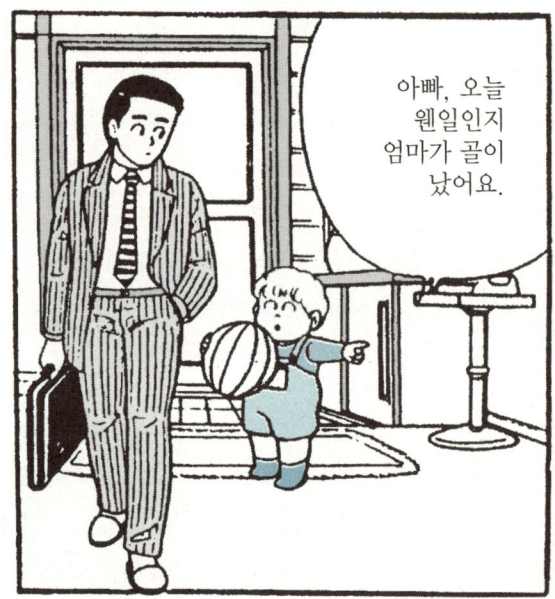
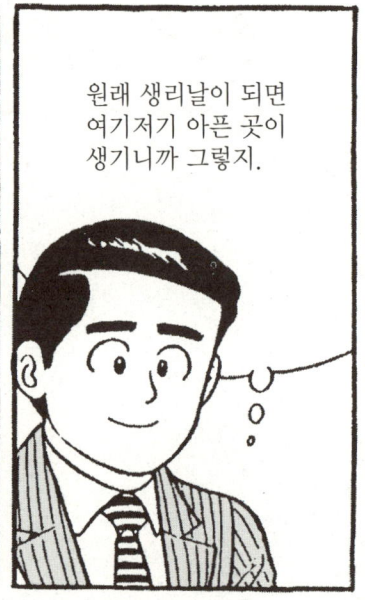
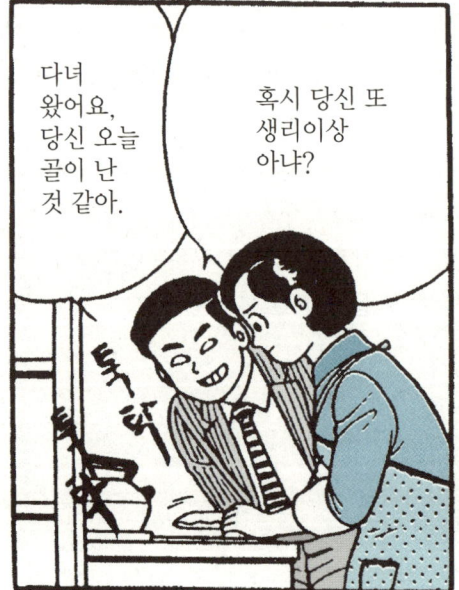
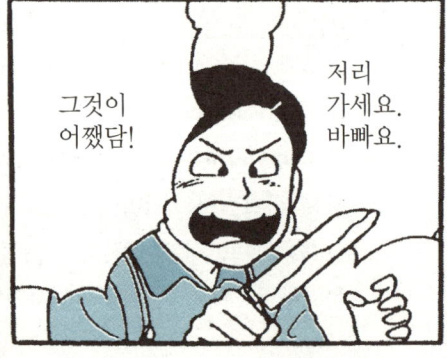
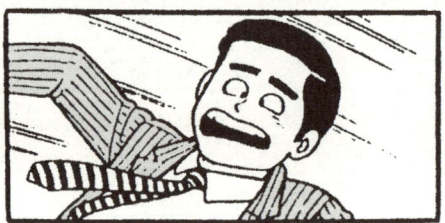

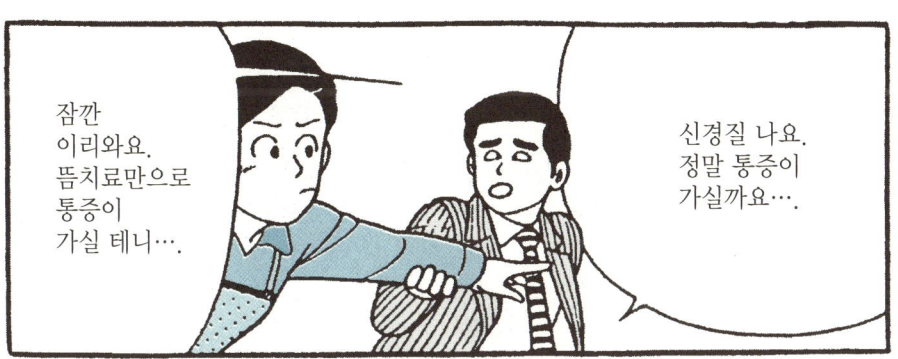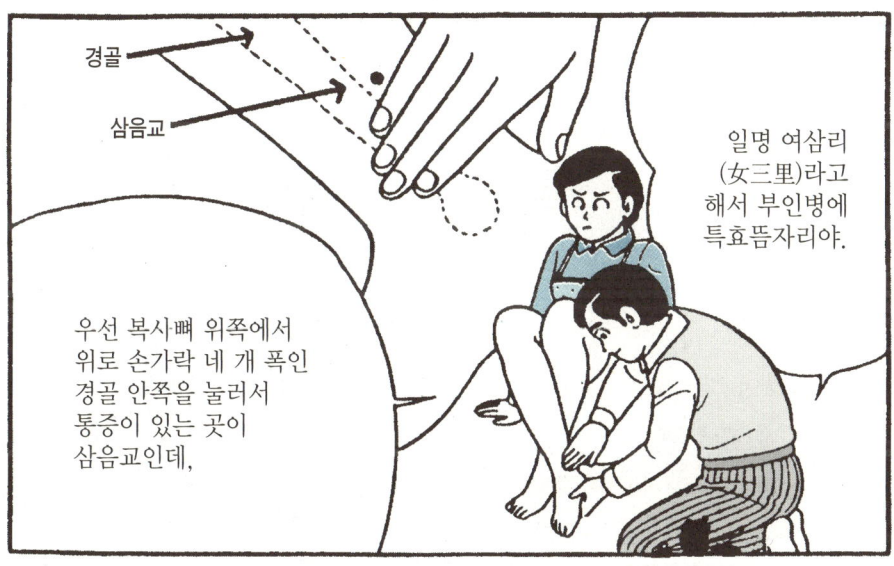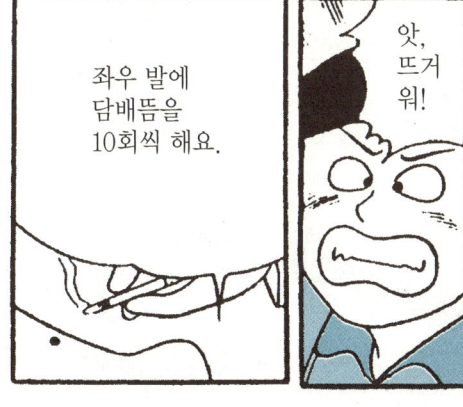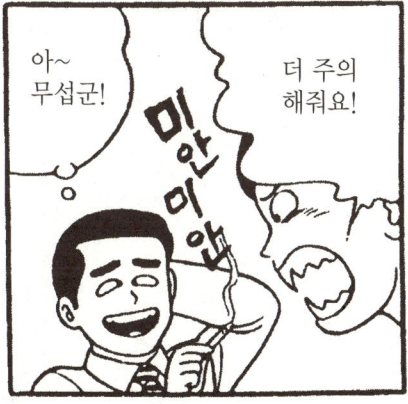

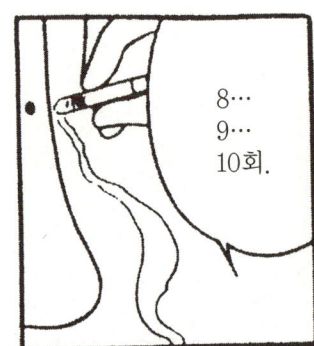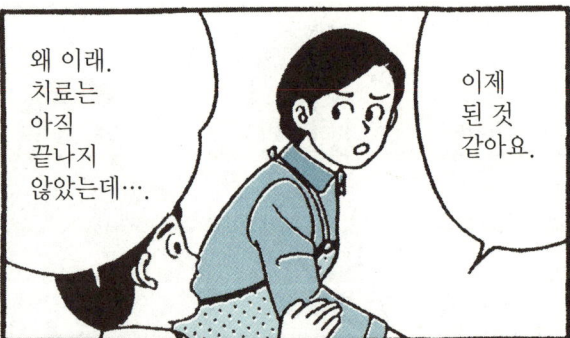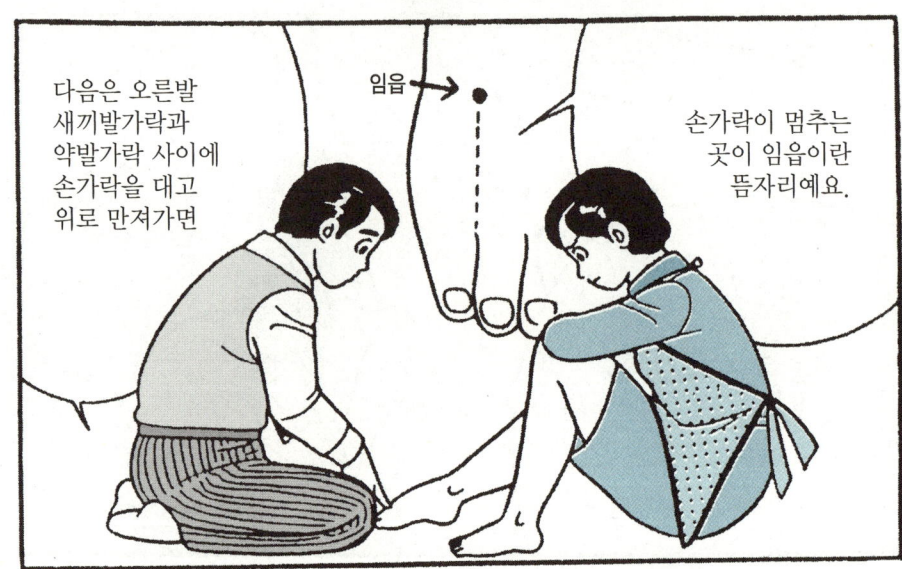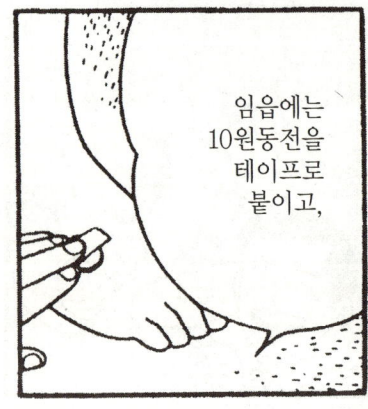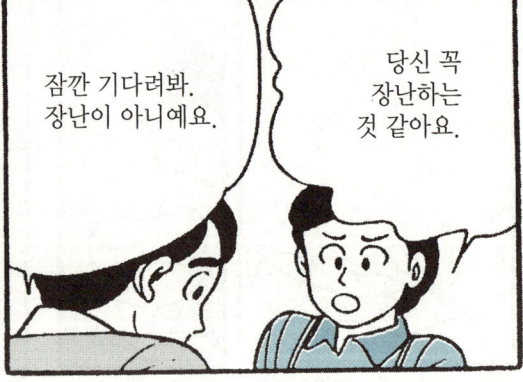

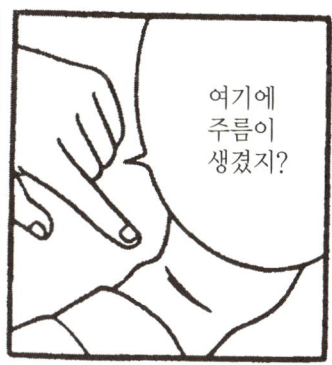
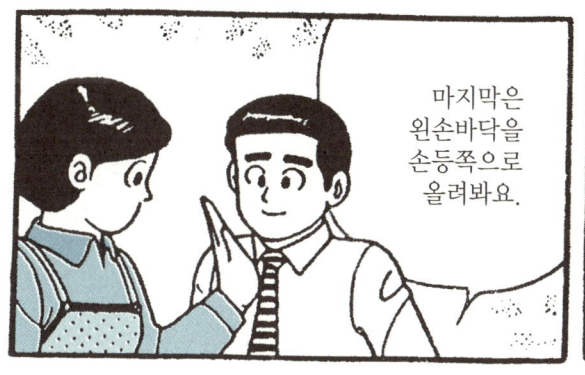
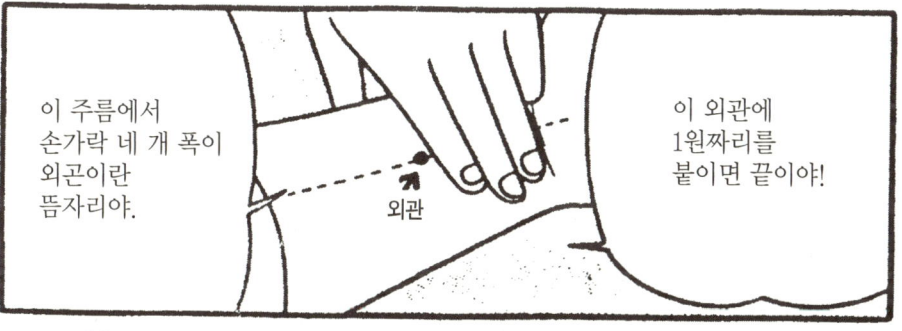
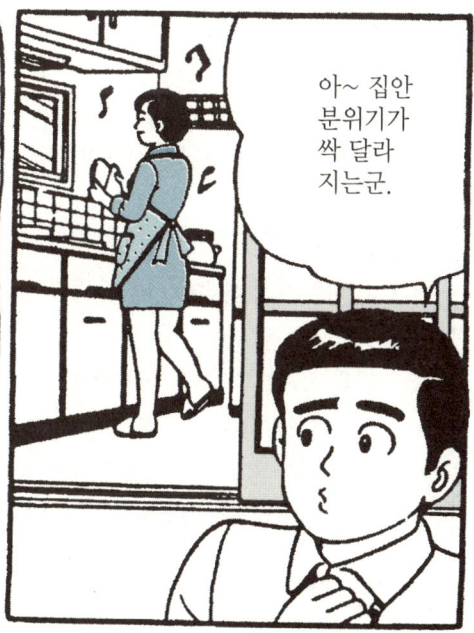
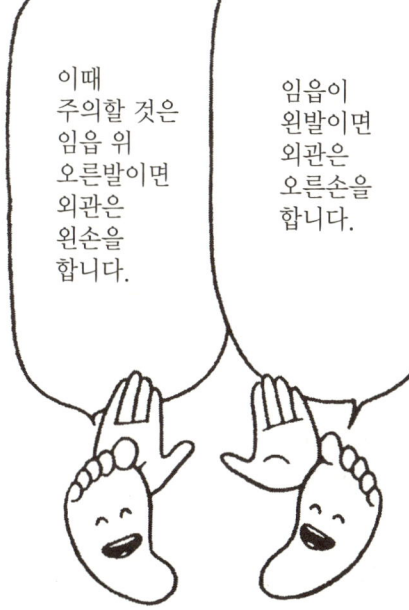

동의보감으로 '다한증' 치료하기

원인 : 다한증은 전신 또는 국소적인 다한증은 교감 신경계의 염증이나 자율 신경에 이상이 생긴 경우이다. 또한 스트레스 혹은 성격 즉, 강박 관념·완벽주의자들에게서 많이 나타나는 증상이다.

증상

국소적인 다한증은 교감 신경계의 염증이나 참호족(塹壕足 : 발의 피부가 흰색으로 바래며 연해지고 발바닥 면이 갈라지면서 부어오르는 증상) 또는 침지족(浸漬足 : 젖은 발로 오랫동안 추위에 노출시켜 생기는 동창과 비슷한 증상), 뇌염 때문에 생길 수 있으며 전신적인 다한증은 열이 나거나 주위가 너무 더울 때, 아스피린을 먹었을 때 그리고 술이나 뜨거운 물을 마셨을 때 생길 수 있다. 그 밖에 말라리아·장티푸스·결핵·브루셀라병·당뇨병·갑상선기능항진 등의 경우에는 전신에 땀이 많이 나며 뇌염이나 간뇌성 간질이 있을 때도 땀을 많이 흘린다.

증상과 처방

- 시호계지탕(柴胡桂枝湯) 허증타입 : 자주 상기되고 목 위로(얼굴과 머리) 땀을 흘리는 사람, 또는 식은 땀을 흘리며 자는 사람, 흉부 질환으로 땀을 흘리는 사람에게 사용한다.
- 계지가황기탕(桂枝加黃芪湯) 허증타입 : 몸이 약하고 감기에 잘 걸리며 땀을 많이 흘리는 사람에게 사용하면 효능이 있다.
  보중익기탕(補中益氣湯) 허증타입 : 식욕 부진과 자주 피곤하고 손발이 나른한 사람, 병 후 땀을 많이 흘리는 사람에게 사용한다.
· 황기건중탕(황기건중탕) 허증타입 : 허증인 사람, 피로로 인해 식은 땀을 흘리는 실증타입의 사람에게 사용한다.
· 산조인탕(酸棗仁湯) 허증타입 : 몸이 매우 쇠약하고, 늘 피로하며 불면증이 있는 사람에게 사용한다.
· 계지탕(桂枝湯) 허증타입 : 감기에 걸려 추위를 타면서 땀을 흘리며 또는 식은 땀을 흘리는 사람에게 사용한다.

다한증은 땀을 안나도록 하는 것이 우선이다. 그렇다면 땀이 나지 않게 하는 방법은 어떤 것이 있을까? 옛날에는 땀이 많이 나면 황기를 달여 먹으라고 했는데 그 이유는 무엇일까.

황기는 키바나황기에 속하는 식물 뿌리를 건조한 것으로 겉은 회갈색, 속은 황백색인 것이 좋고 흰 것은 좋지 않다. 선황기라 해서 씹어보면 조금 단 맛이 있는 것을 사용한다. 특히 땀을 많이 흘리는 사람에게는 원기 회복에 탁월한 효과가 있고 용량은 4~12g 정도이다. 다한증에 이 황기에 인삼을 가미해 기를 북돋아주는 일을 했던 것이다.

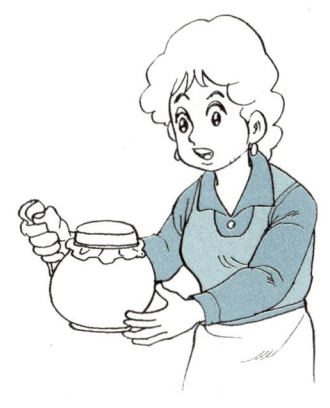

동의보감으로 '다한증' 치료하기

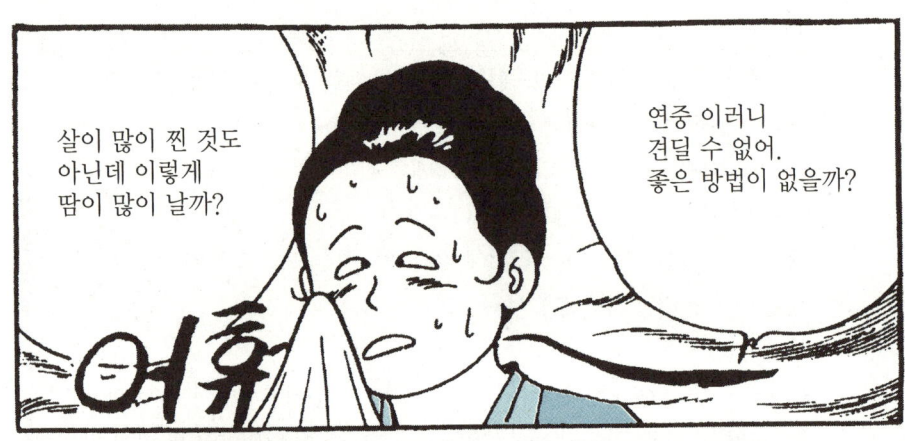

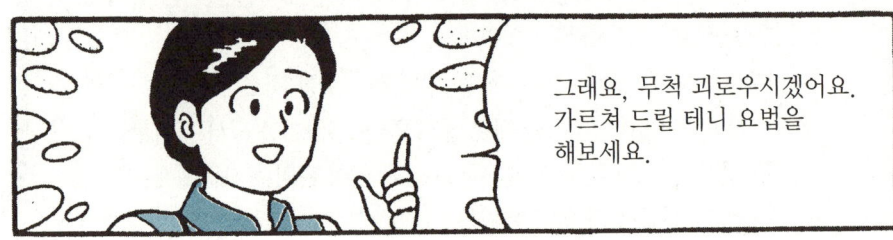

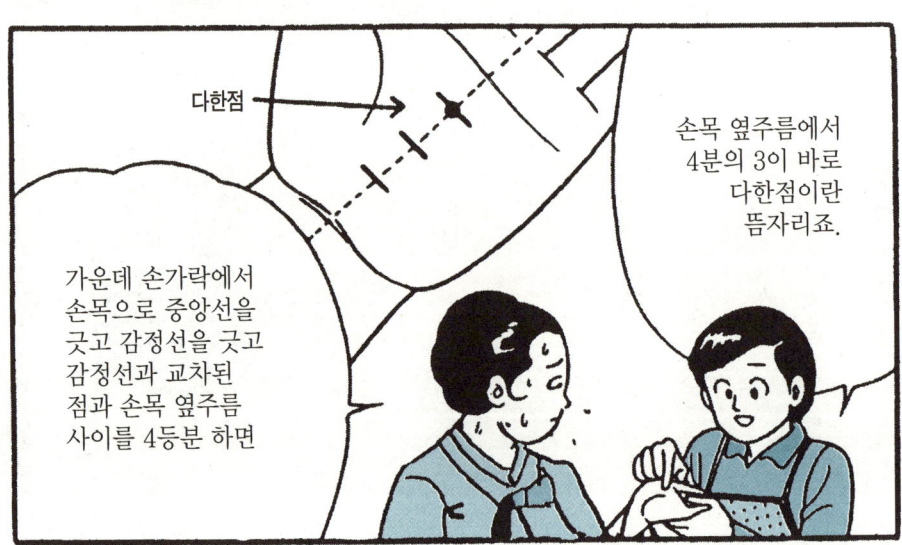

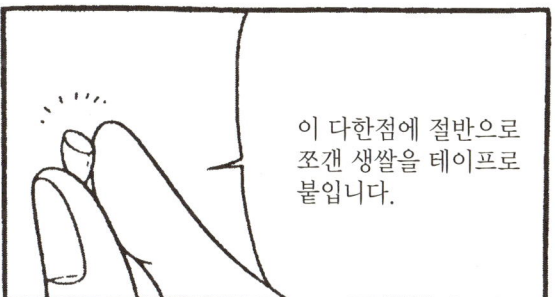
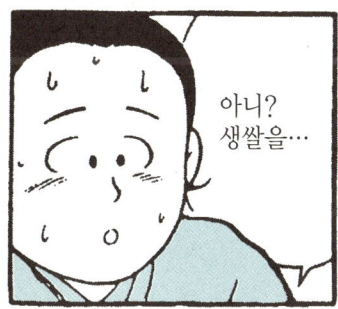
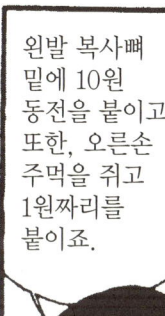
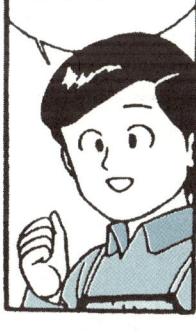
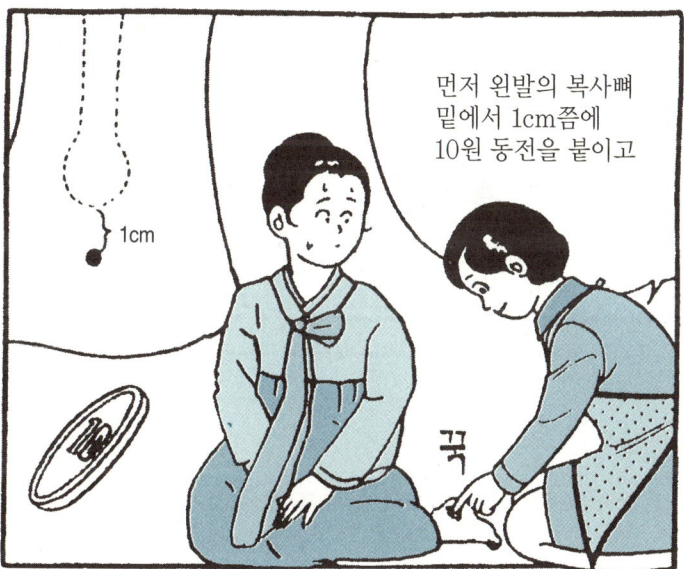
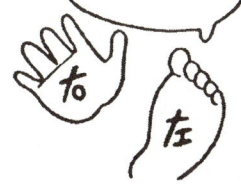
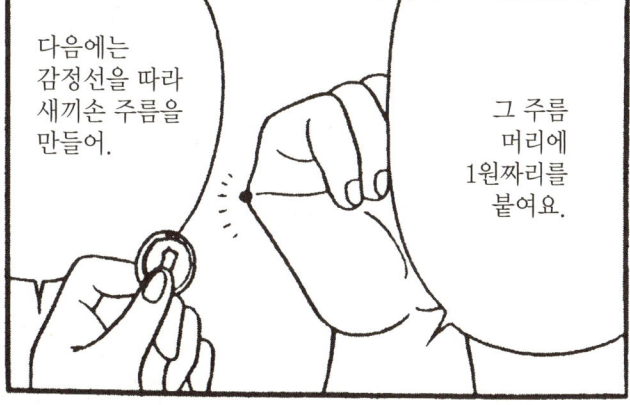

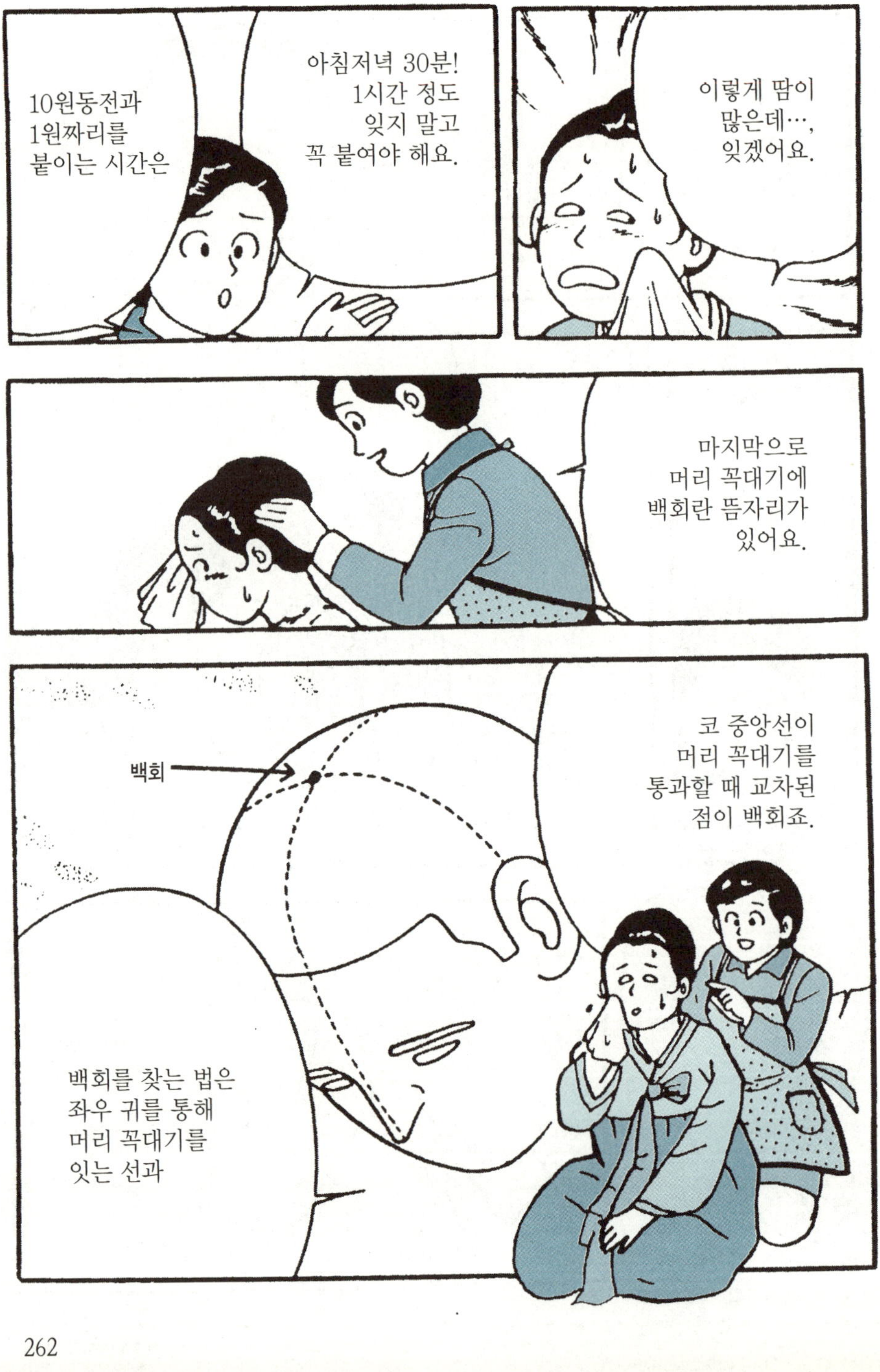

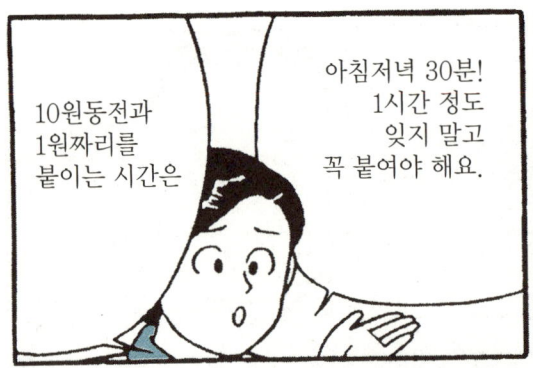
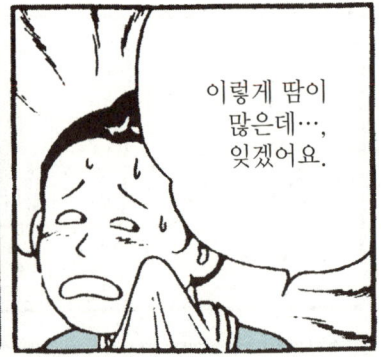

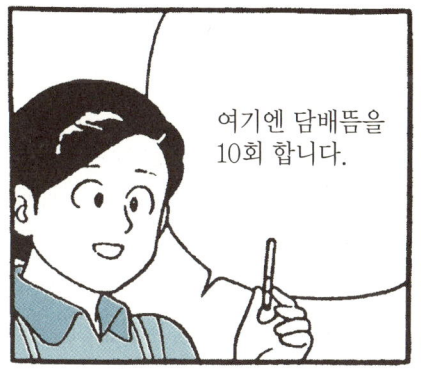
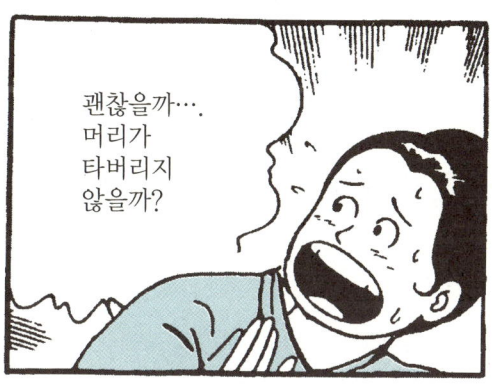
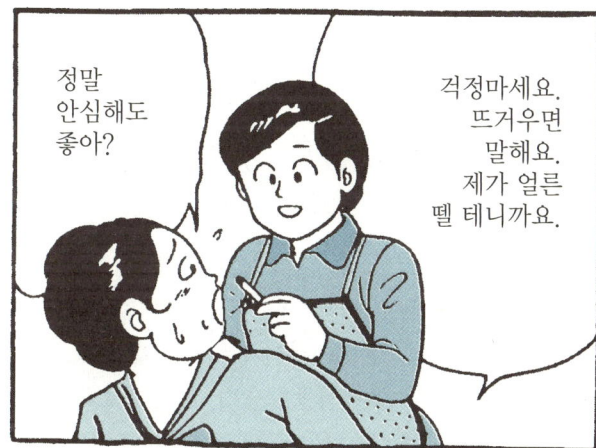
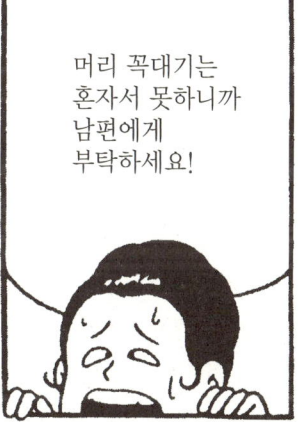

뜸자리 요법을 한 며칠 후 두 사람은 정다운 통화가 오간다.

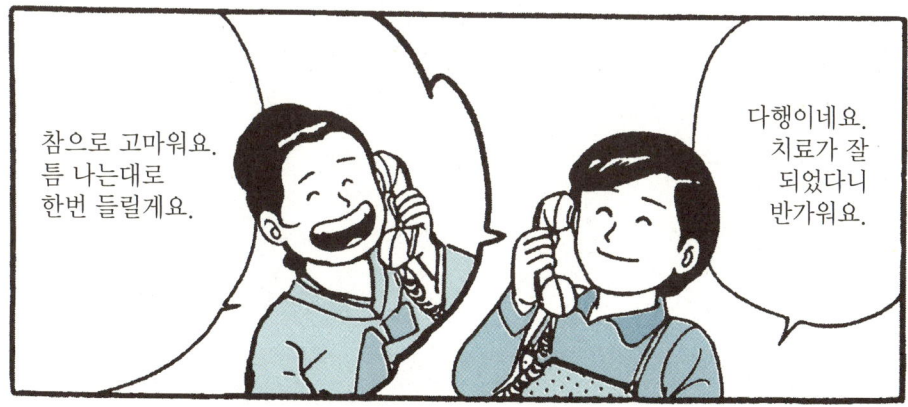

동의보감으로 '겨드랑이 냄새(액취증)' 치료하기

원인 : 겨드랑이 냄새 즉, '액취증'이다. 이 액취증은 주로 겨드랑이에 분포되어 있는 아포크린선에서 분비되는 분비물이 피부 밖으로 분비되어 암모니아성 물질로 분해되면서 나타나는 냄새인 것이다. 액취증의 원인이 되는 아포크린선은 태어날 때 일정한 수를 가지고 태어나는데 성장이나 노화에 따라 늘어나거나 줄지도 않는다. 하지만 사춘기 나이가 되면 성 호르몬의 영향을 받아 아포크린선이 기능이 시작되면서 겨드랑이 냄새도 시작된다.

증상

겨드랑이 냄새는 본인도 힘들지만 주위 사람들에게 더 심한 고통을 주게 되는데 그렇다고 누가 시원하게 얘기해 주는 사람도 없다. 그러므로 액취증으로 고민하는 아이들을 위해 부모님들이 적극적으로 대처하지 않으면 여러 가지 부작용을 초래할 수 있는데 정서 불안이나 대인기피증, 심할 경우 우울증까지 올 수 있는 것이다.

치료

사람의 땀은 냄새를 일으키는 땀과 냄새가 없는 땀이 있는데 냄새가 없는 땀은 문제가 될 수 없는 것이고 문제는 냄새인 것인데, 사람에게 그것도 겨드랑이에서 지독한 냄새가 나는 액취증(암내)을 치료하는 방법은 수시로 땀을 씻거나 닦아내는 것이지만 활동 시 번거로움이 따르므로 쉬운 일은 아니다. 또한 땀이 나지 않는 약을 복용할 수 있으나 침까지 나오지 않는 부작용이 생기는 단점이 있으며 향수를 뿌려 임시로 암내를 감출 수는 있다.

겨드랑이 냄새원인 제거 수술

액취증의 여러 가지 치료법 중 겨드랑이 주름선을 따라 피부를 절개하고 피부 밑 아포크라인선을 제거하는 치료법이 있다. 그러나 이 수술은 아포크라인선을 절제해야 하기 때문에 흉터가 겨드랑이에 남거나 피부가 괴사할 위험도 있으며 여러 가지 불편함도 있으므로 아이들의 성격이나 정서적인 면을 고려해 전문의와 상의해서 결정하는 것이 좋다.

증상과 민간요법

병이 원인일 때는 그에 맞는 요법을 시행한다. 그리고 피부를 청결히 하는 것이 가장 중요하다. 그리고 목욕과 샤워로 땀을 잘 씻어내도록 하고 비누는 자극이 적은 것을 사용하고 잘 헹구도록 해야 한다. 땀을 소변으로 보내는 월귤나무는 석남과에 딸린 늘푸른 나무인데 가을에 복숭아 모양에 팥 정도 크기에 빨간색이다.

이뇨 작용이 강해 체내 있는 수분은 모두 밖으로 내보내기 때문에 땀이 날 수분이 없다는 뜻이다. 시고 단 열매를 그냥 먹기도 하지만 잼으로도 좋다.

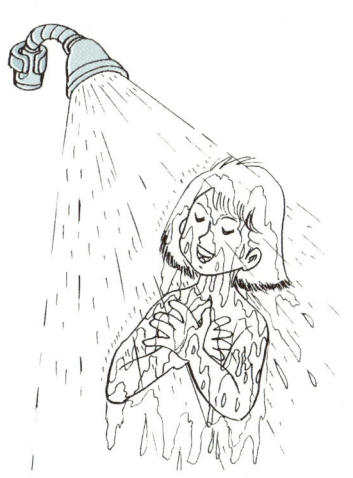

동의보감으로 '겨드랑이 냄새(액취증)' 치료하기

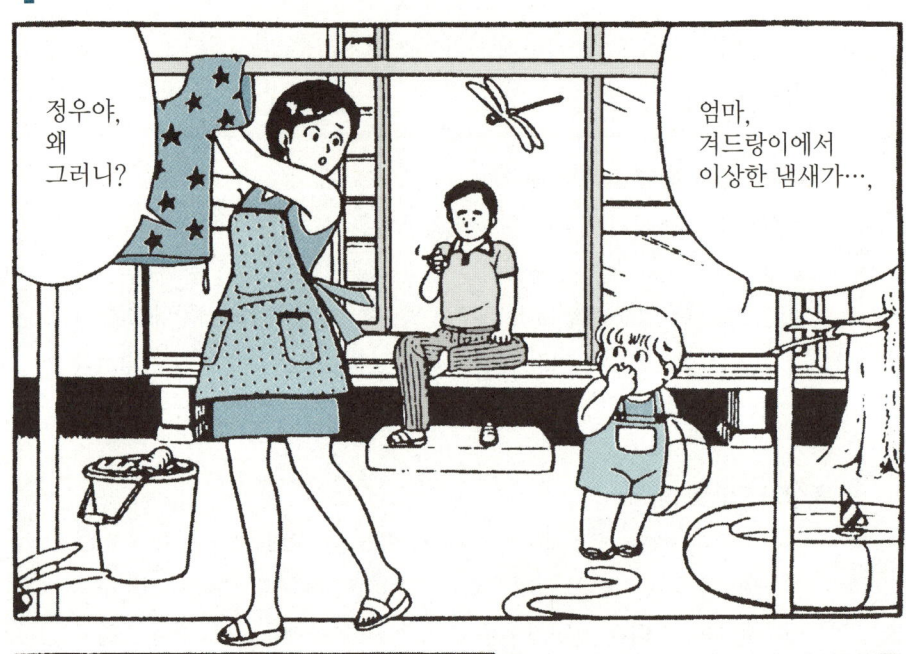

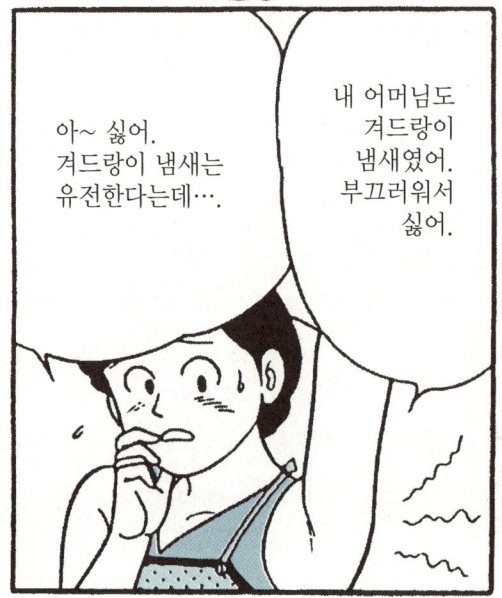

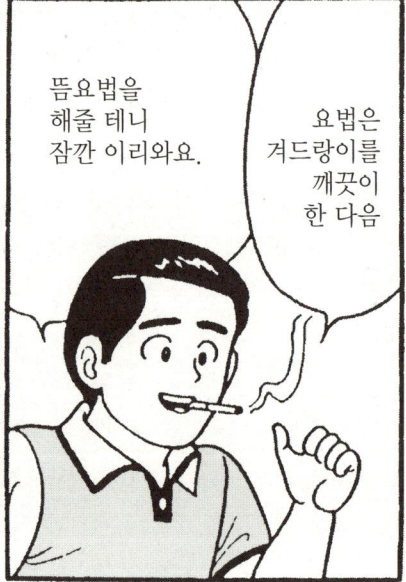

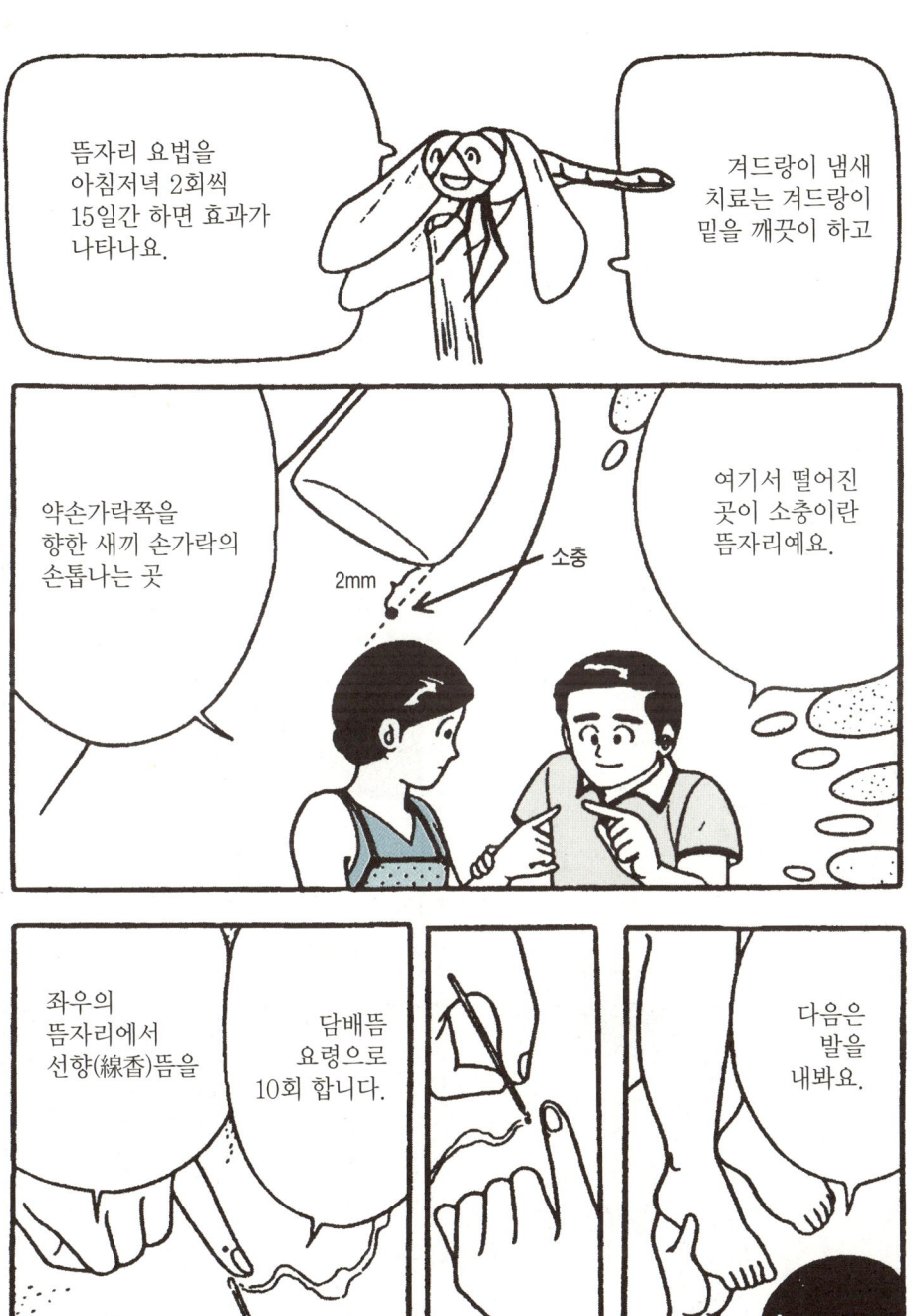

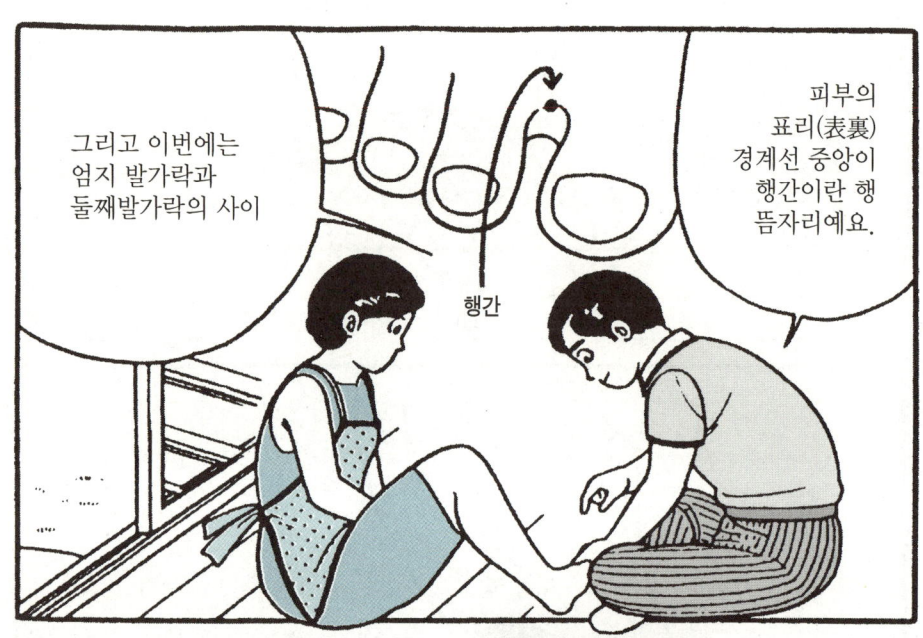
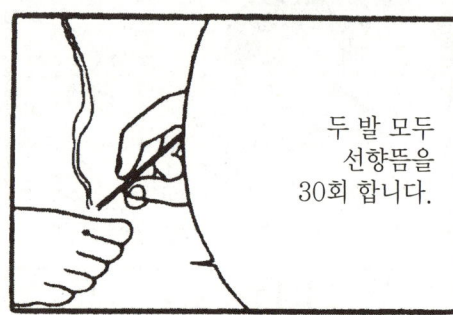
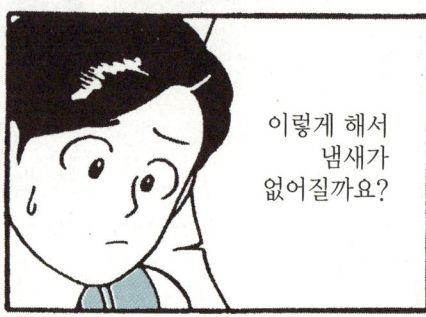
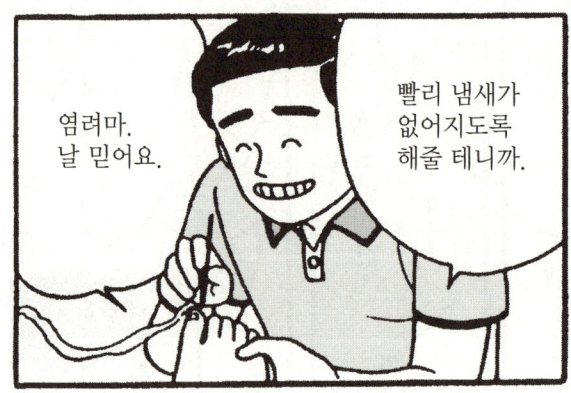
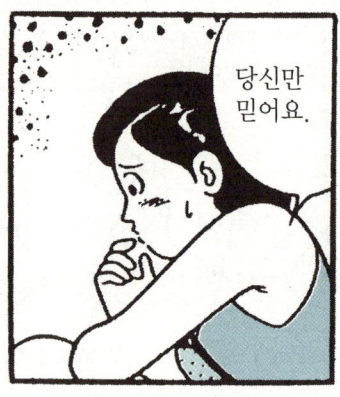

동의보감으로 '불감증' 치료하기

원인 : 원인이 여러 가지며 여성쪽에 원인이 있기도 하며 남성쪽에 원인이 있기도 하다. 여성쪽의 원인은 섹스 혐오감과 상대에 대한 불신감이나 누가 엿본다는 환경적 요인, 남성쪽의 문제는 여성에 대한 성감에 대한 테크닉 부족·무지와 애정·조루 등이다.

증상

여성의 성감은 시간을 두고 오는 것이지 갑자기 오르가즘을 느끼는 경우는 드물다고 한다. 불감증이란 성행위시 오르가즘에 오를 수 없는 상태를 말하는 것인데, 이런 여성과 결혼하자마자 불감증으로 몰고가는 것은 잘못이다. 결혼 10년 만에 처음 오르가즘을 느낀다는 여성도 드물지 않다고 하니까.

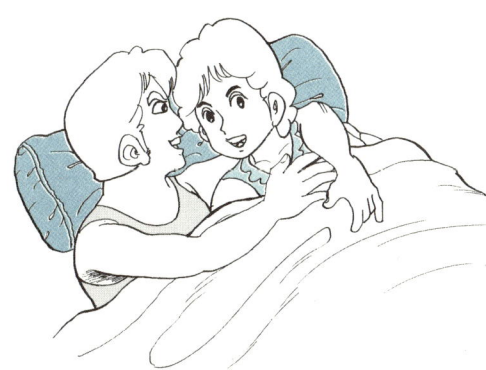

치료

남성은 올바른 성상식을 실천하며 여성의 마음 속 응어리와 섹스 환경 등을 충분히 배려하여 상대하는 것이 중요한 것인데 불감증에서 벗어나려면 여성도 적극적으로 행동하는 것이 좋은데 남성에 따라서 다르다. 섹스는 남녀 두 사람이 하는 것이므로 상대에 대한 애정과 사랑으로 성

관계를 한다면 불감증에서 해방될 수 있을 것이다.

증상과 처방

한방 요법은 냉증·어깨결림·불면·초조감 등 여성 특유의 부정수소(不定愁訴)를 제거하여 전신적으로 건강을 회복시킴으로서 성감각을 높인다.

- 가미소요산(加味逍遙散) 허증 실증타입 : 등이 갑자기 뜨끔하게 뜨거워졌다가 갑자기 땀이 나면서 차가워진 적이 있고, 자주 피곤하며 손발이 나른하고 오후가 되면 상기되거나 불면증, 작은 일에 걱정이 많은, 정신 증상이 있는 사람에게 사용한다.
- 시호가룡골모려탕(柴胡加龍骨牡蠣湯) 실증타입 : 불면증, 두근거림, 잔 걱정, 초조감 등 신경 증상이 있고 변비 기미, 어깨 결림, 입 안이 씁쓸하고 끈적한 증세가 있는 사람에게 사용한다.
- 진무탕(眞武湯) 허증타입 : 자주 피곤하고 어지러움, 설사, 손발의 냉증, 전신 권태감이 있고 안색도 별로 좋지 않은 사람에게 사용한다.

일상의 주의

부부가 누구에게나 부러움을 줄 수 있는 사랑을 할 수 있다면 불감증은 걱정할 필요가 없을 것이다. 그러나 그것이 안 되면 둘만의 공간, 침실을 바꿔 보는 것도 하나의 방법이며 때로는 러브호텔을 이용하여 섹스할 때는 섹스에만 몰두할 수 있게 집중한다면 불감증은 걱정하지 않아도 될 것이다.

동의보감으로 '불감증' 치료하기

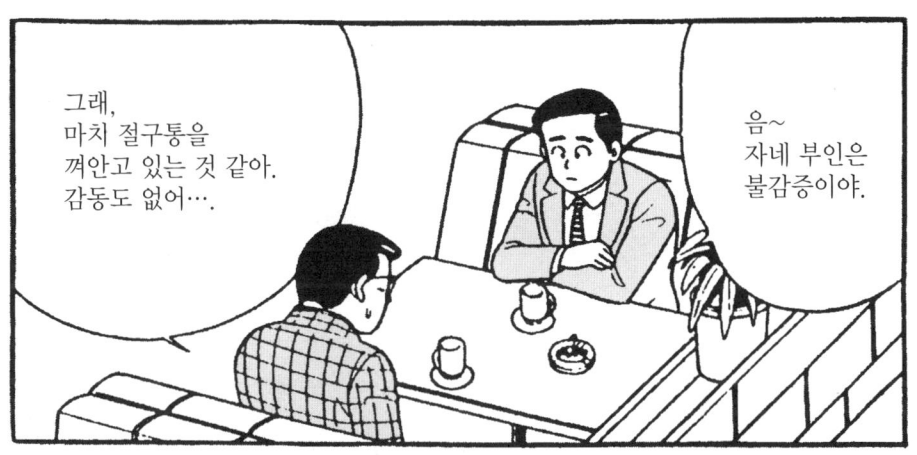

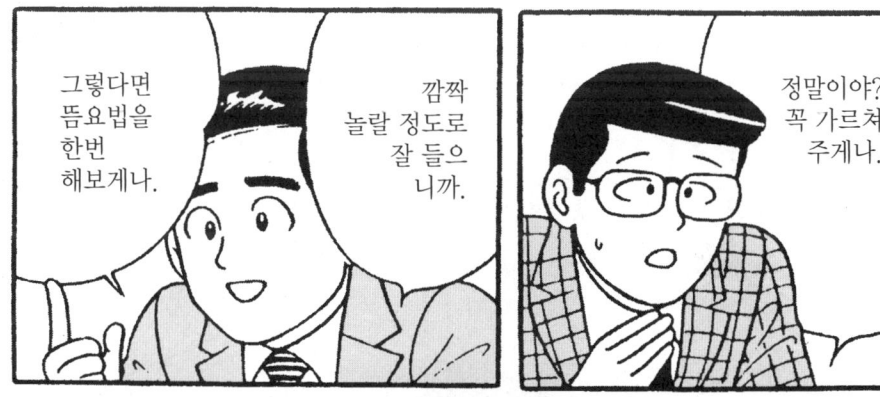

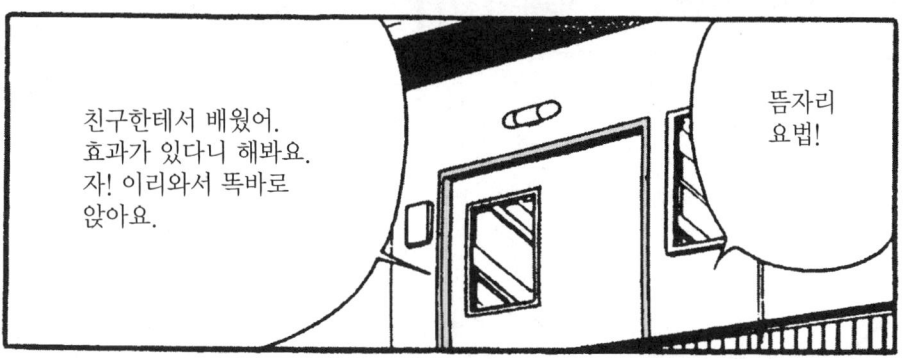

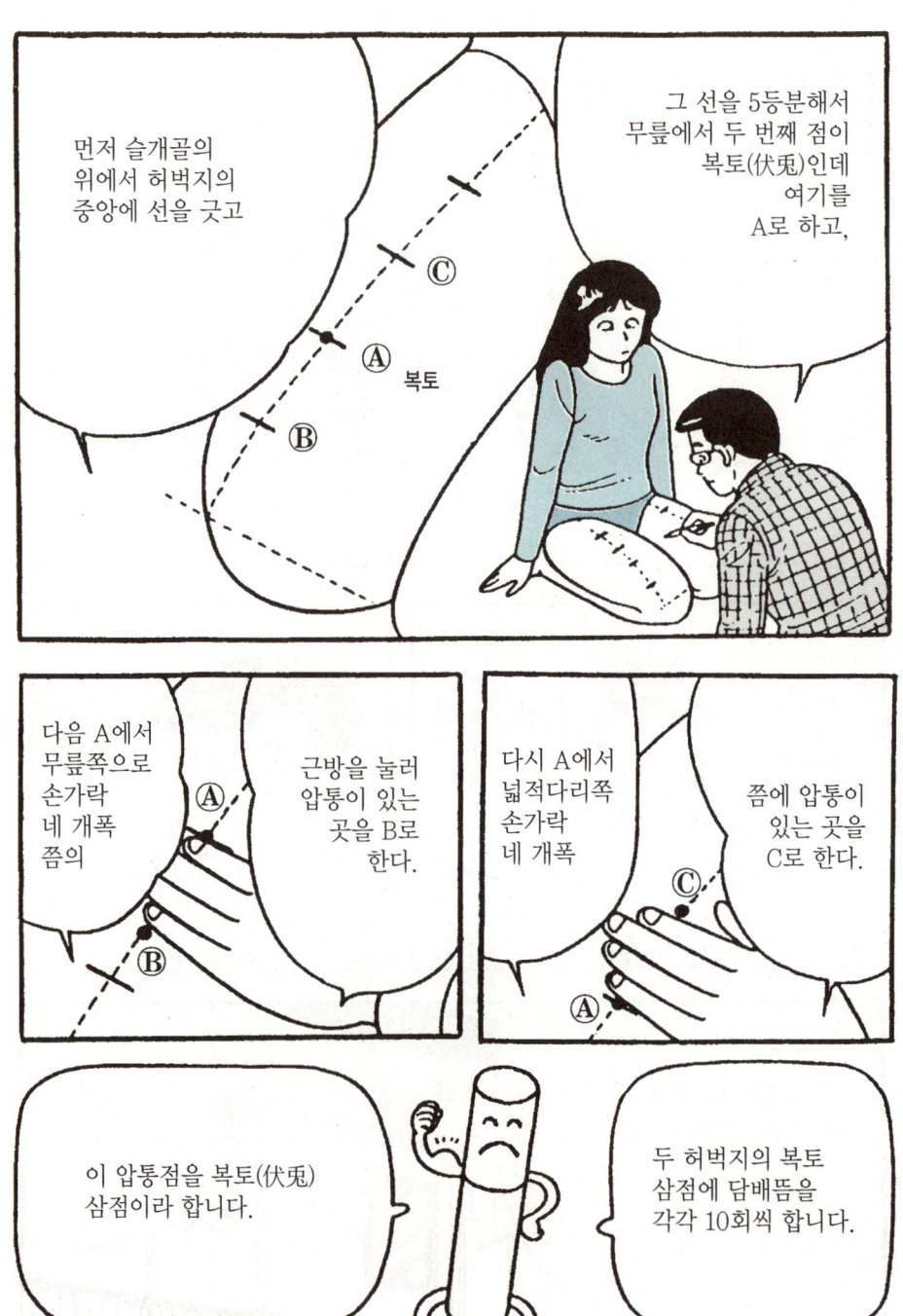

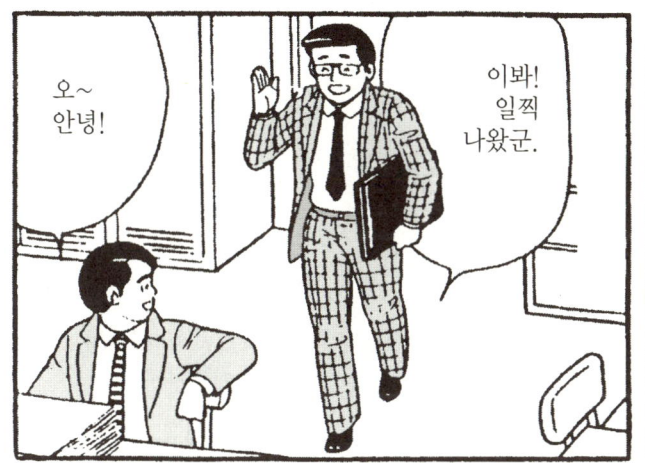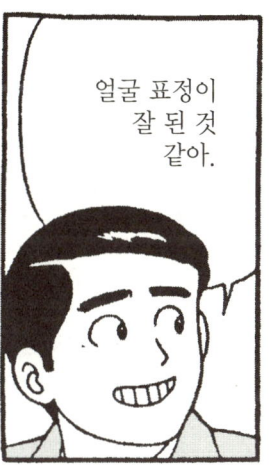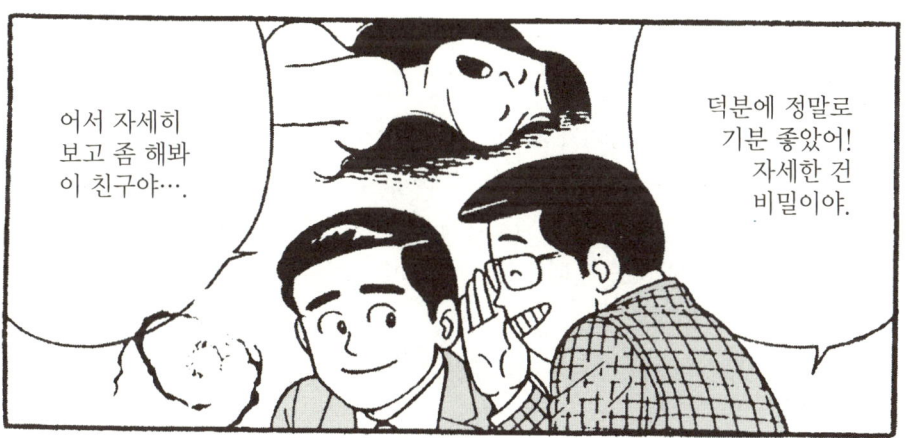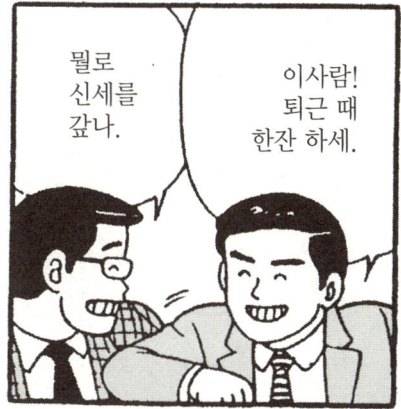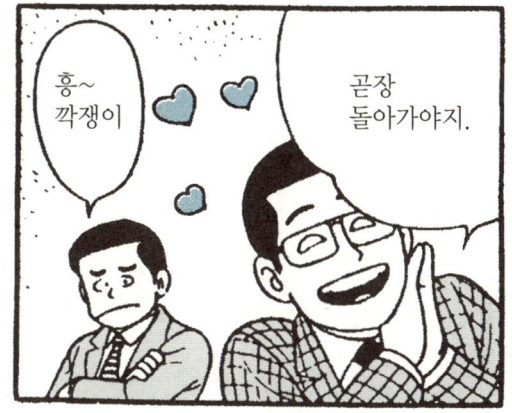

동의보감으로 '임포텐츠' 치료하기

원인 : 임포텐츠의 원인은 신경장애, 남성호르몬 부족, 당뇨병, 알콜중독, 니코틴중독, 약물중독, 섹스 상대자에 대한 육체적·정신적 불만, 섹스에 대한 불안과 공포, 자신감 불안, 잘못된 성지식, 걱정과 피로, 침실의 분위기 등.

증상

성욕은 있는데도 발기가 충분하지 못해 생각대로 섹스가 되지 않는 것이 임포텐츠다. 임포텐츠는 조루와 차이가 있다. 조루는 발기에서 사정까지 시간이 짧은 것을 말하고, 임포텐츠는 발기가 되지 않는 것을 말한다. 발기란 서라서라 할수록 더욱 쪼그라들 뿐이고 생각할수록 증상이 심해지는 경향이 있다.

치료

원인이 확실한 경우에는 그 원인을 제거하면 된다. 병이면 병을 치료하고 마음에서 오는 것이면 정신과 의사의 치료가 효과적일 것이다.

증상과 처방

정신적 원인인 임포텐츠는 한방 요법이 탁월한 효과를 나타내는 경우가 있다.

· 팔미환(八味丸) 허증타입 : 중년 이상인 사람으로서 목이 말라 물을 많이 마시며 특히 야간에 소변 횟수가 많고, 하반신에 탄력이 있으며 자주 피

로를 느끼지만 위장은 약하지 않는 경우에 사용한다.
- 계지가부자탕(桂枝加附子湯) 허증타입 : 체력이 없는 사람의 정력 감퇴에 사용하면 효능이 있다.
- 보중익기탕(補中益氣湯) 허증타입 : 중년 이상으로 체력이 나쁘고 쉽게 지치고, 식욕이 없고 배꼽 주위가 두근거림이 있으며 입 끝에 하얀 거품 같은 침이 고이고 손발이 화끈거리는 사람에게 사용한다.
- 대시호탕(大柴胡湯) 실증타입 : 다부진 체격인 사람으로 흉협고만이 심하고 어깨결림, 입 안의 씁쓸함, 변비 등이 있는 경우에 사용한다.

일상의 주의

규칙적인 생활을 하도록 노력하여야 하고 지나친 흡연과 과음을 피하고 상대 여성의 따뜻한 배려와 애정이 필요한 것이 임포텐츠다.

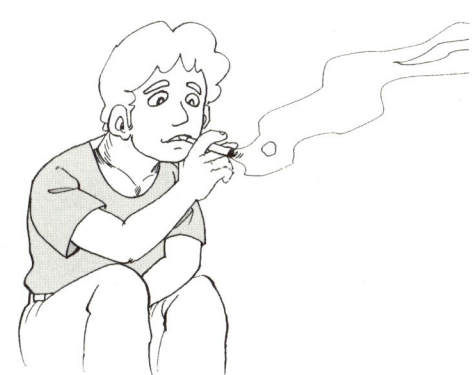

민간요법

- 오갈피나무: 뿌리의 껍질 15g을 달여 하루 3회로 나누어 마시면 임포텐츠가 낫는다. 뿌리와 껍질을 알코올에 담근 것(오갈피주)을 마시면 강장강정 효과를 볼 수 있다.
- 구기자나무: 건조시킨 뿌리와 껍질 4~8g을 똑같이 달여 마시면 정력 감퇴에 좋다. 또 열매를 과실주로 담궈 마시면 임포텐츠에 효과가 있다.

동의보감으로 '임포텐츠' 치료하기

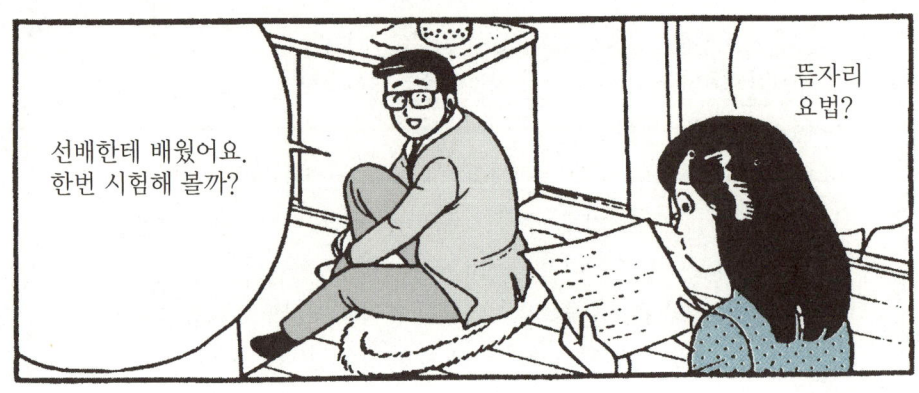

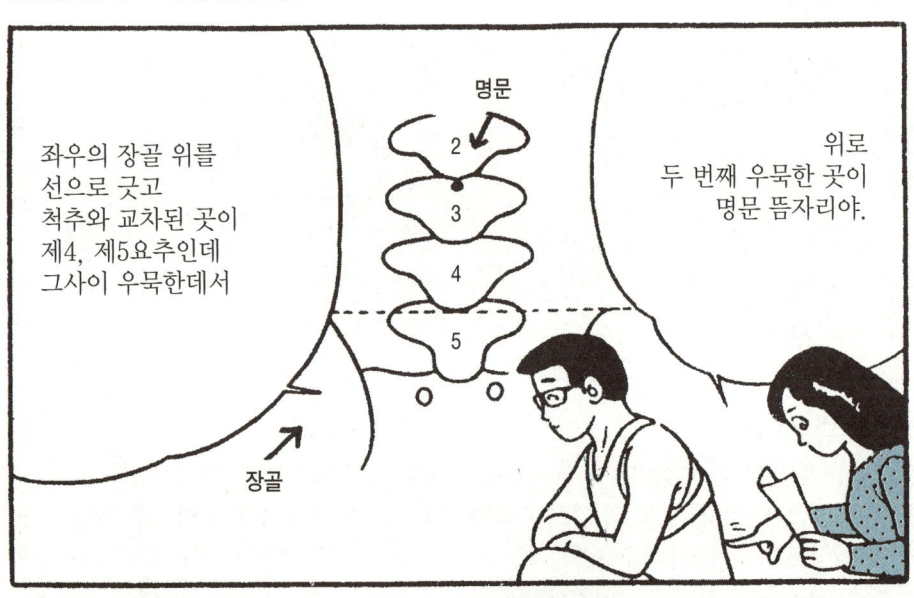

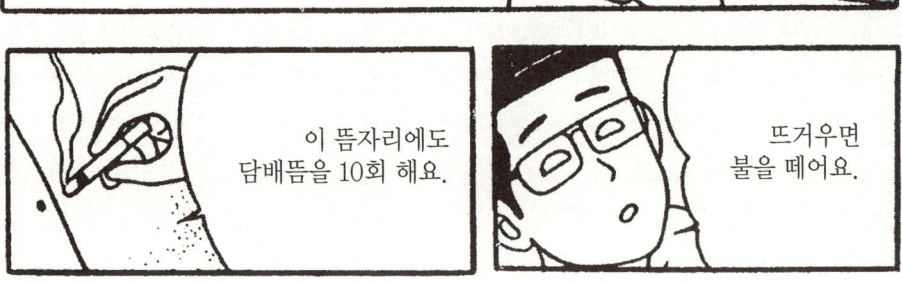

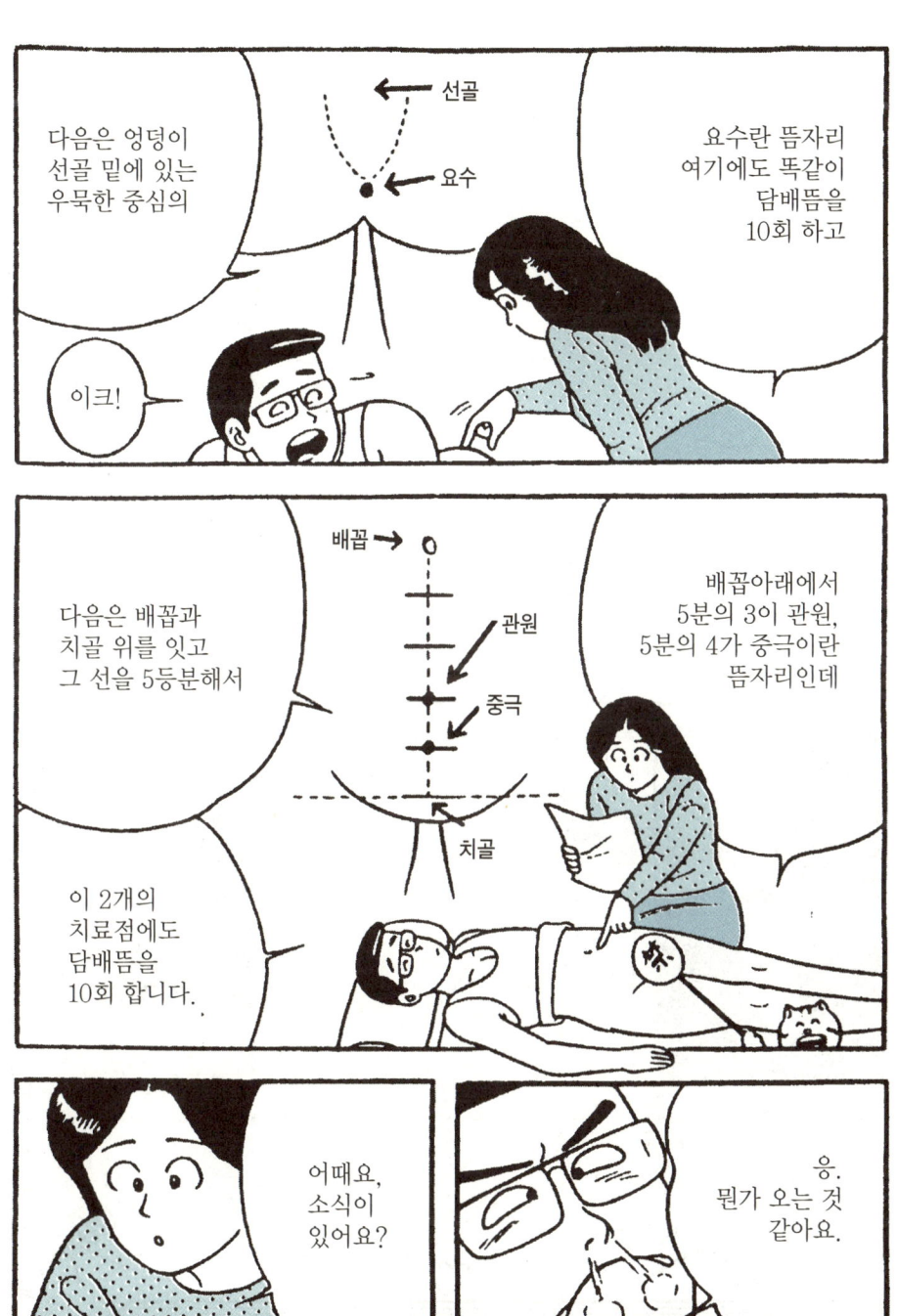

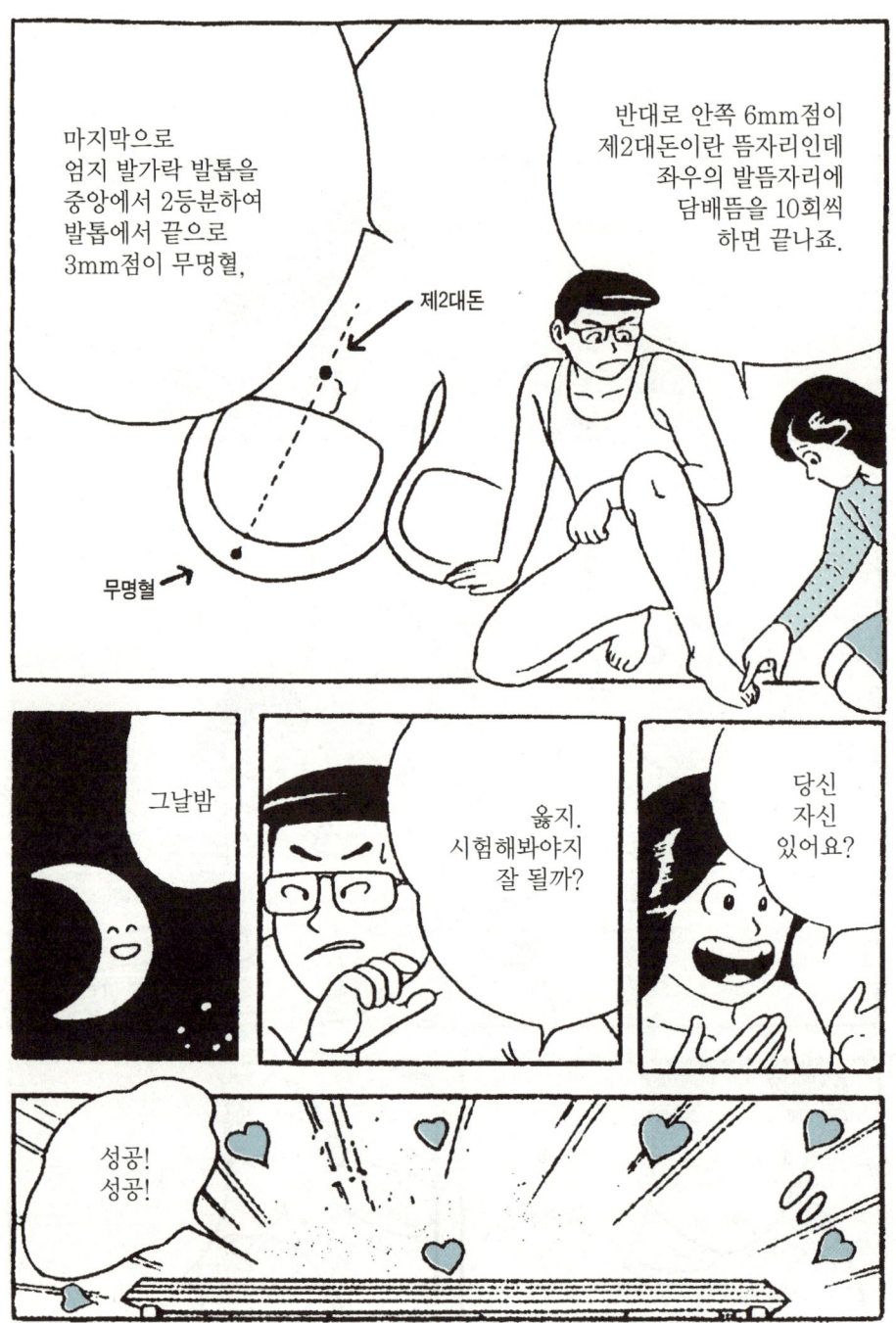

제 2 장

사혈점 자극요법
1~51번까지

'인체의 막힌 혈을 풀어주는 사혈점!'

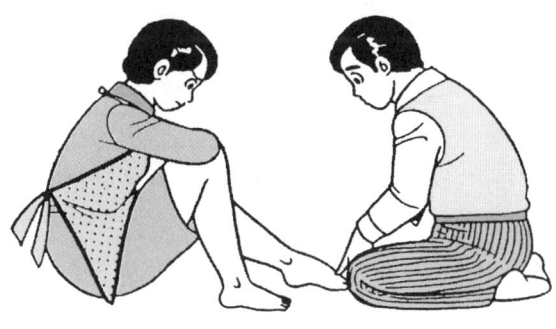

그림과 함께 하는 '사혈점'

사혈점에 사혈을 시작할 때는, 먼저 사혈할 부위에 맞게 부항 캡의 크기를 맞게 정한 다음 사혈점에 표시를 하거나 살짝 압을 걸면 자국이 남게 된다. 그 자국 안에 골고루 15~20회 정도 찌르고 난 후 부항캡을 대고 압축기로 압을 걸어주면 사혈이 된다.

사혈시 주의사항

사혈을 할 때 눈에 보이는 혈관은 피해서 사혈을 해야 할 것이다. 그것은 동맥과 정맥으로 흐르는 피는 생혈이며, 사혈하는 것은 빼내야 하는 것이기 때문이다. 어혈은 모세혈관에 쌓여 고여있는 피를 말하므로 부항캡을 씌우고 압축기로 압을 걸어 당기는데, 너무 강하거나 약하지 않게 통증을 참을 수 있을 만큼 압을 강하게 당겨야 한다.

압을 걸어 피의 수위가 계속 올라와 반 캡 정도 고이면 닦고, 같은 방법으로 4~5회 정도 반복하며 압을 걸어 피가 나오지 않는 상태로 오래 두면 물집이 생겨 따갑다. 피가 나오는 상태를 봐서, 멈추거나 닦고 다시 찌르고 압을 걸지 판단해야 할 것이다.

1번(두통혈), 17번, 20번(시력혈), 18번(침샘혈), 4번(감기혈), 32번(기관지혈), 5번(협심증혈), 2번(위장혈), 3번(뿌리혈), 9번(간질혈), 7번(견비통혈), 30번(급체혈), 8번(신간혈), 6번(고혈압혈)은 위치를 바꾸지 말아야 한다. 이 지점은 그곳으로 피가 흐르는 길이므로 길이 열려야 원래 가지고 있는 기능의 회복이 빠른 것이다.

그 나머지 혈자리는 인체 구조상 몸을 움직일 때 이완되는 근육의 특성상 어혈이 잘 쌓이는 곳이므로 사혈을 해주어야 한다.
사혈이란 막힌 하수구에 낀 찌꺼기를 빼주는 것과 같은 이치이므로 어디가 막히고 어떻게 뚫어야 하는지 올바른 지식이 필요하며 모든 사혈은 제대로 알고 하는 것이 건강을 지키는 지름길이 될 것이다.

신체의 사혈점 부위(정면)

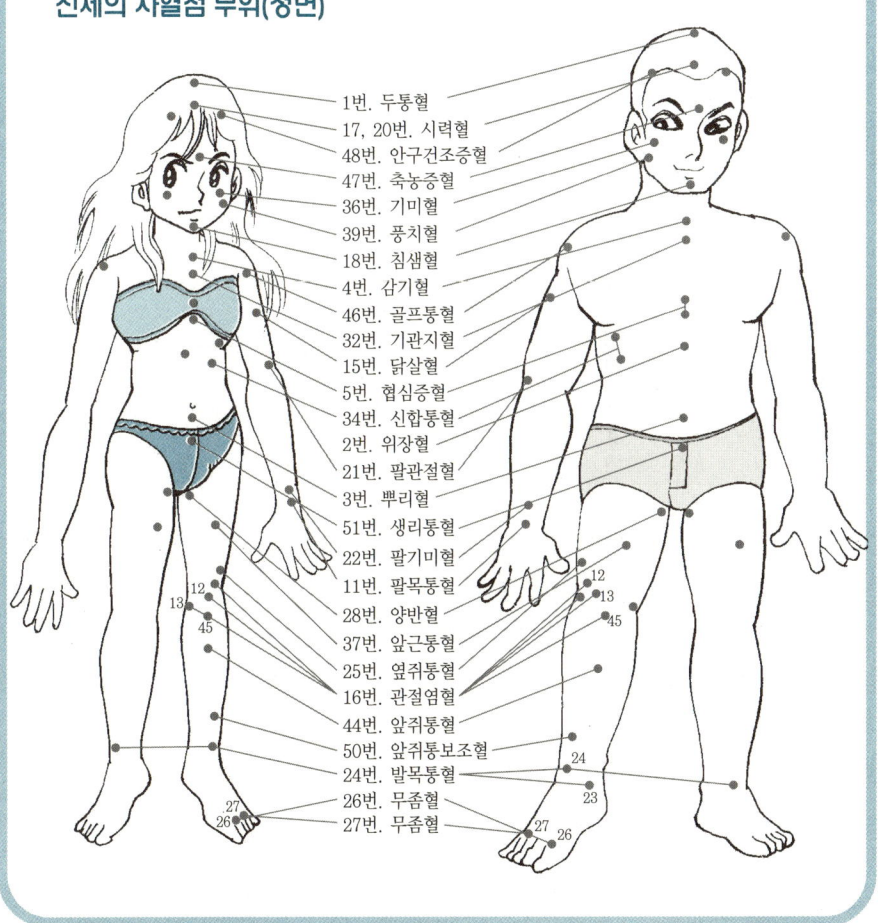

신체의 사혈점 부위(후면)

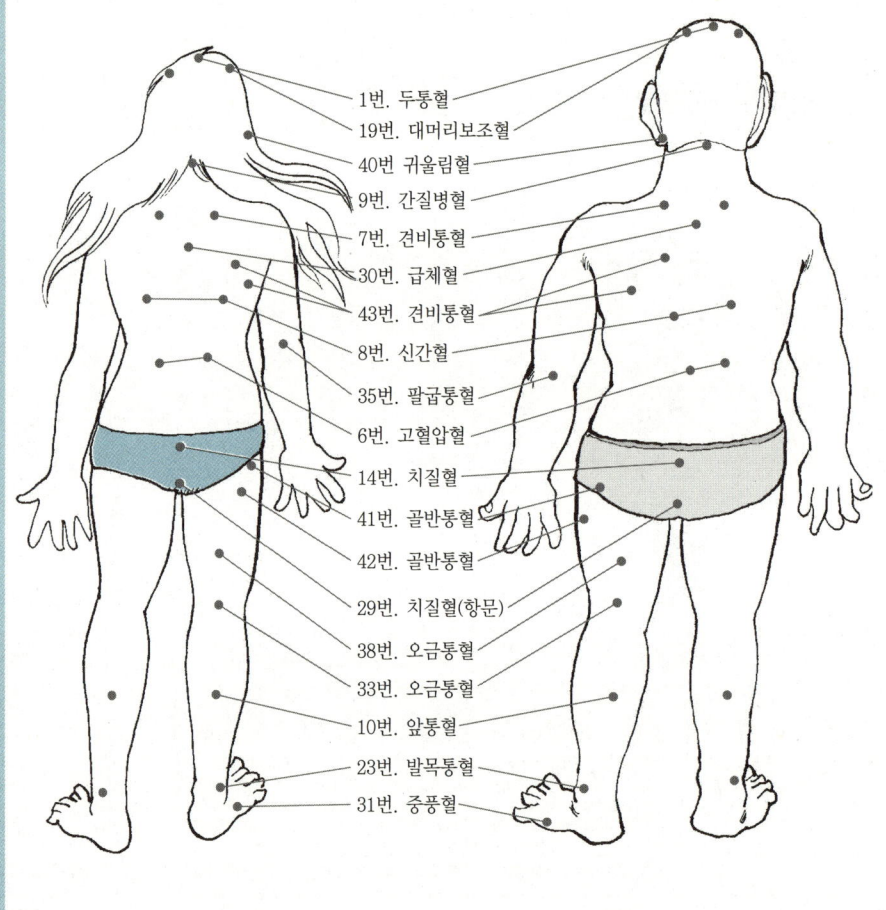

신체의 사혈점 부위(측면)

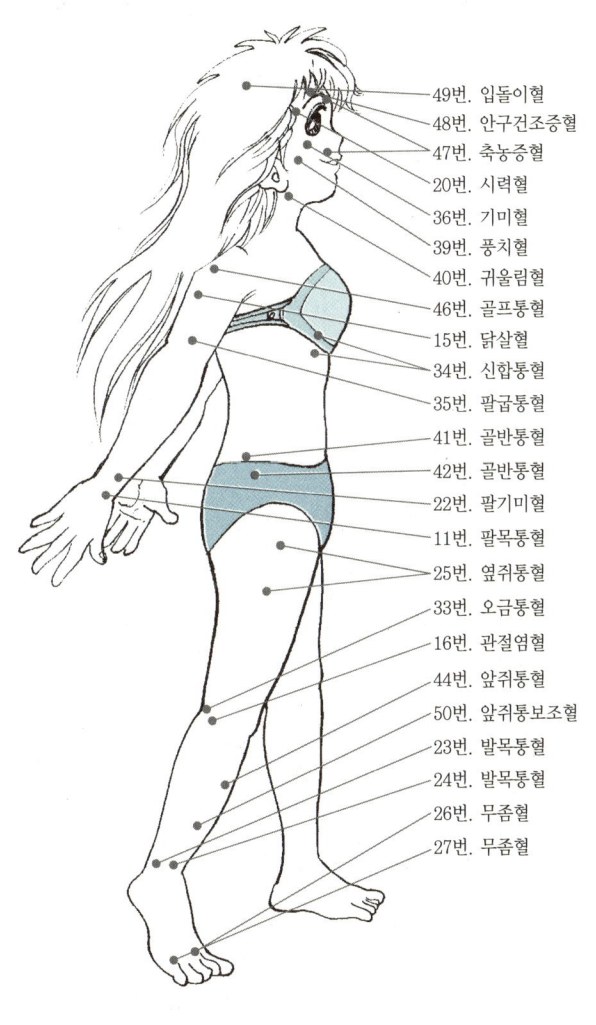

- 49번. 입돌이혈
- 48번. 안구건조증혈
- 47번. 축농증혈
- 20번. 시력혈
- 36번. 기미혈
- 39번. 풍치혈
- 40번. 귀울림혈
- 46번. 골프통혈
- 15번. 닭살혈
- 34번. 신합통혈
- 35번. 팔굽통혈
- 41번. 골반통혈
- 42번. 골반통혈
- 22번. 팔기미혈
- 11번. 팔목통혈
- 25번. 옆쥐통혈
- 33번. 오금통혈
- 16번. 관절염혈
- 44번. 앞쥐통혈
- 50번. 앞쥐통보조혈
- 23번. 발목통혈
- 24번. 발목통혈
- 26번. 무좀혈
- 27번. 무좀혈

1번 '두통혈'

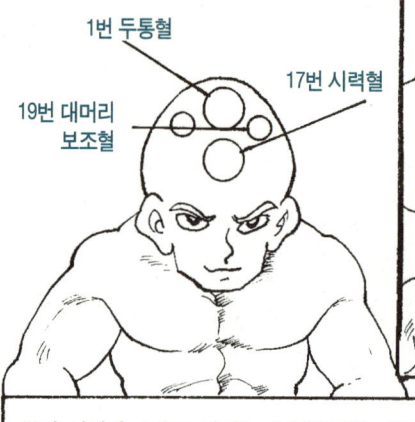

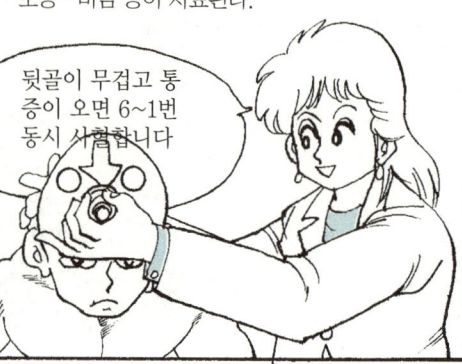

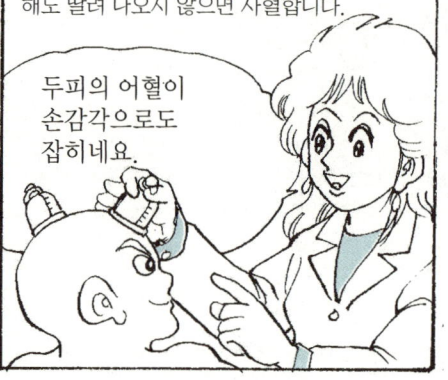

▶ 19번 대머리 보조혈은 보조혈만 사혈하는 경우는 없다. 두통·대머리·탈모 등을 치료할 때 사혈한다.
▶ 17번 시력혈을 회복하기 위해선 1-17-20번을 동시에 사혈하면 시력감퇴·눈물이나 눈꼽이 끼는 증세·근시·원시(백내장 초기)에 효능이 있다.

보조혈은 1번 두통혈을 사혈해도 어혈이 나오지 않으면 사혈해 주면 된다.

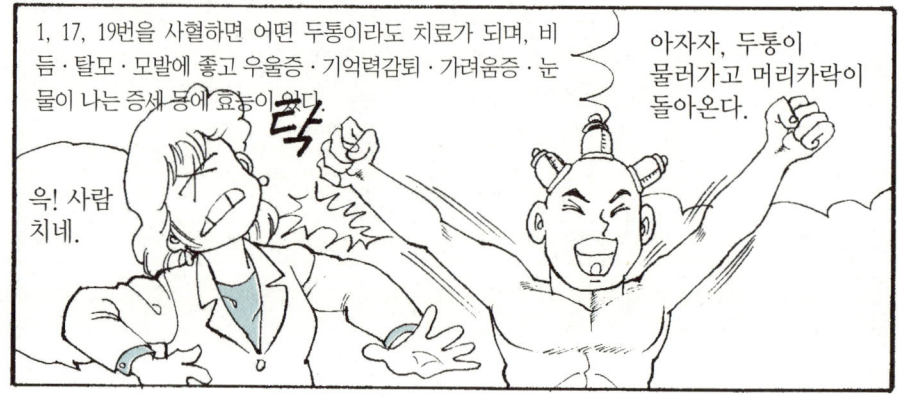

2번 '위장혈'

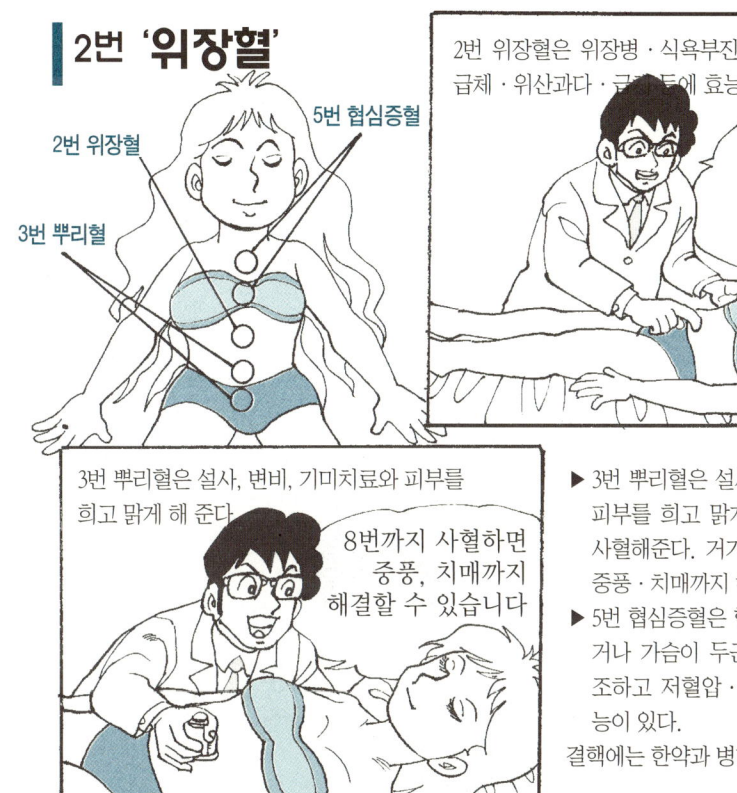

▶ 3번 뿌리혈은 설사·변비·기미치료와 피부를 희고 맑게 해 주며 2-3-6번을 사혈해준다. 거기에 8번까지 사혈하면 중풍·치매까지 해결할 수 있다.
▶ 5번 협심증혈은 협심증 증세로 숨이 차거나 가슴이 두근거리고 불안하며, 초조하고 저혈압·천식·폐결핵에도 효능이 있다.
결핵에는 한약과 병행하면 좋다.

▶ 위장혈을 사혈하고도 치료의 효능이 뚜렷하지 않으면 급체혈 30번을 추가 사혈해준다. 그 이유는 2번 위장혈은 위를 거치는 혈을 담당하는 혈이고, 30번 급체혈은 위장쪽으로 들어가는 혈을 담당하기 때문이다. 다만 2-3번을 사혈해도 피가 나오면 6번을, 다음 8번을 사혈해야 한다.

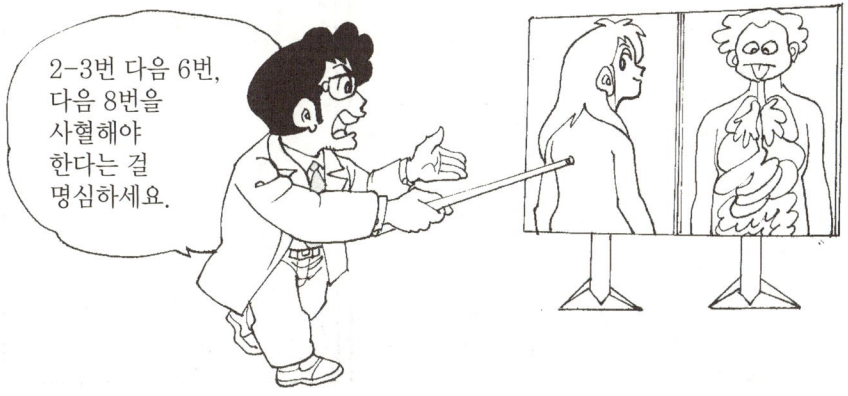

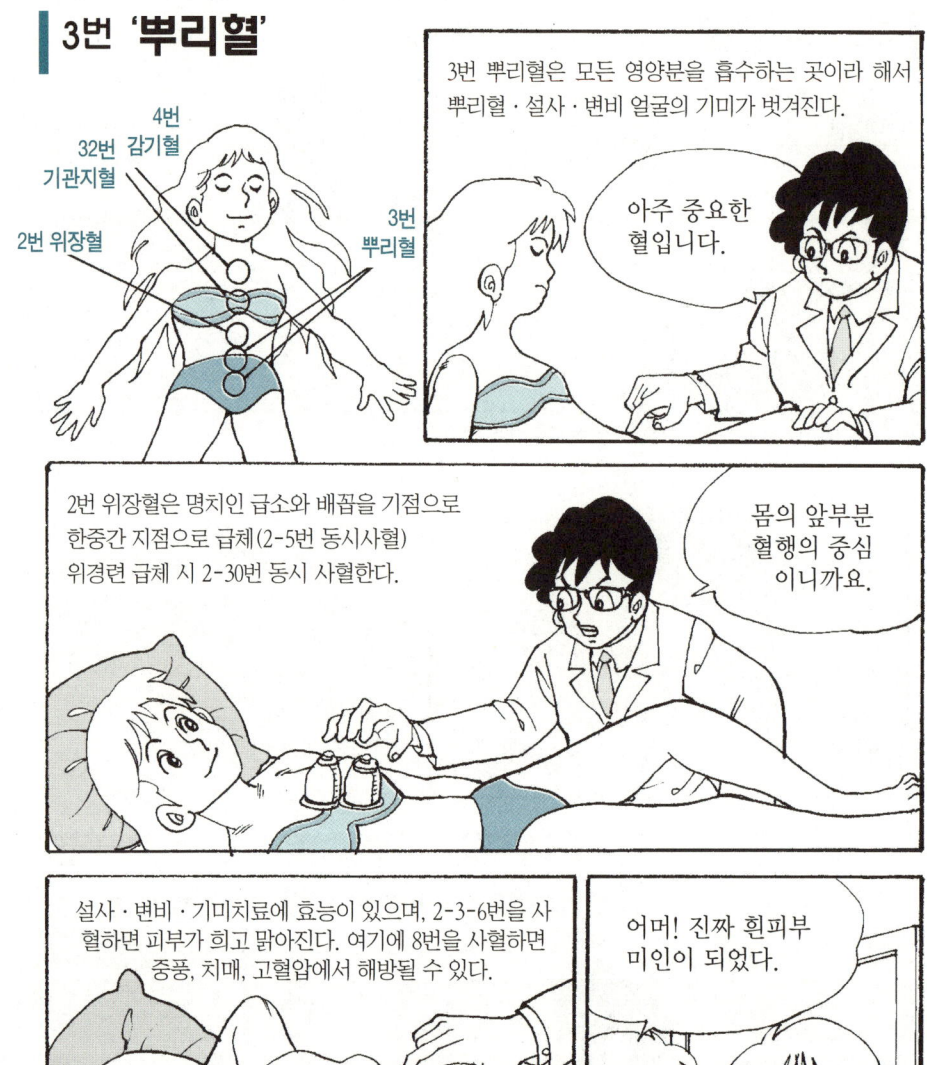

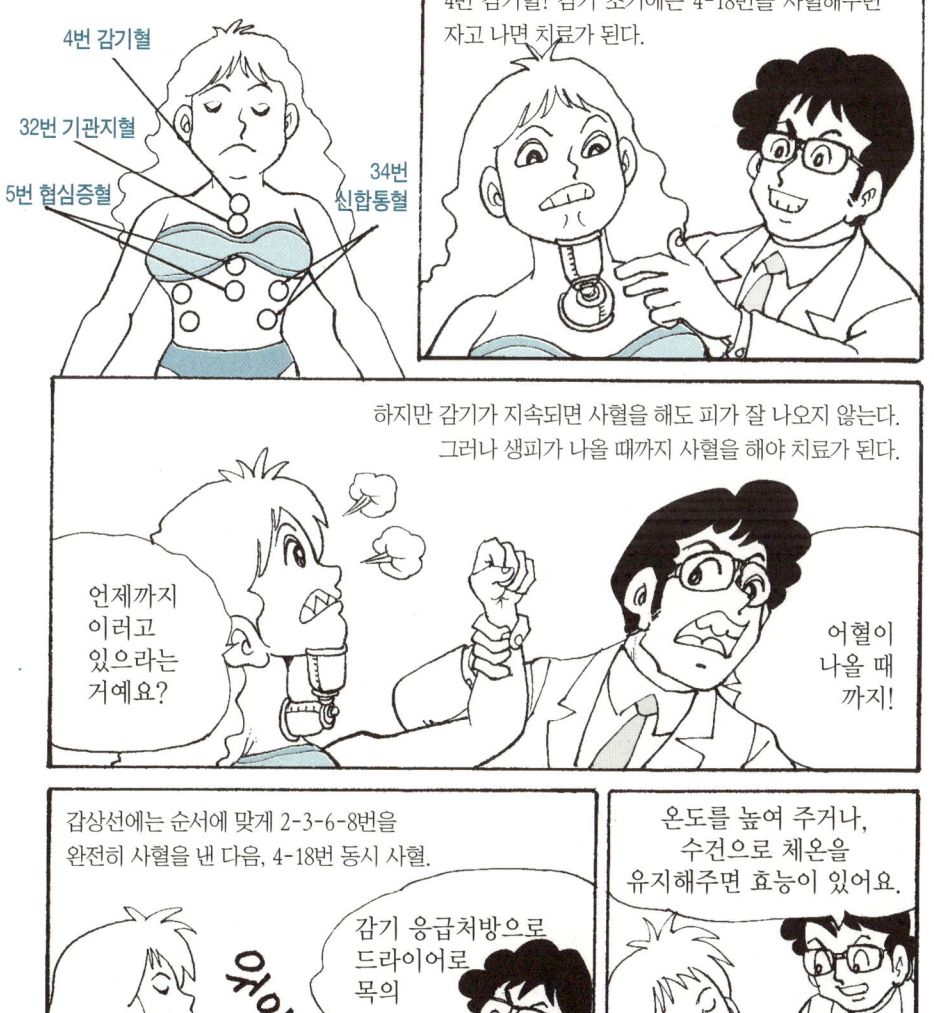

5번 '협심증혈'

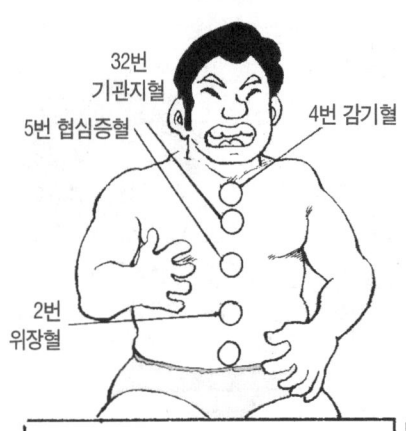

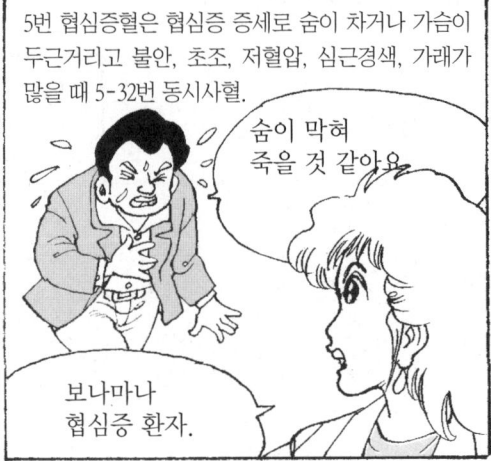

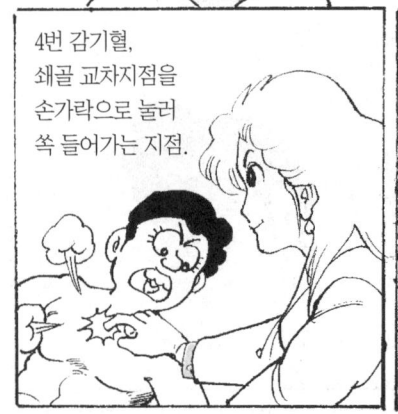

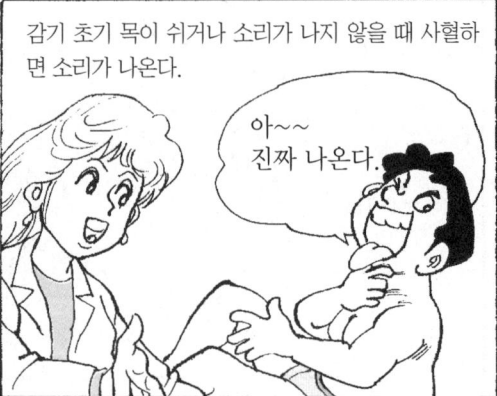

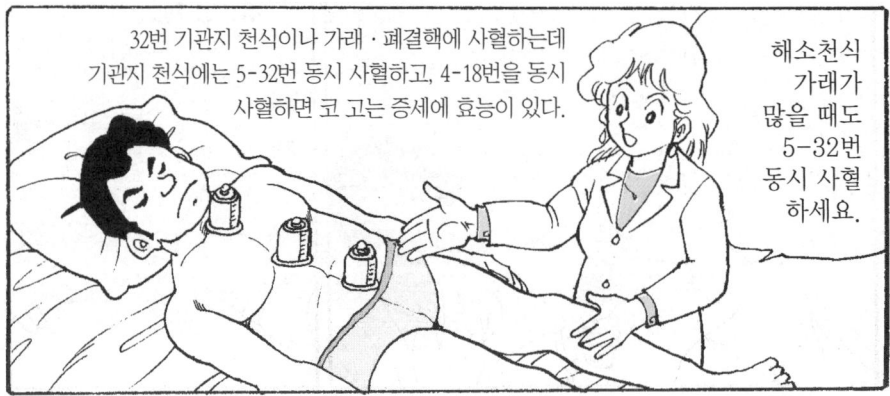

6번 '고혈압혈'

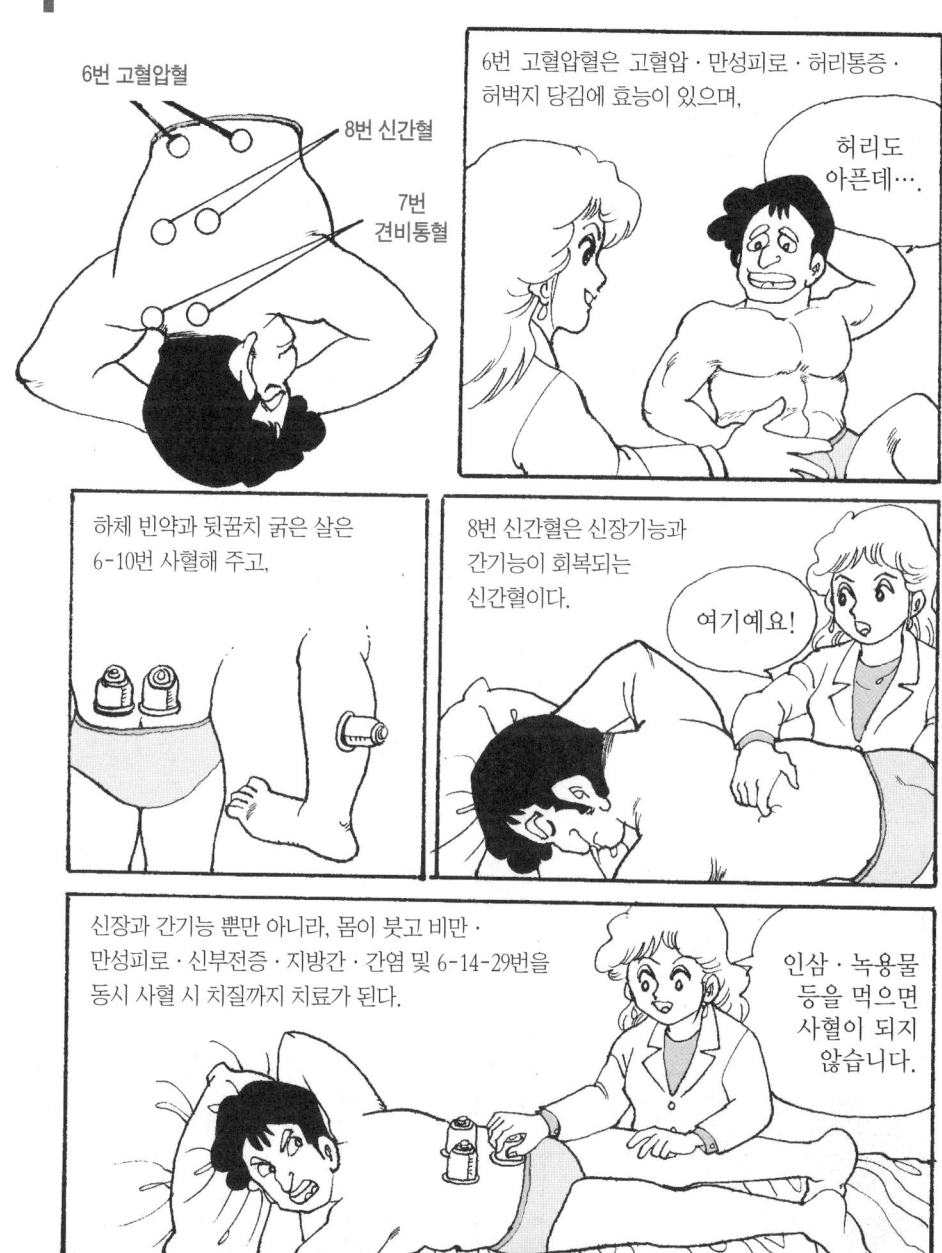

7, 43번 '견비통혈'

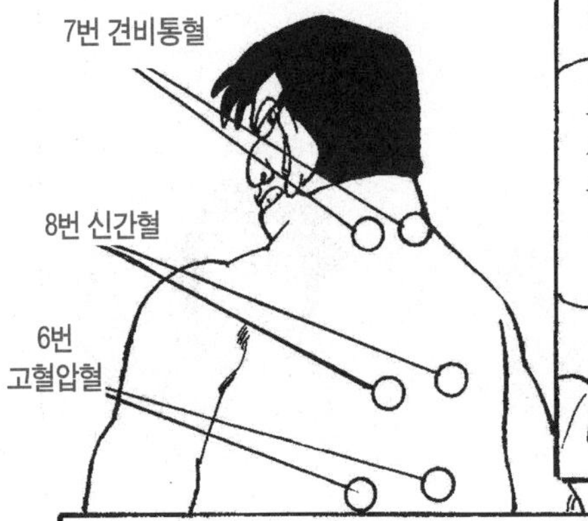

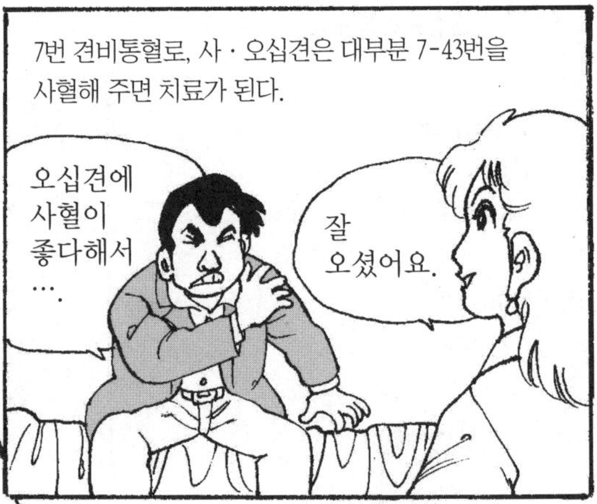

7번 견비통혈로, 사·오십견은 대부분 7-43번을 사혈해 주면 치료가 된다.

오십견에 사혈이 좋다해서….

잘 오셨어요.

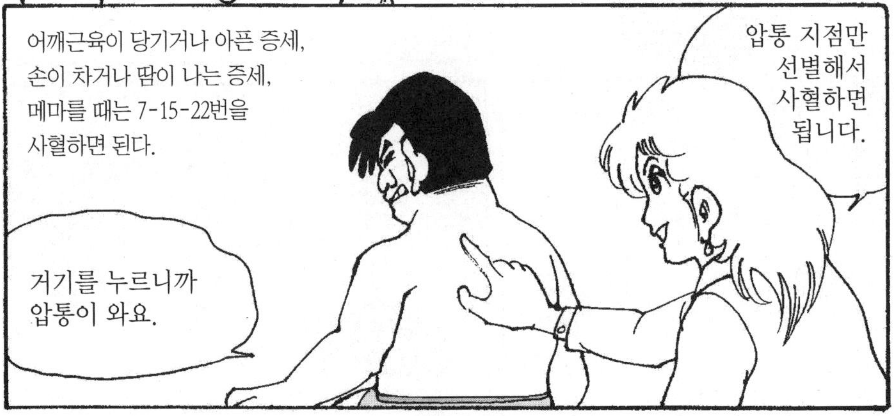

어깨근육이 당기거나 아픈 증세, 손이 차거나 땀이 나는 증세, 메마를 때는 7-15-22번을 사혈하면 된다.

압통 지점만 선별해서 사혈하면 됩니다.

거기를 누르니까 압통이 와요.

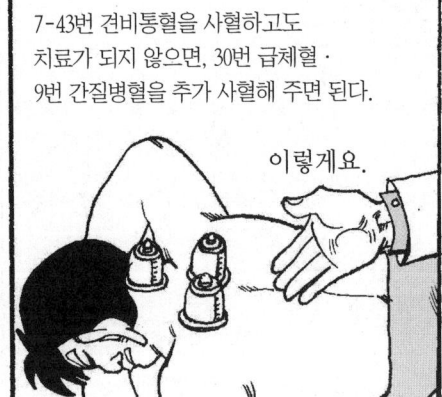

7-43번 견비통혈을 사혈하고도 치료가 되지 않으면, 30번 급체혈·9번 간질병혈을 추가 사혈해 주면 된다.

이렇게요.

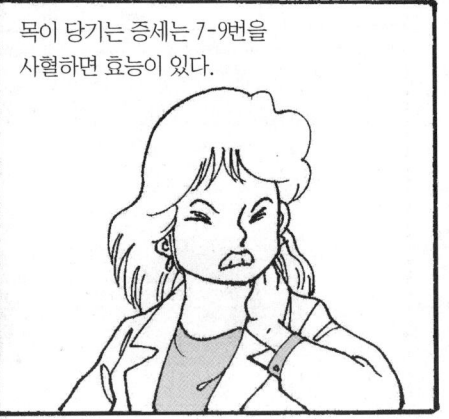

목이 당기는 증세는 7-9번을 사혈하면 효능이 있다.

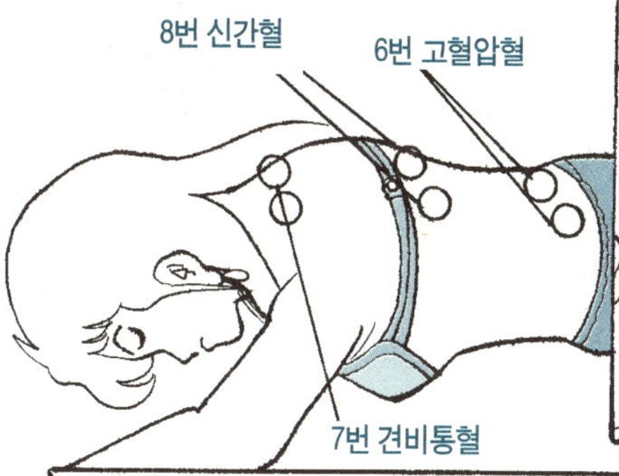

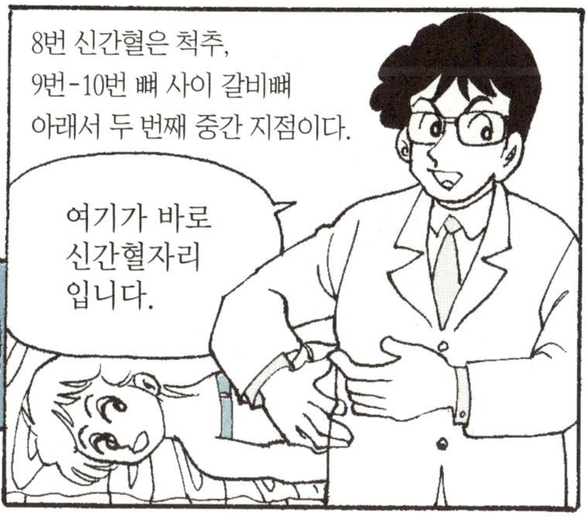

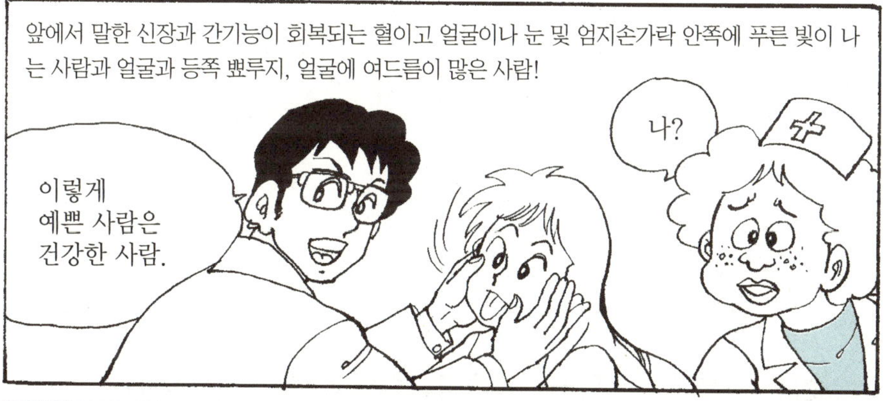

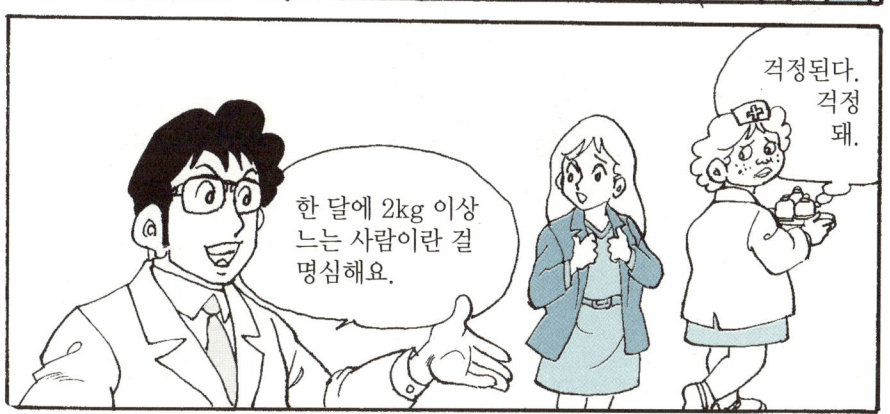

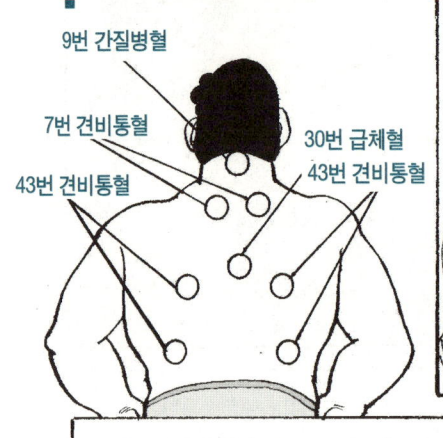
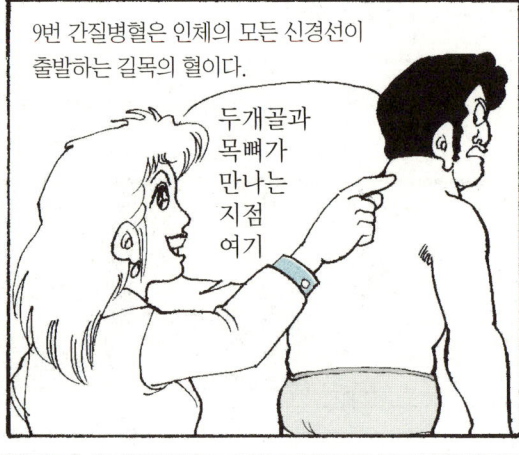
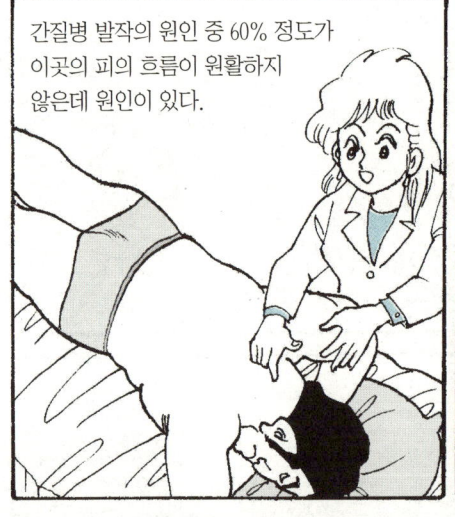
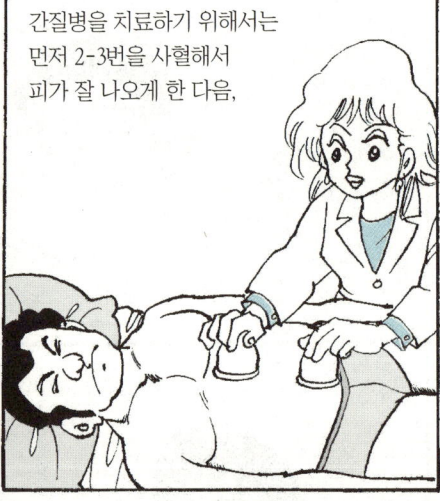
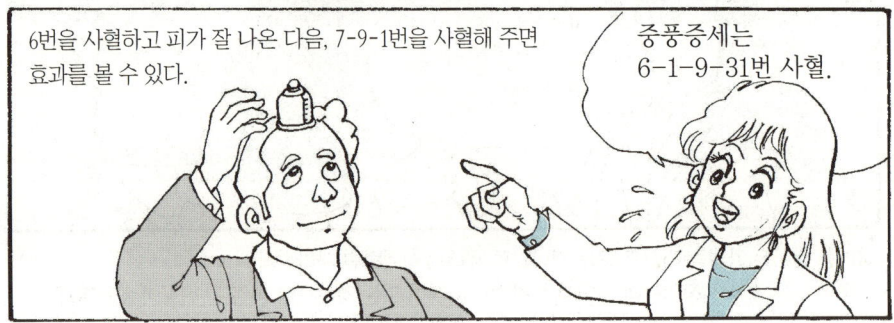

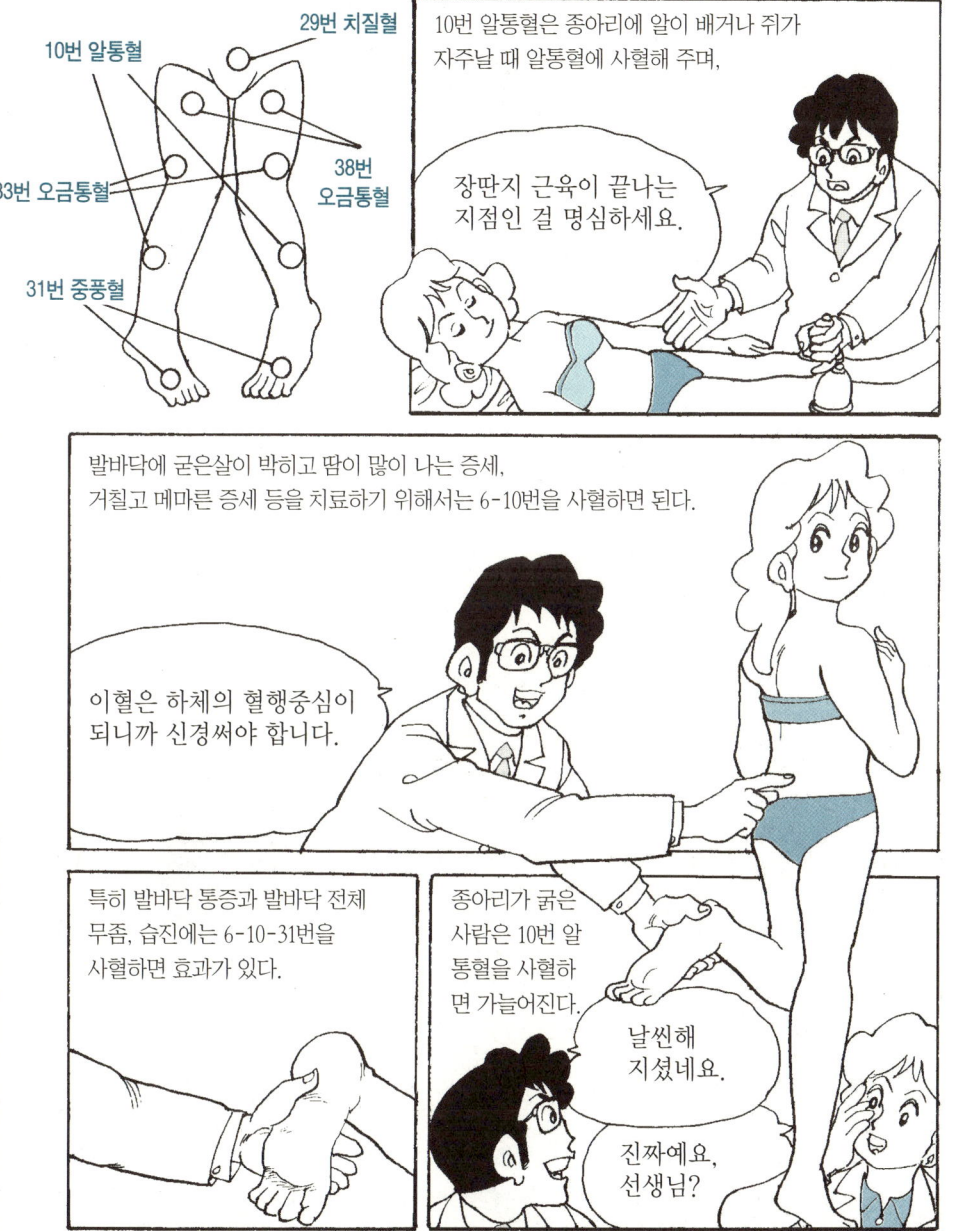

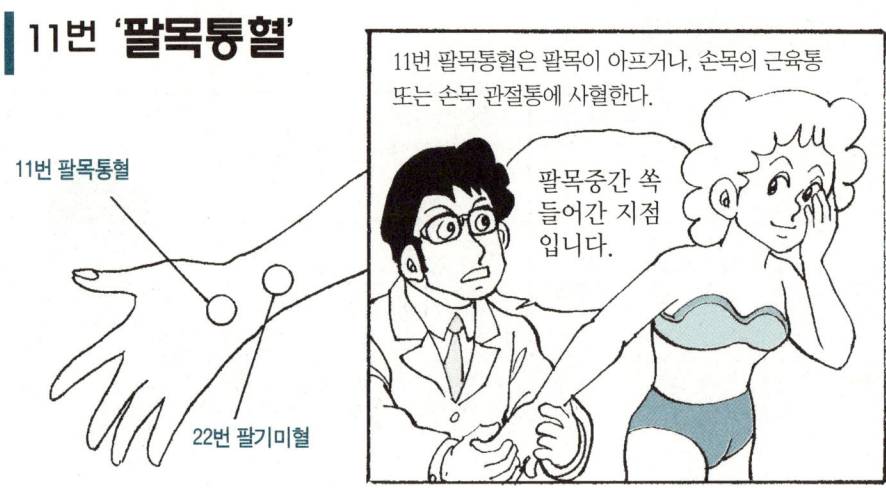
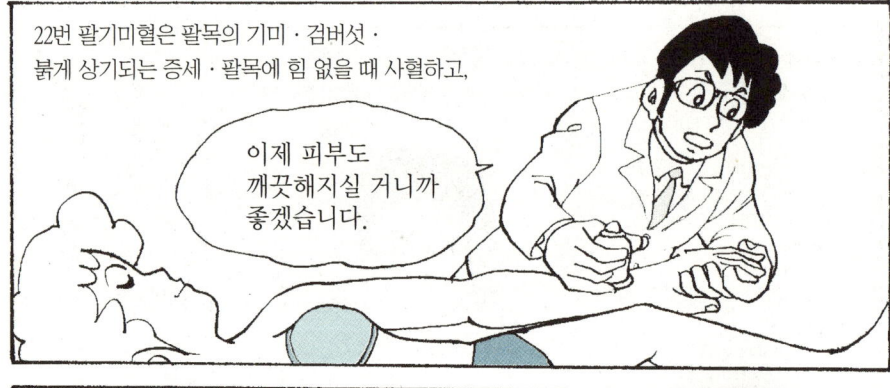
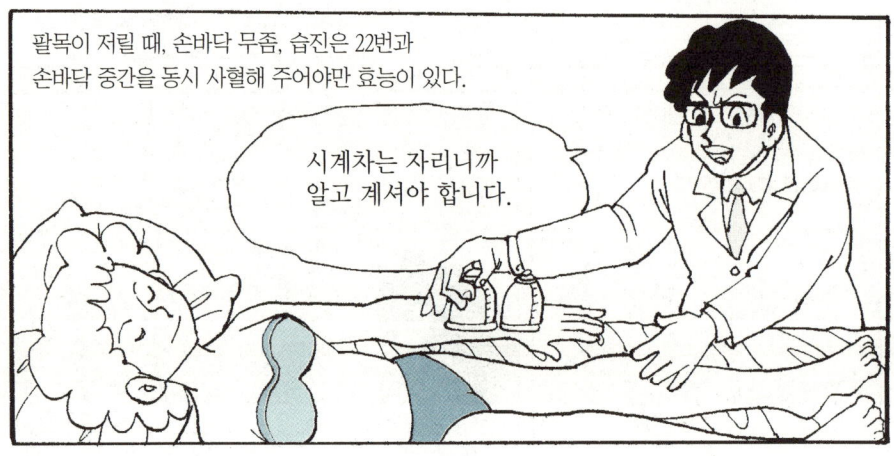

12, 13, 16, 45번 '관절염혈'

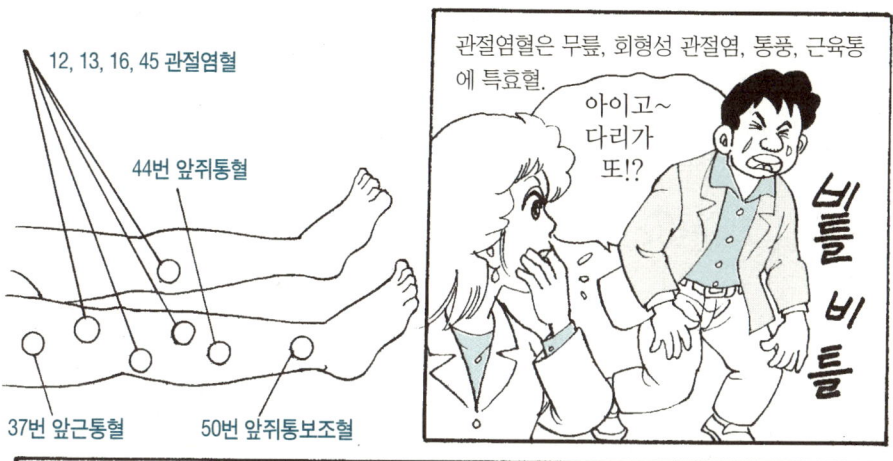

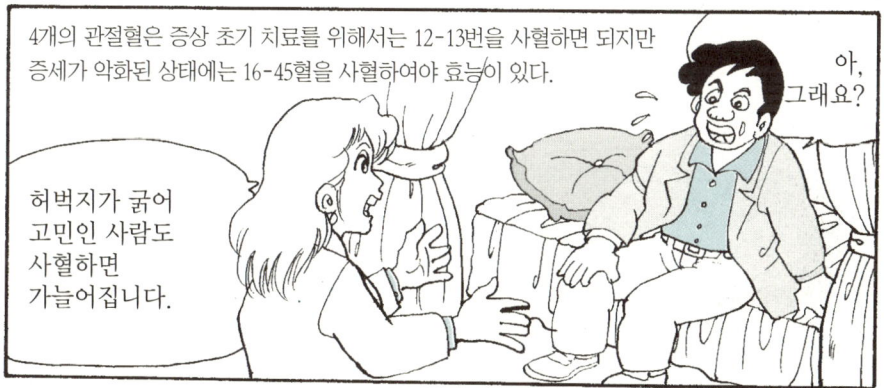

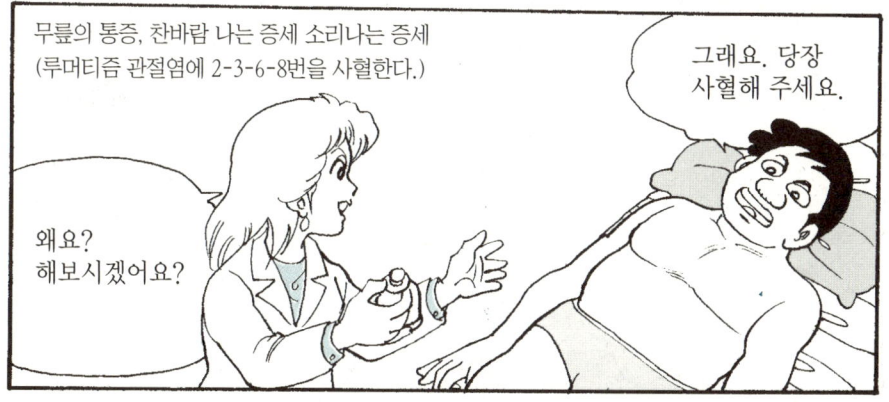

14, 29번 '치질혈'

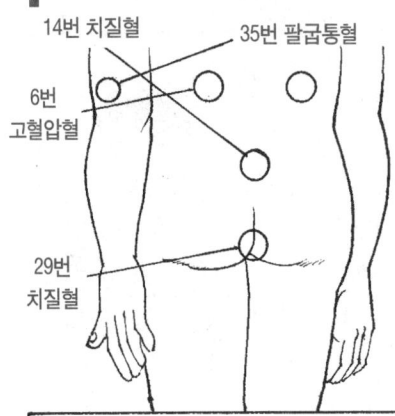
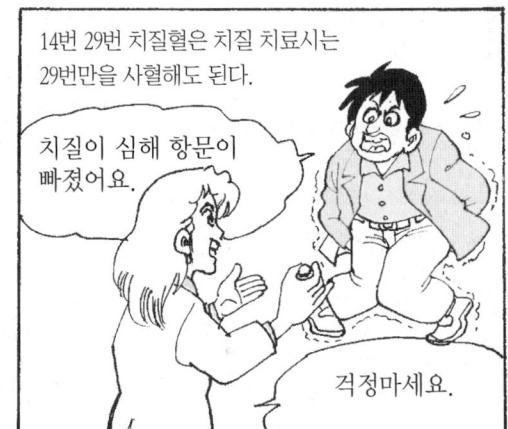
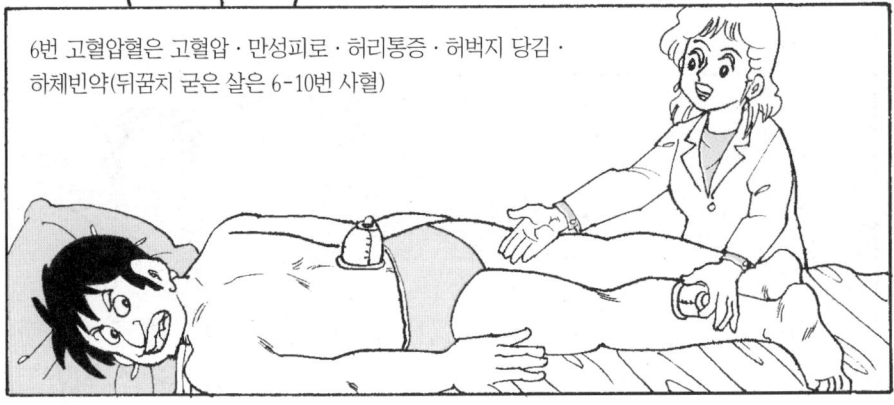
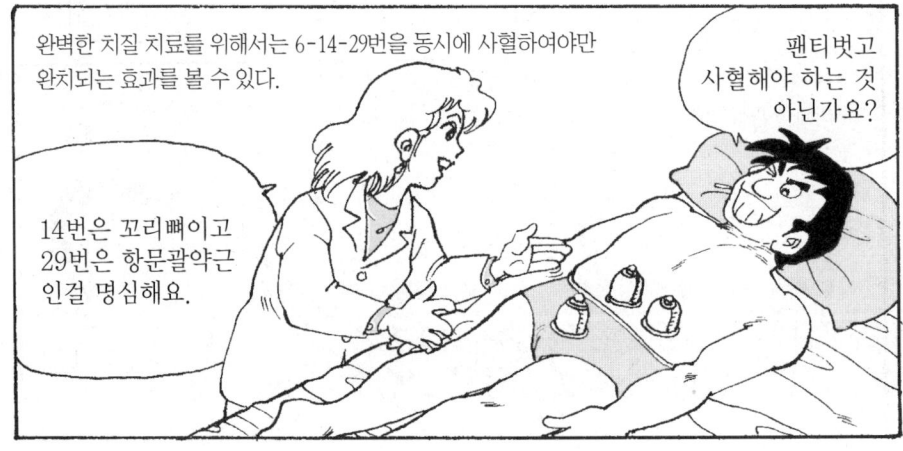

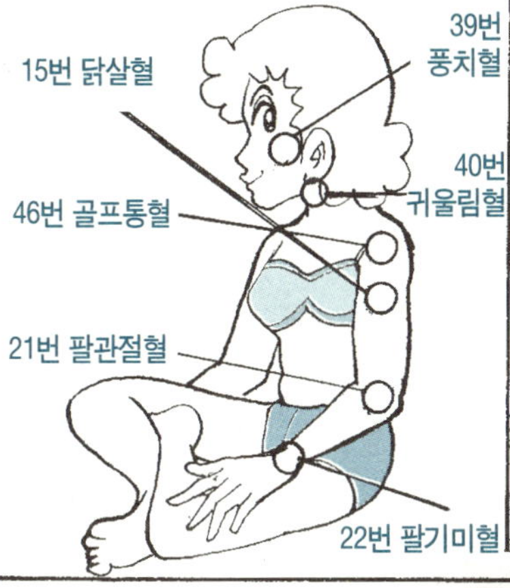

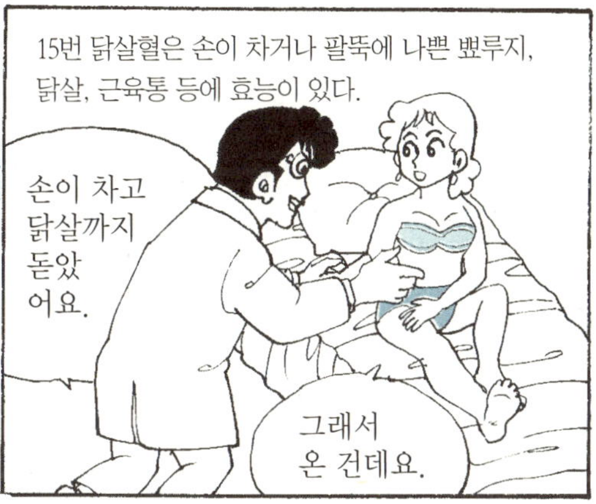

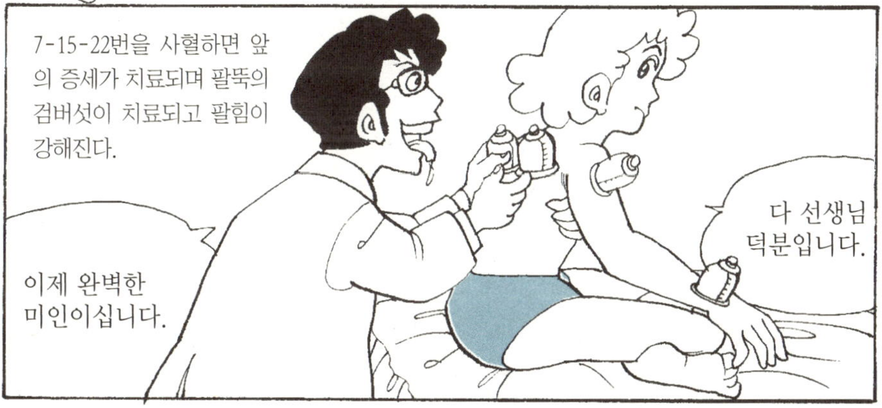

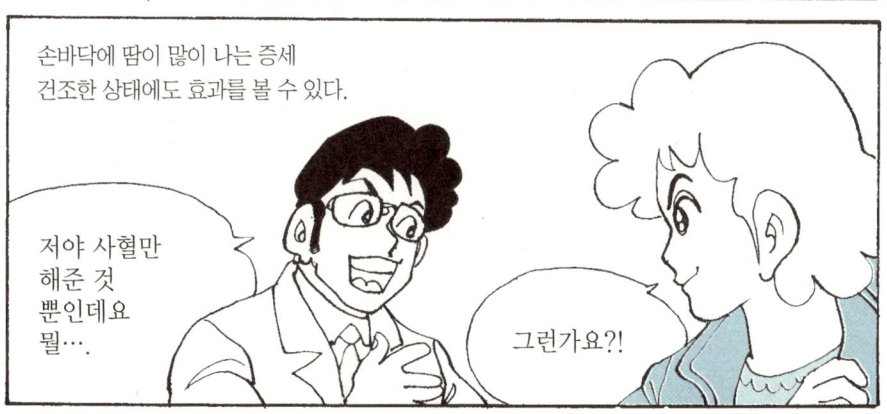

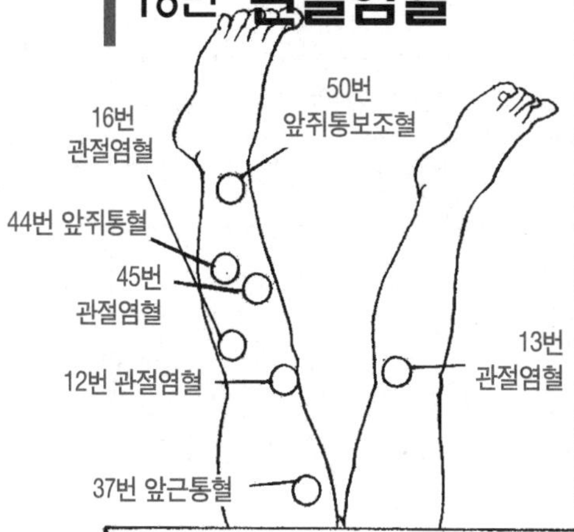

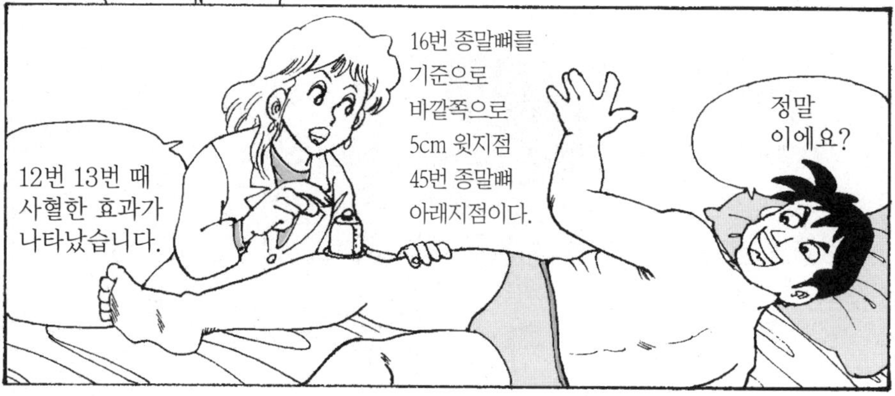

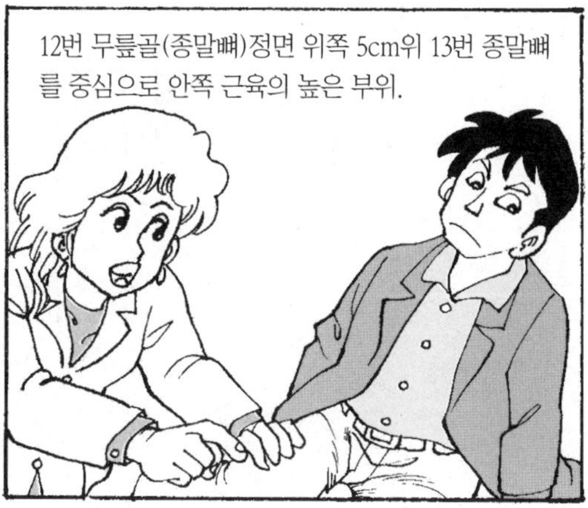

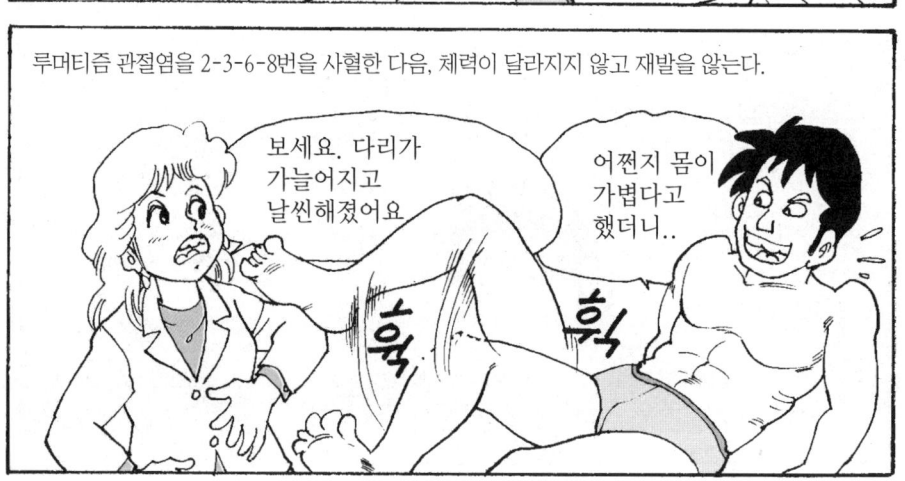

17, 20번 '시력혈'

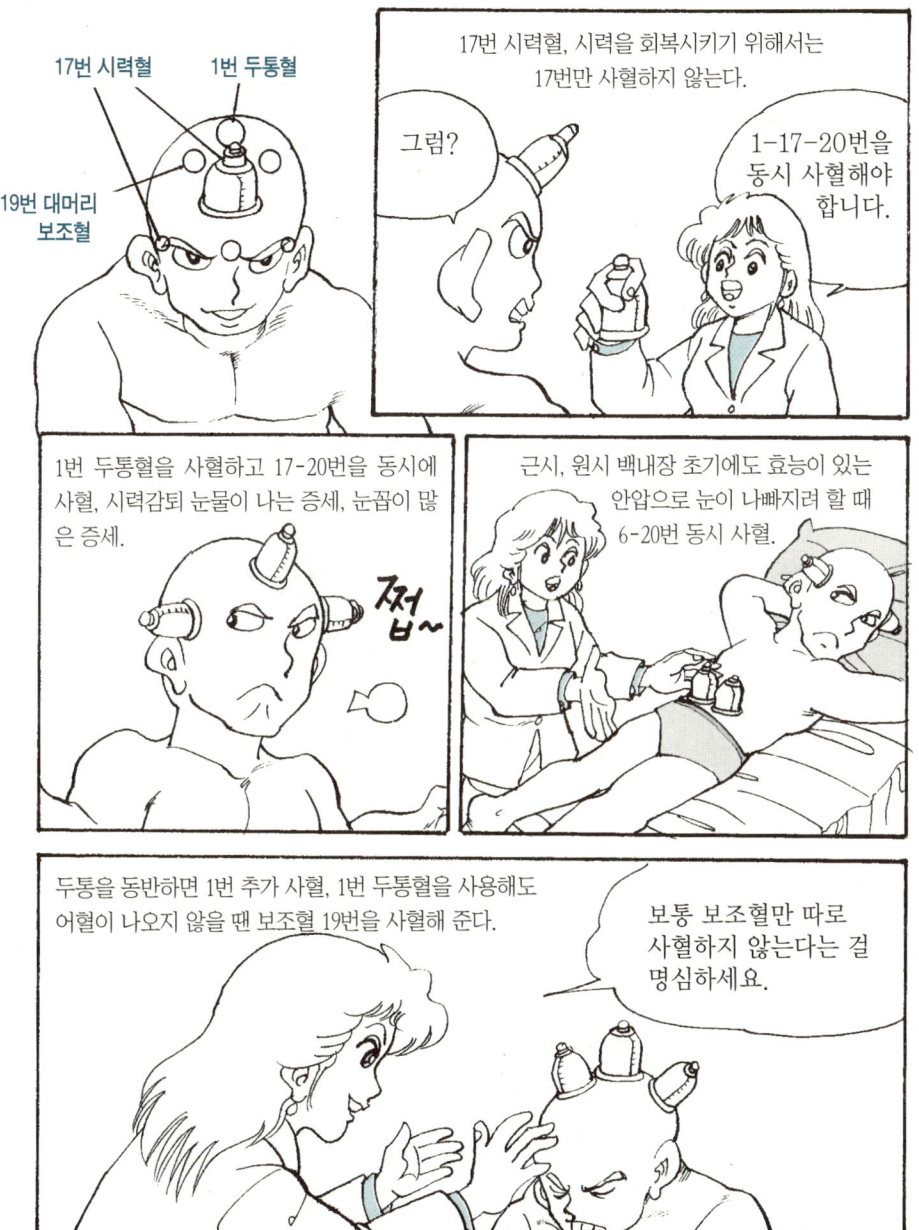

18번 '침샘혈'

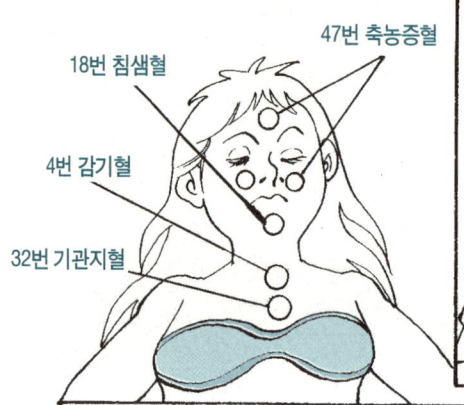

18번 침샘혈, 입안에 침이 마를 때 감기 초기로 목이 쉬어 목소리가 나오지 않을 때 코를 심하게 골 때는 4-18번을 동시 사혈하면 효과가 있다.

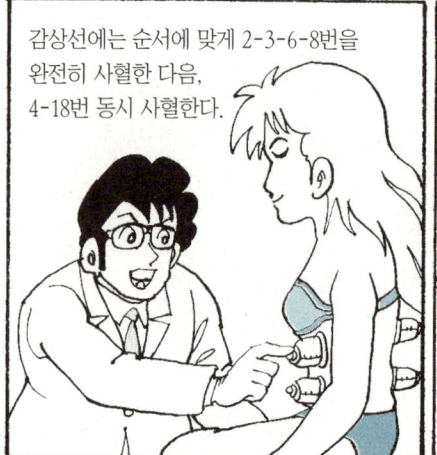

감상선에는 순서에 맞게 2-3-6-8번을 완전히 사혈한 다음, 4-18번 동시 사혈한다.

이러한 증세를 오래된 근본원인을 제거하지 않고 고치려 한다면 부작용만 키우는 결과가 된다.

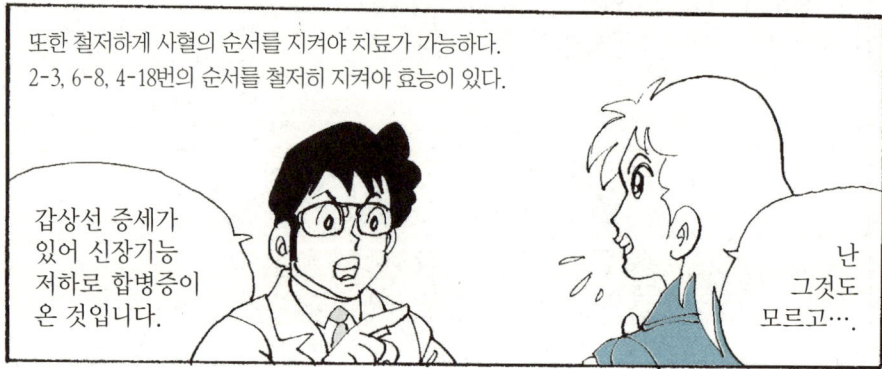

또한 철저하게 사혈의 순서를 지켜야 치료가 가능하다. 2-3, 6-8, 4-18번의 순서를 철저히 지켜야 효능이 있다.

갑상선 증세가 있어 신장기능 저하로 합병증이 온 것입니다.

난 그것도 모르고….

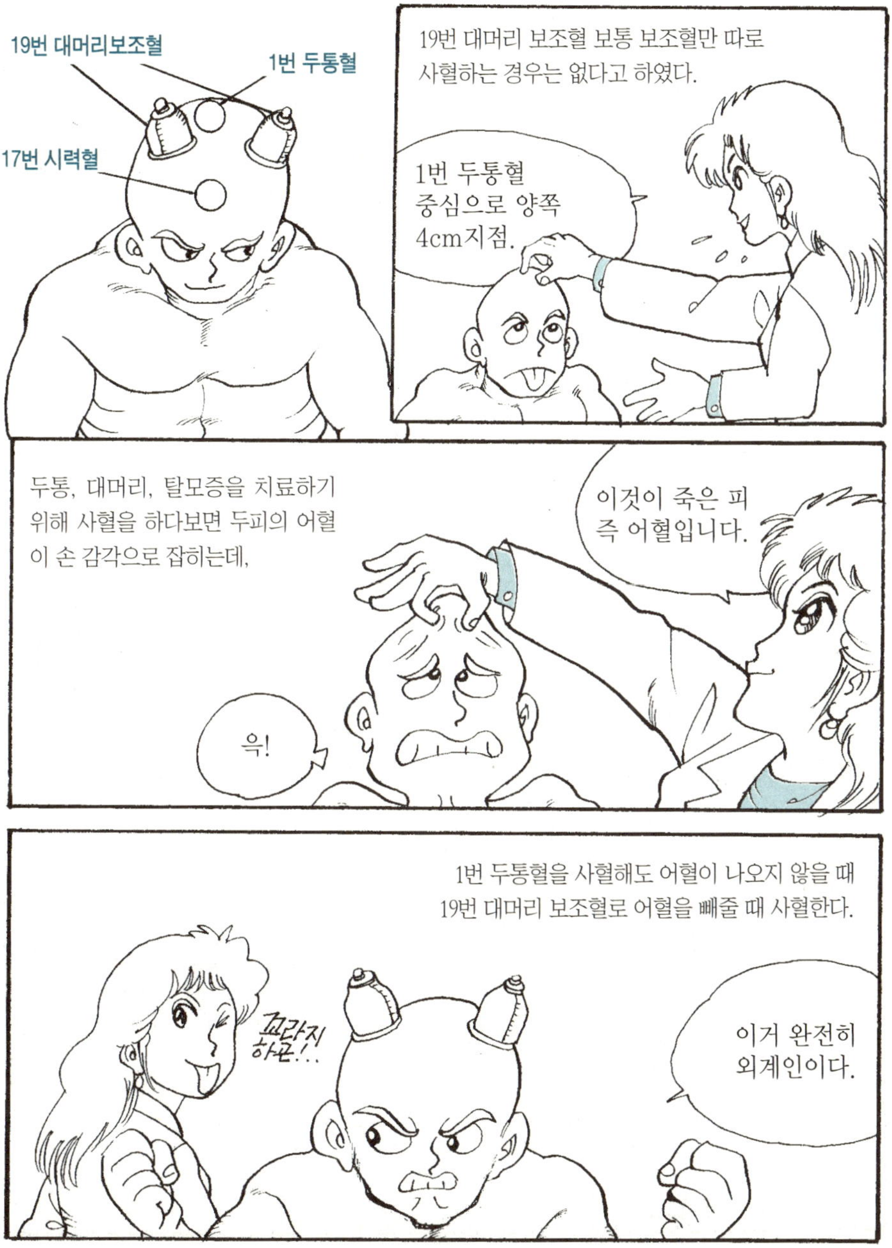

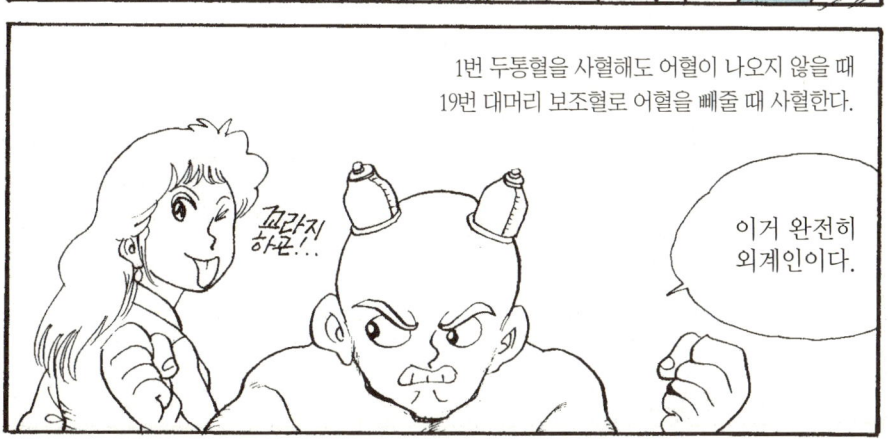

21번 '팔관절혈'

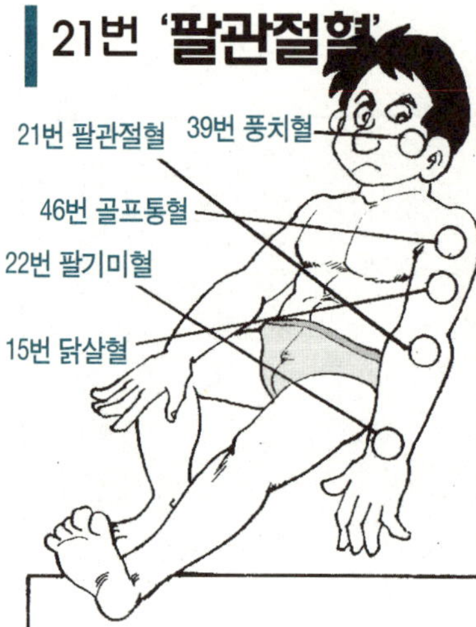

- 21번 팔관절혈
- 39번 풍치혈
- 46번 골프통혈
- 22번 팔기미혈
- 15번 닭살혈

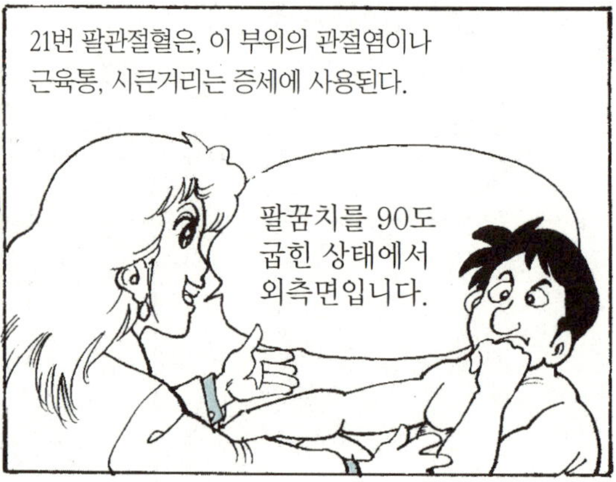

21번 팔관절혈은, 이 부위의 관절염이나 근육통, 시큰거리는 증세에 사용된다.

팔꿈치를 90도 굽힌 상태에서 외측면입니다.

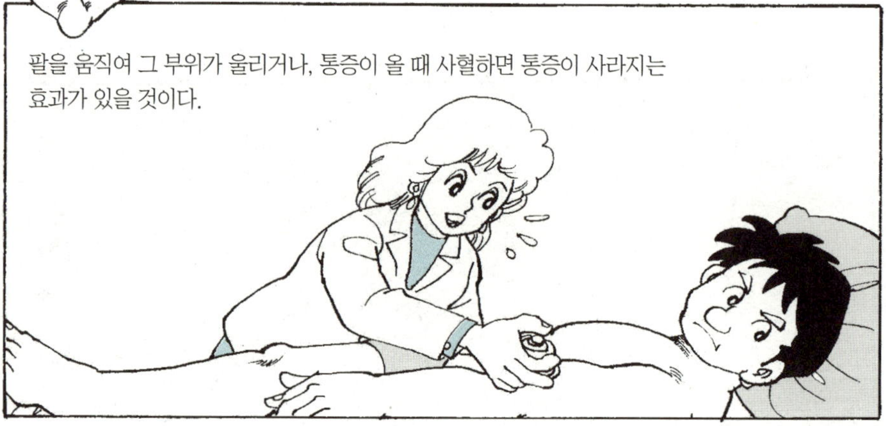

팔을 움직여 그 부위가 울리거나, 통증이 올 때 사혈하면 통증이 사라지는 효과가 있을 것이다.

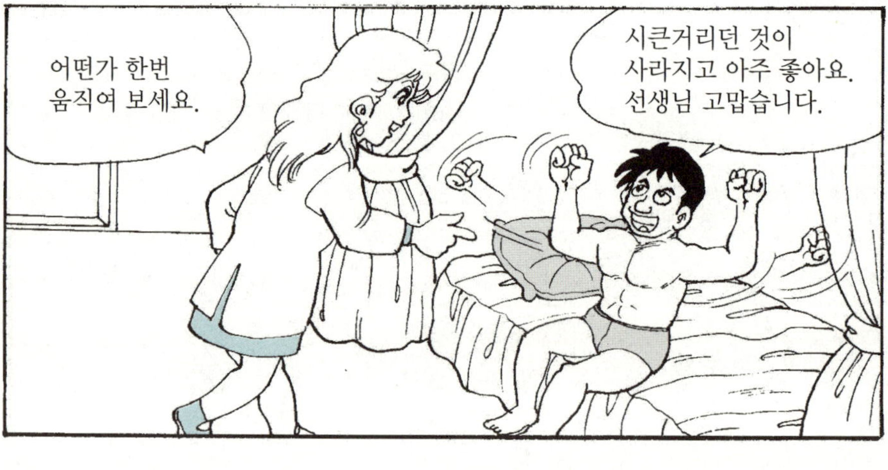

어떤가 한번 움직여 보세요.

시큰거리던 것이 사라지고 아주 좋아요. 선생님 고맙습니다.

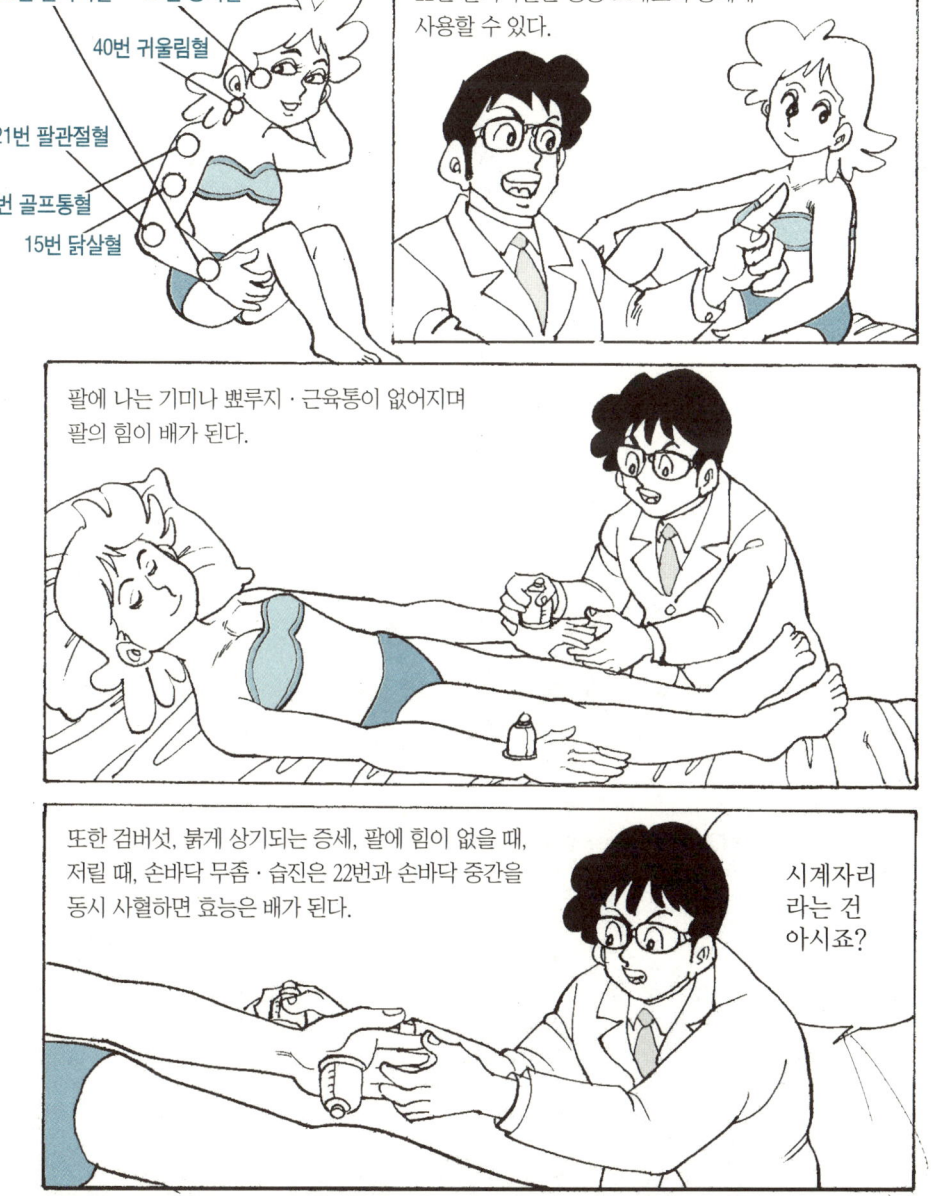

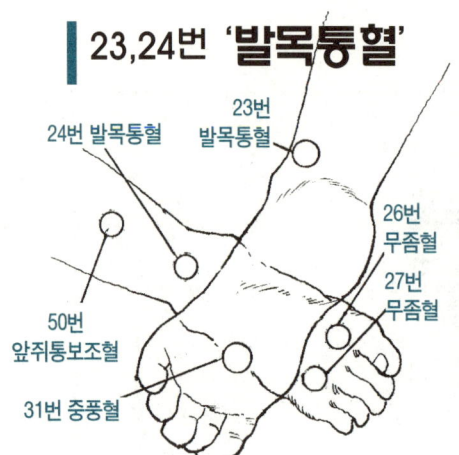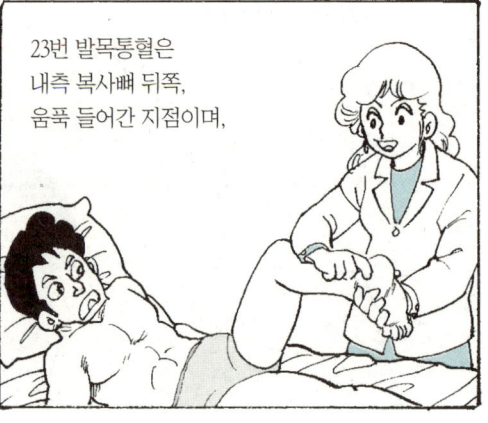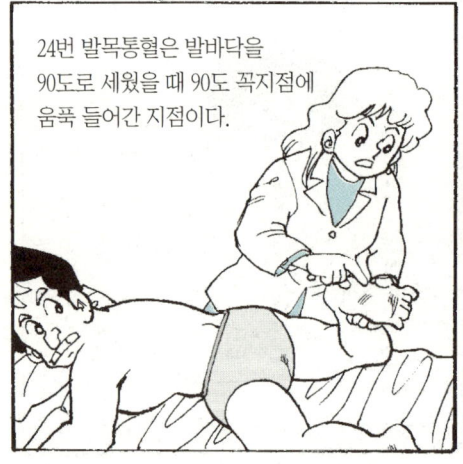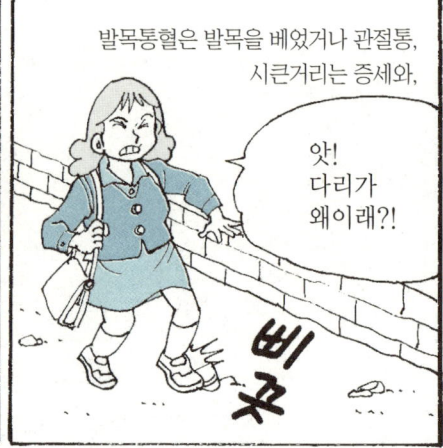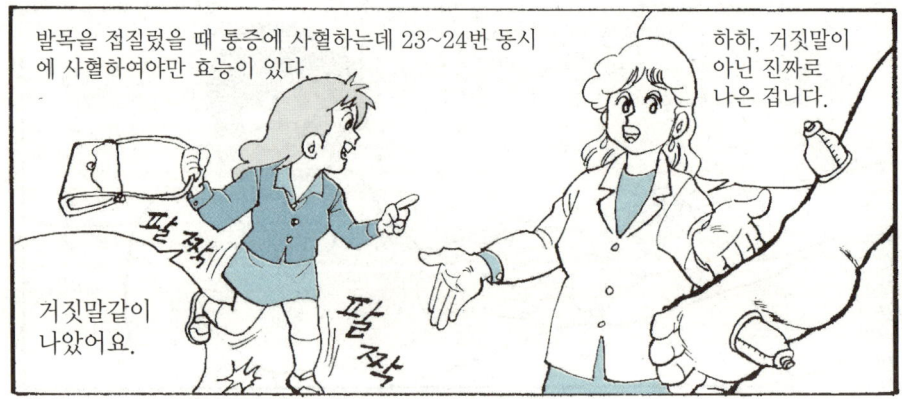

25번 '옆쥐통혈'

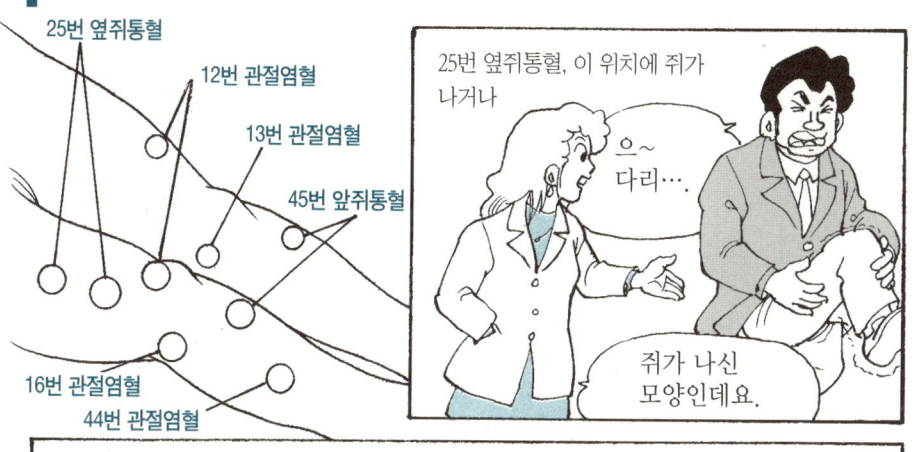

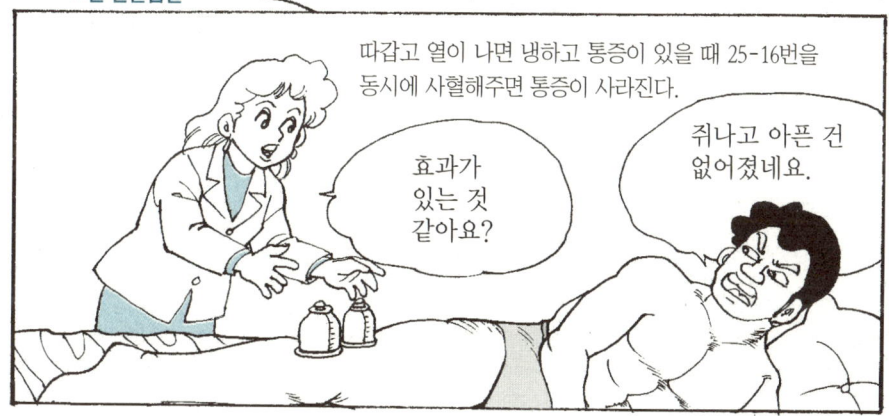

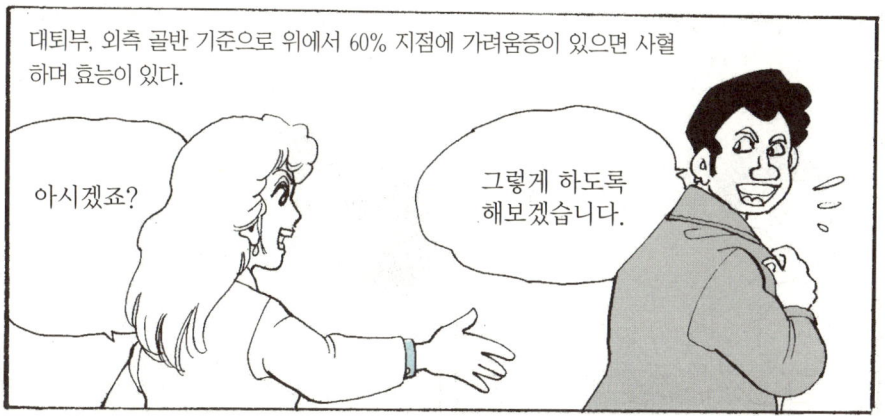

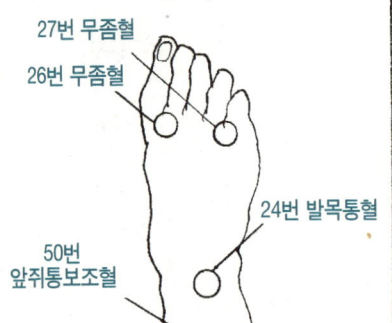
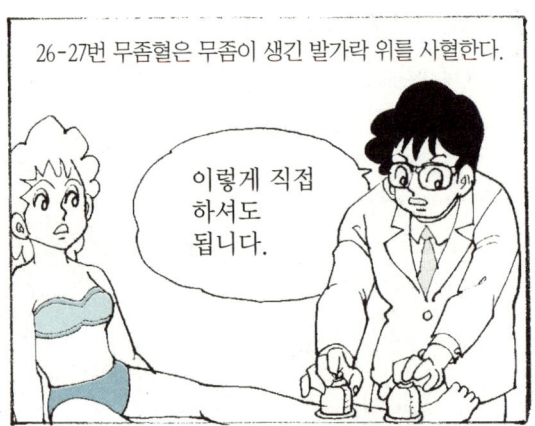
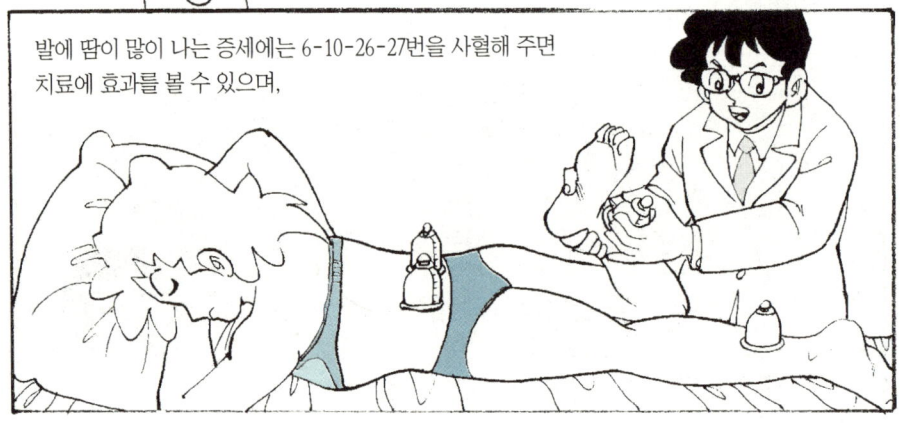
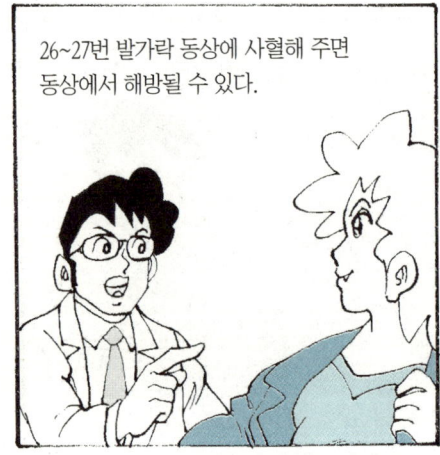
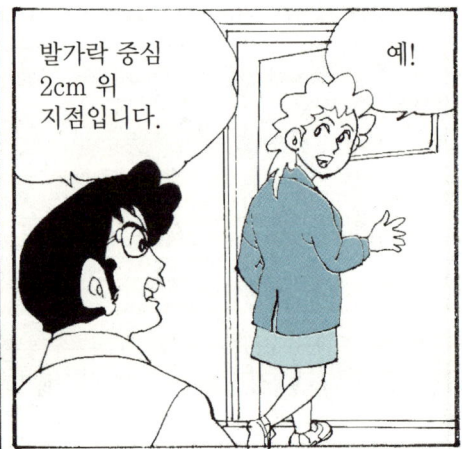

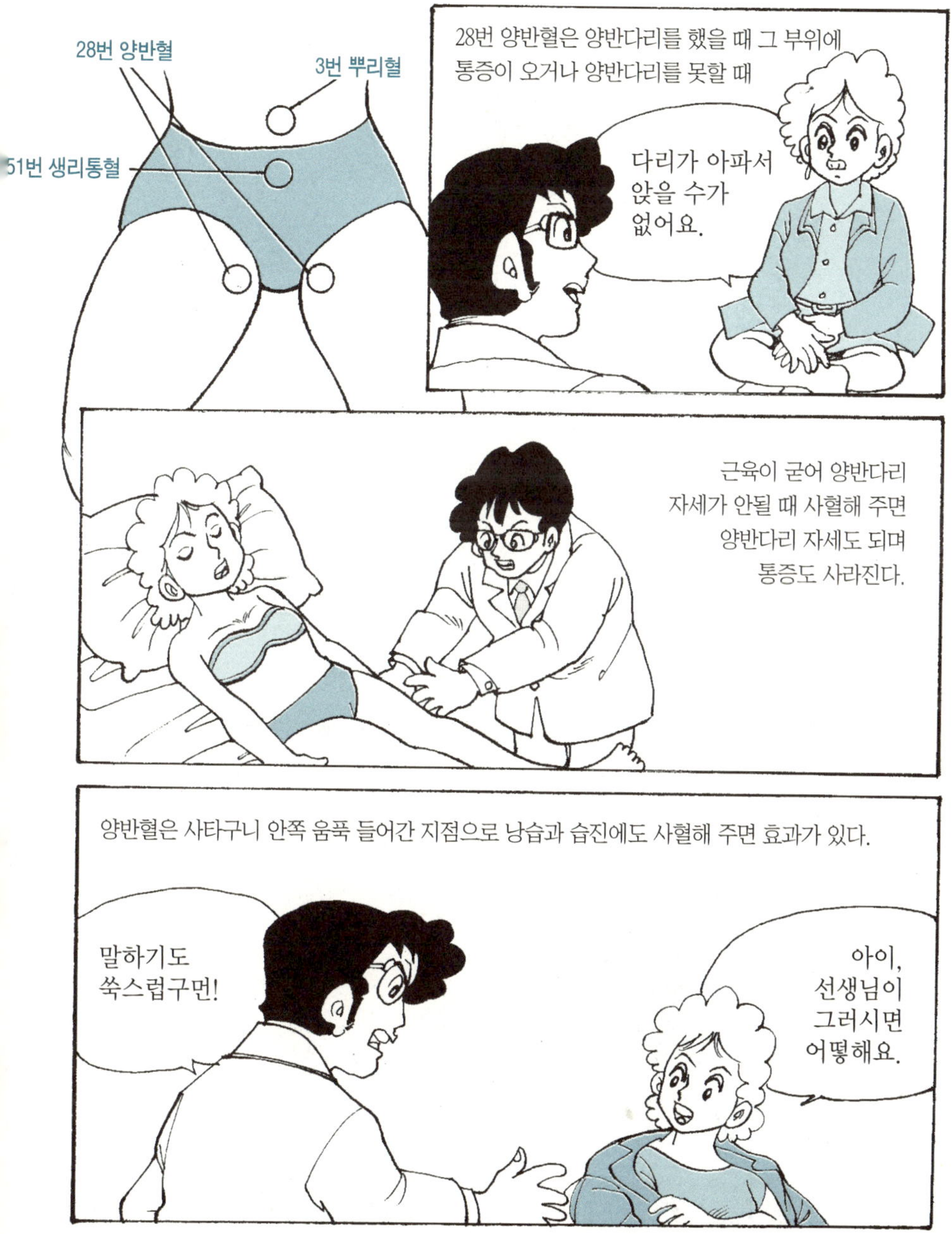

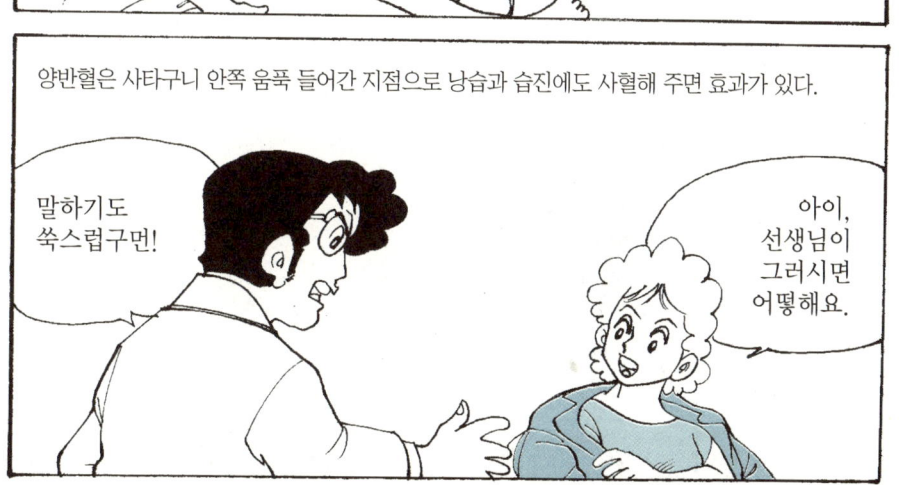

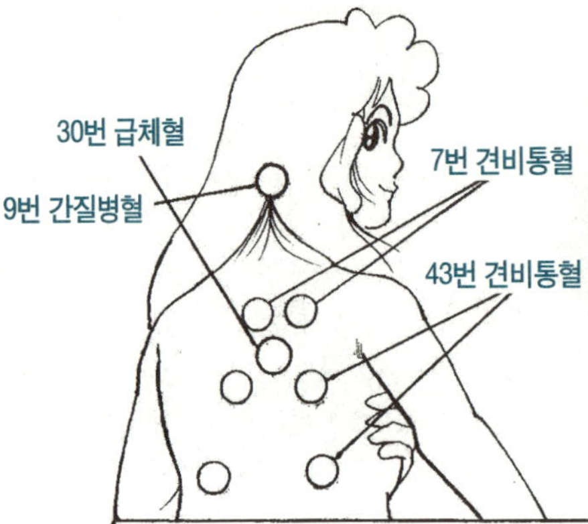

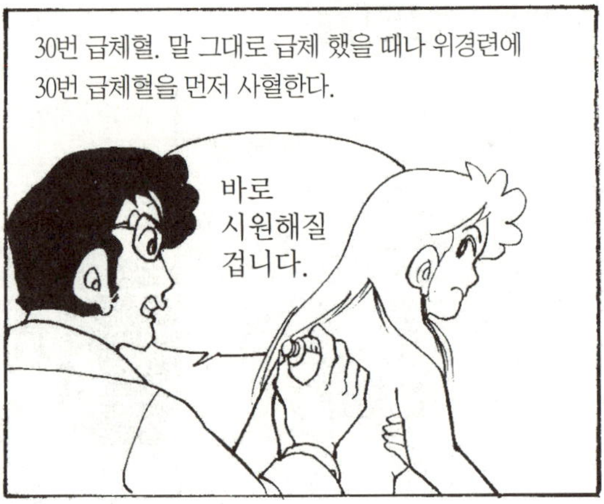

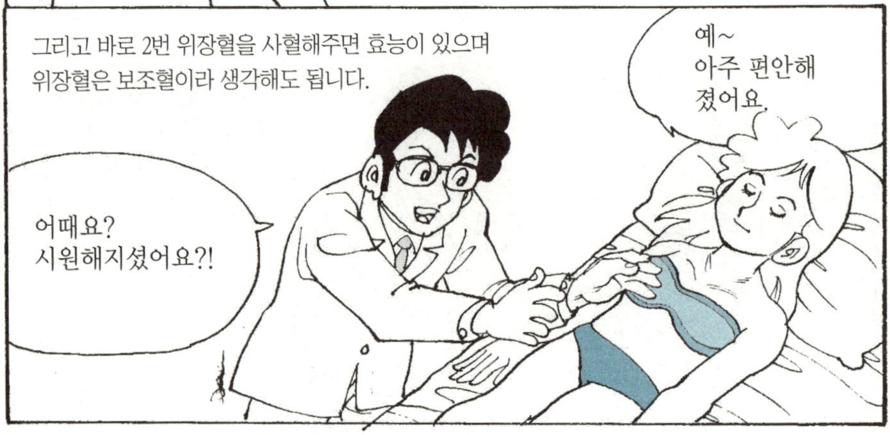

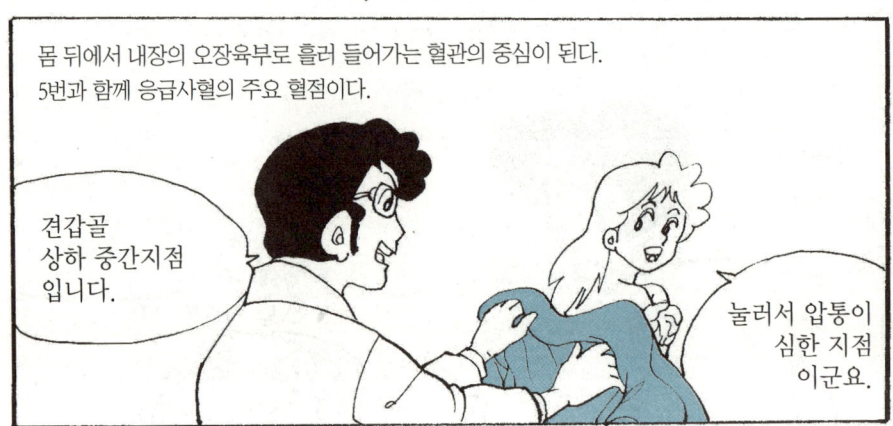

31번 '중풍혈'

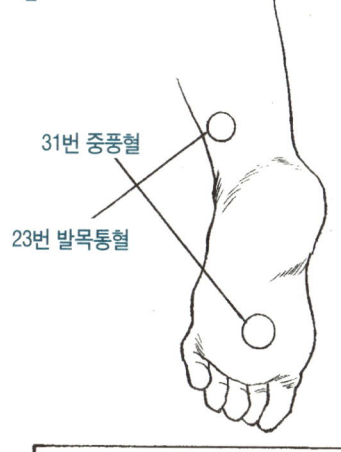

31번 중풍혈
23번 발목통혈

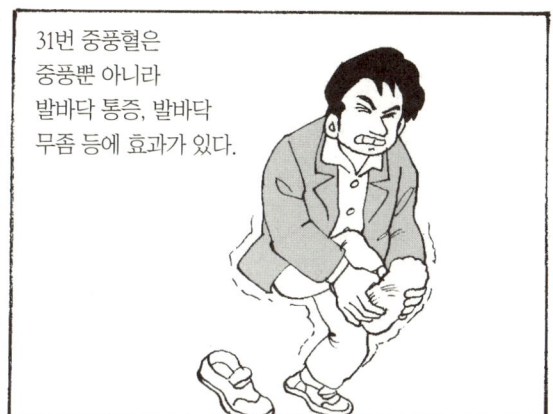

31번 중풍혈은 중풍뿐 아니라 발바닥 통증, 발바닥 무좀 등에 효과가 있다.

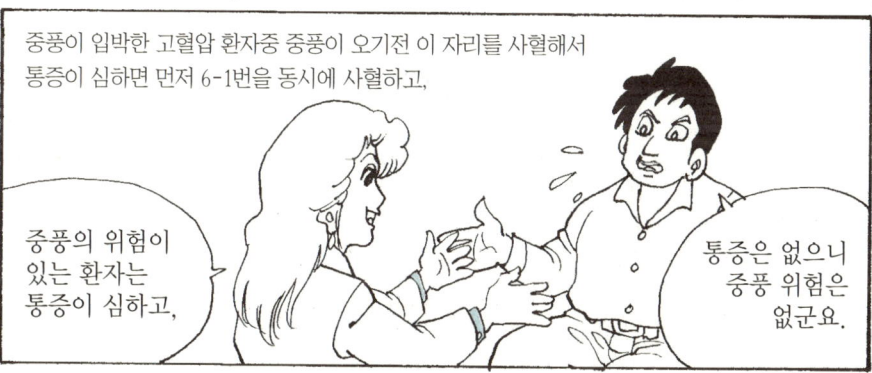

중풍이 임박한 고혈압 환자중 중풍이 오기전 이 자리를 사혈해서 통증이 심하면 먼저 6-1번을 동시에 사혈하고,

중풍의 위험이 있는 환자는 통증이 심하고,

통증은 없으니 중풍 위험은 없군요.

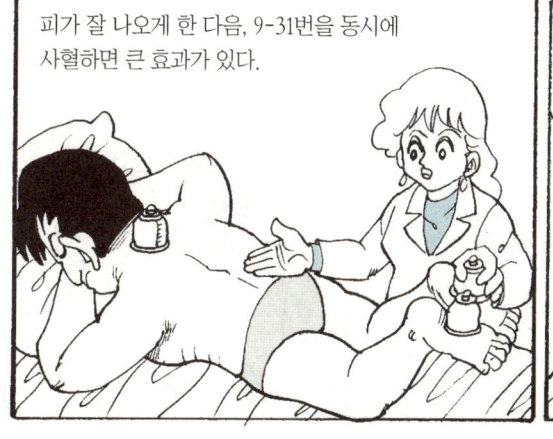

피가 잘 나오게 한 다음, 9-31번을 동시에 사혈하면 큰 효과가 있다.

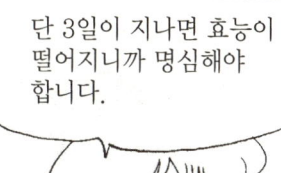

단 3일이 지나면 효능이 떨어지니까 명심해야 합니다.

32번 '기관지혈'

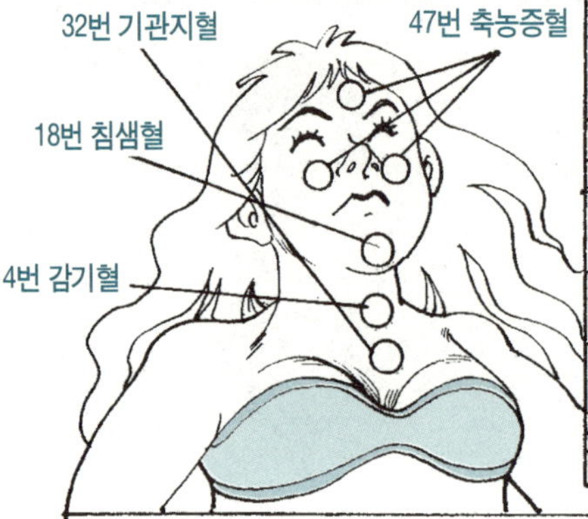

- 32번 기관지혈
- 47번 축농증혈
- 18번 침샘혈
- 4번 감기혈

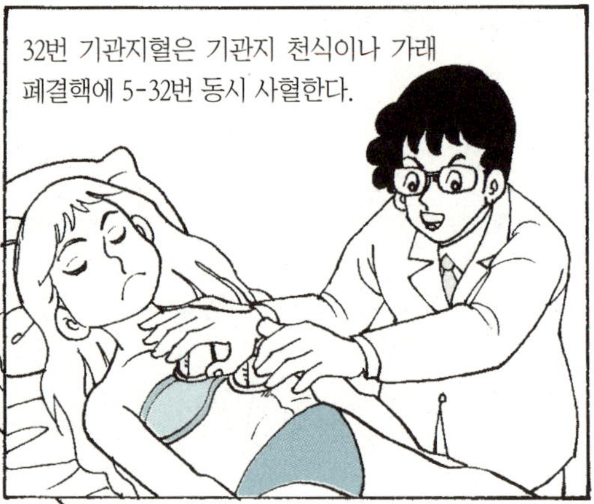

32번 기관지혈은 기관지 천식이나 가래 폐결핵에 5-32번 동시 사혈한다.

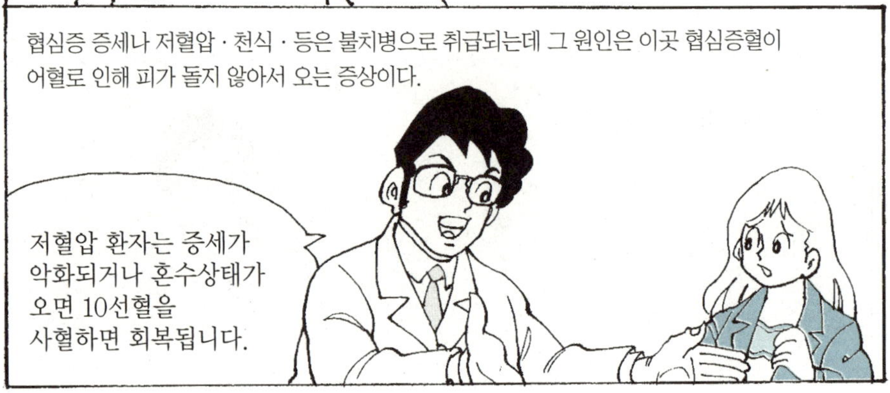

협심증 증세나 저혈압·천식·등은 불치병으로 취급되는데 그 원인은 이곳 협심증혈이 어혈로 인해 피가 돌지 않아서 오는 증상이다.

저혈압 환자는 증세가 악화되거나 혼수상태가 오면 10선혈을 사혈하면 회복됩니다.

이런 증상은 원인을 찾지 않고 증세 자체만 고치려고 하기 때문인데 4-32-5번을 사혈해주면 치료가 된다.

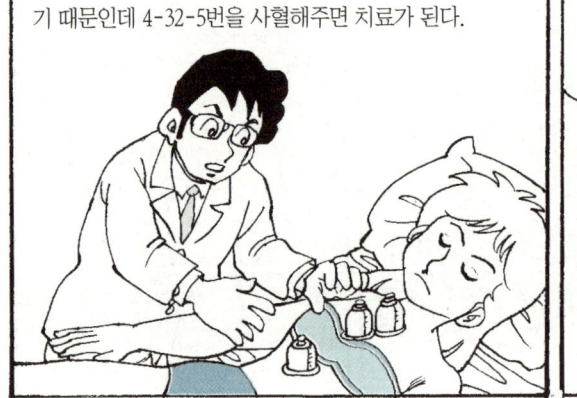

하지만 신장과 간장의 기능이 떨어져 합병증이 나타나기 때문에 아마추어는 삼가해 주세요.

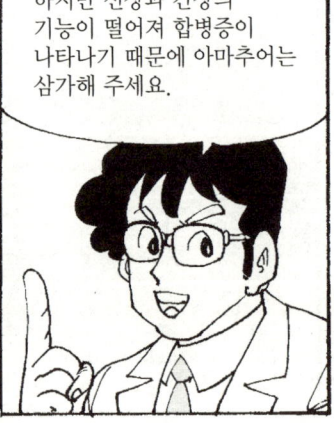

33, 38번 '오금통혈'

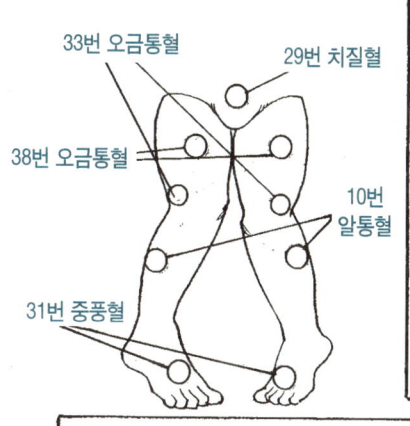

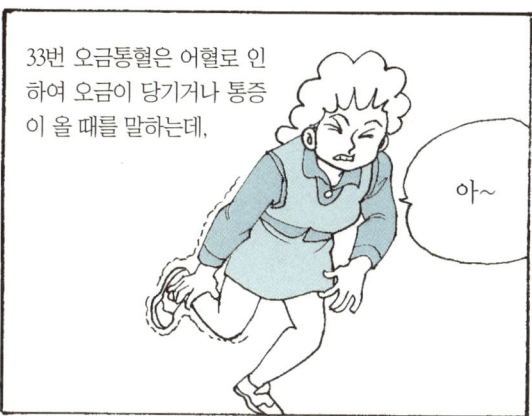

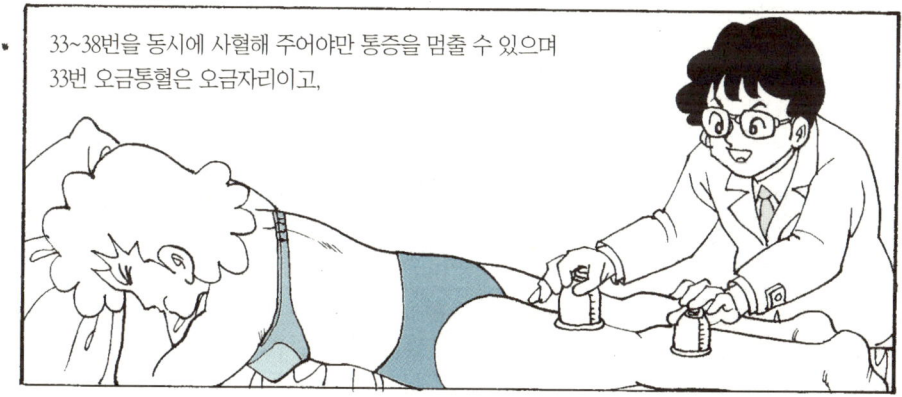

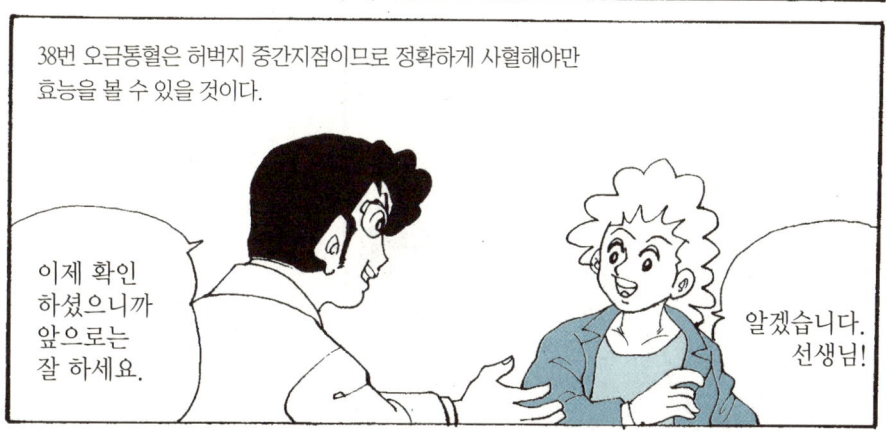

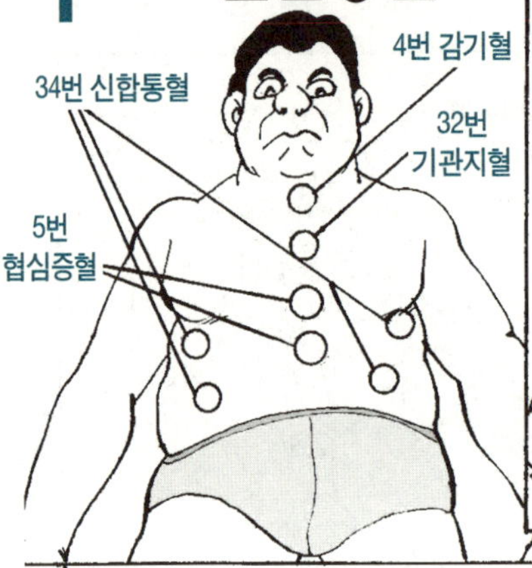

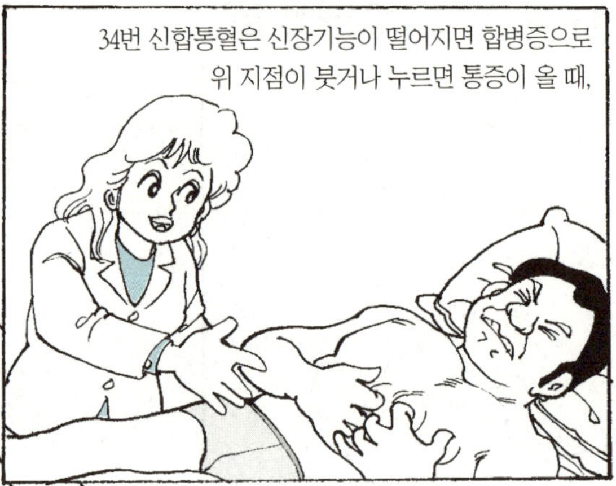

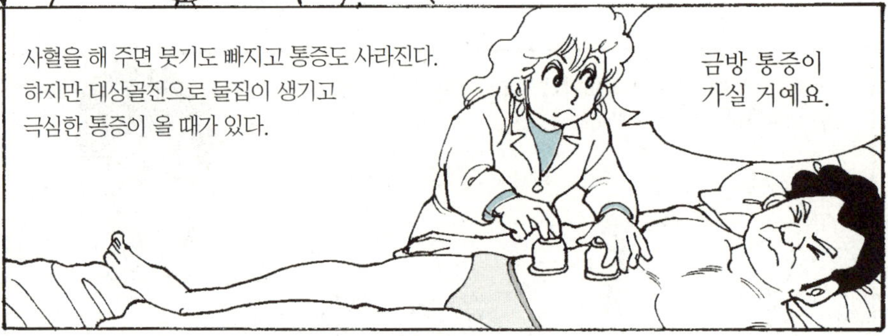

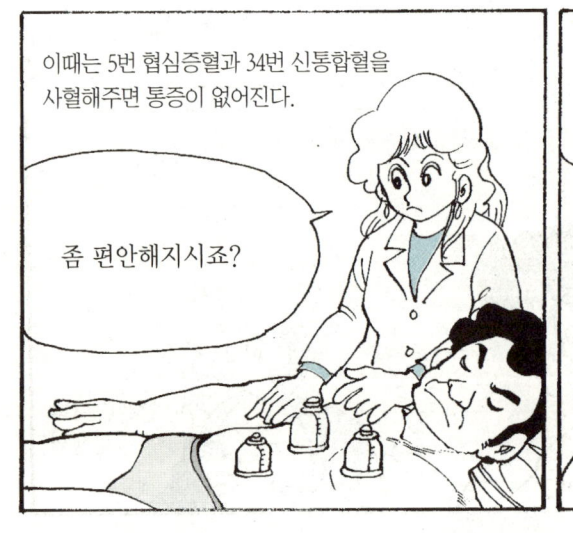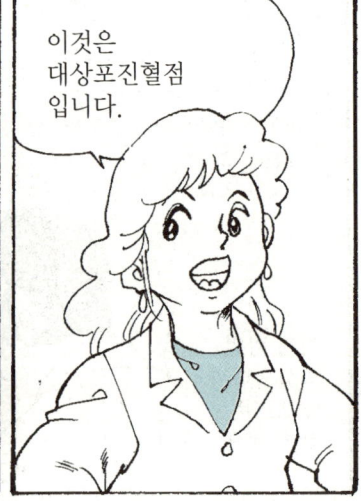

35번 '팔굽통혈'

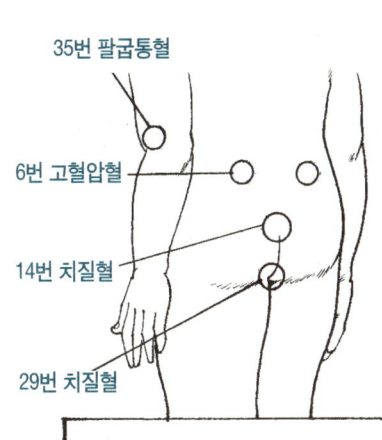
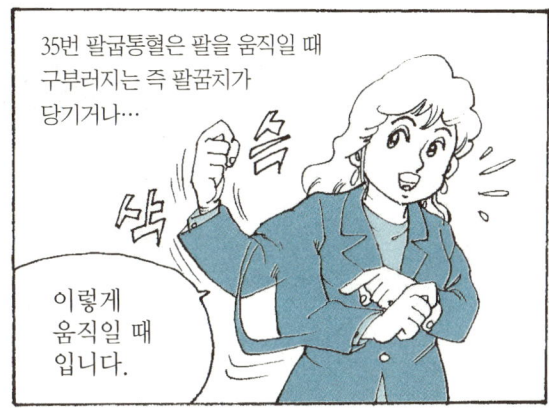
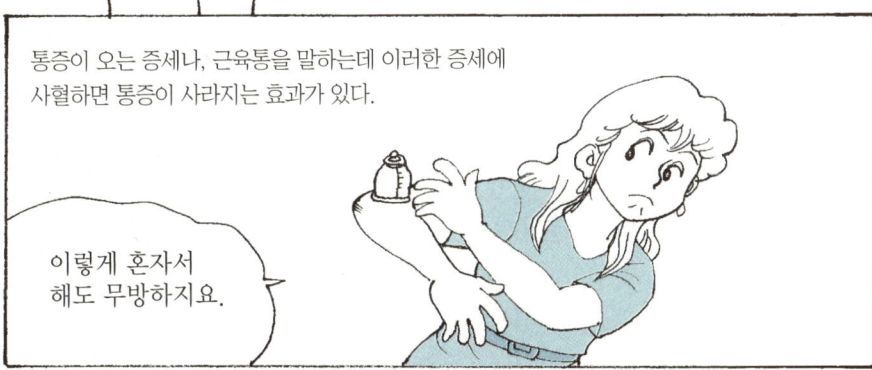
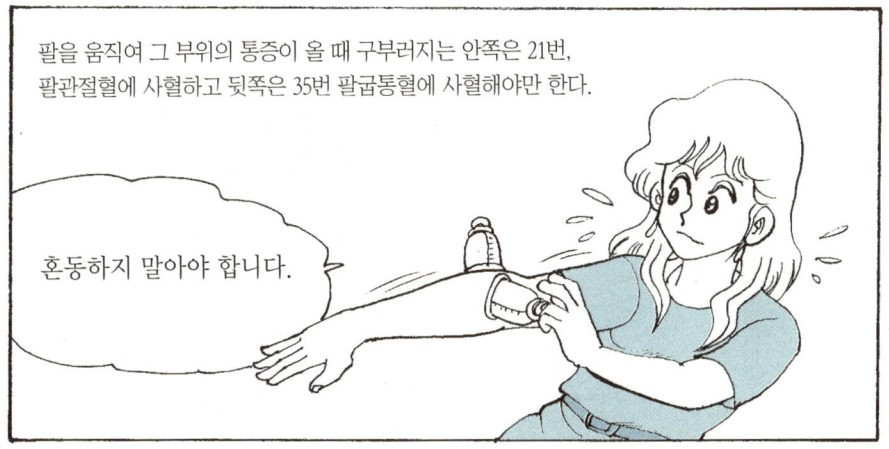

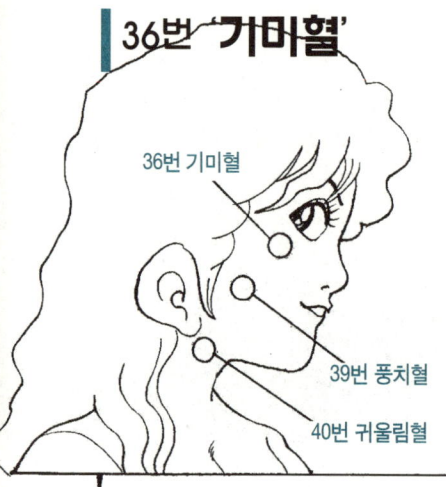
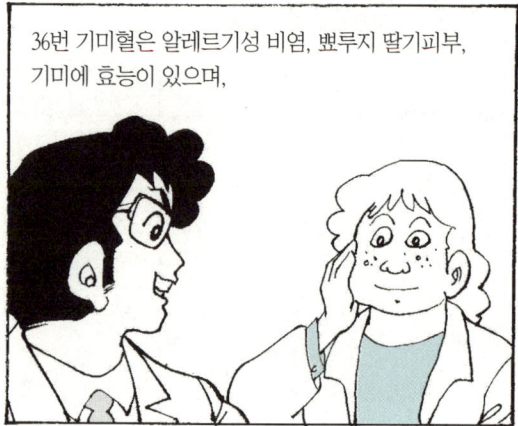
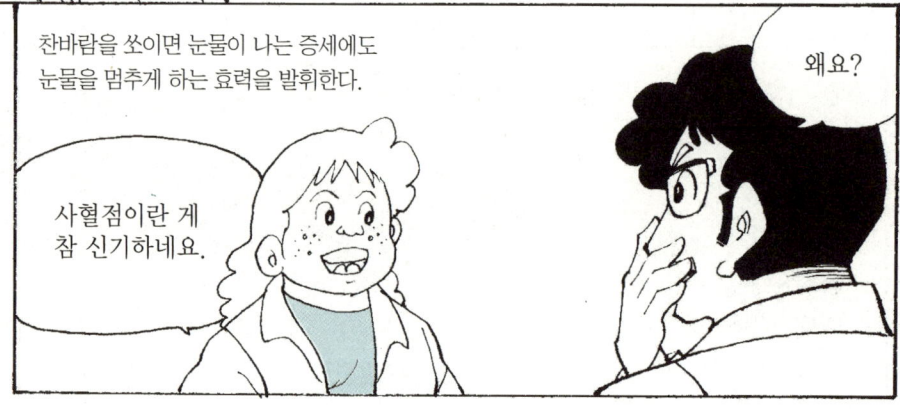
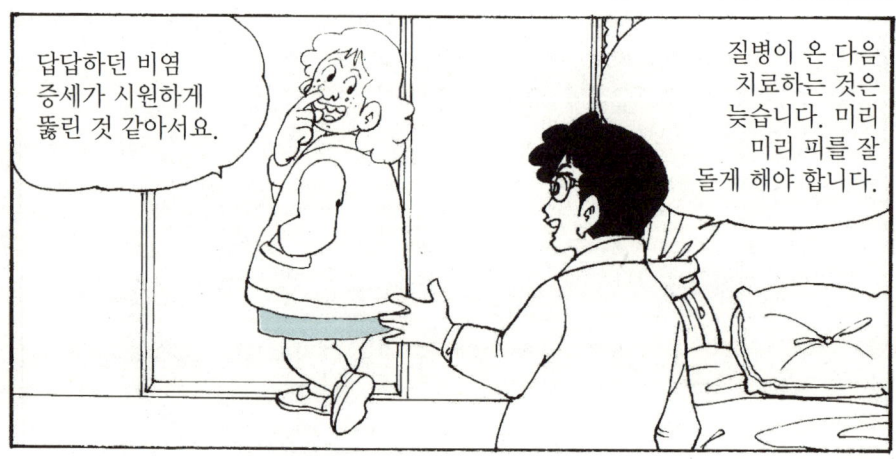

37번 '앞근통혈'

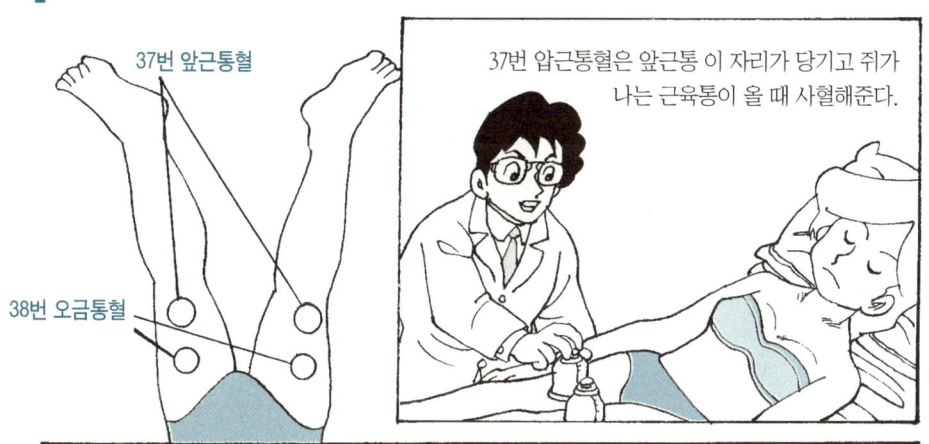

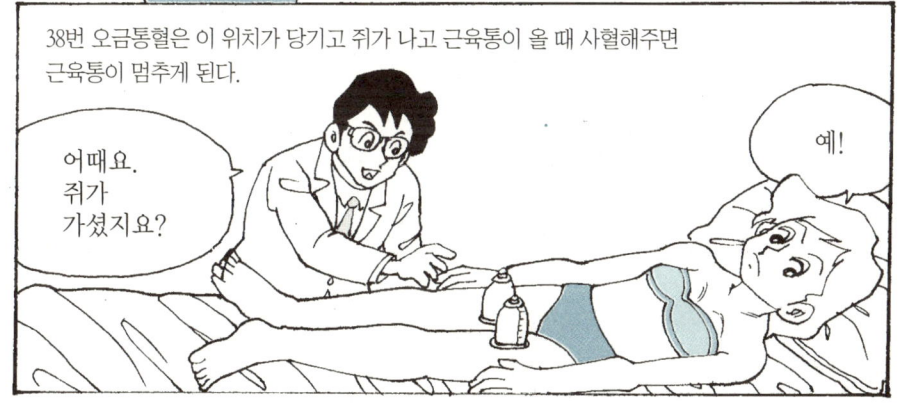

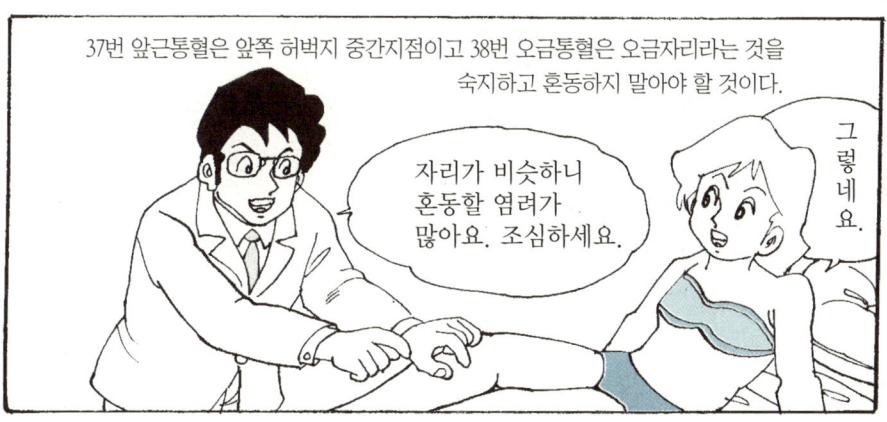

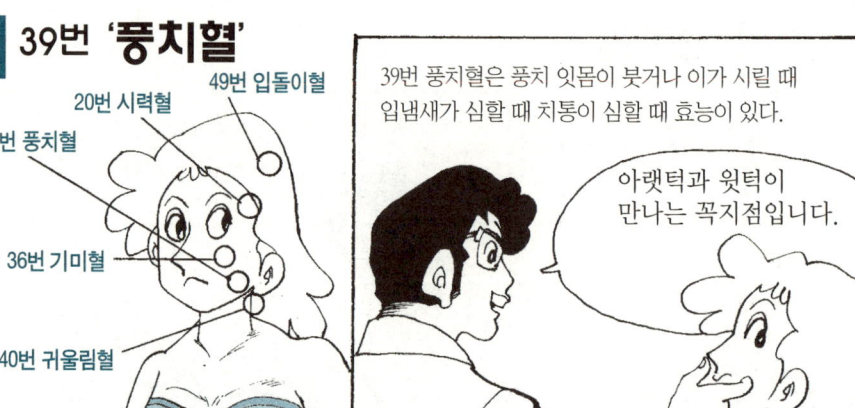
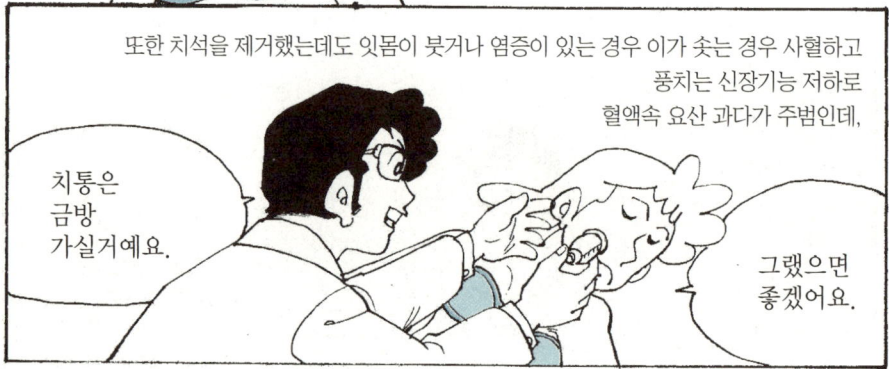
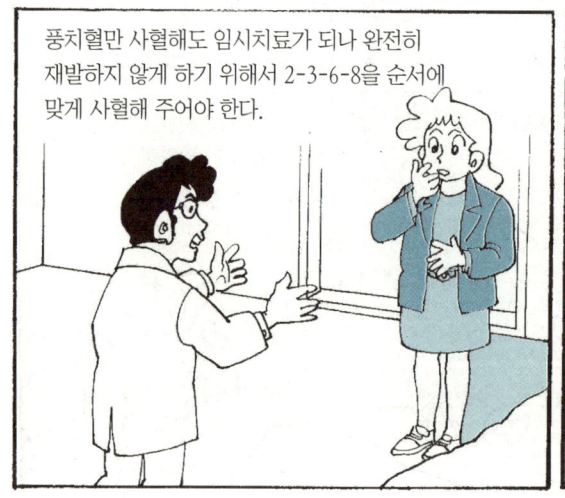
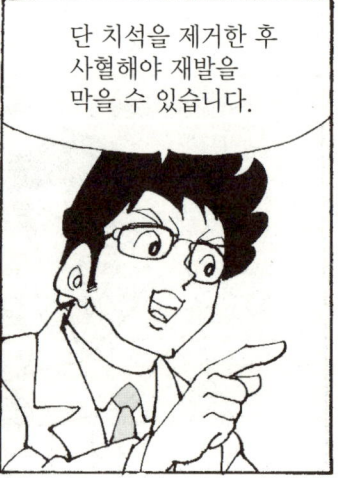

40번 '귀울림혈'

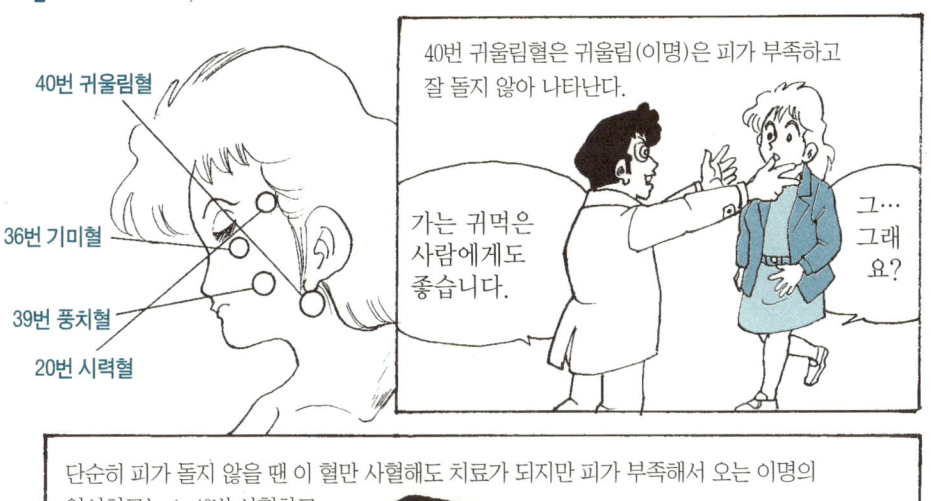

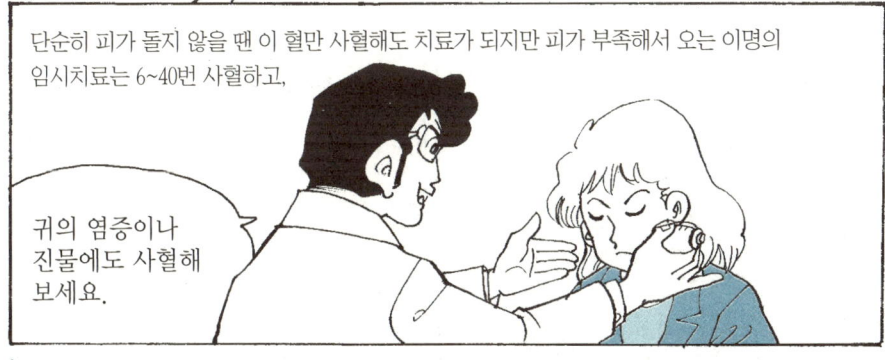

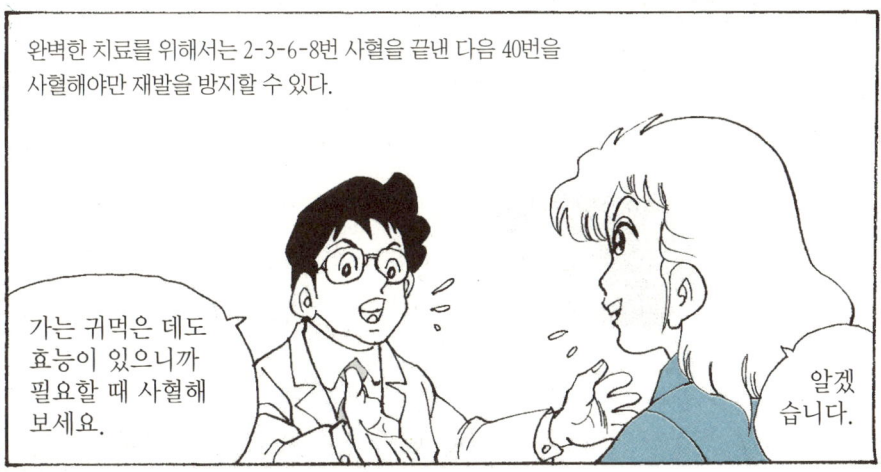

41, 42번 '골반통혈'

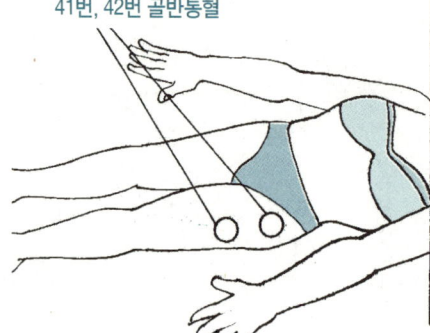

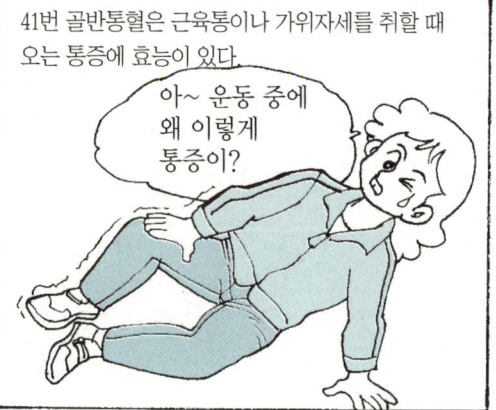

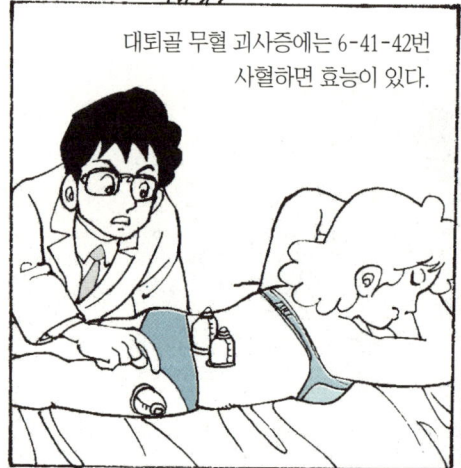

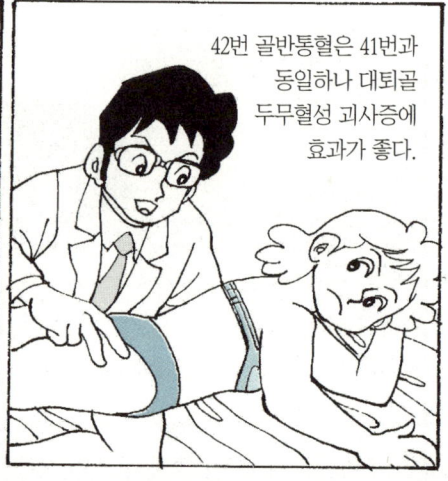

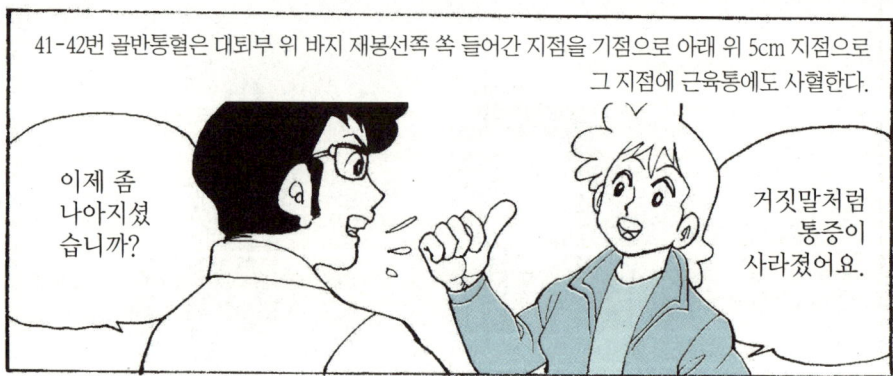

44번 '앞쥐통혈'

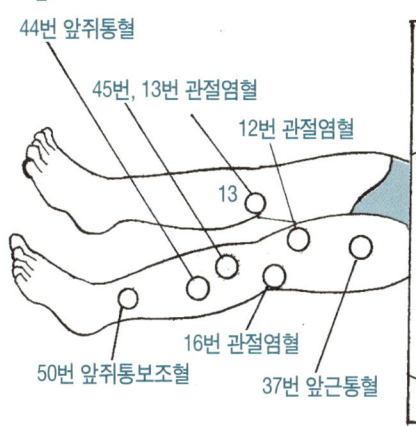
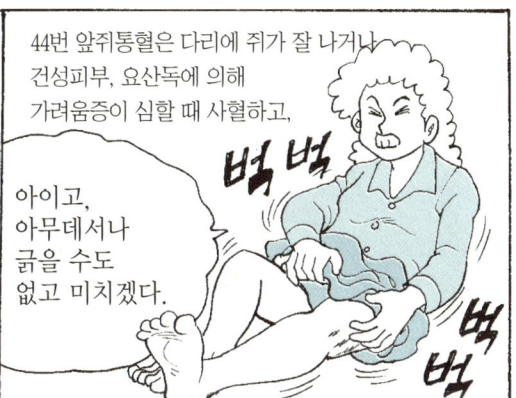
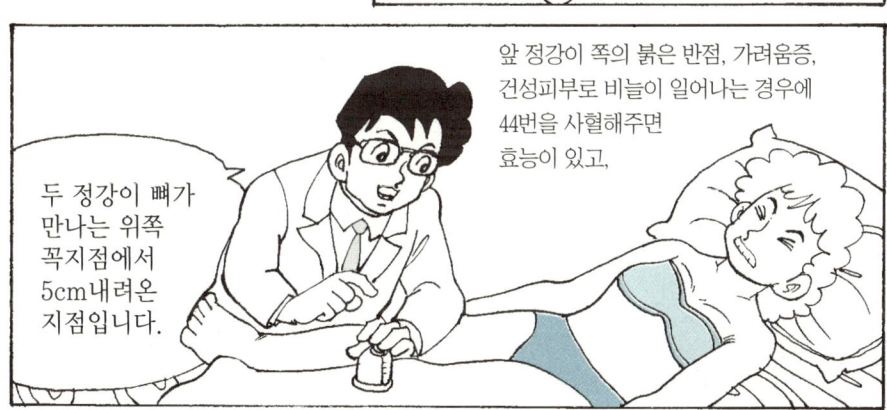
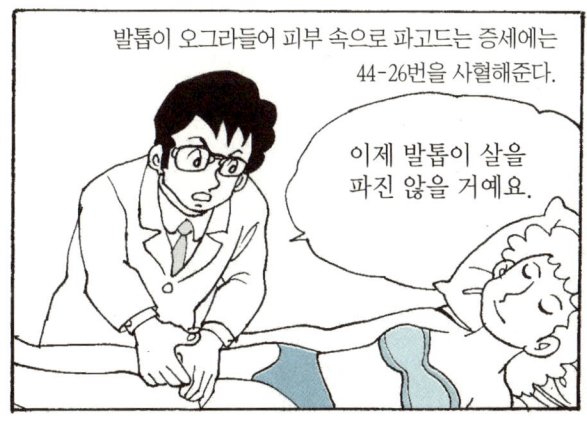
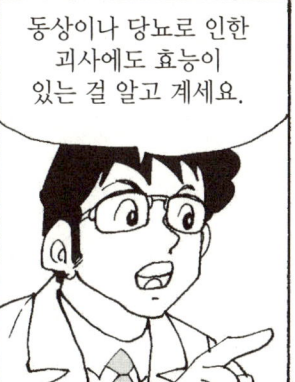

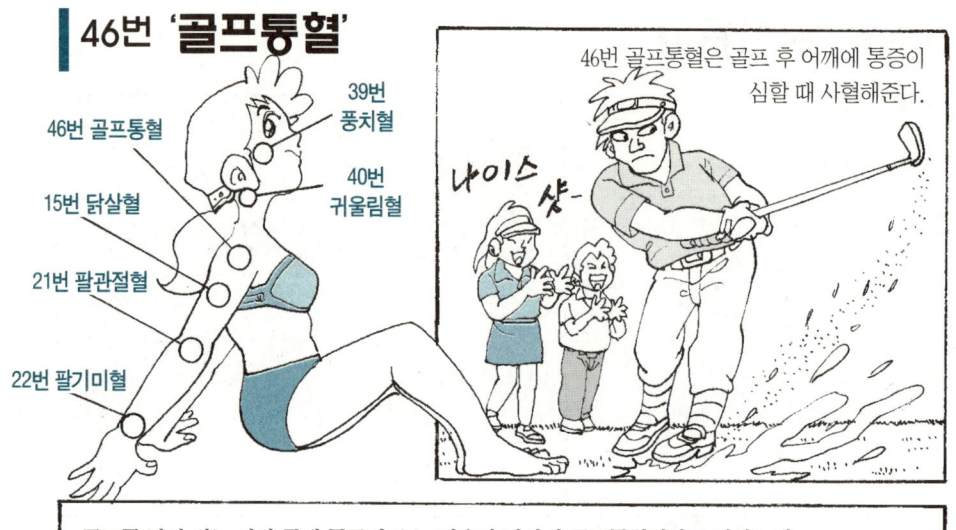
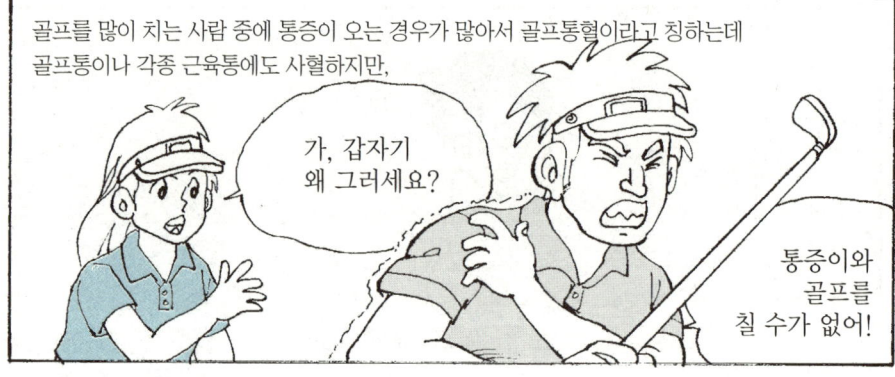
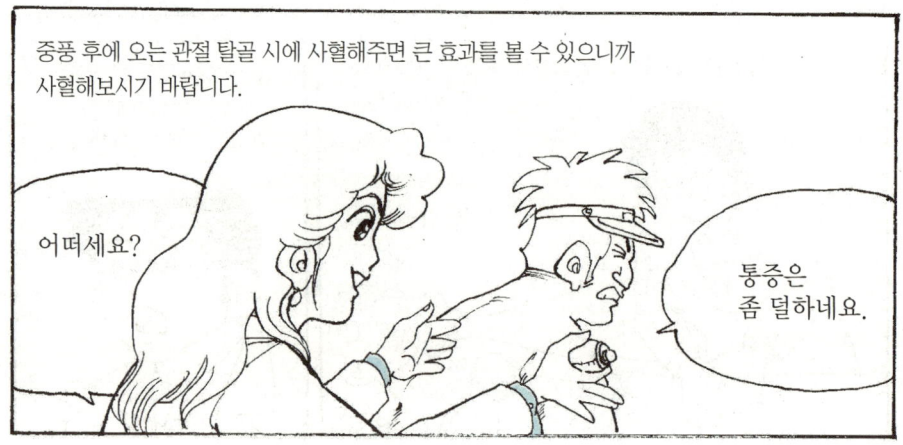

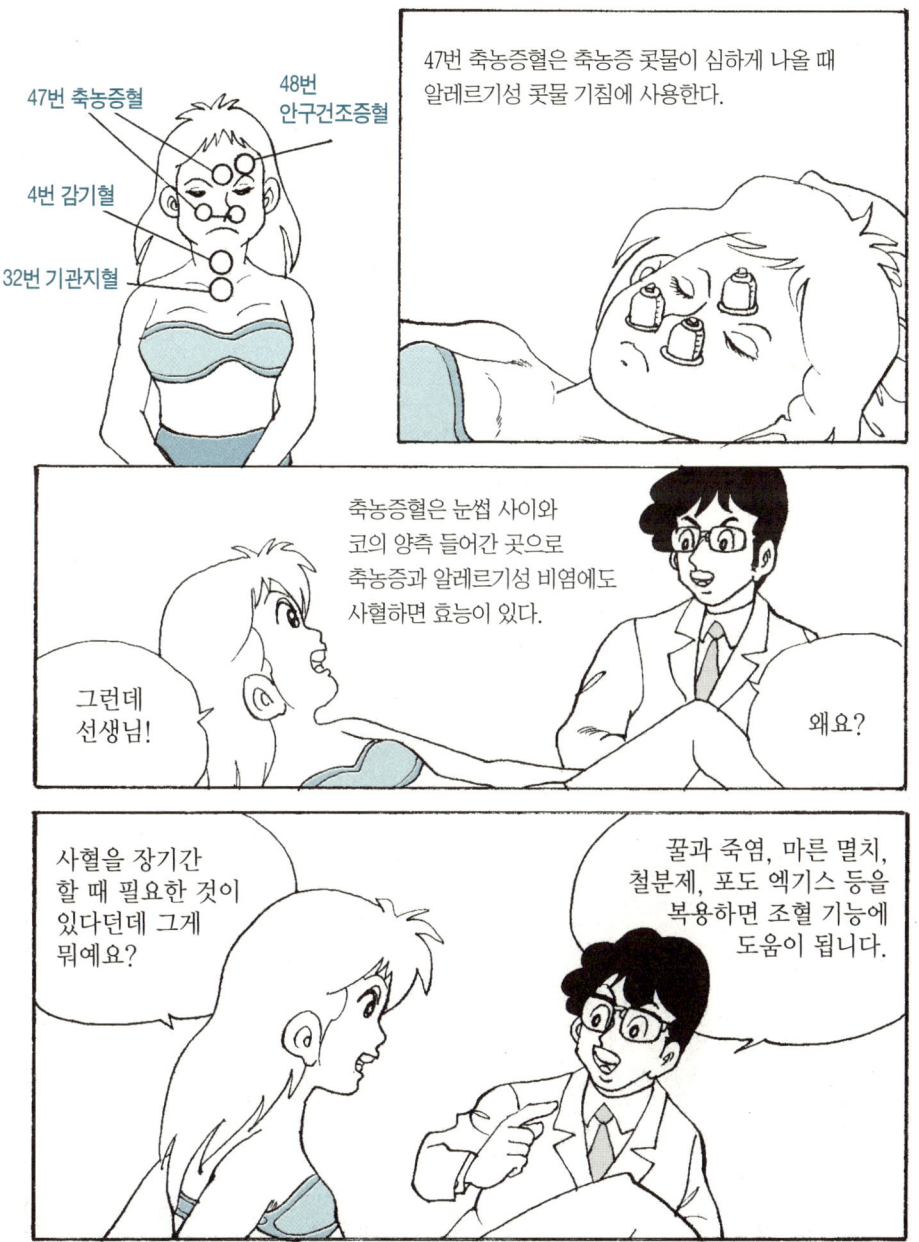

48번 '안구건조증혈'

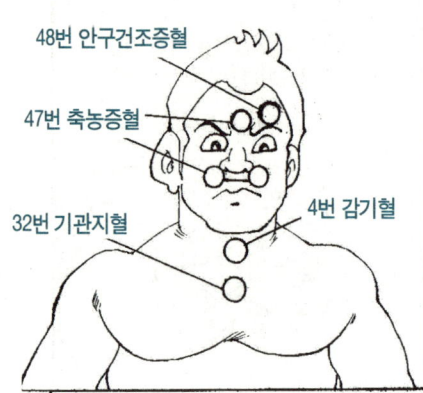
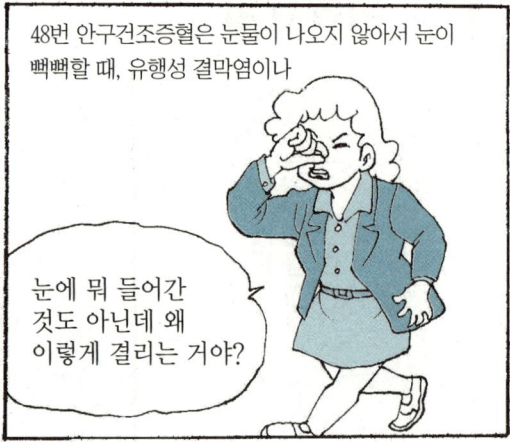

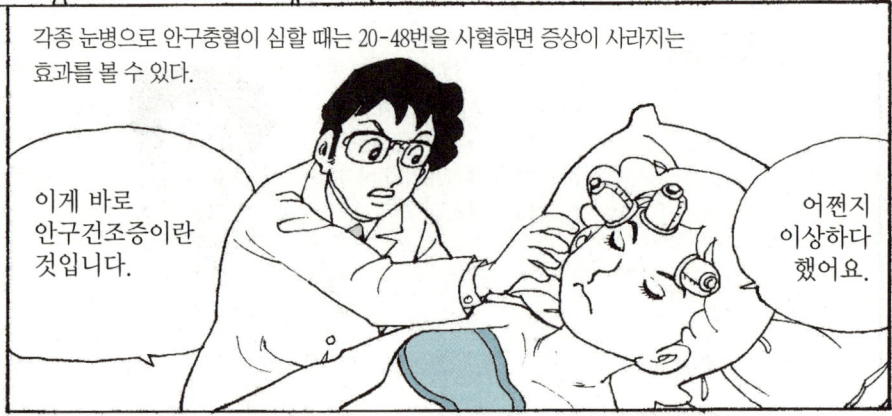

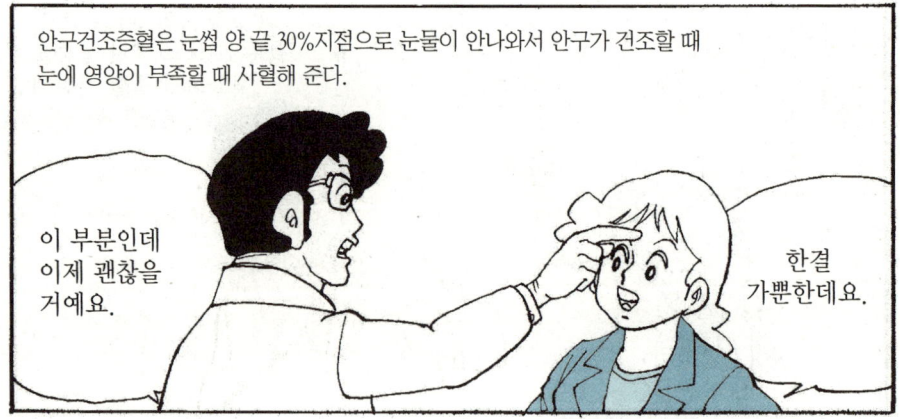

49번 '입돌이혈'

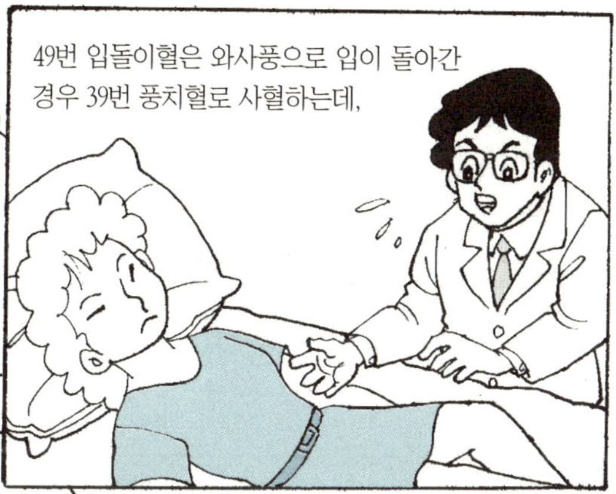

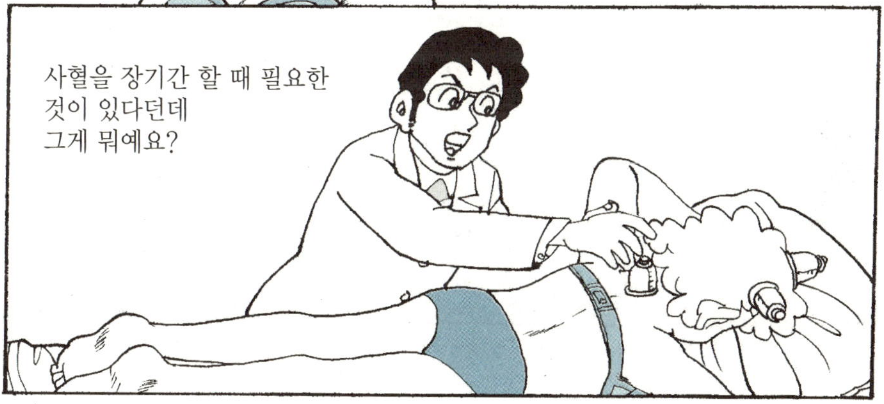

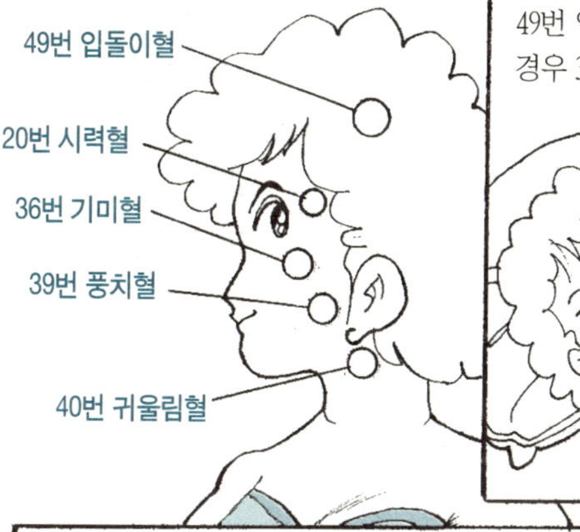

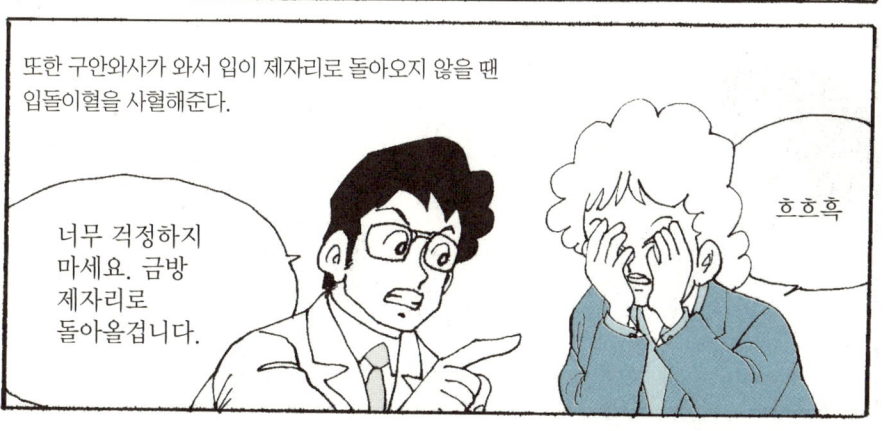

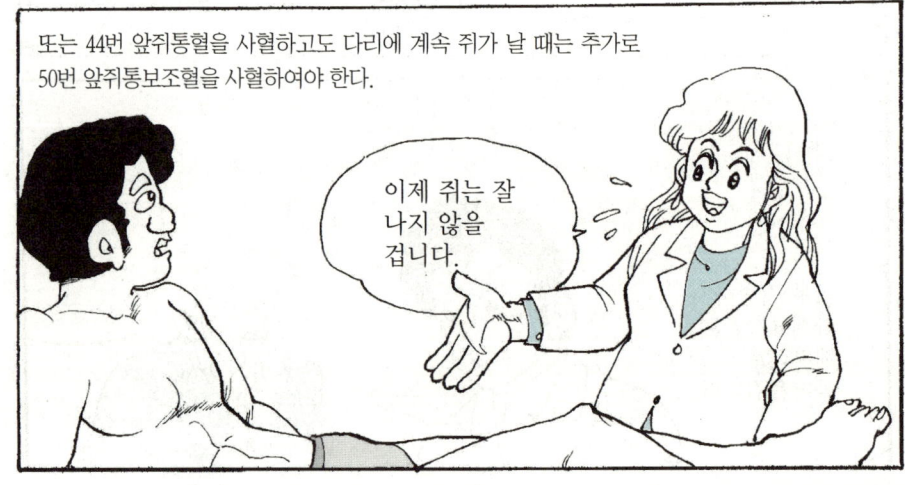

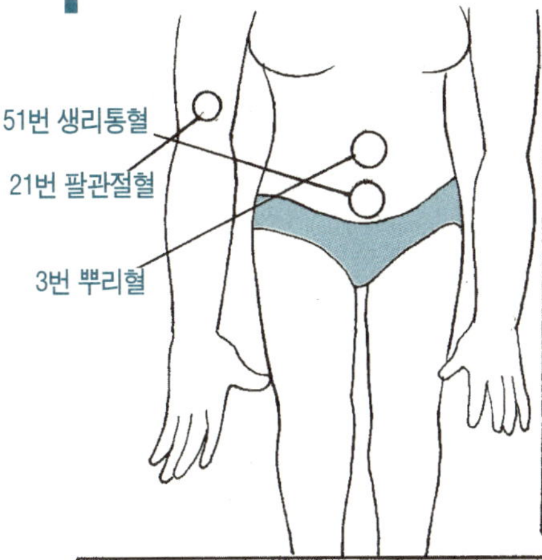

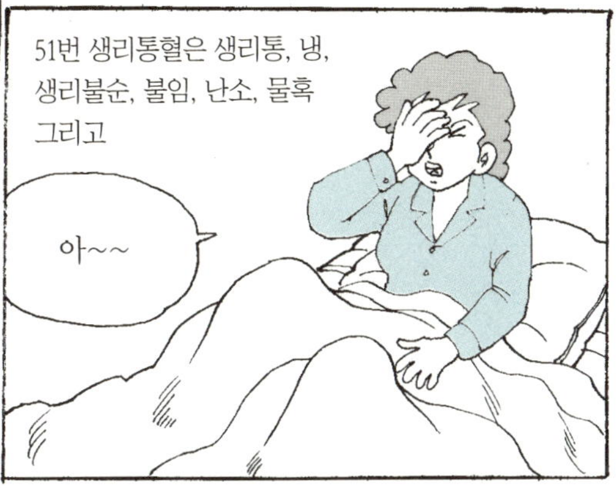

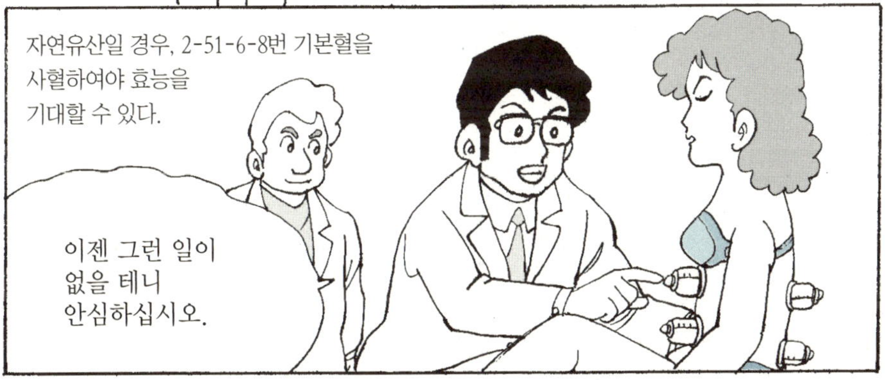

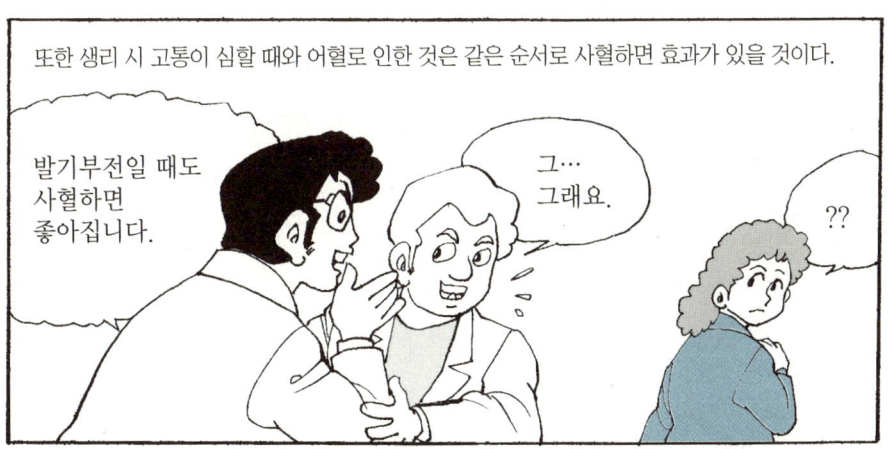